[シリーズ監修] 相原　一 ●東京大学教授
[シリーズ編集] 園田康平 ●九州大学教授
辻川明孝 ●京都大学教授
堀　裕一 ●東邦大学教授

眼科診療エクレール
Ophthalmic Examination
and Treatment
Eclair

5

\最新/
神経眼科
エッセンスマスター
―診察の基本と疾患別の診療の実際―

[編集]
澤村裕正 ●帝京大学准教授
相原　一 ●東京大学教授

中山書店

シリーズ刊行にあたって

　近年の電子機器やデジタル化，ITの進歩に伴い，医療技術も格段に進歩しつつあり，画像解析，遺伝子解析，創薬，ビッグデータの活用とAI，医療デバイスと医療機器などにおいて，飛躍的な発展が見られている．眼科領域においても，光学的な計測技術の進歩と組織のデジタル画像化により，従来は我々が測れず，見えなかった世界までが，今や見えるようになってきた．また，眼という臓器の小ささと感覚器であることから，これまではハードルが高く困難だった少ない試料からの病理診断や遺伝子診断技術が向上したことは大きな進歩である．これらに分子生物学的手法が相まって，新たな診断と治療が可能となってきた．

　しかし，眼科学は領域が広く，診断と治療は多岐にわたるため，全てを網羅しながら知識をアップデートしていくのは，現実的に難しい．けれども，忙しい日常診療においても疑問は多く生じるのであり，最新のエビデンスとサイエンスに基づく確実な情報を，患者に還元していくことが常に求められる．

　そこで，最新の医学情報—すなわちガイドラインに基づいた眼科日常臨床を支える具体的な知識と最新技術を整理して，エキスパートの執筆陣が読者に提供することにより，眼科学の進歩の成果を，実地医家の先生方が的確に迅速に患者に還元して診療できるようになることを目的として，この『眼科診療エクレール』シリーズを企画した．

　本シリーズでは，ガイドラインはもちろんエキスパートのオピニオンを随所に盛り込み，実際の症例を呈示し，視覚的にわかりやすいように多数のイラストや写真，フローチャートを用いて解説いただいた．オープンアクセスが可能な文献は，二次元コードから直ちに参照できるようにした．さらにAdviceやTopicsなどの興味深いコラムをちりばめ，外来診療に必須のマニュアルとして，手元において利用しやすい構成となっている．

　「エクレール」とは，フランス語で雷，稲妻，閃光の意味である．外来診療の中で，本シリーズを手に取ってぱっと開いて，情報が光となって目に飛び込んで，良かったと思っていただけるような—読者の臨床を支えられる情報を提供できることを願っている．そして，我々の医療技術で患者の光を維持し回復できて，少しでも日常生活を助ける光になれば，監修者・編集者一同この上ないよろこびである．

シリーズ監修　相原　一

シリーズ編集　園田康平

辻川明孝

堀　裕一

序

「神経眼科は難解である」と，よく言われます．神経眼科疾患で考えるべき対象は，眼球のみならず中枢神経や全身疾患を含み，非常に多岐にわたりますし，その病態も多様です．そのため，疾患を絞り込むには病気の背景にある神経解剖の知識はもちろん，問診・視診を含めた専門の診察技術が必要になってきます．また，眼球以外の病変を眼科の診察室において可視化することは困難ですので，一般的な眼科診察に加えて，採血検査や画像検査が必要になってきます．これらの点が，神経眼科領域は難解であると誤解される理由でありましょう．故に，これらの点を明らかにすることで，神経眼科疾患の診療は決して難しいものではなくなります．

本書では，難解であるという神経眼科に対する先入観を可能な限り払拭できるように努めました．総論として，神経機能解剖と診察法，そして検査法にも十分に紙面を割き，各論でも，さまざまな神経眼科疾患の背景，病態生理，臨床的に認められる典型的所見，そして治療法に関して，最新の知見を含めて分かりやすく記載されております．

ご執筆いただくにあたり，神経眼科の診療において ① 疑問に思ったことが直ぐ参照できる，② 実際の診療に即した内容で臨床に役立つ，③ 患者に説明できる，の3点をコンセプトとして，各分野の専門家の先生方にご執筆をお願いしました．編者ら自身が，"このような神経眼科の参考書があったらいいな"と考えてでき上ったものです．視神経の先天異常や腫瘍との鑑別など，従来あまり取り上げられていない内容も盛り込んで，ご執筆いただいています．各疾患への理解が深まり，自信をもって患者と接することができるように工夫されており，まさに日々の診療の傍らに置いておきたい内容となっております．

本書が，読者の諸先生方，コメディカルスタッフの皆様方の日常診療の一助となり，神経眼科疾患を診た際の「推理をするような面白さ」や「治療がうまくいったときのやり甲斐」などを実感していただけることを願っております．

最後に，たいへんご多忙のなか本書のご執筆をご快諾いただいた神経眼科のエキスパートの先生方と，企画・編集および校正にご尽力いただいた中山書店編集部の方々に，この場を借りて深謝申し上げます．

2024 年 8 月

担当編集　澤村裕正

相原　一

◎ シリーズ監修

相原　　一　　東京大学教授

◎ シリーズ編集委員（五十音順）

園田　康平　　九州大学教授
辻川　明孝　　京都大学教授
堀　　裕一　　東邦大学教授

◎ 担当編集

澤村　裕正　　帝京大学准教授
相原　　一　　東京大学教授

◎ 執筆者（執筆順）

柏井　　聡　　愛知淑徳大学健康医療科学部医療貢献学科視覚科学専攻
鈴木　康夫　　手稲渓仁会病院眼窩・神経眼科センター
前田　史篤　　新潟医療福祉大学医療技術学部視機能科学科
加島　陽二　　日本大学医学部視覚科学系眼科学分野
中馬　秀樹　　宮崎大学医学部眼科
新井田孝裕　　国際医療福祉大学保健医療学部視機能療法学科
宇田川さち子　金沢大学附属病院眼科
大久保真司　　おおくぼ眼科クリニック
後藤　克聡　　川崎医科大学医学部医学科眼科学1教室
三木　淳司　　川崎医科大学医学部医学科眼科学1教室
増田洋一郎　　東京慈恵会医科大学眼科学講座
橋本　雅人　　中村記念病院眼科
林　　孝彰　　東京慈恵会医科大学葛飾医療センター眼科
渡辺　敏樹　　ワタナベ眼科
毛塚　剛司　　毛塚眼科医院／東京医科大学臨床医学系眼科学分野
髙井　康行　　井上眼科病院
松本　　直　　東邦大学医療センター大森病院眼科
坂本　麻里　　神戸大学大学院医学研究科外科系講座眼科学
吉田　正樹　　堀内眼科
上田　香織　　神戸大学大学院医学研究科外科系講座眼科学
高野　史生　　神戸大学大学院医学研究科外科系講座眼科学
森本　　壮　　大阪大学大学院医学系研究科眼科学
林　　思音　　山形大学医学部眼科
津田　浩昌　　東京都立豊島病院神経内科
上野　真治　　弘前大学大学院医学研究科眼科学
城倉　　健　　横浜市立脳卒中・神経脊椎センター脳神経内科
飯田　貴絵　　国際医療福祉大学熱海病院眼科／東京慈恵会医科大学眼科
後関　利明　　国際医療福祉大学熱海病院眼科／北里大学医学部眼科
吉田　朋世　　国立成育医療研究センター眼科

河野　玲華	岡山大学大学院医歯薬学総合研究科眼科学／河野眼科
植木　智志	新潟大学大学院医歯学総合研究科眼科学
林　孝雄	帝京大学医療技術学部視能矯正学科
工藤　洋祐	横浜市立市民病院脳神経内科
龍井　苑子	北里大学医学部眼科
石川　均	北里大学医療衛生学部視能矯正学専攻
三村　治	兵庫医科大学名誉教授
井上　吐州	オリンピア眼科病院
村井　弘之	国際医療福祉大学医学部脳神経内科学
青山祐里香	東京大学医学部眼科学教室
澤村　裕正	帝京大学医学部眼科学講座
前久保知行	眼科三宅病院
山上　明子	井上眼科病院
三須　恵太	獨協医科大学埼玉医療センター眼科
鈴木　利根	獨協医科大学埼玉医療センター眼科／ひかり眼科
周　翰鵬	東京大学医学部眼科学教室
臼井　嘉彦	東京医科大学臨床医学系眼科学分野
曽我部由香	三豊総合病院眼科
三村　真士	兵庫医科大学眼科学教室／東邦大学医療センター佐倉病院眼科
大出　尚郎	幕張おおで眼科

《眼科診療エクレール》第5巻 『最新 神経眼科エッセンスマスター』
目 次

Chapter 1 神経機能解剖と診察法

1.1 視路の機能解剖 ………………………………………………… 柏井 聡 2

1.2 眼球運動の機能解剖 …………………………………………… 鈴木康夫 16

1.3 瞳孔の機能解剖 ………………………………………………… 前田史篤 25

1.4 問診 ……………………………………………………………… 加島陽二 29

1.5 視診 ……………………………………………………………… 中馬秀樹 35

Chapter 2 神経眼科診療に必要な検査

2.1 眼位・眼球運動検査，色覚異常，CFF …………………… 新井田孝裕 44

2.2 視野検査 ………………………………… 宇田川さち子，大久保真司 52

2.3 画像検査 …………………………………………… 後藤克聡，三木淳司 61

2.4 電気生理学検査 ………………………………………………… 増田洋一郎 73

2.5 視路画像検査（神経放射線検査）………………………………… 橋本雅人 81

ADVICE テンソル画像による神経線維束の描出 90

2.6 全身バイオマーカー検査 ……………………………………… 林 孝彰 91

Chapter 3 視神経・視路疾患

3.1 視神経乳頭の腫脹，頭蓋内圧亢進 …………………………… 渡辺敏樹 102

3.2 特発性視神経炎，多発性硬化症，ADEM ……… 後藤克聡，三木淳司 110

3.3 AQP4 抗体陽性視神経炎 ……………………………………… 毛塚剛司 123

3.4 MOG 抗体陽性視神経炎 ……………………………………… 髙井康行 131

3.5 小児の視神経炎 ………………………………………………… 松本 直 140

3.6 視神経周囲炎 …………………………………………………… 坂本麻里 146

3.7 虚血性視神経症 ………………………………………………… 吉田正樹 151

3.8 遺伝性視神経症 ·· 上田香織，高野史生　162

3.9 その他の視神経症 ·· 森本　壮　169

3.10 視神経先天異常 ·· 林　思音　182

    COLUMN 中隔視神経異形成症（SOD）　184

3.11 視路病変疾患 ·· 津田浩昌　190

    COLUMN 一過性黒内障　191

    COLUMN NMOSD，MOGAD，MS の関係　193

3.12 視神経疾患との鑑別を要する網膜疾患 ··············· 上野真治　196

Chapter 4 眼球運動障害

4.1 核上性眼球運動障害 ··· 城倉　健　202

4.2 核性および核下性眼球運動障害 ···················· 飯田貴絵，後関利明　212

4.3 先天性運動神経異常 ··· 吉田朋世　223

4.4 Sagging eye syndrome（SES）と強度近視性内斜視（固定内斜視）····· 河野玲華　227

    TOPICS 高齢者と若年者のプリー組織の特徴　234

4.5 機械的眼球運動障害 ··· 植木智志　235

    TOPICS 核 DNA の異常による慢性進行性外眼筋麻痺　238

Chapter 5 眼振

5.1 定義，分類 ·· 林　孝雄　240

5.2 先天眼振，乳児眼振 ··· 林　孝雄　244

5.3 後天眼振 ·· 工藤洋祐　248

Chapter 6 瞳孔異常／眼瞼機能異常

6.1 瞳孔異常疾患 ··· 龍井苑子，石川　均　256

ix

6.2 眼瞼機能異常 ··· 三村　治　262

> **TOPICS** 最長持続期間が 9 か月の A 型ボツリヌス毒素製剤を FDA が承認！　265

Chapter 7 眼窩および全身疾患

7.1 甲状腺眼症 ··· 井上吐州　270

> **TOPICS** 甲状腺眼症の最新の治療について　280

7.2 神経筋接合部疾患 ··· 村井弘之　281

7.3 Fisher 症候群 ··· 青山祐里香，澤村裕正　292

7.4 眼窩部炎症性疾患 ··· 前久保知行　295

7.5 脳脊髄液漏出症 ··· 山上明子　302

> **COLUMN** 脳脊髄液漏出症における眼症状の機序の考察　304

7.6 全身性炎症性疾患 ··· 三須恵太，鈴木利根　307

7.7 内頸動脈海綿静脈洞瘻 ·· 周　翰鵬，澤村裕正　316

7.8 眼窩のリンパ腫，腫瘍 ·· 臼井嘉彦　321

7.9 眼窩の感染症 ··· 曽我部由香　328

7.10 眼窩の手術療法 ·· 三村真士　336

> **TOPICS** 内視鏡アシスト下での低侵襲眼窩手術と術中ナビゲーションシステム　342
>
> **ADVICE** 神経眼科と眼窩手術　343

7.11 詐病 ··· 大出尚郎　344

7.12 高次視覚情報処理機構の障害 ··· 澤村裕正　349

索引 ·· 354

Chapter 1
神経機能解剖と診察法

Chapter 1 神経機能解剖と診察法

1.1 視路の機能解剖

　視覚は感覚系と眼球運動系からなる不可分な体系（visuomotor system）である．成人では視力や視野など感覚系と眼球運動系に分けて検査できるが，発達途上の乳幼児では両者を分けて検査できない．単眼性に生後1.5か月から固視，生後3か月から追視可能となり，生後4か月から両眼性の固視，追視および近見反応（輻湊）を認めるようになり，眼球運動から視力，視野を推定する（CSM/FF法）．その基本はRetinotopy（網膜部位再現性）にある．本節は膝状体系の機能解剖に限定されているので，膝状体外系の例えば副視索核群のような視覚前庭反応のもととなる前庭座標再現性には触れない．

1.1.1 Retinotopy

　外界の視覚情報は網膜の中心窩を原点とした極座標系で取りだし，外側膝状体で直交座標系に展開され，視放線を介して一次視皮質（一次視覚野：V1）へと投射される．網膜上の像は，隣り合う空間的なつながりを保ったまま網膜部位再現性にmapping（写像）されるので，障害される部位に応じた構造・機能障害が生じる．生じた異常をどれだけ早く，構造あるいは機能の変化として捉えられるかは，検査機器の感度と病巣に応じて決まる．

1.1.2 網膜神経線維層から視神経乳頭（〜強膜内視神経）

　網膜内では無髄の網膜神経節細胞（retinal ganglion cell：RGC）の軸索は，篩状板を通り抜けるとオリゴデンドロサイトによって髄鞘化され白色調となる．無髄でも軸索は光学的に光を散乱するため，網膜内では，中心窩を避けるように走行する．中心窩から放射状にでた視力に関わる乳頭黄斑線維束は，視神経乳頭耳側から網膜中心血管の外側 $1/3 \sim 1/4$ に楔形をなして乳頭内に入る（図1）．

　網膜は中心窩を通る垂直経線を境に，耳側と鼻側に分かれ，視交叉での同側投射と対側投射線維の分かれ目となる．一方，水平経線は中心窩の耳側に伸びる耳側縫線を境に，上下耳側網膜からの線維は乳頭の上下に分かれて入り，より耳側からくる線維ほど，中心窩を大きく迂回して，乳頭の上下の極の近くへと入る．その結果，乳頭では，耳側網膜の上下線維の間に乳頭黄斑線維束がはさまれ，固視点を通る水平線を境に鼻側視野の上下は分離して処理される．一方，盲点を含む耳側視野に対応する鼻側網膜からの線維は，乳頭の鼻側に放射状に収束する．このように網膜をでた後，構造上，中心視野系と周辺視野系に分離され，さらに視交叉で鼻側，耳側網膜に分割されていく．

■網膜神経線維層の臨床

　光干渉断層計（OCT）が普及し，緑内障だけでなく圧迫性視神経症でも視野障害に先行して黄斑部の神経節細胞＋内網状層（mGCIPL）厚が菲薄化することが明らかとなった．耳側水平経線を守る緑内障とは対照的に，前視野視交叉症は，正中線を守る鼻

2

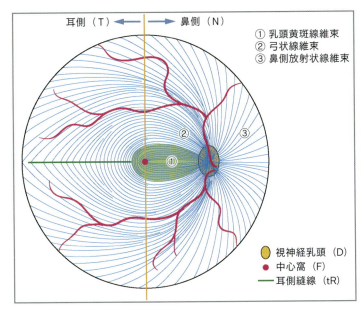

図1　網膜神経線維の走行模式図
中心窩（F）から視神経乳頭（D）に入る乳頭黄斑線維束（①）は視力を伝え，視野上，中心窩は固視点，乳頭は盲点に対応する．中心窩の解像度を上げるため耳側の網膜神経線維は，中心窩を避けるように上下に迂回して乳頭に入る．耳側縫線（tR）を境に上方線維は乳頭の上方へ，下方線維は乳頭の下方に弓状に入る（②）．耳側縫線は視野の固視点から耳側に伸びる水平経線をなす．乳頭の鼻側の網膜からの線維は，そのまま乳頭に入り，鼻側放射状線維束（③）という．網膜は，中心窩を通る垂直線を基準に耳側と鼻側に分かれる

側半側（"半月"）萎縮をきたす．そこで鼻側と耳側のmGCIPL厚の比（mNTR）から緑内障視神経症との定量的鑑別が可能となってきた[1]．

文献1

1.1.3　視神経（眼窩内）

　乳頭耳側に入った乳頭黄斑線維束は，強膜管から眼球をでた直後では視神経の外側に位置し，その上下に耳側網膜上下1/4象限からの投射線維が砂時計のように分かれて並び，後方へ行くに従い，乳頭黄斑線維束は視神経の中心に移動する（図2）[2]．乳頭黄斑線維束が視神経の中心を構成するに伴い，上下に分かれていた耳側網膜の上方線維と下方線維が視神経の耳側で接するようになり，これらが視交叉で同側に投射する線維群となる．一方，乳頭の鼻側に入った鼻側網膜からの線維は，そのまま，視神経の鼻側を視交叉の接合部まで走り続け，視交叉で対側に投射する．

■ 視神経の臨床

　視神経が視交叉に移行する接合部は，漏斗状の眼窩の先端にあたる視神経管をくぐり抜け硬膜による拘束から解放されて鞍上槽に入るので，眼窩部の鈍的外傷に脆弱である．また，ここは軟膜動脈叢から視神経を貫通する表在穿通枝が栄養しており，終末血管なので，外傷や圧迫性病変に感受性が高く，周辺視野欠損に加えて視力低下（中心暗点）を伴いやすく同側性接合部暗点（Traquair）として知られている．

　通常は，下垂体腫瘍のように視神経の"鼻側"を圧迫するので，視力低下（中心暗点）側の周辺視野は"耳側"神経線維束欠損性〜耳側半盲性視野障害を認め，OCTや検眼鏡的に帯状萎縮を認める．稀に外側から圧迫され鼻側半盲を伴う場合は，砂時計萎縮となる．一方，J. Lawton Smithのいう病側の対側性に視野欠損を認める本来の接合部暗点は，Wilbrandの"膝を打つ"かどうか[3]は別にして，対側鼻側交叉線維の障害を伴う例で，通常，視交叉前部の圧迫性病変でよく認める．

文献3

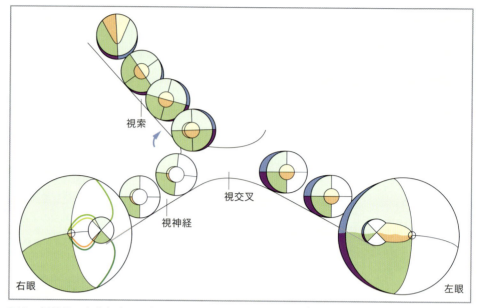

図2 視神経から右視索への網膜神経節線維の走行の模式図[2]
中心窩を通る垂直線で視交叉の分かれ方が決まる
(1) 乳頭黄斑線維束の走行：左眼鼻側黄斑線維束は乳頭では先端を中心に向け扇形に耳側半分を占める．右眼耳側黄斑線維は弓状神経線維のように砂時計状に上下に分かれて視神経乳頭に入る．耳側に位置した乳頭黄斑線維束は視交叉に近づくにつれ，視神経の中心へと移動する．黄斑線維は視索に入った直後は，視索の中心に位置するが，後方へ行くに従い，上下の網膜周辺線維の間に割って入り，その狭間を上方へ移動し視索の背側にでて外側膝状体の後上方域に終止する
(2) 周辺視野に関わる網膜神経線維の走行：右眼耳側網膜神経線維は縫線の上下で分かれて，上方線維は乳頭の上方へ，下方線維は下方へと砂時計のように入る．一方，左眼鼻側周辺網膜線維は乳頭の鼻側に放射状に入る．左視神経が視交叉に近づくに従い，左網膜上方線維は鼻側へ回転し始め，視交叉から右視索へ入るにつれ上方線維は右視索背内側に位置するようになる

1.1.4 視交叉

　視交叉から前の視神経は，左眼，右眼の身体座標に拘束されるが，視交叉を越えると身体から離れ，固視点を通る垂直経線によって分かれた空間座標系に基づいて同名性に処理される．

1．中心視野投射系

　視神経の中心を走る乳頭黄斑線維束は，視交叉後方で，鼻側の乳頭黄斑線維束が対側に向かって前後方向に広がり交叉して，反対側視索に入る（図3）[2]．一方，耳側乳頭黄斑線維束は交叉せずそのまま中心の位置を保って同側視索に入る．したがって，中心視力は視交叉後方病変では，両側性に障害されない限り一側性障害では保存される．

2．周辺視野投射系

　鼻側網膜由来の神経線維は，視交叉で正中線を越えて対側視索（交叉線維53％）へ，一方，耳側網膜由来の非交叉線維（47％）は同側視索に入る．したがって，一側視索の横断性病変は瞳孔求心路の感度に左右差を生じ対側相対的瞳孔求心路障害（relative afferent pupillary defect：RAPD）を生じる．

　耳側と鼻側網膜の情報はV1-4層で初めて両眼性ニューロンに収斂し，両眼視差感受

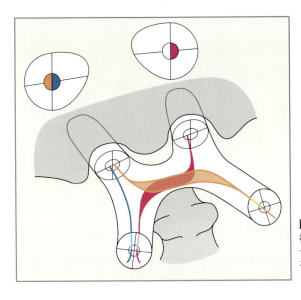

図3 乳頭黄斑線維束の小さな視交叉（Traquair）[2]
視力に関わる乳頭黄斑線維束は，視交叉後方で交叉する．その結果，視索から後方は一側視路で両眼の視力が保持される．半盲患者は，両側障害されない限り視力は保存される

性ニューロンが生まれる．生後まもない頃は，対側眼の鼻側網膜（交叉）線維が直接入力する視索核が前庭神経核を通じて鼻側に向かう視運動を誘発するので，単眼刺激の視運動性眼振（optokinetic nystagmus：OKN）は鼻側方向優位に誘発される．生後3〜5か月のうちにV1で対側鼻側交叉性入力と同側耳側非交叉性入力から両眼視差感受性ニューロンが生まれ，4B層からV2の太いCO領域，V3を経てMT，MSTに投射し皮質追視系が組織されて，視索核へのtop down制御が完成し，水平方向の単眼性OKNは均等化され対称的になる．乳幼児の単眼性OKN視力検査から，高頻度刺激の鼻側方向優位は1才半まで認められるが，急速に耳側方向への単眼性OKNが追いつき，対称的になる．

■視交叉の臨床

Retinotopyに基づき分布するRGCを計測するmGCIPLは静的自動視野計の垂直階段を反映し，視交叉圧迫性病変の診断に適しており，実際に前視野視交叉症が知られている．一方，乳頭周囲網膜神経線維層（pRNFL）は水平帯状萎縮を認めれば耳側半盲が示唆されるが，乳頭上の神経線維束のトポグラフィーを参照しないと直感的に捉えにくく，経過観察に適している．

両者とも圧迫病変切除後の視機能予測因子として活用されているが，構造機能連関は，必ずしも一筋縄ではいかない．下垂体卒中のような急性例では視機能障害が先行し，術前のOCT所見が正常でも視野は頭打ちの例がある．また術後の長期観察例では，視機能が改善・安定してもOCTでの所見では菲薄化が進行し，迅速な機能回復に対し遅速な逆行変性との不一致が知られている．

1.1.5 視索

視索内の線維の走行は，外側膝状体の層構造と密接に関連する．空間の同一点を複数のRGC（P-，M細胞等）が視覚的に異なる属性を引きだし，外側膝状体の各層に投射

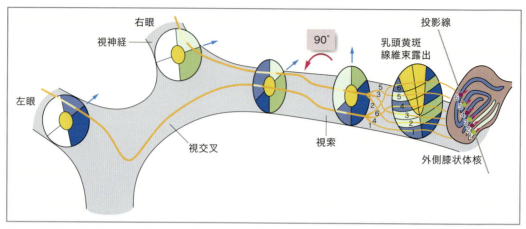

図 4 視索内の線維束の 90°回転と層構造の模式図[4]
左右網膜の対応点からの投射線維は，視索に入ったところでは水平に並ぶが，視索を進むうちに 90°回転し，左右眼からの上方網膜線維束は視束の内側で上下に並走するようになる．さらに線維の種類に応じて，軸索の太い線維は吻側へ，細い線維はさらに 2 層に分かれ，鼻側からの交叉線維群は外側膝状体核（lateral geniculate nucleus：LGN）の 1，4，6 層へ，耳側の非交叉線維群は 2，3，5 層へと投射する．LGN の腹側 2 層は運動視の大細胞層，背側 4 層は小細胞層からなり，視力に関わる乳頭黄斑線維束（黄色部）は，視索の後方で上下の網膜線維の間に割り込み，外側膝状体の直前では背側に大きく顔をだす（乳頭黄斑線維束露出）．LGN の断面図で，網膜の対応点は串刺しされたように線状に並ぶ

するため，視索の後方に進むにつれ，RGC の大きさと軸索の太さ，および左右眼からの交叉性，非交叉性線維に基づいて層構造をとる（図 4）[4]．視索の最も大きな特徴は，左右網膜の対応点が，視索に入ったところでは水平方向に並ぶ（図 4 の青矢印）が，後方に進むにつれ正中矢状断に向かって 90°（近心）回転し，上下に並んで外側膝状体の層構造を構成するべく並走するようになる．中心窩から耳側に水平に伸びる耳側縫線は外側膝状体の直前では上方に向く．

1．中心視野投射系

左右の乳頭黄斑線維束は，視索に入った直後は視索の中心に位置しているが，後方へ行くにつれ背側に移動し，上方半側網膜由来線維と下方からの投射線維（対側半側視野の上下 1/4 象限）の間に割り込み，上方に広がる楔形をなして外側膝状体の後上方域に終止する（図 4 参照）．

2．周辺視野投射系

右眼耳側半側網膜上方からの非交叉線維は，右視索内で徐々に正中矢状面に向かって回転し始め，上方線維は背内側に，下方からの投射線維は背外側に位置するようになる．一方，対側からの交叉性の左眼鼻側半側網膜上方線維も呼応して右視索内を進むにつれ，上方線維が腹内側に向かって回転し，下方線維は腹外側に回転していく．その結果，左右の上下の視野の網膜の対応点が外側膝状体に近づくにつれ，上下に連なるようになり，左右の上方半側網膜からの投射線維（下方視野）は内側に，下方半側網膜からの線維（上方視野）は外側にそろうようになる（視索内 90°近心回転）．右眼網膜の水平に伸びる耳側縫線（図 4 の青矢印）は，右視索後方では上方に垂直に向う．

■ 視索の臨床

視索の不可逆的障害が 6 週以上続くと RGC の軸索の下行性変性を生じ，古くから検

眼鏡的に特徴的な同側砂時計，対側蝶ネクタイ型視神経萎縮をきたす．OCTではより早く，4週以上持続するとmGCIPLは同名半側黄斑萎縮を認め，pRNFLは同側垂直（砂時計），対側水平（帯状）萎縮となり，視力は正常で視野は不一致性1/4盲から半盲，時に対側単眼半盲と局在性はなく，OCTが決め手となる．対光反射は横断性病変（対側RAPD）でない限り正常である．

1.1.6 外側膝状体

外側膝状体は，ヒトでは，腹側核は痕跡程度であり，背側核が外側膝状体の主たる核で，肉眼的に見える層構造をなす（図5）[4]．左右の半側網膜からの視覚情報の，V1～視覚前野（1.1.8「大脳視皮質」参照）への中継核をなすが，V1-6層をはじめ視床網様核（視床ゲート／注意のサーチライト）や脳幹網様体賦活系からの入力を受けて視覚注意に関与する．ヒト外側膝状体背側核は腹側2層の大細胞（M）層，背側4層の小細胞（P）層，全6層の層間に微塵状に分布するK細胞（層）からなる．

霊長類の外側膝状体はM層，P層ともにそれぞれ2層からなり，固視点を境に反対側の半側空間（同側**鼻側**半視野と対側**耳側**半視野）を表す．しかし，ヒトではP層（第3，6層）が分割されて入り込み4層になるため，1つの層が半側視空間を完全には表していない．外側膝状体1，4，6層は対側鼻側網膜から，2，3，5層は同側耳側網膜からの投射を受け，左右の眼の情報は整然と区別されている．交叉線維は耳側半月分だけ非交叉線維より多いため，同側投射層は常に短い．

1. 直交座標変換

外側膝状体の各層のニューロンは，網膜部位再現的に分布する．網膜半円（極座標系）が，外側膝状体の矩形の各層（直交座標）に展開（複素対数変換）され，視野の水平経線は，外側膝状体の矢状断にそって，後端に位置する固視点（中心窩）から前方に向かって周辺視野が伸び，各層の内側の境界線は下方垂直経線，外側の境界線は上方垂

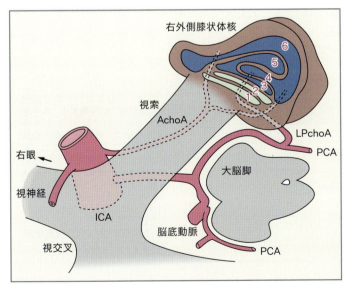

図5 外側膝状体の層構造[4]
外側膝状体は，腹側に2層の大細胞層，背側に4層の小細胞層の6層からなる．腹側から数えて第1，4，6層は反対眼（鼻側網膜）から，第2，3，5層は同側眼（耳側網膜）から網膜神経線維が投射する．外側膝状体核（LGN）には内頸動脈（ICA）からの前脈絡叢動脈（AchoA）と後大脳動脈（PCA）からの外側後脈絡叢動脈（LPchoA）が栄養する

直径線を表す（図6）[4]．

2. 視野投射コラム（visual field projection columns）

外側膝状体では，左右網膜の対応点からの投射が，隣り合う上下の層に垂直方向に柱状（**図6ab**のO）に配置される．外側膝状体では，各層間（すなわち左右眼）の連絡はなく，V1で初めて両眼性ニューロンが出現する．外側膝状体のニューロンの受容野特性は，RGCと基本的に変わらず，M層はM細胞（parasol cell），P層はP細胞（midget cell），K層はsmall bistratified cellから入力を受け，それぞれV1の4Cα層，4Cβ層へ，K細胞はV1の2，3層へブロブ（BLOB）出力し，並列階層的に処理される．

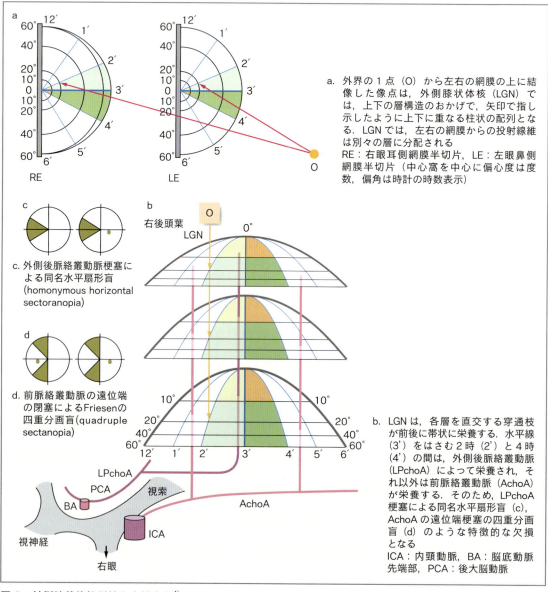

図6 外側膝状体投影線と血管走行[4]

外側膝状体の網膜部位再現的層構造（背腹方向に並ぶ視野投射コラム）を構成するべく，視索内の乳頭黄斑線維束は上方に広がる楔形をなして上下網膜1/4象限からの投射線維群の間に割って入り，外側膝状体の後上方域に終止する（図4参照）．その結果，外側膝状体の中央（図6参照）を通る矢状面が視野の水平経線に対応し，後端（尾側）に中心窩，前方（吻側）に向かって周辺視野が投射する．水平経線に直交する冠状断では，上方網膜1/4象限は内側（鼻側）に向かい，下方網膜1/4象限は外側（耳側）に向かって投射する．

3. 二系統血行支配

視野の水平線が走る外側膝状体の中央（門）は，後大脳動脈からの外側後脈絡叢動脈が栄養し，一方，それをはさむ外側膝状体内側角と外側角は内頸動脈由来の前脈絡膜叢動脈が灌流する（図6参照）．異なる2系統からの栄養血管は，各層の網膜対応点を構成する投射円柱に平行に伸びる終末血管で，その間の吻合はなく，梗塞によって支配域を反映した特徴的な視野欠損が生じる（図6参照）．

なお，外側膝状体は脳幹（中脳大脳脚）によって左右に隔てられているが，外側膝状体核内の線維の走行（脆弱性）と関連してNa$^+$中毒による髄鞘融解症（extra-pontine myelinolysis）や全身的背景疾患のある若い女性[5]に，両側外側膝状体梗塞時の砂時計様欠損がおこることが知られている．

文献5

■ 外側膝状体の臨床

外側膝状体は，視索や視放線と近接するため単独障害は極めて稀で，いずれの障害でもよく似た視野欠損を生じる．片側性に外側膝状体全体が障害されると完全同名半盲となる．外側膝状体で有名となった同名水平扇形盲は，視放線や後頭葉の障害でも生じる．外側膝状体でシナプスを変えるので，RAPDを認めれば視索と決まる．

外側膝状体の障害でも，視索と同様の視神経萎縮が検眼鏡的に認められる．従来，外側膝状体より後方病変では，シナプスを越える逆行性変性は胎生期でない限り後天性には生じないと考えられてきたが，OCTやMRIによって，成人でも後天性に経シナプス性逆行変性が視索から視神経におこることが明らかになった．OCT上，同名半側黄斑GCIPL萎縮は外側膝状体より後方視路病変では発症5か月後には認められる．

外側後脈絡叢動脈梗塞では，視床，内包，あるいは中脳が巻き込まれて記憶障害，対側感覚障害を伴うことがあり，また，前脈絡叢動脈症候群（1.1.7「視放線」参照）もよく知られている．一方後頭葉病変では，外側膝状体と異なり，他の神経学的異常を伴うことはなく，欠損は一致性（congruous）が原則である．

1.1.7 視放線

視放線は外側膝状体とV1-C4層を結ぶ外側膝状体-鳥距溝路で，系統発生的に新しい膝状体視覚系をなす．一般に系統発生的に新しい終脳の投射路は全て内包を通って各半球の髄質（半卵円中心）を通り，各大脳皮質へ扇状に放散する（放線冠）．外側膝状体をでた密な線維束（視脚）も，視床からの他の投射線維（触放線）の後腹側縁，内包後脚のレンズ核の後方を通るので，内包のレンズ後部の梗塞性病変では対側知覚障害とともに同名半盲を伴うことがある．

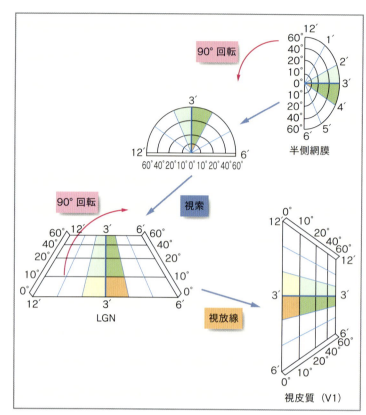

図7 視索，視放線内の網膜からの投射線維の回転[6]

視索での内側に向かう90°近心回転（mesial）を，視放線で反対方向に回転して，再び網膜での解剖学的"上下関係"を取り戻し，後頭葉の一次視中枢（V1）へ投射する．図ではわかりやすいように，網膜の極座標が単純な複素対数変換（単極子）されて，外側膝状体（LGN），V1を直交座標で表している．網膜を時計で表すと，12時の位置がLGNでは内側に横になっているが，V1では立ち上がって，再び12時は上に，6時は下になる

　視放線の特徴は，視索での90°近心回転（正中矢状面に向かう）を，視放線で逆回転して，再び網膜の上下関係を鳥距溝をはさんだ上下の対応に取り戻すところにある（図7）[6]．また，外側膝状体は，後頭葉視覚領野へ投射するだけでなく，後頭葉からの皮質下行線維を受けるので，視放線は双方向性の線維からなる．

1. 周辺視野投射系

　外側膝状体の対側上1/4視野を受け持つ（腹）外側部からでた下方網膜（腹側）線維群（図8[6]aの濃緑色）は，前下方へ向かって側頭葉内に入り，側脳室下角の上を前外側方向に走り，下角の前端の手前で後方へ反転する（マイヤー係蹄，Meyer's loop）．ここが障害されると Pie in the sky と呼ばれる上1/4盲が生じる．反転後，これら下方線維群は内包後脚のレンズ後部を通り，下角の外側の外矢状層を通り抜け鳥距溝（図8aのCS）の下唇の前方部分に終止する．

　外側膝状体の対側下1/4視野に関わる（背）内側部からでた上方（背側）網膜線維群（図8aの薄緑色）は直ちに背側に折れて後方へ向かい，鳥距溝上唇前方部分へ直行する．

2. 中心視野投射系

　中心視野を構成する乳頭黄斑線維束と連絡する視放線は，外側膝状体の背側の下方（腹側）網膜線維群と上方（背側）網膜線維群の間中央1/3を視放線中間線維群として視放線の前半部分ではやや内側に位置しているが，後方へ行くにつれ側脳室後角の外側に位置するようになり，後頭極を中心にV1の後方に広く投射する．

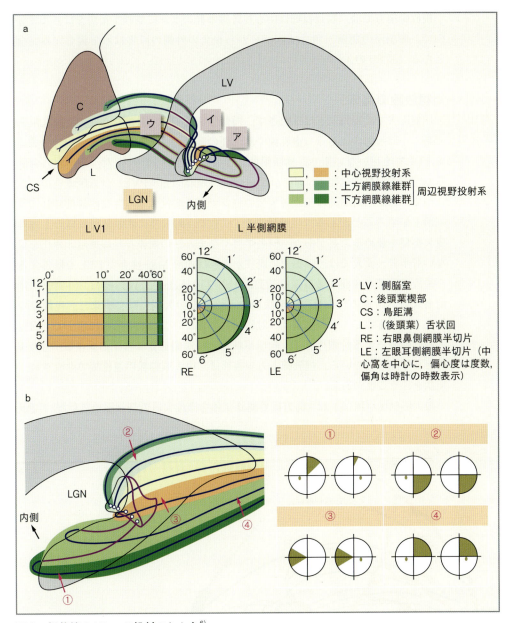

図8 視放線のV1への投射のしかた[6]

a. 左外側膝状体核（LGN）を内側から外側に向かって見た図
  ア．LGNの外側からでた上1/4視野を表す下方の視放線（濃緑色）は前下方に進み，側脳室下角の上をヘアーピン状に回る（マイヤー係蹄）
  イ．LGNの内側からでる下1/4視野を担当する上方の視放線（薄緑色）は，直ちに背側に折れて後方へ向かい鳥距溝（CS）上唇前方部分へ直行する
  ウ．LGNの中央からでる黄斑線維と連絡する視放線（黄色）は，下方網膜線維群と上方線維群の間を視放線中間線維群として，後頭極を中心に後頭葉のV1の後方に広く投射する．V1では網膜の極座標系（半円）が中心窩を後頭極，周辺網膜（耳側半月）を前端に直交座標系（矩形）となる
b. 左視放線を外側から内側に向かって見た図と視放線の視野欠損
  ①マイヤー係蹄が障害される同側鼻側視野欠損が著明な左右差のある上1/4盲となる
  ②LGNの内側からでる上方網膜線維群は"一束"となって背側に折れるため，下1/4象現全体の視野が一塊となって欠損する
  ③側副三角（trigone）の外側が水平性に障害されると，LGN梗塞と同様の同名水平区画半盲が生じる
  ④視放線後方の障害は，上1/4と下1/4象限の周辺視野を構成する線維群が黄斑線維によって完全に上下に分割されるため，水平線を守る1/4盲となる

視放線後方では，周辺視野は中心視野線維群の上下に側脳室後角をはさんで分布するので，側脳室の側副三角（trigone）から後角の外側の障害は水平線を守る完全1/4盲となる（図8bの④）．

■ **視放線の臨床**

片側障害では視力低下はきたさず，両側性病変でなければならない．瞳孔反応は正常である．原疾患によるうっ血乳頭や胎生期の経シナプス性変性による視神経萎縮を除いて，OCTを用いない限り，検眼鏡的には異常は認めない．ただ，早産児の合併症である脳室周囲白質軟化症（periventricular leukomalacia：PVL）は低酸素性虚血性脳症の一つで，側副三角周囲の視放線病変の経シナプス変性によって検眼鏡的に緑内障様乳頭陥凹を呈することがある．視野検査やOCTで，両眼性に乳頭低形成様の上方神経線維束欠損型を認めることがあり，同名半盲やびまん性の網膜神経線維層菲薄化を呈していない若年者〜成人では，未熟児の既往があれば頭部MRI検査でPVLを除外する．

視放線前部を栄養する前脈絡叢動脈（図9のAchoA）は，視索，外側膝状体の中心的血管で，77％のヒトは内頸動脈由来，12％が中大脳動脈に由来し，視放線の前方を灌流しているので，その梗塞は，対側同名半盲ないし四重扇形盲に加えて，内包後脚〜大脳脚障害による対側片麻痺，視床症状として対側感覚障害が前脈絡叢動脈症候群の3徴として知られている．視放線上方線維群は，中大脳動脈の遠位端で灌流され，頭頂葉症状を伴うことがある．

後大脳動脈（PCA）は，前方は外側膝状体を灌流する外側後脈絡叢動脈（LPchoA），

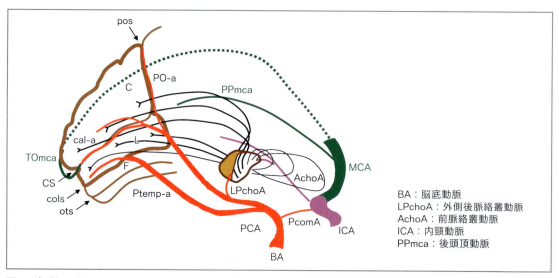

BA：脳底動脈
LPchoA：外側後脈絡叢動脈
AchoA：前脈絡叢動脈
ICA：内頸動脈
PPmca：後頭頂動脈

図9　視覚野（V1視覚前野）の栄養血管
後頭葉は，内側から見ると，鳥距溝（CS）により，上の楔部（C），下の舌状回（L）に分かれ，前方の頭頂葉と頭頂後頭溝（pos）により，舌状回は下方の内側後頭側頭回（紡錘回，F）と側副溝（cols）によって境される．一次視皮質（V1）は，後頭葉内側面の鳥距溝を水平線として，上唇は対側網膜上方1/4象限，下唇は下方1/4象限を表し，後大脳動脈（PCA）由来の鳥距動脈（cal-a）で栄養される．当初色中枢と考えられたhV4は後頭側頭溝（ots）と側副溝（cols）の間の紡錘回（内側後頭側頭回，F）にあって，物体視に関わり，より高次の視覚情報処理を担っている．PCAは後交通動脈（PcomA）をだし，P2となって後側頭動脈（Ptemp-a）を分岐してPCA遠位端P3となり，やがて頭頂後頭溝（pos）にそって上がる頭頂後頭動脈（PO-a）とcal-aに分かれる．中心窩にあたる後頭極は中大脳動脈（MCA）由来の側頭後頭動脈（TOmca）からも灌流される

後方は視放線の後部から上鳥距溝まで灌流する（図9参照）．

視放線は3つの脳葉にまたがる．側頭葉病変は上に濃い（Pie in the Sky型）対側同名上半盲（不一致性）で正常OKN，一方，頭頂葉病変は下に濃い（Pie on the Floor型）対側同名下半盲で，側脳室3角の側壁を構成する視放線の外側を追視の皮質視蓋路が併走するので，障害されると同側OKN障害を認める．また頭頂葉では，左半側空間無視と左同名半盲を頭部座標系と網膜座標系に分けて調べる．視放線後方を障害する後頭葉病変は，中心視野投射系が上下周辺視野の間に分け入り，その間を走るので水平線を守る対側1/4盲が生じる．

1.1.8 大脳視皮質

網膜からの視覚情報を処理する皮質領域で，視覚刺激によって活性化され，反対側視野を再現する領域を視覚野（visual area）という．V1を始めその他の視覚野（視覚前野）は，後頭葉から側頭葉にかけてV2，V3，hV4，V5/MT（中側頭野），MST（中上側頭野）など多くの領野で構成される[7]．

文献 7

1. V1（有線皮質）

視放線（膝状体鳥距路）が最初に終止するV1は，視野の水平線にあたる鳥距溝の基底をはさんで下唇と上唇に上下の視野が展開し，Broadmann17野にあたる．細胞構築学的に異型等皮質に属し，2，3層は狭いが外側膝状体が投射する4層が厚く，特にその中間の主にM経路が入力する有髄神経線維層4Bが分厚く白線（Gennari線）となって肉眼的に見えるので，有線皮質と呼ばれる．吻側は頭頂後頭溝と鳥距溝の接合部を越えて前腹側に伸び，尾側は後頭極を覆ってさらに外側に1.0～1.5 cm広がる．

対側半視野が投射する半側網膜（極座標系）はV1の"直交"座標系へと擬等角写像（複素対数変換）され，網膜上の隣り合う空間的なつながり（網膜部位再現性）が維持される（図8aの下段左図参照）．中心窩を端点とする対側半側網膜の水平経線は鳥距溝にそって前方に伸び，後頭極（中心窩）から中心視野10°がV1の55～60％を占め，最吻側8～10％が視野の耳側半月に対応する．V1では，垂直経線は後頭極と前端を除いて水平経線と平行に走り，鳥距溝上唇の上縁が下方垂直経線，下唇の下縁が上方垂直経線となる．

2. 視覚前野（有線外皮質）

V1に続くV2は境界線のV1の垂直経線を軸とした鏡映変換[8]で，網膜の対側上1/4象限と対側下1/4象限が，腹側（舌状回）と背側後頭葉皮質（楔部）にそれぞれ分かれて処理される．V1，V2は外側膝状体からの運動方向，色，両眼視差など視覚刺激の属性を階層的並列分散処理する2つの流れの源になる．古典的に，側頭葉に向かう対象の視覚的認識に関わる腹側（what）路と，頭頂葉に向かう対象間の空間関係の把握やそれらへの視覚的運動性誘導に関わる背側（where）路に分けられたが，その後研究が進み，相互に情報が交わされるだけでなく，機能的に腹側外側what路に加えて上側頭溝what路，背側where路に加えて腹側内側where路が入って，傍海馬記憶系，前頭葉意味（処理）系，眼窩前皮質感情系とのつながり明らかになってきた[9]．

文献 8

文献 9

■後頭葉の臨床

　左右一致性の，完全ないし不完全性黄斑回避を呈する同名半盲が，後頭葉に特徴的な視野欠損である．血管性や腫瘍性病変はV1だけでなく隣接脳組織も障害されるが，後頭葉の外傷や異物では，限局的な障害がおこることが知られている．また，前後に長いV1は視放線と異なり，水平線を守る1/4盲を作るのは難しい．ところが，V1が正常でも視覚連合野の上下視野が分離したV2/V3の障害では水平線を守る孤立した対側同名1/4盲となる．

　最近，V1が保存された皮質盲の臨床研究から，V1はいわば"網膜の延長"で意識に上がらず，視覚のon line系を構成しseeing系では下位層にあるというCrick & Koch仮説の臨床第1例が報告された[10]．

文献10

1．黄斑回避

　後大脳動脈梗塞のような後頭葉性同名半盲では中心視野が保存されることがあり，黄斑回避という．視野上，黄斑部は固視点周囲2〜10°の範囲に対応する．したがって，10°を越えている場合は固視不良が疑われ，少なくとも2°以上ないと黄斑回避とはいえない．後大脳動脈と中大脳動脈による後頭極の血管二重支配（図9のMCA参照）による[11]．

文献11

2．同名半盲性中心暗点

　中心窩が投射する後頭極の梗塞による同名半盲性中心暗点症候群は，視野上は視角4.2°程度の暗点でも，後頭極を含む大きな梗塞巣を認めるのが特徴である．

3．耳側半月症候群

　V1は後頭極を中心窩（固視点）に，前方の頭頂後頭溝（図8a参照）まで周辺視野（最周辺視野＝耳側半月）が展開する．前後に長く伸びたため血行支配（図9参照）に関連して局在的に脆弱となり，鳥距溝の前後方向で特徴的な視野欠損が生じる．後大脳動脈遠位部（PCA）は鳥距動脈（cal-a）と頭頂後頭動脈（PO-a）に分かれ，50％のヒトは鳥距動脈が主血管として鳥距溝（CS）にそって上下に多数の栄養血管をだし，1/3は鳥距動脈が上下に分岐して上唇，下唇を支配，10％以下では，鳥距動脈が楔部（C）舌状回（L）のどちらかを灌流し，残りを頭頂後頭動脈（PO-a）か，後側頭葉動脈（Ptemp-a）が栄養する（図9参照）．

　視交叉後の病変は，両眼性視野障害が原則であるが，鳥距溝の先端，頭頂後頭溝（pos）と接する鼻側不対網膜神経線維由来の視放線投射域が障害されると，対側耳側半月のみ欠損する単眼性視野欠損を生じる（図10）[6]．視野上は，鼻側網膜分離症と区別できないので散瞳下の眼底検査が必須である．頭頂後頭溝までのV1の前方10％が責任病巣で，PO-aが灌流する．

4．両側性病変

　左右に大きく隔てられて大脳脚を周回するように走る視索（図5参照）に対し，視放線はV1に達すると，大脳縦裂をはさんで左右が接するようなる．また，V1を栄養する左右の後大脳動脈は1本の脳底動脈に由来する．その結果，後頭葉は病変によっては左右皮質が同時に障害され，左右の半側空間に同時に視野欠損が生じることがある．ただ，正中線に段差（vertical step）を認めるのが視皮質性視野障害の特徴の一つで，交叉性1/4盲などの独特の両側視野欠損が知られ，皮質盲もその一つである．

　皮質盲には，小児の頭部外傷後などの一過性に生じる皮質盲のほか，脳血管撮影後

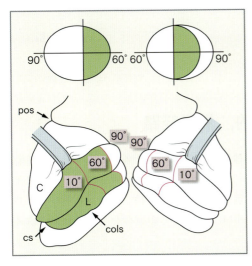

図10 耳側半月症候群[6]
右耳側60°から90°の耳側半月が頭頂後頭動脈（PO-a）に栄養されている場合，耳側周辺視野のみが単眼性に欠損し，耳側半月症候群という．一方，緑色部分は左鳥距動脈が灌流しており，逆にその梗塞は耳側半月が保存された右同名半盲となる
pos：頭頂後頭溝，cs：鳥距溝，cols：側副溝，C：楔部，L：舌状回（cal-aとPO-aは図9参照）

や，妊娠高血圧症候群，免疫抑制薬の副作用による可逆性後白質脳症症候群（posterior reversible encephalopathy syndrome：PRES），さらに，若年者のMELAS（mitochondrial encephalopathy lactate acidosis and strokelike episodes）や一酸化炭素などの代謝性低酸素による予後不良な大脳性盲がある．

（柏井　聡）

文献

1）Kleerekooper I et al. Differentiating glaucoma from chiasmal compression using optical coherence tomography：the macular naso-temporal ratio. *Br J Ophthalmol* 2024；108：695-701.
2）柏井 聡．視神経，視交叉．松本長太（編）．眼科診療クオリファイ　27　視野検査とその評価．中山書店；2015. pp.228-44.
3）Shin RK et al. Does Wilbrand's Knee Exist? *J Neuroophthalmol* 2024；44：125-8.
4）柏井 聡．視索，外側膝状体．松本長太（編）．眼科診療クオリファイ　27　視野検査とその評価．中山書店；2015. pp.245-52.
5）Srichawla BS et al. Clinical characteristics and risk factors for bilateral lateral geniculate body pathology：a systematic review of the literature. *Neurol Sci* 2023；44：3481-93.
6）柏井 聡．視放線，後頭葉．松本長太（編）．眼科診療クオリファイ　27　視野検査とその評価．中山書店；2015. pp.253-62.
7）Sereno MI et al. Topological Maps and Brain Computations From Low to High. *Front Syst Neurosci* 2022；16：787737.
8）Ribeiro FL et al. Variability of visual field maps in human early extrastriate cortex challenges the canonical model of organization of V2 and V3. *Elife* 2023；12：e86439.
9）Rolls ET. Two what, two where, visual cortical streams in humans. *Neurosci Biobehav Rev* 2024；160：105650.
10）Hauw F et al. Are we aware of neural activity in primary visual cortex? A neuropsychological case study. *Ann Clin Transl Neurol* 2024；11：1365-70.
11）Horton JC et al. The Mechanism of Macular Sparing. *Annu Rev Vis Sci* 2021；7：155-79.

1.2 眼球運動の機能解剖

1.2.1 眼球運動の種類と目的，信号経路

全ての眼球運動は，脳神経Ⅲ，Ⅳ，Ⅵの神経活動に対応した各眼6本の外眼筋の収縮・弛緩で生じ，外眼筋運動神経核から末梢側は，最終共通経路と称される．最終共通経路への眼球運動信号は，脳幹部（中脳，橋，延髄）にある核上性眼球運動中枢（以下，脳幹部眼球運動中枢）で，感覚入力や小脳，大脳からの指令を受けて作成される（図1の赤矢印）．

随意性眼球運動は，良好な視覚情報を得るために，黄斑部を迅速かつ正確に対象に向ける速い眼球運動（サッカード，saccade）として，次いで，黄斑部で対象の動きを追尾する遅い眼球運動（パシュート，pursuit）として生じる（表1の随意性）．

両眼視（立体視）が発達したヒトでは，視対象までの距離が変わる際に両眼の視線が逆方向に動く非共同性眼球運動（輻湊・開散）が獲得されており，両眼視を伴うサッカードとパシュートの際，入力に両眼視差を反射性に生じる（表1の「反射性（両眼視に伴う）」）．

随意性眼球運動は，外側膝状体を介して一次視覚野に達した視覚情報（図1の緑矢印）が，高次視覚野，頭頂連合野（一次感覚野以外の頭頂葉），前頭眼野等で，目的，

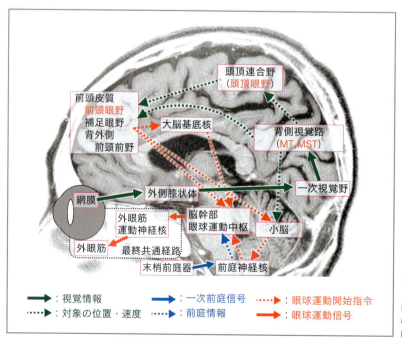

図1 ヒト眼球運動発現の主要信号経路
MT：middle temporal visual area, MST：middle superior temporal visual area

表1 眼球運動の分類

	随意/反射	速い/遅い	入力	目的
衝動性眼球運動 (サッカード, saccade)	随意性	速い	視覚 (網膜上の位置ズレ)	周辺網膜に映った対象を迅速に黄斑部で捉える
滑動性追跡眼球運動 (パシュート, pursuit)	随意性	遅い	視覚 (黄斑・黄斑近傍での視対象の移動情報)	黄斑部で捉えた対象が動いても黄斑部で捉え続ける
前庭動眼反射 (VOR)	反射性	遅い	前庭覚 (半規管, 耳石器)	頭部の運動に際して眼球の向きを保ち, 視覚情報取り込みを容易とする
視運動性眼振 (OKN)	反射性	遅い	視覚 (網膜全体での外界の移動情報)	頭部運動, 体移動時に網膜全体に映る外界像を安定させる (黄斑部は不要)
輻湊・開散 (convergence, divergence)	反射性 (両眼視に伴う)	速い, 遅い	視覚 (両眼視差)	対象までの距離が変わっても両眼の黄斑部で見続ける (サッカード, パシュートと同時に)

VOR : vestibulo-ocular reflex, OKN : optokinetic nystagmus

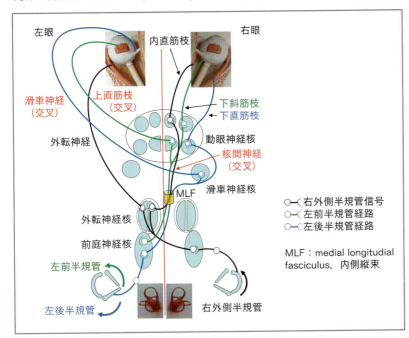

図2 VORの直接経路

特性の異なる眼球運動ごとに処理され, 作成された眼球運動開始指令が, 直接および大脳基底核, 小脳経由で脳幹部眼球運動中枢に投射し発現する (図1の赤破線矢印).

反射性眼球運動は, 頭部運動や体移動に際し, 眼球の向きを安定させ, 視覚情報の取り込みを容易とするために生じる (表1の反射性). 頭位, 頭部運動情報は, 三次元の自由度を持つ末梢前庭器からの信号として前庭神経 (脳神経Ⅷの内耳神経の一部), 前庭神経核 (vestibular nucleus : VN) を介して脳神経Ⅲ, Ⅳ, Ⅵへ, 直接および脳幹部眼球運動中枢を介して投射し, 前庭動眼反射 (vestibulo-ocular reflex : VOR) を生じさせる. 直接投射は, 最少3つの神経細胞で構成され, VORは迅速 (最短16 m/秒) に生じ得る (図1の青矢印, 青破線矢印, 図2).

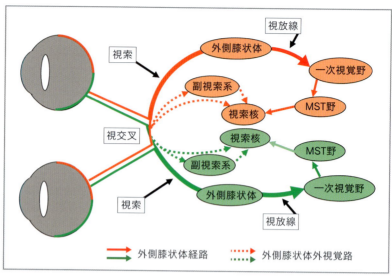

図3　OKN の神経機構

　前庭信号は，VN から複数の視床核を介して前庭皮質とも総称される広範な大脳領域にも達し，他の感覚情報と統合され，頭部を基準とした空間座標構築や自己運動感覚（vection）に関与する．

　また，反射性眼球運動には，前庭器の感度が低い低加速度領域の VOR を補完するために，網膜全体に映る外界の運動を安定させる視運動性眼振（optokinetic nystagmus：OKN）もある．ヒトの OKN には，パシュート発現機構によって生じる初期応答と，網膜全体に映る外界の動き（視運動性）情報によってゆっくりと生じる後期応答とがある．後期応答信号は，前庭信号と同様の三次元の自由度があり，外側膝状体経路のみならず，視索から副視索系を通る膝状体外視覚路で視索核（nucleus of optic tract：NOT）に達し，前庭信号に対応する信号として VN，小脳へ投射する（図3）．視覚刺激遮断後も保たれ，視運動性後眼振（optokinetic after nystagmus：OKAN）を生じる．

1.2.2　大脳の機能局在

　眼球運動の中枢神経機構研究は，主にサルを対象にした単一神経細胞記録法を中心に，脳幹部のみならず，大脳，小脳においてもその機能局在を明らかにしてきた．しかし，同じ霊長類であっても，大脳，小脳の構造は，サルとヒトとでは大きく異なる．本節では，サルにおける知見をふまえ，疾患研究や経頭蓋磁気刺激，磁気共鳴機能画像（functional magnetic resonance imaging：fMRI）を用いた研究でヒトでも確立されてきている機能局在を中心に述べる．局所障害による機能障害の種類等は表2にまとめた．

　視覚情報の大部分は，視交叉，外側膝状体を経て一次視覚野（V1：Brodmann's area，以下 BA17）に達する．一次視覚野の対側半視野情報は，同側性に前有線皮質（V2：BA18）での視覚情報抽出を経て，対象認知関連情報は，腹側皮質視覚路（サルでは V4 経由，ヒトでは未同定）で側頭葉（下側頭皮質）に至り，眼球運動関連情報

表2 脳幹部眼球運動中枢の片側局所障害による機能障害の有無と向き

	視線方向	随意性眼球運動		VOR	OKN	その他
		サッカード	パシュート			
半球急性期	同側共同偏視	障害	障害	○		対側（非障害側）の片麻痺を伴う
半球慢性期	同側共同偏視（暗室で）	障害（健側＞同側）	同側障害	○	同側障害	
前頭眼野（FEF）	同側共同偏視（急性期）	健側障害（推尺過小，潜時延長，抑制不全）	同側障害	○	同側障害	後天眼球運動失行（両側障害時の随意性眼球運動消失）
頭頂眼野（PEF）	共同偏視（同側・同側優位）	潜時延長 右障害時両側 左障害時右側	同側障害（背景が不均一な場合）	○		健側空間無視 Balint 症候群（両側障害）
後頭葉（V1）		同名半盲視野内視標へは不可	○（黄斑回避）	○		対側（非障害側）同名半盲
小脳		同側過小 対側過大	同側障害	利得低下	利得低下	パシュート消失（両側障害）下打ち眼振・NI 障害（前庭小脳障害）
中脳	両眼下方偏位	riMLF 障害 下向き＞上向き 両側で上下消失	iC・PC（posterior commissure）障害 サッカードを含む全ての両側垂直障害（上向きが主）			中脳背側症候群では輻湊障害も SD, ocular tilt reaction（OTR）（障害側上転・内旋，OTR は iC 障害で）
内側縦束（MLF）	核間神経障害（水平）：同側内転障害・対側外転眼の解離性眼振・輻湊時内存 垂直・回旋障害：斜偏位（skew deviation, SD, 障害側が上転・内旋） 解離性垂直・回旋眼振（急速相が上向き・障害側回旋向き）					垂直 NI・パシュート・VOR 障害（両側障害）one-and-a-half 症候群
橋（PPRF）	健側共同偏視（急性期）同側注視麻痺	同側障害（輻湊は保存）視線眼振（健側方視時，特に暗室で）NI 障害（PMT 障害）	障害が大きい場合に生じ得る（輻湊は保存）			全水平眼球運動麻痺 垂直サッカード，VOR 障害（両側障害）
延髄	＊閉瞼・瞬目時同側共同偏視	＊同側過大・対側過小 ＊上向きが同側斜向きに NI 障害（PMT 障害）	障害側から対側向きが障害	前庭眼振（VN 障害）		Wallenberg（延髄外側）症候群（＊ Lateropulsion）SD・OTR（障害側下転・外旋）

は，背側皮質視覚路（V3 複合体：BA19，MT（middle temporal visual area, V5）／MST（middle superior temporal visual area, V5a）：BA19・37・39 接合部）を通り，頭頂連合野に至る（図1の緑矢印，緑破線矢印）．

MT は，視対象の奥行を含めた空間での速度と方向を抽出し，MST は MT からの信号に加え，前庭信号，遠心性コピー（efference copy，脳幹部眼球運動中枢で作成される眼球運動信号のコピー），さらには対側 MT，MST からの投射も受け，眼球運動，前庭信号をふまえた視対象の運動情報を作成し，前頭葉，頭頂連合野の視運動関連皮質に送るとともに，NOT や背外側橋核（dorsolateral pontine nucleus：DLPN）を経て小脳に投射する（図1の緑破線矢印）．

頭頂連合野は，種々の感覚情報を統合し対側空間座標を構成し，空間知覚，運動知覚に関与するが，頭頂間溝により上頭頂小葉（superior parietal lobule：SPL：BA5, 7）

と下頭頂小葉（inferior parietal lobule：IPL：BA39, 40）に分かれる．体性感覚は主にSPLで処理され，角回（angular gyrus），縁上回（supramarginal gyrus）で構成されるIPLには，頭頂間溝底後半部に舌下神経前位核（nucleus prepositus hypoglossi：NPH）などの眼球運動関連領域からの入力を受け，前頭眼野（frontal eye field：FEF：BA6・4合流部），上丘（superior colliculus：SC）に出力する頭頂眼野（parietal eye field：PEF）がある（図1の緑破線矢印）．PEFの後方はサッカードに関与するサルのLIP（lateral interparietal area），前方はパシュートに関与するサルのVIP（ventral interparietal area）に相当する．

FEFは，前頭皮質内の補足眼野（supplementary eye field：SEF：BA6），背外側前頭前野（dorsolateral prefrontal cortex：DLPFC：BA9, 46）とともに，背側皮質視覚路，頭頂連合野からの情報を受け，対側向きサッカード指令，同側向きパシュート開始指令，さらには非共同性眼球運動（輻湊・開散）指令を作る．

FEFのサッカード関連指令には，対側向きサッカード開始指令と不要サッカード抑制指令があり，前者は同側上丘尾側部（caudal SC：cSC）に直接投射し，後者は大脳基底核群を経由し同側上丘吻側部（rostral SC：rSC）へ投射する．FEFのパシュート開始指令は，橋被蓋網様核（nucleus reticularis tegmenti pontis：NRTP）を経て小脳に送られる．FEFの非共同性眼球運動開始指令は，動眼神経背外側中脳網様体（脳幹の一部）に投射する（図1の赤破線矢印）．さらに，パシュート開始指令と同様にNRTP経由で小脳にも投射し，共同性眼球運動との連携を含めた制御を受ける．

大脳半球障害の急性期には障害側への共同偏視が生じる．しかし，VORは障害されず，VORで視線を健側に向け得る．慢性期には，健側向き優位のサッカードの速度低下，潜時延長，精度低下および障害側向きのパシュートとOKNの利得低下が生じる．

両側前頭葉障害では，後天眼球運動失行（acquired ocular motor apraxia，随意性眼球運動消失）が生じるが，VORは保たれる．片側障害では，健側向きサッカードの推尺過小，潜時延長，抑制不全，障害側向きパシュート，OKN障害が生じる．これらは，サルにおけるFEFの刺激実験[1]，化学的抑制実験[2]に矛盾しない．

頭頂連合野の片側障害では，健側空間無視，障害側への共同偏視が，両側障害では，精神性注視麻痺（視線固定，自発的視線移動障害），視覚性運動失調（固視した対象を手で掴めない），同時失認（注視対象周辺の狭い視野以外の視覚刺激を無視）を三主徴とするBalint症候群が生じる．この場合，後天眼球運動失行とは異なり，視覚以外の刺激に対する随意性眼球運動は生じ得る（表2）．

1.2.3 小脳の役割と機能局在（図4）

小脳は，他の運動と同様に，眼球運動でも「制御，適応（学習）」を担っているが，パシュート発現における小脳の役割は大きく，サルでは，片葉（flocculus：FL）・傍片葉（para-flocculus：PFL）の両側障害でパシュートは消失し[3]，片側抑制は同側向きパシュート障害を生じるが[4]，パシュート以外の眼球運動は小脳全摘後でも生じ得る[5]．

パシュートは，FEFからNRTP経由で背側虫部（Dorsal Vermis：D. Vermis）・室頂核（fastigial nucleus：FN）に投射する開始指令で生じ，MT/MSTからの視覚対象の運動情報をDLPN経由で受けた前庭小脳（FL, PFL, 小節で構成，主にPFL）で作

文献1

文献2

文献3

文献4

文献5

1.2 眼球運動の機能解剖

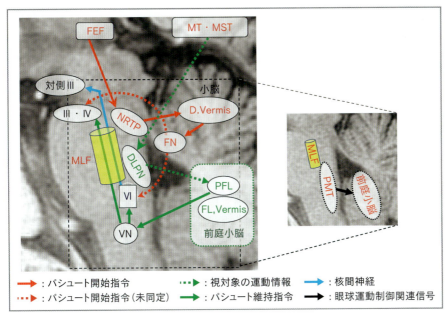

図4 神経機構と眼球運動の制御

成される「パシュート維持指令」が、同側性にVNから脳幹部眼球運動中枢に送られて維持される．前庭小脳には、橋・延髄の傍正中部領域にあるPMT（cell groups of paramedian tract）から種々の眼球運動制御に必要な信号も投射している．さらに、MT/MSTの視覚対象の運動情報は、OKN信号の中継核であるNOTで副視索系の視覚情報と合流し、下オリーブ核（inferior olivary nucleus：IO）を介しても小脳に至り、「パシュートの適応」にも関与する．

ヒトでは、「視床後部と隣接する内包後脚のレンズ後部に及んだ片側中脳被蓋障害患者の共同性同側向き水平パシュート障害」が報告されており[6]、後頭・頭頂皮質から小脳へのパシュート維持指令関連経路障害と考えられる．

骨格筋の筋固有知覚受容器である筋紡錘は、外眼筋では、組織学的に未発達もしくは退化しているが、一次的な筋固有知覚の受容器である柵状神経終末（palisade endings）が存在し、筋固有知覚は三叉神経第1枝（眼神経）、三叉神経節を介して、三叉神経脊髄路核に達する．しかし、サル外眼筋の筋固有知覚の遮断実験から、視覚が関与する眼球運動の精度管理には、筋固有知覚ではなく眼球運動中枢の信号（遠心性コピー）が用いられていることが示されている[7]．パシュートの精度管理には、この遠心性コピーと黄斑部、その近傍網膜上での視覚対象の速度情報（向きと速さ）が用いられ、小脳で行われている．

サッカードは、網膜に投射された視覚対象と黄斑部との位置ずれが入力となり、脳幹部眼球運動中枢において、ずれの方向と幅に適した速度信号（パルス発射）が作成され、「不要サッカード抑制機構」が停止することにより発現する．

サッカードの振幅に適した最大速度の管理は、D. Vermis・FN系でなされており、その片側障害は同側サッカードの推尺過小、対側サッカードの推尺過大を生じる．また、眼窩の弾性抵抗に抗してサッカード後の眼位を維持する信号は、脳幹部眼球運動中

文献6

文献7

枢の神経積分器（neural integrator：NI）が速度信号から作成するが，NIのみでは不十分（低利得）であり，相互投射している前庭小脳を介した小脳回路により安定した眼位維持が可能な利得にまで高められている．また，前庭小脳は，発生学的に前半規管優位である垂直半規管信号のアンバランスに起因する上向き信号を常に抑制し，垂直眼位を安定させている．よって，上向き信号脱抑制を伴う前庭小脳障害は，上向きドリフト・下打ち眼振を生じる（表2）．

サッカード中の視覚情報は精度管理には関与せず，サッカード終了時点での網膜上の視覚対象と黄斑部との位置ずれが有意な場合は200 mm秒程度の間隔を置いて補正サッカードが生じ，位置ずれが有意ではない場合は「不要サッカード抑制機構」が再開し，固視の維持，視覚情報の良好な取り込みを可能とする．

小脳障害は，パシュート，サッカードのみならず，あらゆる種類の眼球運動の精度を低下させ，動揺視，視力障害を伴う眼振，衝動性眼球運動混入（矩形波律動，square-wave jerksなど）を生じ得る．

1.2.4 脳幹部の機能局在

FEFから同側cSCに投射された対側向きサッカード指令（サッカードに先行して高頻度で発射）は，関連するサッカードの大きさと向きからなる二次元配置を構成し，その吻側（rSC）には，FEFから大脳基底核群を経て投射する不要サッカード抑制指令（持続発射がサッカードに先行して停止，終了後再開）が位置し，固視領域とも称される（図5a）．cSCの水平サッカード指令は交叉して対側橋（傍正中橋網様体，paramedian pontine reticular formation：PPRF）の水平眼球運動中枢に，垂直サッカード指令は，上下ともに両側性に中脳の垂直眼球運動中枢に投射する．

PPRFでは，興奮性バースト細胞（excitatory burst neuron：EBN）が同側向き水平速度信号を，中脳では内側縦束吻側間質核（rostral interstitial nucleus of medial longitudinal fasciculus：riMLF）のEBNが両側性に垂直速度信号を作成し，これらの速度信号は，水平は同側性に橋と延髄（NPH，内側VN）に，垂直は両側性に内側縦束（medial longitudinal fasciculus：MLF）で相互連絡する中脳（カハル間質核，interstitial nucleus of Cajal：iC）と延髄（内側VN）にあるNIで作成された眼位信号とともに対応する外眼筋運動神経核（nⅢ，nⅣ，nⅥ）の運動神経細胞（motoneuron：MN）に至る．

NIはサッカードのみならず，パシュートや反射性眼球運動（VOR, OKN）の眼位信号形成も担っており，NIの障害は全種類の眼球運動に影響する．

垂直眼球運動中枢は，垂直信号とともに，左右側で逆向き等量の回旋眼球運動信号も作成する．よって，脳幹部眼球運動中枢で作成される水平と回旋の眼球運動信号は正中線をはさんで左右対称（外転と外旋が同側性）に，垂直信号は上向き・下向きともに両側に分散分布し，頭部固定時の視標誘導性眼球運動の回旋成分は相殺され，網膜と同様の二次元座標で生じる（Listingの法則[8]）．サルの片側riMLF障害は，同側向き急速回旋眼球運動を消失させ，Listingの平面の対側へのシフトを生じる[9]．

文献9

rSCからの不要サッカード抑制信号は，橋正中部に位置するラフェ間質核（nucleus raphe interpositus：ri）のオムニポーズ細胞（omunipause neuron：OPN，あらゆる方

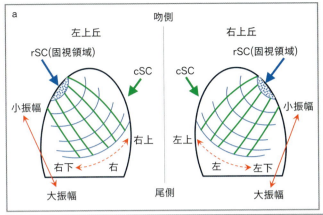

図5 サッカード発現への上丘の役割
a. 上丘の二次元配置　b. 上丘とOPNを介した右向サッカード制御

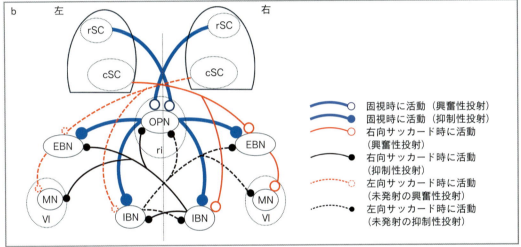

向のサッカードの直前からサッカード中に持続発射を停止する）に達し，固視の維持を担う．

　cSCから交叉性投射を受けるEBNの延髄側網様体には，cSCからの投射を同時に受ける抑制性バースト細胞（inhibitory burst neuron：IBN）もあり，作成された抑制信号は再交叉し，対側の拮抗筋を抑制する．さらに，ネコにおいては，OPNへも投射している[10]．この経路は，FEFからcSCに至るサッカード指令が，サッカードの開始に必要なOPN抑制も担っていることを示唆している（図5b）.

　FEFからの非共同性眼球運動動指令を受ける眼神経背外側中脳網様体には，MT，MSTからの投射もあり，作成された輻湊信号は，両側のnⅢ内直筋副核を介して内直筋に至る．

　脳幹正中側で中脳と橋を結ぶMLFには，VNからnⅢ，nⅣに至る前庭2次ニューロン，水平共同性眼球運動信号をnⅥから対側nⅢ内直筋副核へ伝達する核間神経に加え，VNからnⅢ，nⅣ，iCへの垂直パシュート，垂直・回旋VOR，眼位維持に関する信号が走行する．しかし，前半規管からの信号にはMLF以外の伝達経路もあり，MLF障害は残存するMLF外経路により上向き信号優位となり，「下打ち眼振」を生じる．また，橋・延髄の正中近傍部に位置するPMTは，種々の眼球運動関連領域から遠

文献10

Chapter 1 神経機能解剖と診察法

文献 11

文献 12

心性コピー等の投射を受け，眼球運動制御に必要な信号を前庭小脳に送っているが，全方向の NI にも関与している[11, 12]．

　脳幹部眼球運動中枢の障害では，障害部位に対応し，眼球運動の種類と方向が限定された眼球運動異常が生じる．中脳では，riMLF 障害がサッカードのみの[9]，iC と後交連（posterior commissure：PC）の障害が全種類の垂直眼球運動障害を生じ得る．また，中脳背側症候群では輻湊障害が生じる．橋障害では，核間神経麻痺（MLF 障害），水平サッカード障害（注視麻痺），NI 障害性眼振などが，延髄障害では，Wallenberg 症候群，NI 障害性眼振，前庭眼振などが生じる（表2）．

（鈴木康夫）

文献

1) Gottlieb JP et al. Smooth eye movements elicited by microstimulation in the primate frontal eye field. *J Neurophysiol* 1993；69：786-99.

2) Shi D et al. Deficits in smooth-pursuit eye movements after muscimol inactivation within the primate's frontal eye field. *J Neurophysiol* 1998；80：458-64.

3) Zee DS et al. Effects of ablation of flocculus and paraflocculus of eye movements in primate. *J Neurophysiol* 1981；46：878-99.

4) Belton T et al. Role of the cerebellar flocculus region in the coordination of eye and head movements during gaze pursuit. *J Neurophysiol* 2000；84：1614-26.

5) Burde RM et al. Ocular motor dysfunction in total and hemicerebellectomized monkeys. *Br J Ophthalmol* 1975；59：560-5.

6) Zackon DH et al. Midbrain paresis of horizontal gaze. *Ann Neurol* 1984；16：495-504.

7) Guthrie BL et al. Corollary discharge provides accurate eye position information to the oculomotor system. *Science* 1983；221：1193-5.

8) Helmholz Hv. Handbuch der Physiologischen Optik. Voss；Leipzig. 1867.

9) Suzuki Y et al. Deficits in torsional and vertical rapid eye movements and shift of Listing's plane after uni- and bilateral lesions of the rostral interstitial nucleus of the medial longitudinal fasciculus. *Exp Brain Res* 1995；106：215-32.

10) Takahashi M et al. Brainstem Circuits Triggering Saccades and Fixation. *J Neurosci* 2022；42：789-803.

11) Nakamagoe K et al. Evidence for brainstem structures participating in oculomotor integration. *Science* 2000；288：857-9.

12) Anagnostou E et al. Vertical and horizontal integrator failure in a ponto-medullary infarction：A possible role for paramedian tract neurons. *J Neurol Sci* 2009；280：118-9.

1.3 瞳孔の機能解剖

1.3.1 瞳孔括約筋と瞳孔散大筋の二重神経支配

　虹彩は，ぶどう膜の前端部にある扁平で円盤状の膜組織である．角膜の中心からやや上方の鼻側寄りに開口部があり[1]，その孔のことを瞳孔と呼ぶ．虹彩には，瞳孔縁にそって輪状に分布する瞳孔括約筋と，虹彩根に向かって放射状に走行する瞳孔散大筋の2つの平滑筋がある．

　瞳孔括約筋と瞳孔散大筋は自律神経系から機能的な二重神経支配を受け，瞳孔の径を調整している．古典的概念では，瞳孔括約筋が副交感神経の支配を，瞳孔散大筋が交感神経の支配を受けて，それぞれ縮瞳と散瞳をおこすと考えられてきた．

　しかし組織化学的，電気生理学的，薬理学的な一連の研究[2-4]により，ヒトを含む種々の動物において，瞳孔括約筋にも交感神経線維の，瞳孔散大筋にも副交感神経線維の存在が明らかになった．このことから，縮瞳は副交感神経の興奮による瞳孔括約筋の収縮と瞳孔散大筋の弛緩，散瞳は交感神経の興奮による瞳孔散大筋の収縮と瞳孔括約筋の弛緩によって発現すると考えられている．

文献1

文献2

文献3

文献4

1.3.2 対光反射の経路（瞳孔求心路と瞳孔遠心路）

　光刺激が眼内に入り，その刺激が光受容器の閾値に達すれば対光反射による縮瞳がおこる．対光反射の瞳孔求心路は，網膜の視細胞に始まり，双極細胞，網膜神経節細胞へと伝わる．その軸索は視神経，視交叉，視索を経た後，外側膝状体の直前で視路から分離して中脳背側部の視蓋前域核に投射し，シナプスを形成する．

　ここからの線維の一部は，同側の動眼神経核の中のEdinger-Westphal核（EW核）に入り，また一部は後交連で交差して対側のEW核に終わる．このように対光反射の求心線維が視交叉および中脳で一部交差するため，光刺激が入力された眼に直接対光反射がおこると同時に，反対眼には光刺激を受けなくても間接対光反射が生じる．

　対光反射の瞳孔遠心路は，EW核からでた遠心線維が動眼神経の一部として走行，眼窩内で動眼神経の下枝から毛様体神経節に至り，シナプスを換える．新たなニューロンは節後線維の短毛様体神経として眼球内に入り，虹彩の瞳孔括約筋に終わる（図1）．

　一側のEW核には，左右眼から入力された刺激情報がそれぞれ伝達される．したがって瞳孔求心路に障害があっても，EW核からの出力に差はなく瞳孔不同は生じない．瞳孔不同がある場合，それは瞳孔遠心路の障害を意味する．なお，瞳孔不同が暗室で著明になれば患側は縮瞳眼，明室で著明になれば患側は散瞳眼と考えられる．

1.3.3 半盲性瞳孔強直

　先述したシンプルな反射弓は，対光反射経路の定説とされており，外側膝状体以降の

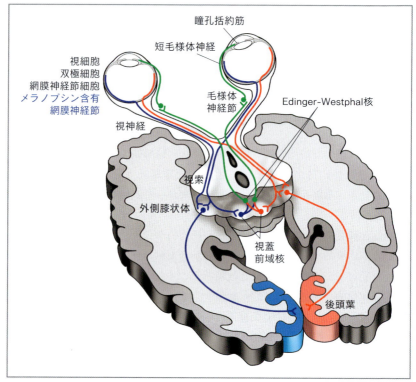

図1 対光反射の経路（瞳孔求心路と瞳孔遠心路）
対光反射の経路は非膝状体系視覚路であると理解されているが，大脳皮質を介した対光反射経路の存在も示唆されている

視路は対光反射に関与しないと考えられてきた．しかし，実際には頭蓋内病変で生じた同名半盲において，半盲側に対応する網膜部位を局所刺激しても対光反射は減弱あるいは消失[5]している．これを半盲性瞳孔強直といい，非膝状体系視覚路とは別に大脳皮質を介した対光反射経路の存在が示唆[6]されている．

1.3.4 相対的瞳孔求心路障害

相対的瞳孔求心路障害（relative afferent pupillary defect：RAPD）は，文字通り瞳孔求心路の障害を示す臨床的に重要な他覚所見である[7,8]．これは瞳孔遠心路に障害がなければ，対光反射の程度は直接反射，間接反射ともにほぼ同じであるという原則のもとに，視覚入力系の左右差をRAPDとして捉えるものである．

交互点滅対光反射試験（swinging flashlight test）によりRAPDの有無や程度を判定する[9]が，専用の電子瞳孔計[10]を活用すると繰り返し同一条件で測定可能なうえ，多様なパラメータについて定量解析ができる．定量されたRAPDは視力や視野，光干渉断層計で計測された網膜神経線維層厚の菲薄化の程度と相関[8]し，視機能を多角的に評価できる客観的なバイオマーカとして有用である[11]．

健常者であれば，各眼刺激時の縮瞳の程度と速さはほとんど変わらない．しかし一側

文献5
文献6

文献7

文献9

文献10

の視神経や網膜に障害があると、患眼の直接反射は間接反射より減弱するため、健眼から患眼に光をswingすると患眼（健眼も）の瞳孔は散瞳する。また患眼から健眼に光をswingすると両眼の瞳孔は縮瞳する。光刺激を交互に繰り返し行うと、健眼刺激時に両眼縮瞳、患眼刺激時に両眼散瞳という周期性の瞳孔の動きが出現する。これを患眼のRAPD陽性という。

検査は暗室下で実施するため、非刺激眼に生じる間接反射を刺激眼の直接反射と同時に肉眼で観察することはできない。そのため検者は刺激眼の直接反射のみに注目し、縮瞳の程度と速さを左右眼で比較するとよい。また、RAPDの検出には1秒間程度の短い刺激時間が適している場合と、長く刺激したほうがわかりやすい場合がある。症例によって様々であるため、長短両方の刺激時間で光刺激するとよいが、左右眼の刺激時間を等しくすることが重要である。

1.3.5 対光反射の起因となる光受容器と色特性

対光反射に関わる光受容器には視細胞である錐体と杆体、そしてメラノプシン含有網膜神経節細胞（melanopsin-containing retinal ganglion cell：m-RGC）[12]がある。このm-RGCは網膜神経節細胞であるにもかかわらず光感受性を有し、対光反射の発現[12]やサーカディアンリズムの制御[13]に関与する。

視細胞系とm-RGC系の対光反射はその成分や色特性が異なる[14]（図2）。m-RGC系の対光反射の特徴は、青色のような短波長の持続的な光刺激に対してゆっくりと長く縮瞳することである。一方で、赤色のような長波長の光刺激を用いた場合は、m-RGC系の興奮を抑制し、視細胞系の対光反射が記録できる。近年はm-RGCや視細胞系の特徴をふまえたうえで、刺激の条件や解析のパラメータを整理し、pupillographyの標準化[15]が進められている。

（前田史篤）

文献 13

文献 15

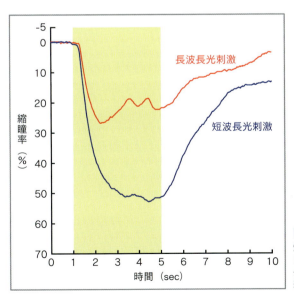

図2 対光反射の色特性
短波長光によって誘発された対光反射は、ゆっくりと持続的な縮瞳を示す。長波長光による対光反射は、刺激が持続していても徐々に散瞳傾向を示す

文献

1) Wildenmann U et al. Variations of pupil centration and their effects on video eye tracking. *Ophthalmic Physiol Opt* 2013；33：634-41.
2) Yoshitomi T et al. Adrenergic excitatory and cholinergic inhibitory innervations in the human iris dilator. *Exp Eye Res* 1985；40：453-9.
3) Yoshitomi T et al. Double reciprocal innervations in dog iris sphincter and dilator muscles. *Invest Ophthalmol Vis Sci* 1986；27：83-91.
4) Yoshitomi T et al. Effects of indomethacin and prostaglandins on the dog iris sphincter and dilator muscles. *Invest Ophthalmol Vis Sci* 1988；29：127-32.
5) Skorkovská K et al. How sensitive is pupil campimetry in hemifield loss? *Graefes Arch Clin Exp Ophthalmol* 2009；247：947-53.
6) Maeda F et al. Chromatic pupillography in hemianopia patients with homonymous visual field defects. *Graefes Arch Clin Exp Ophthalmol* 2017；255：1837-42.
7) Thompson HS. Afferent pupillary defects. Pupillary findings associated with defects of the afferent arm of the pupillary light reflex arc. *Am J Ophthalmol* 1966；62：860-73.
8) 瀧澤　剛ほか. RAPD の臨床価値. 神経眼科 2019；36：386-96.
9) Thompson HS et al. How to measure the relative afferent pupillary defect. *Surv Ophthalmol* 1981；26：39-42.
10) Nakamura M et al. Detection of relative afferent pupillary defect and its correlation with structural and functional asymmetry in patients with glaucoma using Hitomiru, a novel hand-held pupillometer. *J Clin Med* 2023；12：3936.
11) 前田史篤. Pupillography による多角的機能評価. 神経眼科 2023；40：121-5.
12) 石川　均. 瞳孔とメラノプシンによる光受容. 日本眼科学会雑誌 2013；117：246-69.
13) Berson DM. Strange vision：ganglion cells as circadian photoreceptors. *Trends Neurosci* 2003；26：314-20.
14) 前田史篤. 対光反射の新しい考え方. 神経眼科 2019；36：372-7.
15) Kelbsch C et al. Standards in pupillography. *Front Neurol* 2019；10：129.

1.4 問診

1.4.1 問診の型を作る

1. 現病歴の4つの質問（図1）

(1) 主訴：今一番つらいことは何か？
　まずは患者の一番つらい訴えを患者本人の言葉で記録する．次にその訴えを復唱し，どのような医学用語に近いのか「翻訳」を行い，「主訴」を見つける．

(2) 発症様式：いつ，どのように始まったか？
　発症様式を知ることは，疾患の性質を推定するうえで極めて重要である．発症した日時を記憶している突然発症例は血管障害に多く，急性発症（症状が数日のうちに顕在化）するのは炎症性疾患の特徴である．亜急性発症（2,3週間のうちに顕在化）は圧迫性や代謝性疾患でみられ，発症時期が不明な場合には退行性，腫瘍性および変性疾患が想定される．

(3) 進行経過：それからどうなったか？
　発症後の経過はさらに疾患の性質を規定することが多く，鑑別診断の絞り込みに有用である．発症してから進行性に悪化する場合は炎症性と圧迫性の可能性があり，症状が不変なことが多いのは血管障害である．緩徐ではあるが，軽快することなく進行性を示すのは腫瘍性が多い．変動を示すことが多い場合，初期には間欠的だが，数か月で恒常的になるのは代償不全型斜視にみられ，明らかな疲労現象や日内変動を示すのは重症筋

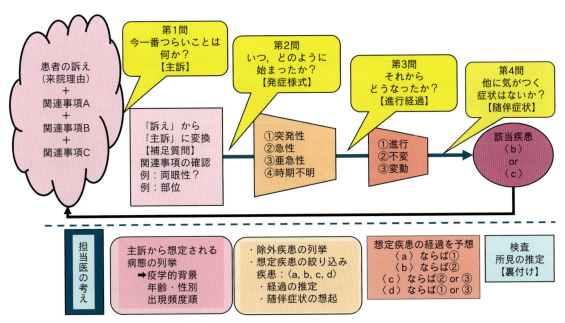

図1　問診（現病歴）の型：4つの質問

無力症を疑わせる．また，起床後に症状が強いのは甲状腺眼症と副鼻腔炎のことが多い．

(4) 随伴症状：他に気がつく症状はないか？

主訴から鑑別疾患を想定し，それぞれの疾患に特異的な随伴症状がみられる場合には必ず質問する．例えば，急性の視力低下例であれば，眼球運動痛を伴う場合は視神経炎を疑う有力な根拠になり，頭痛，発熱あるいは筋肉痛を伴う場合は巨細胞動脈炎による虚血性視神経症の可能性が高くなる．特に後者のような眼症状以外の随伴症状は自分の疾患とは関係が薄いと思っていることが通例で，こちらから尋ねて初めて思いだす場合がある．

2．既往歴

過去に同様な症状を経験しているならば再発性の疾患が疑われ，視力低下を訴える場合には，視神経炎の可能性を考える．僚眼に同様な視力低下の既往があり，視機能回復が不良であった場合には，若年男性ならばLeber（レーベル）病を考え，70歳以上の高齢者ならば動脈炎性虚血性視神経症を疑い，後者では発熱，体重減少，顎跛行および筋肉痛の既往が加わればさらに可能性が高くなる．

変動する視力低下を訴える場合は，既往特に手術歴を確認する．副鼻腔炎による鼻性視神経症では，しばしば起床直後に視力低下が強いと訴えることがある．副鼻腔炎手術の既往がある場合に，副鼻腔の術後嚢胞による圧迫視神経症の可能性が否定できない．視力低下例では，特に両眼性の場合には薬剤による中毒性視神経症の可能性があり，抗菌薬（エタンブトール[1]，リネゾリド[2]），免疫抑制薬（シクロスポリン[3]），全身性エリテマトーデス治療薬（ヒドロキシクロロキン[4]），心臓病薬（ジギタリス[5]，アミオダロン[6]），抗腫瘍薬[7]（タモキシフェン，パクリタキセル）の服用歴について詳細に問診する．また，Leber病が疑われる場合には，発症に関与するアルコール多飲，外傷および手術の既往を確認する．

過去に同様な複視を訴えている場合には，多発性硬化症，重症筋無力症を疑う．複視出現の2～4週前の前駆症状として感冒様症状があれば傍感染性眼球運動障害，腸炎などの消化器症状もあればFisher（フィッシャー）症候群を考える．中高年層の突然発症例では，微小血管障害が最も多く，糖尿病，高血圧および脂質異常症など生活習慣病の既往を持つ例が多い．がん治療歴のある患者に重症筋無力症が疑われた場合には，免疫チェックポイント阻害薬（ニボルマブなど[7]）の使用歴を確認する．

3．家族歴

原因不明の視力低下の場合，男性例ならばLeber病を疑い，母方の叔父に視覚障害者がいないか尋ねる．兄弟および親族に同様な視力低下例が確認されれば，優性遺伝性視神経萎縮の可能性がある．

若年者の眼痛を訴える片頭痛例では，親も頭痛持ちが多い．

4．生活習慣・嗜好歴

小児，若年成人で内斜視に伴う複視例の場合，スマートフォンなどの携帯端末機器の視聴が長時間にわたる例が多い．

両眼性視力低下では中毒性視神経症の可能性があり，有機溶媒への暴露，アルコール多飲の有無を確認する．

文献2

文献3

文献6

1.4.2 神経眼科疾患の中で頻度の多い3つの主訴に対する問診

1. 視力低下

発症様式と好発年齢を組み合わせた表1を想起しながら問診する．小児期の視力低下は，疾患特有の発症時期にかかわらず，「昨日から」などと突然自覚されることがある．特に乳幼児期では片眼性視力低下を訴えることは稀[8]で，患側眼を頻繁にこすったり，片目つぶりをしたり，あるいは斜視で保護者が気づく場合がある．

全年齢で急性パターンがみられるのは視神経炎であり，眼球運動痛あるいは球後痛を伴うことがあり，中年以後の女性にはNMOSDの頻度が高く[9]なる．亜急性パターンには，うっ血乳頭がある．旺盛期以後ではしばしば視力低下をきたし，慢性期になると進行性の視力低下が始まり視力予後は不良になる．発症時期は不明だが，緩徐かつ進行性の視力低下を自覚する例には，視神経腫瘍（視神経鞘髄膜腫，視神経膠腫）がある．

両側性視力低下の場合，突然発症の中高年例には稀ではあるが，下垂体卒中[10]，皮質盲がみられる．若年男性の亜急性パターンではLeber病[11]を疑い，成人以後では中毒性視神経症の可能性を考慮する．発症後の経過は特に視神経疾患では図2で示す特有のパターンがみられることを考慮し，表2を参照してさらに鑑別疾患を絞り込む．

2. 複視

両眼性複視の場合には，その性状（表3）と発症様式ならびに年齢による鑑別疾患（表4）を参照にする．

- 突発性：小児では複視を訴えられるのはおおよそ小学生以上で，低年齢では「見えない」という．中高年の突然発症パターンには微小血管障害とされる虚血性眼球運動

表1 視力低下における発症様式・年齢による鑑別疾患

視力低下の発症様式	小児	若年成人	中高年
突然パターン	外傷 下記疾患に偶発的に気づくパターンが多い	外傷 網膜動脈閉塞	虚血性視神経症 動脈炎性虚血性視神経症[※1] 網膜動脈閉塞 下垂体卒中[※2] 皮質盲[※2]
急性パターン	視神経炎	視神経炎 AZOOR	視神経炎 NMOSD
亜急性パターン	うっ血乳頭	Leber病[※1] 視神経網膜炎 圧迫性視神経症 中毒性視神経症[※2] うっ血乳頭	圧迫性視神経症 中毒性視神経症[※2] うっ血乳頭
発症時期不明	視神経膠腫 視神経線維腫		視神経鞘髄膜腫

※1：片眼発症し，両眼性に移行しやすい
※2：両眼性（同時発症）
AZOOR：acute zonal occult outer retinopathy（急性帯状潜在性網膜外層症）
NMOSD：neuromyelitis optica spectral disorders（視神経脊髄炎スペクトラム障害）

Chapter 1 神経機能解剖と診察法

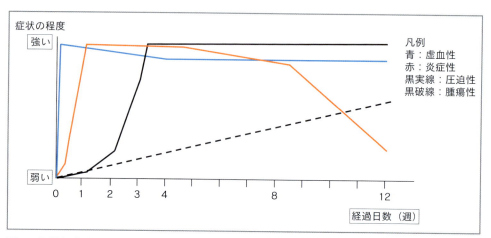

図2 視神経疾患の発症様式と経過

表2 視力低下の経過パターン・年齢による鑑別疾患

	小児	若年成人	中高年
不変	外傷	外傷 AZOOR	虚血性視神経症 網膜動脈閉塞 皮質盲
増悪	視神経炎	視神経炎 視神経網膜炎 Leber 病	視神経炎 NMOSD 圧迫性視神経症 下垂体卒中
緩徐進行	視神経膠腫 うっ血乳頭	うっ血乳頭	うっ血乳頭 視神経鞘髄膜腫
変動	心因性障害（外傷起因）	鼻性視神経症	鼻性視神経症

表3 複視の性状による鑑別疾患

複視の性状	注視方向で悪化	注視方向で悪化なし
水平	外転神経麻痺 眼窩内壁骨折 核間眼筋麻痺	開散麻痺※1 輻湊麻痺※1
上下	上方視で悪化： 甲状腺眼症 眼窩底骨折 下方視で悪化： 滑車神経麻痺	skew deviation 代償不全型斜視
斜め	滑車神経麻痺 動眼神経麻痺※2	代償不全型斜視 動眼神経麻痺※2

※1：水平方向での複視の増悪はないが，対象までの距離（遠近）では複視が変化する
※2：動眼神経麻痺では，どこを見ても斜めの上下複視を自覚していることが多く，外転方向での複視の軽減は自分から申告することは稀である

表4 複視の発症様式・年齢による鑑別疾患

発症様式	小児	若年成人	中高年
突然パターン	外傷 腫瘍によるVI麻痺※1	外傷	虚血性※2 脳神経麻痺（III，IV，VI） 動脈瘤によるIII麻痺
急性パターン	傍感染性脳神経麻痺 後天性急性内斜視	重症筋無力症 輻湊けいれん	開散麻痺 重症筋無力症 SES
発症時期不明		間欠性外斜視	代償不全型斜視 輻湊麻痺

III：動眼神経，IV：滑車神経，VI：外転神経
※1：自覚的には突然発症を訴えることが多い
※2：微小血管障害性
SES：sagging eye 症候群

神経麻痺が多い．複視は起床時に自覚することがあり，「よく見えない」と表現されることがある．
　複視と同時に頭痛と眼瞼下垂を伴う場合には動脈瘤による動眼神経麻痺を疑い，必ず

脳外科医に連絡する.

・急性：ウイルス感染後2週間程度で複視が出現した場合には傍感染性を疑う．重症筋無力症は，発症日を記憶していることが多い．高齢者のsagging eye症候群（SES）では比較的急性に発症する例があり，開散麻痺型水平斜視あるいは上下斜視を自覚[12]する．腫瘍による脳神経（特にⅥ）麻痺では，急に複視を自覚することもある.

・発症時期不明：中高年者の代償不全型斜視では，最近複視が恒常的になったと自覚することが多く，時に白内障手術後に両眼の視力が改善されることで，複視が明瞭に自覚されることがある．いずれも「何となく以前から」複視があったと答えることが多い.

（1）経過

・改善：虚血性眼球運動神経麻痺は発症後6週頃から回復傾向を示し，発症後3か月で複視は消失することが多いが，高齢になるほど回復は遅くなる.

・不変：sagging eye症候群，代償不全型斜視

・変動：重症筋無力症は起床後の時間経過とともに悪化し，休息で改善することが特徴である．甲状腺眼症・副鼻腔炎は起床時に強く，時間経過とともに軽快する傾向がある.

（2）随伴症状

・疼痛：炎症性疾患のほかでは，上咽頭腫瘍で強い持続的頭痛と外転神経麻痺[13]を伴う.

・発熱：複視を訴える高齢者で発熱，頭痛および筋肉痛があれば巨細胞動脈炎[14]を疑う.

外転神経麻痺に同側の顔面神経麻痺を伴う場合には小脳橋角部腫瘍を疑う.

診察室に入室する際に，体幹のふらつき，失調歩行がみられる場合には，Fisher症候群[15]，Wernicke（ウェルニッケ）脳症[16]の疑いがあり，意識障害（精神症状）を伴う場合にはWernicke脳症が強く疑われる.

3．眼痛

部位と発症様式を確認する.

（1）部位

・眉毛部（特に内側1/3）：海綿静脈洞・前頭蓋底病変の放散痛のことが多い.

・眼深部：くも膜下出血，下垂体卒中

・眼部全体：特発性眼窩炎症，眼窩蜂巣炎

・眼窩周囲：眼精疲労では上眼瞼中央から眼窩上切痕付近が多い．副鼻腔炎では眼窩内側，下縁に多く，また痛みは起床時に強く，午後には軽減する傾向がある．同部の圧痛・叩打痛を伴う.

（2）発症様式・年齢による鑑別疾患 （表5）

・突発持続型：くも膜下出血は，成人例で今まで経験したことのないような痛みと表現され，その程度がたとえ軽度でも突然出現して数時間持続する場合には必ず鑑別する必要がある.

下垂体卒中は激しい痛みとともに視力低下と眼球運動障害を伴うことが多い.

・急性増悪型：小児では髄膜炎の初期に眼の奥を痛がることがある．片頭痛では閃輝暗点の前兆がみられることがあり，眼の奥の痛みが数時間から半日持続し，頭痛時に知

Chapter 1　神経機能解剖と診察法

表5　眼痛の発症様式・年齢による鑑別疾患

発症様式	小児	若年成人	中高年
突発持続型		くも膜下出血	くも膜下出血 下垂体卒中
急性増悪型	髄膜炎 視神経炎 眼窩蜂巣炎・副鼻腔炎	片頭痛 視神経炎 眼窩蜂巣炎・副鼻腔炎	視神経炎 特発性眼窩炎症 肥厚性硬膜炎 THS
時期不明・持続型			緊張型頭痛 眼精疲労

THS：Tolosa-Hunt 症候群

覚過敏を伴うことが多い．

・時期不明・持続型：眼精疲労，緊張型頭痛

随伴症状としては以下のものがある．

・複視：Tolosa-Hunt 症候群（THS）ではⅢ麻痺，あるいはⅥ麻痺に三叉神経第1枝領域の知覚低下がみられることがある．肥厚性硬膜炎では時に難聴を伴う．内頸動脈海綿静脈洞瘻では拍動性の耳鳴りを自覚する．

・発熱：同時に眼窩縁までの発赤，腫脹および眼球突出がみられれば眼窩蜂巣炎を疑う．

(加島陽二)

文献

1）木村　徹．外因性神経眼科疾患のみかた 1）エタンブトール視神経症．柏井　聡（編）．臨床神経眼科学．金原出版；2008．pp.288-91.
2）Toolan KJ et al. Linezolid toxic optic neuropathy：A case report and review of visual prognosis. *Am J Ophthalmol Case Rep* 2023；32：101922.
3）Avery R et al. Optic disc edema after bone marrow transplantation. Possible role of cyclosporine toxicity. *Ophthalmology* 1991；98：1294-301.
4）篠田　啓．ヒドロキシクロロキンによる眼部副作用．神経眼科 2019；36：285-90.
5）大出尚郎．ジゴキシン．神経眼科 2019；36：291-6.
6）Mitchell R et al. Clinical and Mechanistic Review of Amiodarone-Associated Optic Neuropathy. *Biomolecules* 2022；12：1298.
7）柏木広哉．抗がん剤と神経眼科．神経眼科 2019；36：297-303.
8）澤田　淳．小児の視神経炎．神経眼科 2007；24：18-22.
9）森　雅裕．NMO と MS の鑑別最前線．神経眼科 2015；32：120-7.
10）加島陽二．全身的緊急疾患 6）下垂体卒中．柏井　聡（編）．臨床神経眼科学．金原出版；2008．pp.269-74.
11）中村　誠ほか．我が国におけるレーベル遺伝性視神経症の認定基準と全国疫学調査．神経眼科 2017；34：293-9.
12）河合愛実．Sagging eye syndrome と類縁疾患．神経眼科 2021；38：263-8.
13）田辺美乃梨ほか．外転神経麻痺と Horner 症候群を合併した上咽頭癌の1例．神経眼科 2021；38：14-9.
14）中馬秀樹．虚血性視神経症の診断と治療に対する最近の考え方．神経眼科 2017；34：281-92.
15）大野新一郎．Fisher 症候群．神経眼科 2014；31：28-35.
16）青木淳哉ほか．全身的緊急疾患 4）ウェルニッケ脳症．柏井　聡（編）．臨床神経眼科学　金原出版；2008．pp.249-52.

1.5 視診

視診から得られる情報は多い．診察室に入ってきた瞬間にある程度診断できるものもある．

1.5.1 頭位の異常

■斜頸

斜頸（head tilt）を呈する主な疾患は，滑車神経麻痺と skew deviation（斜偏位）を伴った眼球頭部傾斜反応（ocular tilt reaction：OTR）である．滑車神経麻痺では，病眼の上斜視と外回旋斜視を呈し，頭を健側へ傾ける（図1a）．逆に病側へ頭を傾けさせると，病眼の上斜視が悪化し，Bielschowsky head tilt test（ビールショウスキー頭部傾斜試験）と呼ばれ，滑車神経麻痺の重要な診断根拠となる（図1b）．

skew deviation は，前庭系の中で，片側の重力を感知する otolith（耳石）の経路が障害される病態で，通常，病側眼が下斜視になる．それを代償するために，病側へ斜頸する．内側縦束症候群では病側眼が上斜視になることが多い．

■face turn

眼球運動制限によるものと先天眼振によるものが多い．

例えば，右眼の外転制限がある場合，正面視で内斜視があるため複視を生じ，右方視すれば内斜視が増強するため複視が強くなり，左方視すれば複視が消失する．したがって，右に face turn させてみようとする（図2）．

先天眼振では，眼振の振幅が減少する，いわゆる null zone があり，そこで物をみようとする．例えば，正面から左 30°の位置に null zone があれば，右に face turn させ

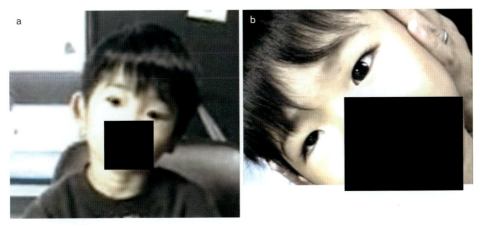

図1 斜頸の例
a．右滑車神経麻痺による斜頸（head tilt）．頭を健側（左）へ傾けている
b．Bielschowsky head tilt test．病側（右）へ頭を傾けさせると，病眼（右）の上斜視が悪化している

Chapter 1 神経機能解剖と診察法

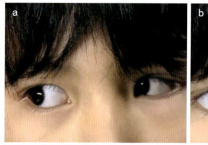
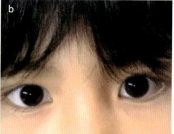
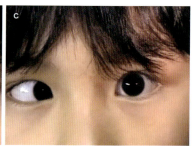
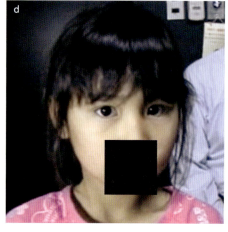

図2　左外転制限の face turn
左外転制限があり（a～c），代償する（右方視する）ために左へ face turn している（d）

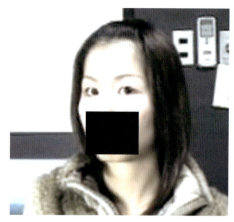

図3　先天眼振による face turn[1]
正面から左約30°の位置に null zone があるため，そこで物をみようとして右に face turn している

て物をみようとする（図3）[1].

head thrust

　thrust とは，英英辞典で to push something somewhere roughly とある．head thrust（衝動性頭部運動）は，急に頭部を動かす動き（図4）[1]で，サッカードの開始の異常を示唆する．先天眼球運動失行症に特徴的な所見である．先天眼球運動失行症は，全身神経学的異常や発達異常を伴わず，自然に改善してくる．一方，網膜色素変性，小脳虫部形成不全を伴っていれば Joubert（ジュベール）症候群である．したがって，head thrust をみれば，眼底検査と小脳の画像診断が必須である．

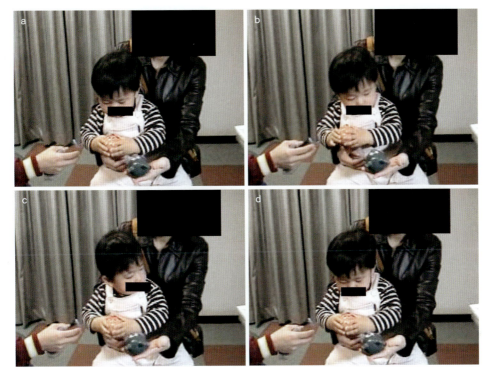

図4 先天眼球運動失行症の head thrust[1]
a→b→c→d の順で顔を動かしている

1.5.2 眼瞼の異常

■眼瞼下垂

眼瞼下垂は，偽性眼瞼下垂と，真の眼瞼下垂に分けられる．偽性眼瞼下垂としては，眼瞼けいれん，開瞼失行症，眼瞼皮膚弛緩症，対側の眼瞼挙上，下斜視があげられる．真の眼瞼下垂は，眼瞼挙上筋群の筋自体の異常，神経筋接合部障害，神経障害に起因するものに分けられる．

■偽性眼瞼下垂

1. 眼瞼けいれん（図5）[1]

眼瞼けいれんとは，眼瞼周囲の筋，主として眼輪筋の間欠的あるいは持続性の過度の収縮により不随意な閉瞼が生じる疾患で，他の神経学的，眼科的異常が原因となっていないものである．眼輪筋が強く働きすぎるため，開瞼できなくなる．

2. 開瞼失行症

瞼を上げることを開始することができない状態である．いったん上げれば持続させることができるので，患者は指で開瞼させたり，側頭部を押さえたり，様々な徒手的努力を試みる．パーキンソン病や核上性進行性麻痺などの錐体外路病変を持つ患者に多い．

3. 眼瞼皮膚弛緩症（図6）[1]

主に加齢により瞼の皮膚がたるんで瞼裂が狭くなっている状態である．たるんでいる

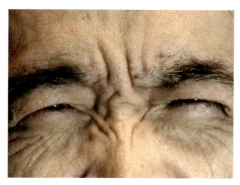

図5 特発性眼瞼けいれん[1]
眼輪筋が強く収縮している

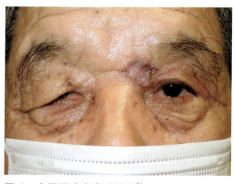

図6 右眼眼瞼皮膚弛緩症[1]

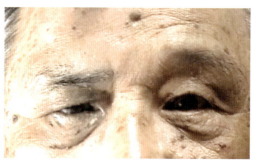

図7 顔面神経の側頭枝の麻痺による右眉毛下垂

皮膚を上げれば正常幅の瞼裂幅が現れる．

4. 眉毛下垂（図7）

顔面神経の側頭枝の障害による眉毛の下垂である．

■ 真の眼瞼下垂

1. 先天性

先天的な上眼瞼挙筋の低形成である．ほとんどの症例は病歴でわかる．挙筋機能が低いので，下方視時は逆に病眼の瞼裂が広くなる．

2. ホルネル症候群（図8）

交感神経が障害されたときに生じる．交感神経は瞼を挙上する働きのあるミュラー筋

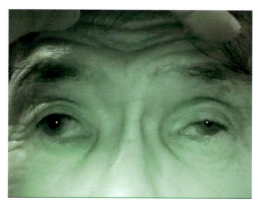

図8 左眼ホルネル症候群による眼瞼下垂
左眼の瞳孔径が右眼より小さい

を支配しているので眼瞼下垂を生じる．しかしミュラー筋は瞼をあげる作用は弱いため，下垂の程度は軽い．交感神経は瞳孔散大筋も支配しているので，瞳孔も縮瞳する．ホルネル症候群では，頸部に腫瘍性疾患や内頸動脈解離が隠れていることがある．

3．動眼神経麻痺

動眼神経は上眼瞼挙筋を支配しているので，眼瞼下垂をきたす．ほかに瞳孔の散大，上転，下転，内転制限をきたす．動脈瘤による動眼神経麻痺は，発症時は軽度の不完全麻痺であることが多く，生命の危機に直結するので注意が必要である．

4．外傷性

外傷による上眼瞼挙筋の損傷である．通常，病歴で診断できる．瞳孔括約筋の障害を合併している場合と，していない場合がある．完全断裂でなければ6か月以内に自然改善することが多い．

5．重症筋無力症（図9）[1]

神経筋接合部のアセチルコリン受容体に対する自己免疫疾患である．疲労現象が有名で，朝より夕方のほうが下垂が強く，また，程度が一定しないのが特徴である．瞳孔は原則として障害されない．また眼球運動障害を合併することも多い．

臨床所見としては，enhanced ptosis や lid twitch サインが大切である．Enhanced ptosis は，下垂している眼瞼を挙上させると，健眼のほうが下垂してくる現象である．Lid twich サインは，患者に 10～15 秒間下方視させ，その後すぐに正面視させると，眼瞼が一瞬挙上してからゆっくり下垂する現象である．

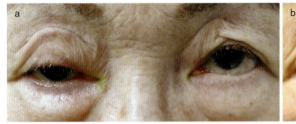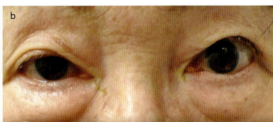

図9　重症筋無力症の例[1]
a．右眼重症筋無力症による眼瞼下垂　b．テンシロンテスト後改善している

6．筋ミオパチー（図10）[1]

外眼筋の異常で，ミトコンドリア脳筋症や筋ジストロフィーがあげられる．診断には筋生検や遺伝子検査が必要である．

7．腱膜伸展性（図11）[1]

上眼瞼挙筋腱が伸展することによる下垂である．加齢やコンタクトレンズ長期装用が原因として知られている．所見としては，二重瞼の幅が広くなり，眉毛は挙上し，下眼瞼も下がる．挙筋機能は良好な例が多い．

Chapter 1　神経機能解剖と診察法

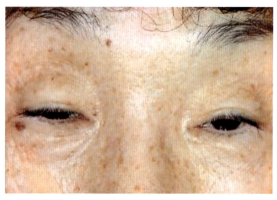

図10　眼咽頭型ジストロフィーによる両側眼瞼下垂[1]

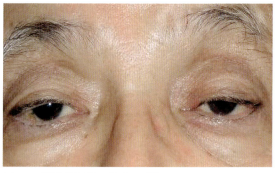

図11　腱膜伸展性の眼瞼下垂[1]

■瞼裂開大

瞼裂が開大する疾患で注意すべきものは，小児の setting sun サインで，頭蓋内圧が亢進している兆候である（図12）[1]．また，甲状腺眼症では，正面視時の瞼裂開大（図13）のみでなく，下方視時に瞼裂が遅れて下りてくる lid lag サインがみられる（図14）．

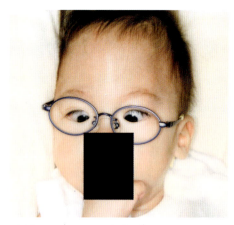

図12　setting sun サイン[1]
上眼瞼の開大と眼球の下方偏位がみられる

図13　甲状腺眼症の瞼裂開大，眼球突出

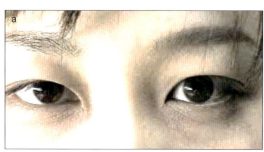

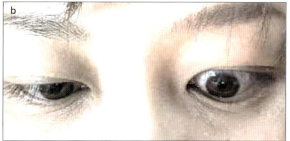

図14　甲状腺眼症の lid lag サイン
a．正面視時　b．左眼が下転時に上眼瞼が下りてきていない

1.5.3 眼球突出

眼球突出の左右差は上方から観察すればわかりやすい（図15）．定量的にはヘルテル眼球突出計が用いられる．日本人の正常上限は 18 mm であるが，個人差がある．左右差に注意を払い，2 mm 以上差があれば異常である．屈折異常にも注意を向けるべきで，強度近視の症例は眼窩腫瘍による眼球突出と見誤ることがある．逆に，眼球陥凹している場合，乳がんの眼窩内転移がよく知られている．

前後の眼球突出のみでなく，上下方向，横方向への眼球変位にも注意を向けるべきで，診断の大きなヒントになることがある．純粋に前後に眼球突出がみられれば，甲状腺眼症，筋円錐内海綿状血管腫であることが多い．眼球が下方に変位していれば上方からの圧迫を意味し，涙腺腫瘍，前頭洞病変，外方に変位していれば篩骨洞病変で，最も多いのは骨膜下膿瘍である．上方に変位していればリンパ系腫瘍や前額洞病変を考える．

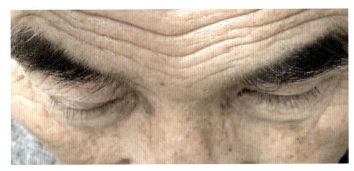

図15　右眼球突出
上方から観察するとわかりやすい

1.5.4 歩行の異常

眼科でよくみられる歩行の異常は，失調性歩行で，Fisher 症候群（Miller-Fisher syndrome：MFS）や Wernicke（ウェルニッケ）脳症の診断の手掛かりとなる．

Fisher 症候群は，単相性多発神経症で，失調性歩行，腱反射消失，外眼筋麻痺を三徴候とする．初期の症状は複視で，続いて失調性歩行になり（図16）[1]，数日後に腱反射が消失する．胃腸炎などの前駆感染徴候を持ち，*Campylobacter jejuni*（カンピロバクター・ジェジュニ）によるものが大多数を占める．神経ガングリオシドに特異的な自己抗体，特に GQ1b 抗体が 90 % の症例で陽性となる．

Wernicke 脳症はビタミン B_1 欠乏に起因し，失調性歩行，精神障害，外眼筋麻痺を三徴候とする．早急なビタミン B_1 投与を行わなければ死に至る眼科救急疾患の1つである．

ともに歩行障害を呈し，重症例では一人で歩行できない．軽症ではふらつきを自覚するが，普通の歩行はできることがある．この場合，後ろ向きに歩行させるか，継ぎ足歩

Chapter 1 神経機能解剖と診察法

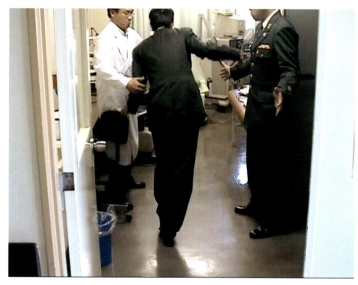

図 16　Fisher 症候群の失調性歩行[1]

行を前方，後方へさせるとできないため，わかりやすいことがある．その際は，転倒を防止するために，すぐ介助できるように必ず近くで備えることが大切である．

（中馬秀樹）

文献
1 ）中馬秀樹．フローチャートでみる神経眼科診断．中山書店；2021．
2 ）Burde RM et al. Clinical Decision in Neuro-ophthalmology 3rd ed. Mosby；2002．pp.197-219．

Chapter 2
神経眼科診療に必要な検査

Chapter 2 神経眼科診療に必要な検査

2.1 眼位・眼球運動検査，色覚異常，CFF

2.1.1 眼位・眼球運動検査

　眼位・眼球運動検査は，麻痺性斜視や眼球運動障害を呈する疾患では，麻痺筋を同定し診断を進めていくうえで基本となる重要な検査である．本項では外眼筋の作用，眼球運動の可動範囲と9方向むき眼位，Hess（ヘス）赤緑試験，Hering（ヘリング）の法則について解説する．

■水平のむき眼位と上下の直筋と斜筋の作用[1]

　上直筋は頭部の前後軸に対して23°外方に向かって走行しているため，23°外転位で筋の収縮方向（長軸方向）が視軸の方向に一致し，上転作用が最大となる（図1）．視軸と赤道は直交しているため，23°外転位と直交する67°内転位では上直筋の収縮方向は赤道と一致し，内方回旋作用が最大となる．

　一方，滑車から付着部までの上斜筋は，頭部の前後軸に対して51°内方に向かって走行しているため，51°内転位で筋の収縮方向が視軸の方向と一致し，下転作用が最大となる．51°内転位と直交する39°外転位では上斜筋の収縮方向は赤道と一致するため，内方回旋作用が最大となる．

　このように，水平のむき眼位で上直筋と上斜筋の作用は大きく変化する．同様に，上直筋・上斜筋の拮抗筋である下直筋・下斜筋の作用は正反対となる．

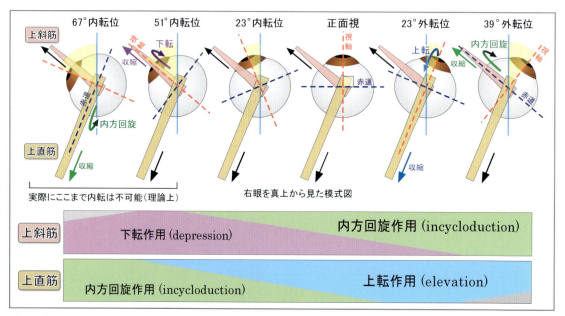

図1　水平のむき眼位と上下の直筋と斜筋の作用

■ 眼球運動の可動範囲と 9 方向むき眼位，輻湊眼位

眼球の可動限界は約 50°であるが，上転は生来やや狭く，加齢とともにさらに狭くなる．片眼遮閉時の固視眼の動きである「ひき運動」の正常可動範囲の目安を図2のⒶ～Ⓓに示す．

9 方向むき眼位は，頭部を垂直に保持し遠方固視時の正面視である「第 1 眼位」と，第 1 眼位から水平・垂直方向に動かした場合の「第 2 眼位」，さらに右上方視，左上方視，右下方視，左下方視の「第 3 眼位」を合わせたものである．診断的むき眼位とも呼ばれ，どのむき眼位でどちらの眼にどの程度の運動制限や過動・遅動（不全）が認められるのかを評価することが目的である．

神経眼科領域では，麻痺性斜視などの非共同性斜視や眼球運動障害を呈する疾患が対象であり，内側縦束（medial longitudinal fasciculus：MLF）症候群のように，むき運動で内転障害を生じるが，輻湊時の内転は保持され両者に解離を示す場合があるため，輻湊眼位も必ず確認することが重要である．さらに 9 方向眼位写真を同時に撮影しておくと，診断や経過観察に役立つ．最初に第 1 眼位，次に垂直方向と水平方向の第 2 眼位を評価し，最後に第 3 眼位を評価する．なお，下方視の評価は上眼瞼を挙上して行う．各むき眼位で主に働く左右一対の作動筋は，ともむき筋（yoke muscles）と呼ばれる．ただし，上方視と下方視に関しては複数の筋が関与するため，ともむき筋の関係とはいわない．

水平方向の外転時には外直筋（LR），内転時には内直筋（MR）のみが関与するが，垂直方向の上転時には上直筋（SR）と下斜筋（IO），下転時には下直筋（IR）と上斜筋（SO）がそれぞれ関与している（図2参照）．図1で解説したように，直筋の上下転作用は外転位で最大となり，一方，斜筋の上下転作用は内転位で最大となる．このため，

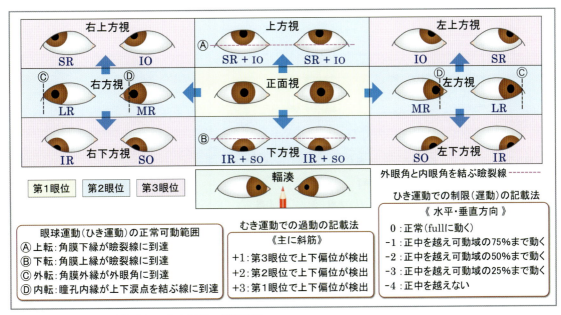

図 2　眼球運動の可動範囲と 9 方向眼位，輻湊眼位
各むき眼位の英語省略表記は主作動筋で，SR：上直筋，IR：下直筋，LR：外直筋，MR：内直筋，SO：上斜筋，IO：下斜筋

Chapter 2 神経眼科診療に必要な検査

外転位で下転障害が強ければ下直筋の障害を疑い，内転位で下転障害が強ければ上斜筋の障害を疑う．

眼球運動の評価はまず両眼開放下のむき運動で行い，むき運動で運動制限がみられた場合には，その眼のひき運動で再度確認する．大角度の斜視では，むき運動時に固視眼の関係で見かけ上の運動制限を呈する場合があるが，ひき運動では改善する．なお，ひき運動の制限（遅動）の記載法として 0 〜 −4 の 5 段階評価を，むき運動の主に斜筋の過動の記載法として +1 〜 +3 の 3 段階評価を，参考までに図 2 中に提示した[2]．

■ Hess 赤緑試験と Hering の法則

Hess 赤緑試験は，固視眼に赤ガラスを装用させ，緑ガラスを装用した検査眼の 9 方向むき眼位での偏位を測定し，眼位図として視覚的に提示する検査であり，Hering の法則[†]を利用している．麻痺性斜視あるいは眼筋麻痺が疑われる症例の眼位検査として，臨床で多用されている．

†Hering の法則：ともむき筋には中枢より等量のインパルス（電気信号）が送られるが，固視眼のインパルスが基準となる．

留意点としては，頭位をまっすぐに保持して検査すること，赤緑眼鏡と暗い背景で両眼分離した融像除去眼位を計測するので斜位が含まれ，抑制がかかる症例では検査ができず，原理上，回旋偏位は計測できないことである．また，固視眼を基準にして検査眼（他眼）の運動制限や過動の有無を計測するので，両眼性の眼球運動障害では正確な評価は困難であり，この場合は両眼注視野検査などが有用である．

図 3 に右眼の外転神経不全麻痺の結果を示す．健眼固視時に患眼の偏位を表す第 1

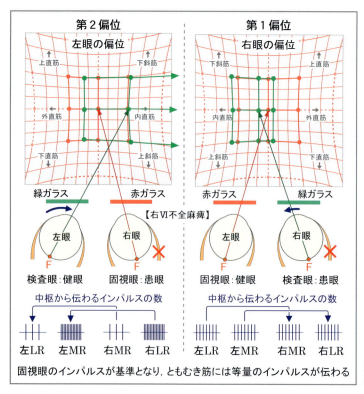

図 3　Hess 赤緑試験と Hering の法則
LR：外直筋　MR：内直筋

偏位（右側）に比べて，患眼固視時に健眼の偏位を表す第2偏位（左側）が大きくなる．まず正面の第1眼位でのずれを判定するが，1マスは5°間隔なので，この症例では第1偏位で5°，第2偏位で15°の内斜である．麻痺性斜視では左右の眼位図が非対称となり，小さいほうが麻痺眼である．右眼の外直筋方向が狭く圧縮されているので麻痺筋であり，逆に麻痺筋のともむき筋である左眼の内直筋方向は過動により拡大している．

Heringの法則により，患眼固視では麻痺のある外直筋に大量のインパルスを送り，一方，拮抗筋である内直筋に抑制の指令を与えないと固視を保持できない．これと等量のインパルスが健眼である左眼のともむき筋に送られるため，第2偏位では第1偏位より斜視角（偏位量）が大きくなる．一方，麻痺性斜視の長期経過例では，健眼固視の場合には麻痺筋の直接拮抗筋の過動により，そのともむき筋である麻痺筋の間接拮抗筋（contralateral antagonist）への過小刺激がみられる．患眼固視の場合には麻痺筋のともむき筋の過動により，その拮抗筋である麻痺筋の間接拮抗筋が運動不全をきたす．このように固視眼にかかわらず，麻痺筋の間接拮抗筋が抑制される[3]．

複像検査，両眼注視野検査，牽引試験については誌面の関係で割愛する．

文献3

2.1.2 色覚異常

色覚異常は錐体視物質の欠陥に起因する先天性と，視覚系の後天的障害に起因する後天性に大別される．本項では，神経眼科疾患で二次的に後天性色覚異常を呈するものとして，視神経炎（症）と大脳皮質における色情報処理の障害について解説する．

■色覚検査法とその種類

仮性同色表は異常の検出（スクリーニング）が目的であり，石原式とSPP標準色覚検査表が市販されている．SPP標準色覚検査表の第2部（SPP2）[4]は仮性同色表として唯一の後天色覚異常用である．青黄（BY）異常を検出する表に重点が置かれている（図4）．ただし，SPP2は文字がデジタル数字のため，やや識別しづらく，検査表が10枚のため繰り返し検査すると暗記してしまう可能性がある．

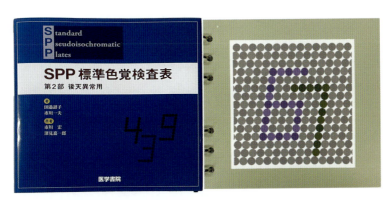

図4 SPP標準色覚検査表の第2部
右側は第4表で青黄異常の検出表

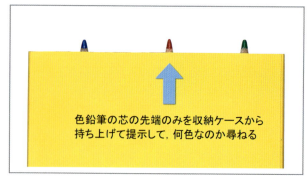

図5 色鉛筆セットを用いた簡便な色覚異常の検出法
通常は1本のみ提示して色を尋ねるが，2，3本同時に提示して色の違いを尋ねることも可能である

　色相配列検査は異常の程度を強度と中等度以下の2段階に分けることが目的であり，パネル D-15 テストが用いられている．アノマロスコープは色覚異常の確定診断に用いられるが，検査に熟練と時間を要する．もう1つ，色鉛筆セットを用いた色覚異常の簡便な検出法を紹介する．12色の色鉛筆セットを使用し，色鉛筆の先端部分のみを患者にみせて色当てしてもらう方法（図5）だが，中心窩機能を反映し簡便であるため，日常臨床で使いやすい．

■ 色の三属性と色立体

　色は色味を表し，波長によって変化する色相，色の鮮やかさを表す彩度，明るさを表す明度という三属性を有し，これを三次元表現したものが色立体である（図6）．

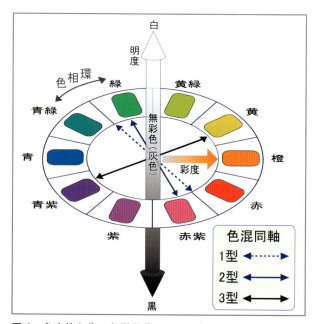

図6 色立体と先天色覚異常における色混同軸

色相環は色相を円周上に等間隔で配置したもので，中心軸が明度で最上部が白，中央が灰色，最下部が黒の無彩色で構成されている．中心軸から放射状に彩度が表示され，周辺ほど鮮やかな色になる．

正常色覚（三色覚）では，色相環の対側に位置する「反対色」は補色とも呼ばれ，色相差が最も大きいため識別しやすい．反対に，先天色覚異常では色相環が一定方向に圧縮され，補色関係にある色どうしが接近し，その結果，色の差が小さく感じられて混同しやすい．この判別困難な2つの色を結ぶ軸（圧縮される方向）は色混同軸と呼ばれ，L錐体の異常である1型は赤と青緑方向，M錐体の異常である2型は赤紫と緑方向で類似しているが，S錐体の異常である3型は黄と青紫の方向である[5]．

仮性同色表は，色混同軸上の補色関係にある色の組み合わせと無彩色（中性色）を用いて数字と背景のドットが構成されており，色相配列検査やアノマロスコープも色混同軸の理論をもとに作られている．

■ 視神経炎（症）の色覚異常[6]

視神経炎では色覚異常が高頻度でみられる．視力低下や視野障害等の他の視機能障害に随伴して，異常の程度は原疾患の重症度や病期で変化し，片眼性や左右差を示す場合が多い．先天性と異なり，色感覚の変化を自覚していることが特徴である．さらに，色弁別能は全般的に低下しており，先天性の1型・2型に相当する赤緑異常と3型に相当する青黄異常が混在するが，明確に分類することは困難である．両者の比率や発現の順序，重症度との関連についても報告者や検査法によって異なるため，本項での記載は控える．

■ 大脳皮質における色情報処理の障害

大脳皮質での障害は大脳性色覚異常，色失認，色名呼称障害，色失語に大別される[7]が，病状が比較的短期間に変化することがある．このため，検査のタイミングと方法，主訴の詳細な記録の蓄積が重要である．

大脳性色覚異常は両側の後頭側頭葉腹内側，特に紡錘回の血流障害により発症し，半盲や相貌失認を合併しやすく，色弁別能は低下している．一方，色失認，色名呼称障害，色失語では色弁別能は保たれており，色覚検査は正常範囲内であるが，色表の色呼称や品名からの色想起・呼称等が障害される．

2.1.3 限界フリッカ値・臨界融合頻度

ON・OFFを繰り返す点滅光の周波数を徐々に上げていくと，徐々に融合してちらつきを感じなくなり，連続光に見える（上昇法）．反対に，融合して連続光に見える高い周波数から徐々に周波数を下げていくと，ちらつきを自覚する（下降法）．この境界が限界フリッカ値・臨界融合頻度（critical flicker fusion frequency：CFF）である（図7）．通常，固視点で測定するため中心フリッカ検査とも呼ばれる．CFFは，視覚系の時間分解能（M-channel系の機能）を表す．

次にコントラスト閾値と時間周波数特性の関係を図8に示す[8]．コントラスト閾値は時間的に正弦波状に変化する刺激を用いて，ちらつきが検出できる最小のコントラスト

Chapter 2　神経眼科診療に必要な検査

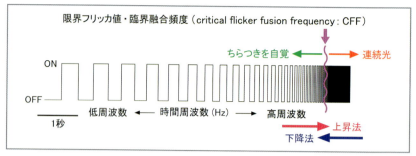

図7　CFFの原理

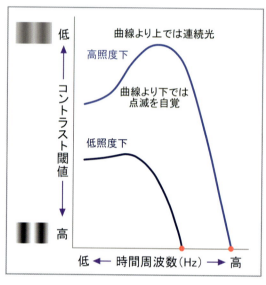

図8　コントラスト閾値と時間周波数特性の関係
曲線がx軸と交差する点（●）がCFFに相当する．網膜照度が高いと時間周波数特性も改善する
（文献8をもとに作成）

として測定される．網膜照度が高いと時間周波数特性は改善し，帯域通過型となり，一方，網膜照度が低いと時間周波数特性は全般的に低下し，低域通過型となる．CFFはコントラスト100％での時間周波数に対応し，曲線とX軸の交点（図8の赤点）に相当する．錐体に比べ杆体の時間周波数特性は不良であるため，暗順応が進むにつれてCFFは低下する．

■ 測定機器

測定機器として，据置き型の近大式中心フリッカ値測定器Ⅲ型（アールイーメディカル株式会社）と，操作性に優れたハンディフリッカ HF-Ⅲ（株式会社ナイツ）が市販されている．

■ 正常値

正常下限は35 Hzで，25 Hz以下を異常値，25〜35 Hzを境界値と判定する．CFFの測定では，上昇法と下降法の両者を用いて再現性を確認し，検査は視力の良い眼から片眼ずつ始める．正常値は35〜50 Hzであり，視標色では赤が41 Hzで，黄と緑の47〜48 Hzに比べてやや低値を示す．VDT作業等の視覚疲労でCFFは一過性に低下する[9]．

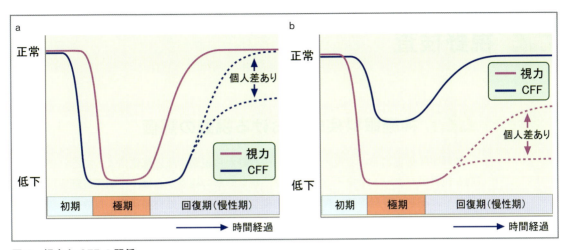

図9 視力とCFFの関係
a. 一般的な視神経疾患における視力とCFFの解離現象　b. LHONにおける視力とCFFの逆解離現象

■感度と特異度

　対象は視神経炎などの視神経疾患で，視神経の機能評価に欠かせない検査である．視神経疾患ではCFFの低下が特徴的所見であるが，視力とCFFの推移には解離現象がみられる（図9a）．視力の低下に先立ってCFF値が低下し，視力回復後にもCFFの回復の遅れがみられ，視神経の機能を鋭敏に反映する[10]．

　一方，Leber（レーベル）遺伝性視神経症（Leber hereditary optic neuropathy：LHON）では視力低下が顕著であってもCFF値は正常域にとどまったり，軽度低下するのみであることが多く，視力とCFFの逆解離現象と呼ばれている[11]（図9b）．LHONではCFFに加えて対光反射の障害も軽度あるいは検出されない場合があり，診断に苦慮したり，心因性視覚障害との鑑別を要する場合がある．なお，CFFは屈折異常や軽度の中間透光体混濁の影響を受けにくいため，厳密な近見屈折矯正は不要である．

（新井田孝裕）

文献

1) Binocular Vision and Ocular Motility. In：Ed by von Noorden GK, Campos EC. Theory and Management of Strabismus 6th ed. Mosby；2001, pp.52-9.
2) Wright KW, Strube YN. Pediatric Ophthalmology and Strabismus 3rd ed. Oxford university press；2012, pp.226-7.
3) Fells P. Management of paralytic strabismus. *Br J Ophthalmol* 1974；58：255-65.
4) 田邊詔子ほか．後天性色覚異常用仮性同色表の作成に関する研究．臨床眼科 1983；37：1197-202.
5) 北原健二．色覚の成り立ちと色覚検査法．日本視能訓練士協会誌 2003；32：1-10.
6) 塚本光俊ほか．多発性硬化症による視神経炎の色覚．日本眼科学会雑誌 1987；91：613-21.
7) 北原健二ほか．大脳性（皮質性）視覚障害について．神経眼科 1992；9：236-9.
8) 塩入　諭．コントラスト感度特性，視覚の時空間特性．日本視覚学会（編）．視覚情報処理ハンドブック．朝倉書店；2000．pp.220-4.
9) 西村　武ほか．精神疲労推定のためのCFFの測定方法と条件の検討－VDT作業による疲労を対象として－．人間工学 1986；22：203-10.
10) 大鳥利文ほか．視野検査法の基礎と臨床．日本眼科学会雑誌 1998；102：779-95.
11) 中尾雄三．レーベル病の不思議．日本視能訓練士協会誌 2007；36：1-4.

Chapter 2 神経眼科診療に必要な検査

2.2 視野検査

2.2.1 神経眼科疾患における視野の評価

　神経眼科疾患における視野障害は，視神経から視路の障害部位によってそれぞれ特徴的な視野のパターンを呈する．視路は，病巣診断の観点からは，①網膜視細胞層，②網膜神経節細胞・神経線維・視神経，③視交叉，④視索・外側膝状体・視放線・視中枢の4つに分類できる[1]．

　一方，細胞レベルの観点からは，①視細胞，②網膜神経節細胞からその軸索である神経線維，視神経，視交叉，視索を介して外側膝状体，③外側膝状体からその軸索である視放線を介して後頭葉一次視覚野細胞に至る神経回路である．視路と部位別の視野障害のパターンを理解すると，局在診断が可能である．

　視野計を用いた視野測定方法には，大きく分けて視標のサイズ，輝度を固定して，視標を動かしてイソプタ（等感度曲線）を求める動的視野測定法と，視標の呈示位置を固定して輝度を変え，測定点ごとの閾値（視感度）を求める静的視野測定法の2種類がある．

　動的視野計の代表である Goldmann（ゴールドマン）視野計は周辺視野の把握に優れ，視野の全体像を捉えることができる．小児や高齢者では，静的視野検査を十分理解できない場合や，反応が遅く，うまくできないこともある．動的視野検査では，被検者の反応をみながら検査を中断したり反復したりして検査を柔軟に行えるので，そのような症例に対して静的視野測定よりも信頼性の高い結果を得られやすい．静的視野測定は，結果を定量化することができ，Humphrey（ハンフリー）視野計，Octopus（オクトパス）視野計，コーワ AP-7700，アイモ®をはじめとする多くの自動視野計に採用されている．

　本節では，神経眼科疾患でみられる代表的な視野障害のパターンをあげ，視野の読影のポイントや鑑別診断を整理する．

2.2.2 半盲

　神経眼科疾患の視野障害を考える際には，固視点を通る垂直経線と水平経線を意識する必要がある．緑内障において，水平経線を意識した上下の視野を分けて評価する必要があるが，神経眼科疾患でも水平半盲をきたす疾患がある．

　視交叉から後方の病変では，固視点を通る正中垂直経線を境にした垂直半盲に注意が必要である．垂直半盲の評価の際，緑内障の場合，早期の診断はパターン偏差確率プロットを用いるが，極早期の垂直半盲の場合にはトータル偏差確率プロットやパターン偏差確率プロットでは視野異常が検出できないことがあり，半盲の最終診断は実測閾値で判断することが推奨されている[2]．

　実測閾値において，まずは正中線をはさむ左右の対の数値を比較する．左右差が

52

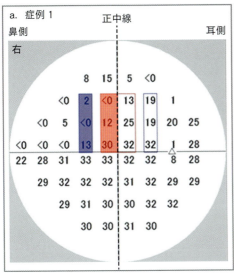
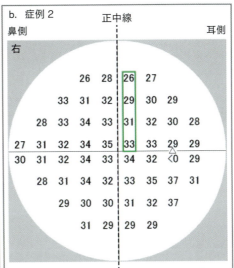

図1　Millisらの半盲の基準
a. 症例1　半盲の基準．Humphrey 視野 24-2 の実測閾値を示す
①正中線をはさむ左右の対の数値を比較すると，正中線をはさんだ左側（鼻側）の数値が 2 dB 以上連続して 3 個以上低い．②さらにその横の数値も，左側（鼻側）の数値が 2 dB 以上右側（耳側）の数値よりも低いものが 3 個以上連続している．①②から，半盲判定基準を満たしていると判定できる
b. 症例2　Fujimotoらの半盲の基準．Humphrey 視野 24-2 の実測閾値を示す
①正中線にそって耳側が 2 dB 以下の低下が連続して 4 対以上ある．②3 dB 以上の低下も連続して 3 対以上ある．①あるいは②から，半盲判定基準を満たすと判断できる

2 dB 以上の点が上下に連続して 3 個以上一方が低い場合，さらにその横の対の数値を比較し，同様の基準を満たす場合，有意な垂直半盲があると判断する[2,3]（図1）．

Fujimotoら[4]は，耳側半盲の早期診断のために，正中線にそって耳側が 2 dB 以下の低下が連続 4 対，あるいは 3 dB 以上の低下が連続 3 対あれば，有意とすると報告している．

この半盲の基準を満たさない同名半盲として，同名半盲性傍中心暗点には注意が必要である．視野だけをみると，緑内障眼でみられる傍中心暗点と見分けがつきにくい．ハンフリー視野 24-2 や 30-2 において，固視点の周りの 4 点は視角 4.2° の 1 個の測定点にすぎないが，視中枢（V1）では皮質拡大率により視皮質の約 30 % に及ぶ広い領域がこの点の情報処理にあたっている．このため，この 4 点を特異点として区別して評価する必要がある[2]．

左右の視野のプリントアウトを並べて固視点周囲の 4 点を評価し，左右の同一象限にパターン偏差確率プロットで有意な感度低下がみられた場合，同名半盲性傍中心暗点が示唆され，後頭葉視皮質の後方の障害が疑われる[2]（図2）．このことから，同名半盲性傍中心暗点の中心視野の評価にはハンフリー視野 10-2 が有用である．

■両耳側半盲

典型的な視交叉圧迫病変では，両眼の乳頭黄斑線維と鼻側神経線維すなわち交叉線維が障害され菲薄化するが，圧迫のされ方によって様々な障害パターンがあり得る．両耳

文献3

文献4

Chapter 2 神経眼科診療に必要な検査

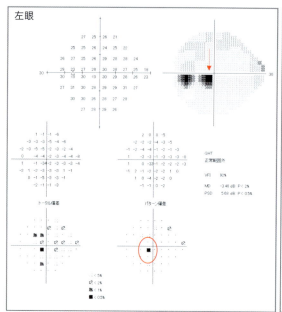
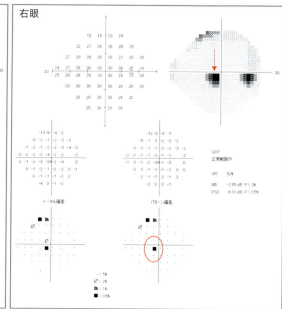

図2 60代男性 同名半盲性傍中心暗点
朝，見たいところの左側が見えにくくなったと受診．Humphrey 視野 24-2 で，両眼の中心 4 点のうち左下 1 点で有意な感度低下がみられた（赤矢印，赤円）．MRI T2 強調画像にて，後頭葉の後極部の脳出血が明らかとなった

側半盲を呈する症例で，時間がある程度経過したものでは，交叉線維が投影する視神経乳頭鼻側と耳側の rim（リム）が蒼白化（帯状萎縮または蝶ネクタイ状萎縮）することが知られているが，検眼鏡的に検出するのは容易ではない．近年の光干渉断層計（optical coherence tomograph：OCT）が普及したことにより，OCT によって視神経乳頭の帯状萎縮または蝶ネクタイ状萎縮に対応するように乳頭周囲網膜神経線維層の鼻側と耳側の菲薄化，黄斑部解析では，鼻側半網膜の菲薄化を検出することができ，視野所見と対応させて評価することが可能となった[5]（図3）．

視野では両耳側半盲を呈するが，OCT では異常がみられないという視野と OCT が乖離する症例も臨床ではたびたび経験する（図4）．これは，視交叉の圧迫により軸索流に障害がおきているが，網膜神経節細胞やその軸索である網膜神経線維には変性が及んでいない状態と思われる．米国脳神経外科学会では，トルコ鞍近傍病変の全ての患者において，視野と黄斑 OCT の両者を評価することが早期発見と術後視機能の予後予測の観点から必須であると推奨している[6]．

文献 5

文献 6

■ 同名半盲
1．視索病変

一側の視索は，同側の耳側の網膜神経節細胞から投影される非交叉性線維と対側の鼻側の網膜神経節細胞から投影される非交叉線維からなる．そのため，一側の視索の障害では，障害側とは反対側の同名半盲となる（図4参照）．

一側の視索が横断的に障害された場合，交叉線維と非交叉線維の割合が 53：47 であるため，健側の相対的瞳孔求心路障害（relative afferent pupillary defect：RAPD）が

2.2 視野検査

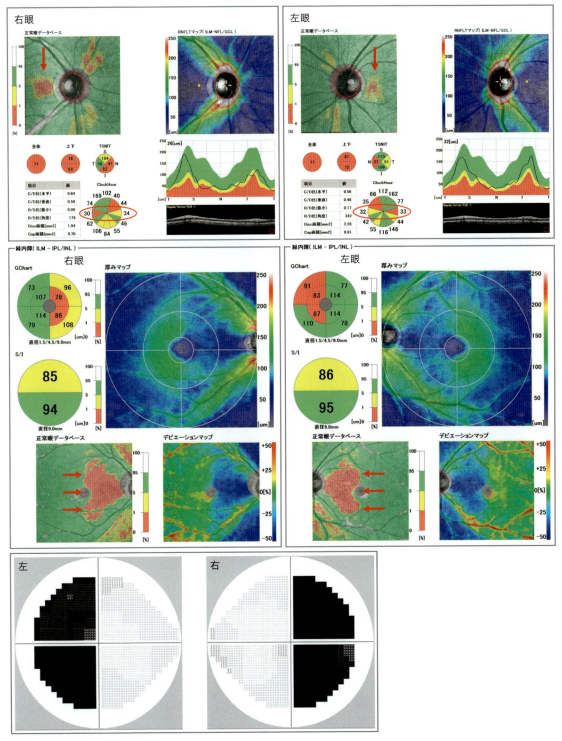

図3 50代女性 下垂体腫瘍
上段．術前の両眼のOCT乳頭周囲網膜神経線維層厚のマップを示す．両眼ともに，交叉線維に対応する鼻側と耳側（水平性）の乳頭周囲網膜神経線維層厚の菲薄化がみられる（赤矢印，赤円）
中段．術前の両眼のOCT黄斑部網膜内層厚マップを示す．両眼ともに，交叉線維に対応する鼻側半網膜の網膜内層厚の菲薄化がみられる（赤矢印）
下段．術前のHumphrey視野24-2 SITA Standard．両耳側半盲がみられる

Chapter 2 神経眼科診療に必要な検査

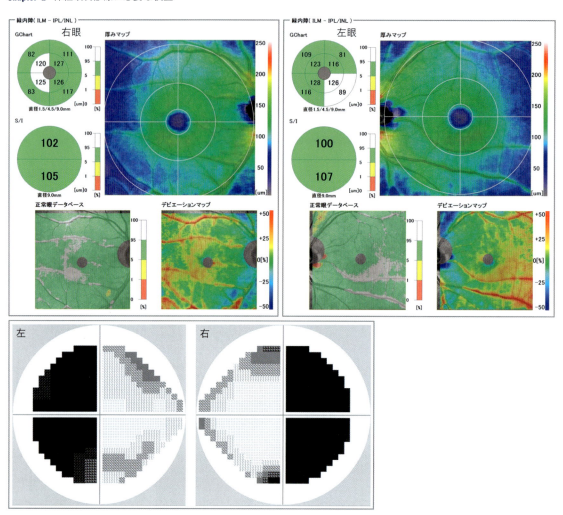

図4 40代女性 下垂体腫瘍
上段．術前のOCT黄斑部網膜内層マップ．網膜内層厚に菲薄化はみられず，正常範囲内である
下段．術前のHumphrey視野24-2 SITA Standard．両耳側半盲がみられる

みられる．外側膝状体以降の障害でも同名半盲を呈するが，瞳孔求心路が含まれない．そのためRAPDは陽性とはならないことが，視索病変と外側膝状体以降の病変との鑑別点である[7]．

2. 外側膝状体病変

同名水平楔状半盲，同名四重分画盲は，外側膝状体の障害でみられる．外側膝状体の障害は，栄養血管の梗塞や外傷，多発性硬化症などでみられるが，栄養血管障害が原因の場合には，外側膝状体の部位によって血管支配が異なることから，障害部位により視野障害のパターンが異なる．同名水平楔半盲は，中央1/3を支配する外脈絡叢動脈（後大脳動脈の分枝）の障害でみられ，同名四重分画盲は，内側1/3および外側1/3を支配する前脈絡叢動脈（内頸動脈分枝）の障害でみられる．

3. 視放線以降の病変

視放線以降の病変では，対側の同名半盲を呈する．視放線は，外側膝状体から後頭葉

内側面にある鳥距溝の第1次視覚野に終わる．視放線は，Meyer loop，central bundle，dorsal bundle の3つの線維束に分かれるとされる．Meyer loop は，外側膝状体をでた後に前方にでて，同側の側脳室側角を外側に回り込み，側脳室の外側壁にそって鳥距溝の下側（舌状回）に終わる．Central bundle は，外側膝状体を外側にでて，直線的に鳥距溝に終わる．Dorsal bundle は，後方に直接向かい，鳥距溝の上側（楔部）に終わる[8]．

(1) 同名1/4盲

下方網膜からの神経線維は，外側膝状体をでた後に，前下方の側頭葉に向かってから後方へ向かう Meyer loop である．この付近が障害されると左右非対称の楔状の上側同名1/4盲がみられ，pie in the sky と呼ばれる．

上方網膜からの神経線維は，外側膝状体をでた後に背側へ向かい，後頭葉の鳥距溝へ入る．この部位の障害は，下側同名1/4盲となる．左右非対称な下側同名1/4盲は頭頂葉の障害でみられる．

(2) 黄斑回避を伴う同名半盲

黄斑部からの神経線維すなわち中心視野に対応する線維は，後頭葉の一次視覚野において広範囲に投射されており，中心10°内の視野は一次視覚野の約50%を占めるとされる．後頭葉の障害では，両眼の中心視野が残存することがあり，これを黄斑回避という．

後天性の後頭葉病変では，一次視覚野の細胞の変性が外側膝状体でのシナプスを乗り越えて，視神経に変性をもたらす経シナプス変性はおこさないとされていた．しかし，先天性後頭葉半盲では，経シナプス逆行性変性がみられ，視神経にも萎縮性変化が生じ，後頭葉病変の対側の同名半盲と視神経乳頭の同名半盲性萎縮[†]を呈することがあると報告されていた．

近年 OCT を用いた解析により，後頭葉病変においても外側膝状体でシナプスを乗り越えて経シナプス変性をきたし cpRNFL（circumpapillary retinal nerve fiber layer 乳頭周囲網膜神経線維層）や黄斑部網膜内層に菲薄化をもたらす可能性が報告されている[9]．後頭葉に限局した病変に伴う同名半盲患者では，脳病変発症直後には変化はみられないが，経過観察を行うと数年後に OCT に半盲性の変化が生じることが報告されている[10]．

(3) 同名半盲性傍中心暗点

障害部位が後頭葉の視皮質の後方に限局した場合には，同名半盲性傍中心暗点がみられる．

■ 水平半盲

水平半盲は，前部虚血性視神経症（anterior ischemic optic neuropathy：AION）や視神経炎でみられることが多く，両者の鑑別が重要である．

AION は，視神経乳頭における短後毛様体動脈の灌流障害が急性に生じ，視神経乳頭腫脹や RAPD 陽性がみられる．短後毛様体動脈の分枝での分水嶺の位置に関連するとされており，視神経乳頭の血流が区域性に障害されるため区域性の視野障害が生じる．視野障害は，下方の水平半盲が代表的なパターンといわれている．

急性期の AION は，乳頭が腫脹し出血をきたすことがあり，緑内障性視神経症との

[†]**同名半盲性萎縮**：障害側の視神経乳頭の上下の rim が蒼白化（砂時計様萎縮）し，対側の視神経の鼻側ならびに耳側が蒼白化（帯状萎縮）する．

文献9

文献10

鑑別に困ることはないと思われるが，AION の発症後しばらく時間を経過した慢性期では，視野所見や OCT 所見が緑内障に類似することもあるため，しばしば緑内障性視神経症と鑑別が困難なことがある．慢性期の鑑別の要となる視神経乳頭所見も動脈炎性 AION では乳頭陥凹拡大をきたす[11]ことが報告されているが，日本人で多い非動脈炎性の AION では，rim が全体的にやや蒼白な色調となり，陥凹は浅いことが多い[11]とされている点が，緑内障性視神経症との鑑別ポイントと思われる．

文献 11

2.2.3 中心暗点

視神経が障害される疾患（遺伝性，感染症，中毒性，外傷性など）では，患側の片眼性の視野障害が生じる．視神経は周辺から血流の供給を受けるため，中心部分は炎症や虚血に弱く，視神経炎や視神経症では中心暗点がみられることが多いとされている．

日本での視神経炎の特徴を調査した多施設共同研究で報告された視野障害の特徴は，アクアポリン 4 抗体陽性視神経炎の症例では中心暗点が 46 %，水平半盲が 22 %，耳側半盲が 7 % であったのに対し，ミエリンオリゴデンドロサイト糖蛋白質抗体陽性視神経炎の症例では 95 % が中心暗点もしくは完全な視野消失だったと報告されている．いずれの抗体も陰性だった視神経炎においては，中心暗点が 61 %，水平半盲が 15 %，耳側半盲が 4 %，鼻側半盲が 5 % であった[12]．

視神経炎との鑑別が重要な疾患としては，Leber（レーベル）遺伝性視神経症[13]があげられる．典型例は若年男性に多く，急激な片眼もしくは両眼性の視力低下と中心暗点がみられる．視力低下と対光反射の乖離がみられ（視力低下のわりには，対光反射が良好），OCT にて耳側の網膜神経線維層の肥厚がみられること，フルオレセイン蛍光眼底造影検査にて拡張蛇行した視神経乳頭近傍毛細血管から蛍光漏出がないことが視神経炎との鑑別のポイントである．

文献 12

2.2.4 その他

非器質的視覚障害とは，視力・視野障害の原因が特定できず，現在の医学では器質的異常を検出できない状態であり，機能的な視覚障害と考えられる[14]．

機能的な視覚障害のうち，精神的・心理的要因が関与する場合が心因性視覚障害である．臨床的には，精神的・心理的な要因を証明することは簡単ではなく，心因性であると確実に診断するための方法は現時点ではない．また，詐病や詐盲とは区別しなければならない．

心因性視覚障害は小児期や思春期に多くみられ，通常は両眼性のことが多いが，外傷などに起因する場合には，片眼性が多いといわれている．視野検査は自覚的検査であることから，患者の応答により検査結果を得るため，患者が好きなタイミングで応答すれば視野検査の結果は自由に作成することも可能であるといえる．特に，片眼性の機能性視覚障害（心因性視覚障害）や詐病では，視力低下があるほうの眼の視野の検査結果が悪く，診断に苦慮することも多い．

器質的な視野障害と非器質的視覚障害での視野障害の鑑別方法として，Goldmann 視野計での両眼開放視野検査が有用と報告されている[15]．すなわち，両眼開放での測定視

文献 15

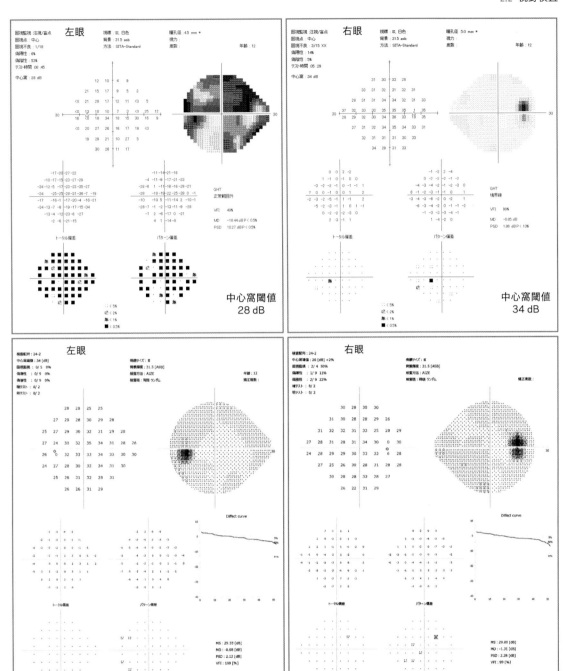

図5　10代男児　片眼性心因性視覚障害

中学校の部活動中に野球のボールが左眼に当たり，左眼視力障害を主訴に受診した．矯正視力は，右眼（2.0），左眼（0.3）で，対光反射に異常はなく，RAPDも陰性だった．前眼部，眼底には明らかな異常はみられなかった

上段．Humphrey視野24-2では，右眼の視野は正常だが，左眼は不規則な視野異常がみられた

下段．アイモ®24-2両眼ランダム測定．両眼とも視野は正常であった．診断を確定するとともに，器質的視野障害のないことを証明することができ，病状説明に役立った

野と片眼での測定視野の結果を比較すると，非器質的視覚障害（機能性視野障害，片眼性の心因性視覚障害，詐病）では両眼開放での視野でも片眼視野と同様の結果が得られるという矛盾が生じる．

　さらに近年では，左右眼独立のディスプレイを採用し，右眼と左眼の検査画面が各々独立して存在するため，左右別々に検査視標を呈示することが可能なアイモ®が発売された[16]．アイモ®では，被検者が片眼を遮閉せずに両眼を開けたまま，視標を両眼にランダマイズに呈示する両眼ランダム測定も可能である．両眼ランダム測定では，被検者自身にはどちらの眼を検査しているかはわからない．すなわち，患者の意図した視野を作ることが困難となる．そのため，これまで診断に迷うような片眼性の非器質的な視野障害を疑う症例では，片眼ずつの視野測定と両眼ランダム測定の検査結果を比較し，両者に矛盾がみられるかを確かめることができる[17]（前頁図 5）．

文献 17

　しかし，両眼の視力障害や視野障害の訴えの場合には，両眼ランダム測定でも判別が難しい症例もあるため，立体視検査や動的視野検査など，他の検査との整合性を確認し慎重に判断する必要がある．

（宇田川さち子，大久保真司）

文献

1) 根木　昭. 視野を読む基本. 根木　昭ほか（編）. 眼科プラクティス　15 視野. 文光堂：2007. pp.2-22.

2) 柏井　聡. 自動静的視野検査の読み方　ハンフリーに隠された5つのリング："The Lord of the Rings". 神経眼科 2009；26：243-60.

3) Mills RP. Automated perimetry in neuro-ophthalmology. *Int Ophthalmol Clin* 1991；31：51-70.

4) Fujimoto N et al. Criteria for early detection of temporal hemianopia in asymptomatic pituitary tumor. *Eye* 2002；16：731-4.

5) Nakamura M et al. Better performance of RTVue than Cirrus spectral-domain optical coherence tomography in detecting band atrophy of the optic nerve. *Graefes Arch Clin Exp Ophthalmol* 2012；250：1499-507.

6) Newman SA et al. Congress of Neurological Surgeons Systematic Review and Evidence-Based Guideline on Pretreatment Ophthalmology Evaluation in Patients With Suspected Nonfunctioning Pituitary Adenomas. *Neurosurgery* 2016；79：E530-2.

7) 金森章泰. 視交叉部・視索疾患の OCT. 神経眼科 2014；31：175-80.

8) 小川俊平. Diffusion MRI による視覚伝達路の可視化. 視覚の科学 2015；36：62-8.

9) Jindahra P et al. Retrograde trans-synaptic retinal ganglion cell loss identified by optical coherence tomography. *Brain* 2009；132：628-34.

10) Goto K et al. Sectoral analysis of the retinal nerve fiber layer thinning and its association with visual field loss in homonymous hemianopia caused by post-geniculate lesions using spectral-domain optical coherence tomography. *Graefes Arch Clin Exp Ophthalmol* 2016；254：745-56.

11) Danesh-Meyer H et al. The prevalence of cupping in end-stage arteritic and nonarteritic anterior ischemic optic neuropathy. *Ophthalmology* 2001；108：593-8.

12) Ishikawa H et al. Epidemiologic and Clinical Characteristics of Optic Neuritis in Japan. *Ophthalmology* 2019；126：1385-98.

13) 中村　誠ほか. Leber 遺伝性視神経症認定基準. 日本眼科学会雑誌 2015；119：339-46.

14) 山上明子. 非器質的（心因性）視覚障害. あたらしい眼科 2022；39：1057-61.

15) Keane JR. Hysterical hemianopia. The 'missing half field defect. *Arch Ophthalmol* 1979；97：865-6.

16) 宇田川さち子ほか. 機器・薬剤紹介 アイモ vifa（クリュートメディカルシステムズ）. 眼科 2022；64：867-72.

17) Goseki T et al. Bilateral Concurrent Eye Examination with a Head-Mounted Perimeter for Diagnosing Functional Visual Loss. *Neuroophthalmology* 2016；40：281-5.

2.3 画像検査

　神経眼科では病態や視路の障害部位よって特徴的な構造変化をきたすため，眼底の観察が重要となる．しかし，視神経障害が疑われても軽度の乳頭腫脹や視神経萎縮が検眼鏡的に明らかでない症例も少なくない．

　光干渉断層計（optical coherence tomograph：OCT）を用いることで網膜神経節細胞（retinal ganglion cell：RGC）の軸索（網膜神経線維），黄斑部網膜内層を客観的かつ定量的に評価でき，軽度の構造変化も捉えることが可能である．眼底自発蛍光（fundus autofluorescence：FAF）は主に網膜疾患との鑑別に有用で，その原理や活用法を理解しておく必要がある．光干渉断層血管撮影（OCT angiography：OCTA）では，従来の眼底イメージングでは評価できなかった微細血管の層別解析が可能となり，神経眼科領域でも様々な疾患で研究されている．これらの眼底画像検査は，神経眼科疾患の診断や病態把握，経過観察に有用なツールとなり得る．

2.3.1 カラー眼底

　臨床で最も多く普及し，使用されている眼底カメラの画角は通常 45 〜 50° で，神経眼科疾患に関連し，視機能に重要な黄斑部や視神経乳頭が観察できる範囲である．神経眼科疾患では視神経乳頭の撮影が基本となるが，黄斑浮腫や網膜下液を伴う視神経症，網膜疾患を鑑別するために，黄斑部の鮮明な写真の記録も必要である．

　近年では広角眼底撮影機器が登場し，赤・緑・青の 3 色 LED を光源とすることで眼底カメラに近い色調で眼底の 133° が撮影できる CLARUS（ZEISS 社），瞳孔径 2.0 mm 以上の無散瞳下でも眼底の 200° が 0.4 秒で撮影できる Optos（Nikon 社）などがある．広角眼底機器は共焦点走査レーザー検眼鏡（confocal scanning laser ophthalmoscope：CSLO）であるため眼底カメラよりもコントラストの高い画像が取得でき，中間透光体混濁があっても鮮明な画像が得られやすい．

　サルコイドーシスや Behçet（ベーチェット）病などのぶどう膜炎関連視神経症（図 1a），視神経疾患との鑑別が必要な網膜疾患における眼底周辺部の観察，網膜疾患合併の有無（図 1b），羞明の強い患者，眼底カメラでの撮影が困難な小児や散瞳不良例などにも有効である．しかし，Optos では赤・緑の 2 色レーザー光による疑似カラーであることに留意する．

■ 眼底カメラによる検査のコツ

　ここでは眼底カメラの検査法について述べる．良い眼底写真を得るには視度調整を正確に行い，位置（アライメント），作動距離（ワーキングディスタンス），ピント（フォーカシング）の 3 要素の適切な調整が基本となる．観察光量は眼底を視認できる必要最小限にすると羞明による閉瞼や流涙を防止し，患者の協力性を高めることができる．

　神経眼科疾患における眼底写真の構図は，黄斑部と視神経乳頭の両方が観察しやすい

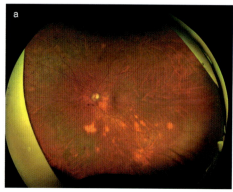
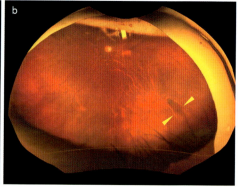

図 1 広角眼底撮影
a. ぶどう膜炎関連視神経症．ぶどう膜炎の治療経過中に視力低下と眼底下方の結節病変が出現し，サルコイドーシスに伴う視神経症が疑われた
b. 左眼視神経炎と網膜疾患の合併．視神経炎の治療後の経過観察中に飛蚊症の自覚があり，耳下側に網膜裂孔がみられる（矢頭）

ように，黄斑部と乳頭の中間を写真中央に合わせる．視神経乳頭を中心とした写真では，明るすぎると乳頭の陥凹や色調の正確な評価ができないため露出オーバーにならないように撮影光量を調整し，明るさは左右眼で均等にする．黄斑部を適切な明るさにすると乳頭が露出オーバーになり，乳頭を適切な明るさにすると黄斑部が露出不足になる場合は，それぞれを適正露出にした写真を2枚撮影しておく．ピント調整も同様に，必要に応じて黄斑部と乳頭それぞれにピントを合わせた写真を2枚撮影する．特に，乳頭腫脹がある場合はフォーカスガイドのみを頼りにピント調整すると乳頭がデフォーカスになりやすいため，マニュアルでのピント調整を行う．神経線維層欠損を評価する際は，無赤色光眼底撮影（red-free）を行うと判別しやすい．

■ 神経眼科疾患における眼底の観察ポイント

観察のポイントは，視神経乳頭の発赤・腫脹，大きさ，形態や血管の異常，出血の有無，網膜疾患との鑑別のための黄斑部の網膜下液や萎縮，硬性白斑，白点の有無などである．患眼だけでなく僚眼も必ず観察し，左右比較することが重要である．

乳頭の発赤・腫脹は視神経炎を代表にみられ，乳頭腫脹があると境界が不明瞭となる．視神経炎のタイプ別の乳頭腫脹の割合は，特発性46％，アクアポリン4抗体陽性34％，ミエリンオリゴデンドロサイトグリコプロテイン（MOG）抗体陽性76％で，乳頭腫脹型はMOG抗体陽性で多い[1]．

文献 1

分節性乳頭腫脹は非動脈炎性前部虚血性視神経症（non-arteritic anterior ischemic optic neuropathy：NAION）に特異的で，線状出血や軟性白斑を伴うことがある．乳頭が異様に赤く，乳頭腫脹に加えて乳頭周囲毛細血管の拡張・蛇行があればレーベル遺伝性視神経症（Leber hereditary optic neuropathy：LHON）が疑われ，蛍光漏出がみられないことが診断の一助となる（図2a）．乳頭腫脹に黄斑浮腫や網膜下液がみられ，経過に伴い黄斑部に星芒状白斑が出現すれば視神経網膜炎を疑う（図2b）．

患眼または僚眼の視神経乳頭の大きさに注目し，小乳頭（disc at risk）で乳頭腫脹があればNAION（図2c）や糖尿病視神経症，小乳頭で乳頭周囲に色素輪（double ring

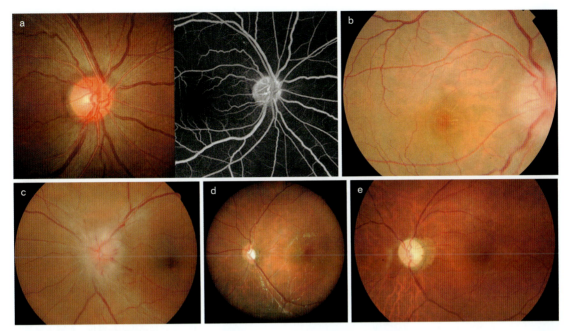

図2 視神経疾患の眼底所見
a. 右眼 LHON の急性期．37歳男性，喫煙の嗜好あり．軽度の乳頭腫脹および乳頭周囲毛細血管の蛇行があり，乳頭は異様に赤い．蛍光眼底造影では蛍光漏出はみられない
b. 右眼視神経網膜炎．25歳女性，猫の飼育歴あり．視神経乳頭腫脹，中心窩の網膜下液，星芒状白斑がみられる
c. 左眼 NAION の急性期．67歳女性，高血圧の既往あり．線状出血を伴う乳頭腫脹がみられ，両眼ともに小乳頭であった
d. 左眼視神経低形成．6歳男児．乳頭周囲に double ring sign を伴う視神経萎縮がみられ，DM/DD 比は5.0の小乳頭であった
e. 左眼 NAION の慢性期．70歳男性．rim が全体的に蒼白化し，緑内障に比べて乳頭陥凹は小さく浅い

sign）があれば視神経低形成（**図2d**）が疑われる．乳頭サイズの判定基準として，乳頭黄斑距離／乳頭径比（disc-to-macula distance/disc diameter ratio：DM/DD 比）が3.0以上で小乳頭となる．

慢性期 NAION の視野や OCT 所見は緑内障に類似することがあり，両者の鑑別には乳頭所見が重要である．慢性期 NAION では乳頭辺縁部（rim）が全体的に蒼白化し，緑内障に比べて乳頭陥凹は小さく浅いことが鑑別のポイントとなる[2]（**図2e**）．動脈炎性前部虚血性視神経症の慢性期では，乳頭陥凹の拡大をきたす点が慢性期 NAION との違いである[3]．

■眼底カメラの活用法

眼底カメラは他覚的回旋偏位の評価にも有用である．頭位の傾きに注意し，頭位をまっすぐに固定した状態で視標を固視させて撮影する．正常眼の中心窩は，視神経乳頭下縁を通る水平線と，乳頭下縁から乳頭径1/3上方を通る水平線の間に位置する[4]．日本人の視神経乳頭中心と中心窩を結ぶ線と水平線のなす角度（disc-fovea angle：DFA）は，平均 $6.32 \pm 3.53°$（$-9.66° \sim 24.68°$）（-；内方回旋，+；外方回旋）で，加齢に伴い角度が大きくなり，男性よりも女性で大きい[5]．中心窩が乳頭下縁を通る水平線よりも下方にあれば外方回旋偏位，上方にあれば内方回旋偏位と判定できる．両眼

文献2

文献3

文献4

文献5

Chapter 2 検査

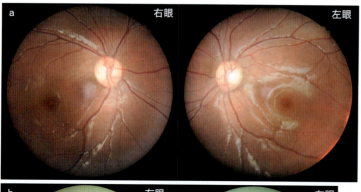
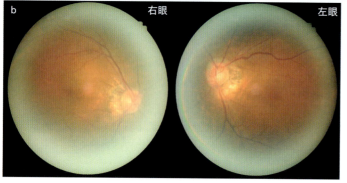

図3 眼底写真による回旋評価
a. 両眼性先天上斜筋麻痺．両眼ともに中心窩が視神経乳頭下縁の水平線よりも下方に位置しており，外方回旋偏位がみられる
b. 脳幹梗塞後の斜偏位．右眼上斜視があり，上斜視眼（右眼）の内方回旋，下斜視眼（左眼）の外方回旋がみられ，OTRの診断の一助となる

の外方回旋は両眼性先天上斜筋麻痺（図3a），上転眼の内方回旋と下転眼の外方回旋は眼球頭部傾斜反応（ocular tilt reaction：OTR）（図3b）の診断の一助となる．

2.3.2 FAF

　FAFは造影剤を使用することなく眼組織自体により発生する自発蛍光を観察できる検査法である．FAFは主に網膜色素上皮（retinal pigment epithelium：RPE）内のリポフスチンに由来し，青色光または緑色光で励起されるFAFと，RPEのメラニン色素に由来し赤外光で励起されるFAFの2種類がある．臨床で広く用いられているのは前者で，リポフスチンを観察することでRPEの機能を調べることができる．ここではリポフスチン由来のFAFについて述べる．

■ FAFの撮影機器とその特徴

　FAFの撮影はCSLO型と眼底カメラ型に分けられる．CSLO型でアイトラッキング下の加算平均処理が可能な機種では，小瞳孔や白内障でも鮮明な画像が得られやすい．広角眼底撮影機器では眼底周辺部のFAFも容易に撮影可能で，視神経疾患と網膜疾患との鑑別にも有用である．眼底カメラ型は自発蛍光モードでカラー眼底と同じ手技により簡便に撮影できるが，白内障などの中間透光体混濁や散瞳不良の影響を受けやすく，加算平均処理ができないためCSLO型よりもコントラストが低く不鮮明な画像になりやすい．

■ 正常眼における FAF と機種による違い

　正常眼では，全体はやや明るく，自発蛍光を持たない網膜血管や視神経乳頭は暗くなるが，眼底カメラ型では散乱光の影響で視神経乳頭などの白色の組織がやや過蛍光に見えてしまう（偽蛍光）[6]．黄斑部は CSLO 型と眼底カメラ型で見え方が異なる．488〜532 nm の波長を励起光とする CSLO 型ではキサントフィルなどの黄斑色素の影響を受けやすく，ブロックによって黄斑全体が低蛍光となり，特に中心窩は最も暗くなる．眼底カメラ型では 535〜585 nm の波長を励起光とするため黄斑色素の影響を受けにくく，CSLO 型よりも黄斑部が明るい画像となるが中心窩はやや低蛍光となる．

■ 異常眼における FAF の評価

　異常の FAF は過蛍光と低蛍光で評価する．過蛍光は RPE 内のリポフスチンの異常蓄積，視細胞外節由来の自発蛍光物質など，低蛍光は RPE 内のリポフスチンの減少，RPE の萎縮・消失，網膜前・網膜内・網膜下の出血や硬性白斑などが原因となる．過蛍光と低蛍光の判断は正常部位と比較した相対的評価であるため，低蛍光の周囲が正常輝度でも過蛍光に見えてしまうなどの偽陽性，observer bias の影響を受けやすいなどが問題となる．個体間や機種間での比較は参考程度にとどめておく．

■ FAF が診断の一助となる神経眼科疾患

　乳頭ドルーゼン（optic disc drusen：ODD）は FAF が診断の一助となる．ODD は先天の慢性進行性視神経疾患で，軸索輸送障害で押しだされたミトコンドリアによって視神経乳頭篩状板の周囲に沈着する無細胞の集簇である．有病率は 0.3〜2.4 ％程度で，両眼性が多い．検眼鏡的に表在型と埋没型に分類され，埋没型は小児で多く，ドルーゼンは経時的に石灰化して大きくなる．通常は無症状であるが視力や視野障害を伴うことがあり，機能および構造的障害は表在型でより顕著となる．OCT では乳頭周囲網膜神経線維層（circumpapillary retinal nerve fiber layer：cpRNFL）の菲薄化がみられる[7]．

　FAF による ODD の検出率は，green-light FAF では 96.8 ％で均一な蛍光，blue-light FAF では 93.5 ％で不均一な蛍光として観察できる．赤外反射画像では 91.8 ％，カラー眼底では 82 ％の検出率で，ODD の検出には green-light FAF が有用である[8]．ODD はコンピュータ断層法では高吸収域，超音波検査で高輝度となる[7]．

文献 7

文献 8

■ FAF が視神経疾患との鑑別に有用な網膜外層疾患

　FAF は視神経疾患との鑑別が必要な急性帯状潜在性網膜外層症（acute zonal occult outer retinopathy：AZOOR）や多発消失性白点症候群（multiple evanescent white dot syndrome：MEWDS）などの網膜外層疾患の診断や経過観察に有用である．

　急性期 AZOOR の FAF では，カラー眼底や蛍光眼底造影でみられない斑状の過蛍光を検出できることがあり，視細胞外節や網膜色素上皮の障害に関連すると考えられている．慢性期に網脈絡膜萎縮を伴う AZOOR では，視野欠損に対応する萎縮病巣で低蛍光がみられる（図 4a）[9]．MEWDS の急性期では後極部から中間周辺部に淡い白点が多発し，FAF で白点に一致した過蛍光がみられる（図 4b）．この過蛍光は，脈絡膜毛細血管板の低灌流または非灌流による網膜色素上皮の機能低下によって生じると考えられ

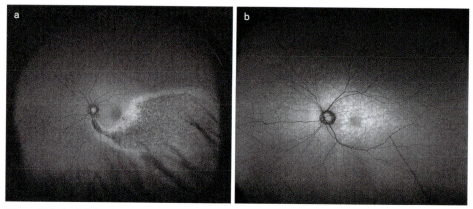

図 4　眼底自発蛍光（FAF）
a．左眼 AZOOR の慢性期．耳下側のアーケード血管にそった網脈絡膜萎縮領域で低蛍光がみられる
b．左眼 MEWDS の急性期．後極部に白点に一致した斑状の過蛍光がみられる

ている[9]．

　FAF は MEWDS の診断の一助として有用であるが，白点は経過とともに急速に自然消退するため，受診時に病変が消失していることもある．そのため，インドシアニングリーン蛍光眼底造影や OCT を含めて総合的に診断する必要がある．

2.3.3 OCT

　神経眼科における後眼部 OCT は，RGC とその軸索が障害される疾患，つまり視神経から外側膝状体までの視路障害を伴う患者が対象となる．視野検査は視路の障害部位に応じた特徴的な視野障害をきたすため病巣診断に有用であるが，OCT も視路疾患における局在診断，視力や視野障害との整合性，視機能の予後予測など，視野検査からは得られない情報も取得することができる．視野検査と OCT を併用することでより病巣診断の精度が高まる．

■ 撮影のコツ

　測定光は断層像を水平に保持するために瞳孔中心から入射し，高感度領域（上方）に断層像の高さを調整し，フォーカスや信号強度はオート調整に加えてマニュアル調整も行う．測定光の入射部位が瞳孔中心から左右にずれると断層像が傾斜し，画像の感度低下や interdigitation zone（IZ）の描出不良につながるため，視神経疾患と網膜外層疾患の鑑別では断層像を必ず水平に保持して撮影する．

　中心窩の水平・垂直ラインスキャンでは，中心窩視細胞の健常性を示し視力と関連する foveal bulge を必ず撮影する．また，視神経乳頭と中心窩を結ぶラインスキャンは，中心窩の構造に加えて乳頭黄斑線維束障害や乳頭腫脹の有無，回旋も同時に評価できる有効な撮影法である（図 5a）．OCT の機種によっては回旋角度の自動解析が行われ，CSLO によるコントラストの高い眼底像が得られるため眼底写真の撮影が難しい症例でも回旋を評価することができる[10]．

文献 10

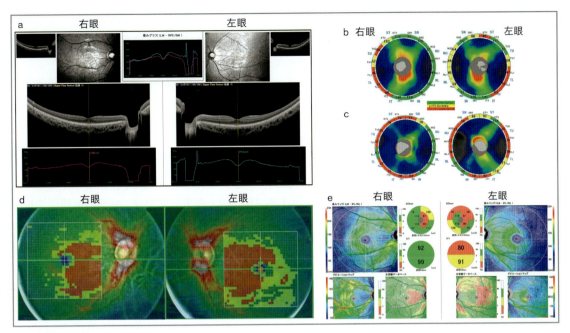

図5 視路疾患のOCT所見
a. fovea to disc ラインスキャン．右眼（患眼）の水平断では耳側と鼻側の厚みが同程度で，左眼（僚眼）に比べて右眼は乳頭黄斑束領域の厚みが減少している
b. 視交叉病変のcpRNFL厚．右眼は耳側領域，左眼は水平象限が菲薄化し，視交叉障害に特異的な帯状萎縮がみられる
c. 右視索病変のcpRNFL厚．右眼（同側眼）は主に垂直象限，左眼（対側眼）は水平象限が菲薄化し，半盲性視神経萎縮がみられる
d. 視交叉病変のGCC厚．両眼ともに鼻側半網膜の優先的な菲薄化（両耳側半盲パターン）がみられる
e. 左視索病変のGCC厚．右眼（対側眼）は鼻側半網膜の選択的な菲薄化，左眼（同側眼）は耳側半網膜優位の菲薄化がみられ，同名半盲パターンを呈している

■ 中心窩の断層像（B-scan画像）の特徴と読影

　視力や中心視野に障害を伴う症例では，神経眼科疾患と網膜疾患を鑑別するために，視力に関連する外境界膜，ellipsoid zone（EZ），IZなどの網膜外層ラインの連続性，foveal bulgeの有無を評価する．正常眼の特徴として，中心窩垂直断では網膜各層の厚みが上下対称で，緑内障では上下対称性が崩れるため垂直断から初期変化を検出できる．

　中心窩水平断では鼻側に乳頭黄斑束が存在し，耳側は耳側縫線（temporal raphe）に一致するため神経線維がなく，耳側よりも鼻側で厚くなる左右非対称となる．中心窩水平断で耳側と鼻側の厚みが同程度，あるいは鼻側のほうが薄い場合は乳頭黄斑束の障害が疑われる．視神経萎縮眼では内顆粒層に微小嚢胞様黄斑浮腫（microcystic macular edema：MME）を伴うことがある．

■ cpRNFL厚の意義と読影

　cpRNFL厚の測定は炎症や軸索輸送障害によるcpRNFLの肥厚，軸索変性によるcpRNFL菲薄化を検出できる．また，視神経乳頭周囲には全てのRGCからの線維が集まるため，全てのRGCの間接的な評価にもつながる．測定は視神経乳頭を中心にサークルスキャンまたは3Dスキャンを行い，乳頭中心から直径約3.4 mmの円周上の網膜

神経線維層厚が計測される．測定値はセクター別，象限別，全体の平均値として算出される．円周上のcpRNFL厚を表示したTSNITグラフでは，正常眼では上下方向が厚く，水平方向が薄い2峰性パターンを示す．

視神経乳頭に入射する神経線維は，乳頭黄斑束，弓状線維，鼻側放射状線維に分類されるため，神経線維の走行とcpRNFL厚を対比させた読影が基本となる．特にcpRNFL厚の耳側セクターは視神経疾患で障害されやすく，視力と関連する乳頭黄斑束に対応する部位であるため，視機能評価に重要となる．

視交叉病変では視神経乳頭の主に水平象限に入射する鼻側交叉線維（乳頭黄斑束および鼻側放射状線維）が優先的に菲薄化する帯状萎縮（band atrophy）または蝶ネクタイ状萎縮（bow-tie atrophy）を呈する（図5b）．視索病変では，病変の同側眼で視神経乳頭の上下に入る耳側非交叉線維が菲薄化する砂時計様萎縮（hour-glass atrophy），対側眼で視交叉障害と同様の帯状萎縮を呈し，これを半盲性視神経萎縮と呼ぶ（図5c）．

■黄斑部網膜内層厚の意義と読影

黄斑部にはRGCの50％以上が存在するため，黄斑部網膜内層厚の測定は視路疾患に伴うRGCとその軸索の障害を鋭敏に検出できると考えられる．測定は中心窩を中心に3Dスキャンを行い，測定値は直径6.0 mmや9.0 mmなどのチャート内におけるセクター別，象限別，全体の平均値として算出される．

解析の種類や名称は機種により異なるが，黄斑部の網膜神経線維層（macular RNFL：mRNFL）厚，神経節細胞層（ganglion cell layer：GCL）＋内網状層（inner plexiform layer：IPL）厚（GCL＋IPL），mRNFLとGCL＋IPLの厚みを計測する網膜神経節細胞複合体（ganglion cell complex：GCC）厚の3つに分類される．耳側縫線を境に内層厚が上下非対称になるtemporal raphe signがあれば緑内障を疑う所見となる．

GCC厚は視神経疾患による乳頭腫脹が存在してもその影響を受けにくく，cpRNFL厚では捉えられない早期のRGC萎縮を検出することができ[11]，乳頭黄斑束障害の検出にも優れる．また，中心窩垂直経線を基準に半側網膜の評価ができるため，視交叉以降の視路障害に特異的な網膜内層菲薄化を検出することが可能で，cpRNFL厚よりも半盲性変化が明瞭である．視交叉病変では両眼の鼻側半網膜の優先的な菲薄化（両耳側半盲パターン）[12]，視索病変では同側眼で耳側半網膜の菲薄化，対側眼で鼻側半網膜の菲薄化を生じて同名半盲パターンを呈する（図5d, e）．半盲性の菲薄化検出はGCC厚よりもGCL＋IPL厚が有用である[13]．後天性後頭葉病変の患者でも，視索障害と同様の網膜内層菲薄化が経過とともに出現することがある[14]．

■en faceの有用性

en face（アンファス：フランス語で"面と向かって"の意）とは，OCTのB-scanで得られた断層像を連続的につなぎ合わせた画像において，網脈絡膜の各層をある幅で自動セグメンテーションを行い，任意の層（slab）を正面から見た画像として再構築したものである．en face画像では，神経線維層や網膜血管などの厚みがあり測定光が散乱する部位は高反射（白色），神経線維層欠損や無灌流領域などの菲薄化組織，浮腫などの測定光が吸収される部位は低反射（黒色）で描出される．脈絡膜では間質が散乱，

文献11

文献12

文献13

文献14

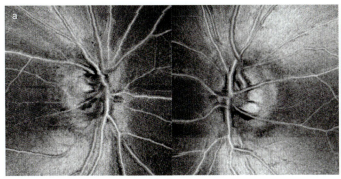
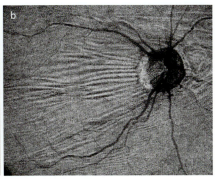

図6　en face
a. 視交叉病変．両眼ともに鼻側交叉線維の走行に一致する領域で低反射が明瞭にみられる
b. 甲状腺眼症．Bruch（ブルッフ）膜を基準とした en face では，甲状腺眼症に特徴的な脈絡膜皺襞が明瞭に観察できる

管腔が吸収されるため白黒反転した画像となる．

　神経眼科における en face は，神経線維層欠損，視神経萎縮，Vogt‐小柳‐原田病や甲状腺眼症における網脈絡膜皺襞の検出に有用である（図 6a，b）．視神経疾患と誤診される可能性がある傍中心窩急性中間層黄斑症の検出にも有用である[15]．

■ 読影の注意点とアーチファクト

　正常眼データベースと比較した確率表示では異常領域を容易に判定できるが，正常の厚みは個人差があるため軽度の視神経障害があっても異常と判定されない可能性がある．そのため，実測値での評価，片眼性の疾患であれば僚眼との比較が重要である．

　cpRNFL 厚測定は，乳頭腫脹があるとセグメンテーションエラーが生じやすく，神経線維の肥厚によって早期の cpRNFL 菲薄化がマスクされる．中心暗点を伴う症例では，固視不良のため測定中心と乳頭中心のセンタリングが困難な場合が多い．OCT によっては帯状萎縮の検出が苦手な機種もある[16]．黄斑部網膜内層厚は，測定領域が黄斑部であるため中心暗点に伴う固視不良があっても撮影しやすいが，黄斑上膜や黄斑浮腫があると解析エラーがおこりやすい．

文献 16

　OCT は神経線維や RGC の数を推測する代用値として有用だが，光覚なしが長期化した視神経萎縮眼でも 34.2 μm の cpRNFL 厚が残存する[17]．測定値には血管やグリア細胞などの非神経要素が含まれているため測定値が理論的に減少する限界があり，floor effect と呼ぶ．また，OCT で検出できる網膜内層菲薄化は，初期にはみられず病期進行に伴い出現するタイムラグがあるため異常がない場合でも正常とは限らず，急性期には病態や視機能を必ずしも正確に反映しているわけではないことに留意し，他の視機能検査と併せて評価する必要がある．

文献 17

2.3.4　OCTA

　OCTA は造影剤を使用することなく非侵襲的に簡便に網脈絡膜血管の微細構造を描出することができる．蛍光眼底造影とは異なり，高解像度かつ高コントラストの画像を取得でき，副作用もなく安全であることから繰り返しや受診ごとの検査が可能となり，

病態把握や治療前後の評価，経過観察においても有用となる．

▌原理

OCTA の基本的な原理は motion contrast（動きの差異）の検出である．同一部位を高速で複数回 B-scan をして三次元撮影（volume scan）を行うと，血管内組織の信号の強度変化や位相変化がおこっている部分があり，この信号の変化分を血流（flow signal）として検出する．つまり，信号変化のない部分（動きのない部分＝組織）は除去，信号変化のある部分（動きのある部分＝血流内の赤血球）のみを描出し，画像を再構築している．また，OCTA は en face の原理を用いることで，蛍光眼底造影では重なり合ってしまう網脈絡膜の各層を分離して解析できることが大きな特徴の 1 つである．

▌撮影のコツ

OCTA は撮影に長い時間がかかるため，患者の協力性が得られやすい環境を整えておく．撮影時間の目安を伝え，楽な姿勢で検査ができるように光学台や顎台の高さ調整を適切に行う．額が額当てから離れるとアーチファクトを生じるため，ヘッドバンドで頭位を固定するなど，頭位の安定化を図る．長時間の開瞼による涙液層の破綻は画質不良やアーチファクトにつながるため適時瞬目を促すが，アイトラッキング非搭載の機種では瞬目によってアーチファクトが生じることに留意する．固視を安定させるために内部視標の形や大きさの変更，外部固視灯を用いて僚眼で固視を誘導するなどの工夫を行う．

撮影は OCT と同様の手技で行い，なるべく信号強度の高い画像を取得する．血管密度は信号強度に比例して直線的に減少し，デフォーカスは信号強度の低下へつながる[18]．低感度領域（下方）での撮影は血管の描出不良，撮影中のジョイスティック操作はアーチファクト混入につながるため注意する．

文献 18

▌撮影範囲と slab の選択

撮影範囲は機種によって狭域から広域まで様々だが，一般的に狭域では解像度が高く，広域では解像度が低くなる．神経眼科における OCTA の撮影対象は，OCT と同様に視神経乳頭と黄斑部である．乳頭周囲の最表層に存在する放射状乳頭周囲毛細血管（radial peripapillary capillary：RPC）は 4.5×4.5 mm，黄斑部は 6.0×6.0 mm などの解像度が高い狭域が適当と考えられる．

slab の種類や名称は機種によって異なるが，網膜血管叢は RPC，表層毛細血管網，中層毛細血管網，深層毛細血管網に分けて解析できる．デフォルト設定で複数の slab 画像が一度に表示される機種もあるが，検者による slab の選択が必要な機種もある．神経眼科では主に RPC や表層毛細血管網の slab で解析・読影を行う．OCTA はカラー眼底や蛍光眼底造影で観察できない RPC を明瞭に観察でき，正常眼の RPC は乳頭周囲の全周に密に分布している．

▌疾患における有用性

視神経炎や虚血性，圧迫性，遺伝性や栄養障害性，薬剤性などの視神経症の慢性期では，RPC や黄斑部の血管密度が減少し，網膜内層厚と相関する[19]．

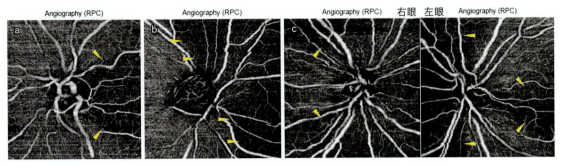

図7　視路疾患のOCTA所見
a. 優性遺伝性視神経萎縮．12歳男児．左眼の乳頭黄斑束領域で血管密度減少がみられる（黄矢頭）
b. 上方視神経低形成．右眼の上方から鼻側領域で血管密度減少がみられる（黄矢頭）
c. 右視索病変．右眼は砂時計様萎縮，左眼は帯状萎縮に一致する領域で血管密度減少がみられる（黄矢頭）

　NAIONの急性期ではRPCの拡張・蛇行，乳頭やRPCの全体や区域性の血管密度減少がみられ[20]，慢性期のRPC密度減少は視野欠損に対応する上方に顕著で視野障害の重症度やcpRNFL菲薄化と関連する[21]．LHONでは急性期のRPCの拡張・蛇行，亜急性期以降で乳頭黄斑束障害に一致する乳頭耳側のRPCや黄斑部の血管密度減少がみられ，視力と関連する[22,23]．

　視神経疾患のOCTAは，急性期では検眼鏡的に観察できないRPCの構造変化を検出でき，慢性期では網膜内層菲薄化や視機能障害の程度を反映する指標になる可能性がある．実臨床では造影剤使用を躊躇することが多い小児の視神経疾患や視神経低形成の評価にも有用性が高い（図7a，b）．視交叉以降の視路障害では，帯状萎縮や半盲性視神経萎縮に対応する部位で血管密度が減少する[24,25]（図7c）．視神経脊髄炎スペクトラム障害の患者では，視神経炎の既往の有無にかかわらずRPCおよび黄斑部の血管密度が減少し，OCTAは早期の視神経障害の指標となる可能性がある[26]．

■読影の注意点とアーチファクト

　OCTAはOCTと同様の要因でアーチファクトを生じる．白い線の写り込み，血管の二重化，血管の伸長や偏位をきたすmotion artifact，部分的に異なる深さの画像が写り込むセグメンテーションエラー，中間透光体混濁や網膜出血などで測定光がブロックまたは減弱されるmaskingを生じる．視神経疾患では中心暗点に伴う固視不良によるmotion artifact，乳頭腫脹によるセグメンテーションエラーがおこりやすく，正確な撮影や解析が困難で再現性も低いことが多い．読影の際はen face OCTA画像とB-scan画像にflow signalを重ねたOCTA画像の両方を必ず確認し，セグメンテーションエラーとアーチファクトの有無を確認する．

　　　　　　　　　　　　　　　　　　　（後藤克聡，三木淳司）

文献20

文献21

文献22

文献23

文献24

文献25

文献26

文献

1) Ishikawa H et al. Epidemiologic and Clinical Characteristics of Optic Neuritis in Japan. *Ophthalmology* 2019；126：1385-98.
2) Saito H et al. Optic disc topography and peripapillary retinal nerve fiber layer thickness in nonarteritic ischemic optic neuropathy and open-angle glaucoma. *Ophthalmology* 2006；113：1340-4.

Chapter 2 検査

3) Danesh-Meyer HV et al. The prevalence of cupping in end-stage arteritic and nonarteritic anterior ischemic optic neuropathy. *Ophthalmology* 2001；108：593-8.

4) Guyton DL. Ocular torsion reveals the mechanisms of cyclovertical strabismus：the Weisenfeld lecture. *Invest Ophthalmol Vis Sci* 2008；49：847-57.

5) Miyata M et al. Age-related change and sex difference over 60s in disc-fovea angle in Japanese population：the Nagahama Study. *Acta Ophthalmol* 2018；96：e840-5.

6) 小島彰. 眼底自発蛍光の原理と撮影機器. 眼科グラフィック 2019；8：530-5.

7) Hamann S et al. Optic disc drusen：understanding an old problem from a new perspective. *Acta Ophthalmol* 2018；96：673-84.

8) Yan Y et al. Multimodal Imaging Features of Optic Disc Drusen. *Am J Ophthalmol* 2021；225：18-26.

9) 齋藤理幸. 導入後の活用法　②非遺伝性網膜疾患. 眼科グラフィック 2022；11：573-82.

10) Yamadera K et al. A Novel Method for Evaluation of Ocular Torsion Angle by Optical Coherence Tomography. *Transl Vis Sci Technol* 2020；9：27.doi：10.1167/tvst.9.3.27.

11) Goto K et al. Time Course of Macular and Peripapillary Inner Retinal Thickness in Non-arteritic Anterior Ischaemic Optic Neuropathy Using Spectral-Domain Optical Coherence Tomography. *Neuroophthalmology* 2016；40：74-85.

12) Akashi A et al. The detection of macular analysis by SD-OCT for optic chiasmal compression neuropathy and nasotemporal overlap. *Invest Ophthalmol Vis Sci* 2014；55：4667-72.

13) Goto K et al. Quantitative Analysis of Macular Inner Retinal Layer Using Swept-Source Optical Coherence Tomography in Patients with Optic Tract Syndrome. *J Ophthalmol* 2017；doi：10.1155/2017/3596587.

14) Yamashita T et al. Evaluation of Significance Maps and the Analysis of the Longitudinal Time Course of the Macular Ganglion Cell Complex Thicknesses in Acquired Occipital Homonymous Hemianopia Using Spectral-domain Optical Coherence Tomography. *Neuroophthalmology* 2019；44：236-45.

15) 後藤克聡ほか. 視神経炎が疑われその鑑別に en face OCT が有用であった傍中心窩急性中間層黄斑症の 1 例. 臨床眼科 2023；77：1043-52.

16) Nakamura M et al. Better performance of RTVue than Cirrus spectral-domain optical coherence tomography in detecting band atrophy of the optic nerve. *Graefes Arch Clin Exp Ophthalmol* 2012；250：1499-507.

17) Groth SL et al. Retinal nerve fiber layer thickness using spectral-domain optical coherence tomography in patients with no light perception secondary to optic atrophy. *J Neuroophthalmol* 2013；33：37-9.

18) Yu JJ et al. Signal Strength Reduction Effects in OCT Angiography. *Ophthalmol Retina* 2019；3：835-42.

19) 前久保知行. 神経眼科領域における OCT Angiography. 神経眼科 2023；40：340-9.

20) Balducci N et al. Optical coherence tomography angiography in acute arteritic and non-arteritic anterior ischemic optic neuropathy. *Graefes Arch Clin Exp Ophthalmol* 2017；255：2255-61.

21) Hata M et al. Structural and Functional Analyses in Nonarteritic Anterior Ischemic Optic Neuropathy：Optical Coherence Tomography Angiography Study. *J Neuroophthalmol* 2017；37：140-8.

22) Balducci N et al. Peripapillary vessel density changes in Leber's hereditary optic neuropathy：a new biomarker. *Clin Exp Ophthalmol* 2018；46：1055-62.

23) Castillo L et al. Quantitative assessment of macular and circumpapillary retinal vessel density across all stages of Leber hereditary optic neuropathy using swept source optical coherence tomography angiography. *Acta Ophthalmol* 2022；100：e1646-56.

24) Suzuki ACF et al. Circumpapillary and macular vessel density assessment by optical coherence tomography angiography in eyes with temporal hemianopia from chiasmal compression. Correlation with retinal neural and visual field loss. *Eye*（*Lond*）2020；34：695-703.

25) Goto K et al. Retinal Nerve Fiber Layer and Peripapillary Capillary Density Reduction Detected Using Optical Coherence Tomography Enface Images and Angiography in Optic Tract Syndrome. *J Neuroophthalmol* 2019；39：253-6.

26) Huang Y et al. Peripapillary and parafoveal vascular network assessment by optical coherence tomography angiography in aquaporin-4 antibody-positive neuromyelitis optica spectrum disorders. *Br J Ophthalmol* 2019；103：789-96.

2.4 電気生理学検査

2.4.1 視覚（大脳）誘発電位（VEP）

　視覚（大脳）誘発電位（visual evoked 〈cortical〉 potential：VE〈C〉P，以下 VEP）は，網膜から入力されたシンプルな視覚刺激が誘発する脳電位変化を計測する検査である．安静状態で視覚刺激を固視できる協力的な被験者であれば，客観的な視機能評価の一助となり得る．VEP は，網膜から大脳視覚野に至る視路に障害があると異常を示し，波形の潜時と振幅を評価することが可能であり，時間分解能に優れる点が利点であるが，具体的にどの部分の大脳皮質が活動しているかに関する空間分解能には劣る．そのため VEP は，網膜から脳視覚野までの視覚伝達の状態把握の一助となるが，障害部位の確定診断とはならず，眼科の実臨床で施行される機会はそれほど多くはないのが現状である．

　しかし VEP は，①眼科検査にて原因不明の視覚障害例（心因性視覚障害，詐病）における器質疾患排除のため，②眼底透見不可能な症例（角膜混濁，強度白内障，硝子体混濁など）における当該疾患の手術後に視機能の回復を見込めるかの判断材料のため，③視神経症疑い例における機能評価，④頭蓋内疾患による視覚障害例（皮質盲，脳腫瘍，脳血管障害，脱髄）における視機能評価，⑤乳幼児の視機能評価，⑥弱視の視機能評価などに有用であることも少なくない．

■ VEP の基本

　VEP は，視覚刺激に対する第一次視覚野（primary visual cortex：V1）で誘発される活動電位を皮膚の上から検出する．V1 は後頭葉内側面の鳥距溝を中心とする上下に広く分布し，特に網膜錐体細胞から投射される中心視野に対応する部位は後頭極に広く存在するため，後頭部皮膚上から検出される大きな電位は V1 皮質におけるニューロン集合体での反応由来であると考えられている．しかしその皮膚から検出される電位は $10\,\mu\mathrm{V}$ 前後と環境ノイズの $50\,\mu\mathrm{V}$ 前後と比較して大変小さいため，環境ノイズを差し引く必要がある．ノイズキャンセルのために平均加算回数は通常 64～256 回行うが，加算回数が多くなるほど理論上環境ノイズは減少するものの，検査時間延長により被験者の疲労や緊張などによる自発ノイズ上昇のリスクもあるので，バランスが重要である[1]．

　施設間におけるデータのばらつきを可能な限り減らす目的から，国際臨床視覚電気生理学会（international society for clinical electrophysiology of vision：ISCEV）が 1995 年に VEP を記録する際の指針として ISCEV standard guidelines for VEP を提唱し，現在この指針を基準として計測されることが多い[2]．

文献 2

■ 検査法

　電極の位置は ISCEV が提唱している国際式 10/20 法に準じる[3]．導出電極は，成人であれば後頭結節の上方 5 cm に MO を設置し，その左右それぞれ 5 cm ずつに LO,

文献 3

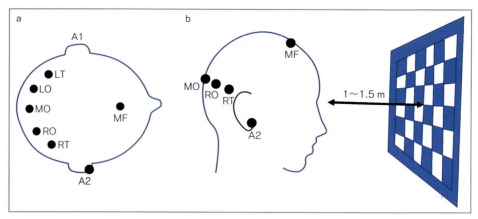

図 1 電極装着位置とモニターまでの距離のシェーマ[4]
a. 上からの図　b. 右横からの図
成人であれば，導出電極は後頭結節の上方 5 cm に MO，その左右それぞれ 5 cm ずつに LO, LT, RO, RT を設置する．基準電極は鼻根部から 12 cm 上方に MF を，接地電極は耳朶に A1 もしくは A2 を設置する

LT, RO, RT を設置する．また基準電極は，鼻根部から 12 cm 上方に MF を設置し，接地電極は耳朶に A1 もしくは A2 を設置する（図 1）[4]．

電極は直径約 8 mm 程度の脳波用皿電極を，アルコール綿で頭皮を清拭し，脳波用電極ペーストで電極と頭皮間に空気などが入らないように固定する．また，電極の各インピーダンスを 5 kΩ 以下となるようにする．解析時間は 250 msec 以上で，刺激のタイミングより 20 msec 以上前から記録しておくと base line がわかりやすいとされる．コンピュータのモニターで陽性波と陰性波の頂点を選択し，潜時や振幅を計算する．

視覚刺激は，①フラッシュ光刺激，②パターン反転刺激，③パターン onset / offset 刺激による VEP 検査が提唱されている．

1. フラッシュ光刺激

ISCEV standard では，刺激強度 3 cd/m²sec，刺激時間 5 msec 以下，視覚刺激範囲 視角 20°以上とされている．刺激強度は neural density filter（ND）フィルタを用いて光刺激強度を 4〜5 段階に減弱させてデータを得る．フラッシュ光刺激 VEP で網膜電図と同時計測を行う場合は散瞳する．

2. パターン反転刺激

パターン反転刺激は，白黒の格子模様（checkerboard pattern）もしくは白黒縞模様（stripes pattern）をモニターに提示し，一定の間隔で白と黒を反転させる．ISCEV standard では，パターン視覚刺激の白黒の要素数は同一とし，刺激画面の平均輝度は常に不変となるように設定している．また刺激画面サイズは視角 15°以上，コントラストは 75 % 以上，画面の輝度は白部分で 80 cd/m²sec 以上，パターンの視角サイズは 75 分としている．

パターン反転刺激 VEP は，その刺激周波数により transient VEP, steady state VEP に大別される．視角刺激周波数が 2 Hz 以下で低いうちは，VEP の独立した反応を十分に得ることができる（transient VEP）が，4 Hz 以上になると，前の刺激による VEP 反応が終わらないうちに次の刺激が始まるため，刺激の前後の VEP が影響を及ぼ

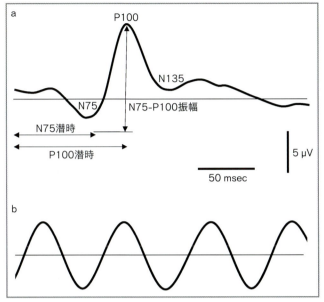

図2 Transient VEP と steady state VEP のシェーマ[4]
a. transient VEP　b. steady state VEP
視覚刺激周波数が2 Hz以下のうちは，VEPの独立した反応を得ることができる（a）が，4 Hz以上になると，前のVEP反応が終わらないうちに次の刺激が始まるため，前後のVEPが影響を及ぼし合い，サインカーブ状の定常状態となる（b）

し合い，サインカーブ状の定常状態となる（steady state VEP）（図2）[4]．

Transient VEPではチェッカーサイズを変更することにより空間周波数特性を評価可能であり，steady state VEPでは周波数を変化させることで時間周波数特性の評価を行える．通常臨床ではtransient VEPが用いられることが多い．その理由は，得られた脳波形の再現性が比較的良好で，パターン反転刺激VEPにおける潜時100 msec付近の大きな陽性波であるP100は，視覚野で最大の皮質面積を有するV1ニューロンの集合体由来で最も安定して記録することができ，P100の潜時と振幅を臨床で応用できるためである．

パターン反転刺激VEP計測では，必ず被験者の屈折を矯正する．心因性視覚障害例では調節が不安定で結果がマスクされる可能性があるため，症例によってはパターン反転刺激VEPでも調節麻痺剤を点眼することがある．

3. パターンonset/offset刺激

刺激画面が表示された際の反応と，消えたときの反応を解析する．刺激パターン条件は，ISCEV standardのパターン反転刺激と同様となる．onset時とoffset時の平均輝度を同一にし，刺激のインターバルはonset時200 msec，offset時400 msecとする．パターンonset/offset刺激は，新生児などで固視を得られないような場合に用いられる．

■検査データ解釈

1. フラッシュ光刺激VEP

視覚刺激から約70 msec後にピークを持つ陰性波をN70，約100 msec後にピークを持つ陽性波をP100といい，視覚刺激に対するV1反応による電位と考えられている．N70，P100までの潜時とN70-P100の電位における振幅でVEPの評価を行う．P100潜

時は約 90〜120 msec であり，N70-P100 振幅は 10 µV 前後であるが，加齢とともに潜時は延長するため使用する装置ごとに年齢別の基準値が必要となる．

2．パターン反転刺激 VEP

Transient VEP の波形はフラッシュ光刺激 VEP に類似し，視覚刺激から約 75 msec 後付近の陰性波を N75，約 100 msec 後付近の陽性波を P100，約 135 msec 後付近の陰性波を N135 といい，視覚刺激に対する V1 反応における電位と考えられている．N135 ははっきりしないことも多く，transient VEP の評価は N75，P100 までの潜時と N75-P100 の電位における振幅で行われることが多い（図 2 参照）．

心因性視覚障害の transient VEP 計測例を図 3[4]に示す．この症例は，P100 潜時右眼刺激で 107.7 msec，左眼刺激で 109.5 msec であり，N75-P100 振幅が右眼刺激で 13.4 µV，左眼刺激で 11.6 µV と正常であった（いずれも MO より検出）．次に遺伝性視神経症の transient VEP 計測例を図 4[4]に示す．この症例は，P100 潜時右眼刺激で 138.3 msec，左眼刺激で 137.1 msec と延長を認めた．

Steady state VEP は振幅のみで評価し，2 µV 以下の振幅は明らかな異常とされる．

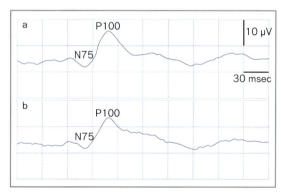

図 3　心因性視覚障害患者におけるパターン反転刺激 VEP[4]
a．右眼刺激　b．左眼刺激．両眼刺激とも P100 潜時，N75-P100 振幅は正常範囲であった

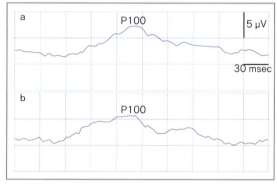

図 4　遺伝性視神経症におけるパターン反転刺激 VEP[4]
a．右眼刺激　b．左眼刺激．両眼刺激とも P100 潜時の延長を認めた

2.4.2 眼球電図（EOG）

眼球電図（electro-oculogram：EOG）は，眼球運動時の潜時，偏位角や速度を定量的に計測することができる．水平および垂直の記録は十分であるが，回旋運動に関しては定量できない．神経眼科領域では視覚刺激による衝動性眼球運動，追従性眼球運動時の異常眼球運動検出が行われる．そのため安静状態で視覚刺激を固視できる協力的な被験者であれば，客観的な視機能評価の一助となり得る．

耳鼻科領域では，視覚刺激以外の暗所時や閉瞼時における非注視下検査，前庭刺激による検査などで使用され，電気眼振図（electronystagmography：ENG）と呼ばれる．

EOG の基本

眼球は角膜側がプラスに帯電し，網膜側がマイナスに帯電しており，この電位は角膜網膜電位と呼ばれる．EOG は，この角膜網膜電位を眼球運動時に記録する機器である[5]．

EOG 計測が有用な疾患

片側外眼筋障害，内側縦束（medial longitudinal fasciculus：MLF）症候群，傍正中橋網様体（paramedian pontine reticular formation：PPRF）障害，脊髄小脳変性など小脳・脳幹障害で有用である．

検査法

電極の接着の前に，皮膚をアルコールなどでよく清拭しておき，電極の各インピーダンスを 5 kΩ 以下となるようにする．

共同眼球運動をする被験者には，水平誘導で両眼角の外側に電極を設置し，非共同眼球運動の場合は，計測眼の内眼角と外眼角に設置する．垂直誘導は計測眼の眉毛部と下眼瞼の下 1 cm 弱の部位へ接着する．

眼球運動の較正は，通常視角 10，20，30°を持つ 2 点を交互に注視させ，得られた電位の振幅を設定する．通常は 10°の眼球偏位が 10 mm の振幅になるように設定されることが多い．

1．衝動性眼球運動視覚刺激

視角 10，20，30°の 2 点視標を左右または上下に交互に提示し，注視させて行う検査である（図 5a）．眼球運動の開始・停止の遅れ，dysmetria，固視異常，眼球運動速度異常を計測できる（図 5b）．

2．滑動性眼球運動視覚刺激

左右にそれぞれ 20〜30°の視角における正弦波で移動させた視標を注視追跡させて行う検査である（図 6a）．小脳や脳幹障害で円滑な眼球運動が障害される（図 6b）．

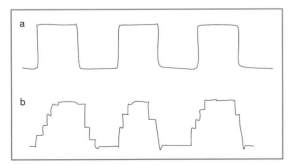

図 5　衝動性眼球運動視覚刺激による計測結果の
　　　シェーマ
a．正常　b．小脳障害などによる dysmetria

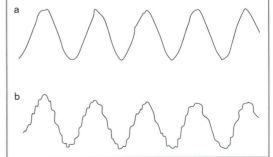

図 6　滑動性眼球運動視覚刺激による計測結果の
　　　シェーマ
a．正常　b．小脳障害などによる追視障害

2.4.3 fMRI

機能的磁気共鳴画像（functional magnetic resonance imaging：functional MRI：fMRI）は，非侵襲的に大脳視覚野の機能の計測を可能にした．これまで fMRI を用いた脳視覚野研究は，特に neuroscience の分野で多くの優れた研究成果が報告され，同様に眼疾患を有する患者においても視覚野の可塑性や安定性に関する研究に貢献してきた．

しかし現状では，日常臨床で簡便に検査を施行することは困難である．それは，高機能 MRI 装置にて特殊なシークエンス・視覚刺激装置を使用して撮像した後，特殊なソフトウェアによるデータ解析と解釈を要する複雑な過程を有するためである．しかし，網膜色素変性など網膜ジストロフィにおける iPS 細胞由来視細胞移植，網膜神経節細胞への遺伝子治療などの網膜再建治療が現実味を帯びてきた現在，今後 fMRI による脳機能計測が，治療による効果の客観的判定や，視覚機能・構築の質的評価に重要な役割をはたしうると考えられる．

■ fMRI の基本

fMRI は，MRI の原理をさらに応用したものとなるため，熟知するためには MRI の原理を知る必要があるが，基本原理に関しては紙面の都合上省略する．

組織における磁場不均一性の動的変化は，血液中のヘモグロビン（Hb）によるものがあり，1990 年小川誠二らは，これを利用した blood oxygenation level dependent（BOLD）効果を発見し，fMRI に応用した[6]．酸素分子と結合した Hb（oxy-Hb）は反磁性であり，組織で酸素分子を離した deoxy-Hb は，常磁性を示す．この deoxy-Hb は組織の磁場不均一性をきたし，MR 信号値を低下させる．常磁性 deoxy-Hb による MR 信号変化を BOLD 効果と呼ぶ．

文献 6

脳の局所的な神経活動による，酸素消費量の増大，deoxy-Hb の増加，MR 信号減少（一時的で小さな変化，initial dip），血流量の増加，deoxy-Hb の急速灌流がもたらす濃度減少による磁場均一化，MR 信号増大（神経活動後 1 秒〜20 秒の大きな変化）といった動的な磁場変化を同じ組織内できたすことになり，この MR 信号変化を計測するのが fMRI である（図 7）[7]．

視覚刺激を用いて fMRI 計測された，脳視覚野における視野マップの再現性を網膜部位再現と呼ぶ．網膜部位再現を有するクラスターごとにそれぞれ独立した視覚野として分類され，現在 20 以上の視覚野が判明している（図 8）[8]．それぞれクラスターに分類された視覚野は，階層的に視覚情報を処理している．

文献 8

fMRI の利点は，脳表・脳深部を問わず空間分解能が高いことである．また非侵襲的であるため，疾患の進行もしくは回復を同一被験者で縦断的に計測，比較することが可能となる．限界は，実際の神経活動に比較して遅い変化である血流変化を計測しているため，時間分解能が悪いところである．

■ fMRI 検査結果の評価

脳視覚野における fMRI 計測は，網膜部位再現性の評価，受容野サイズの評価，課題

2.4 電気生理学検査

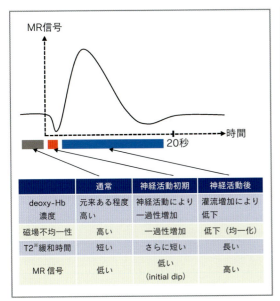

図7 fMRIの原理[7]
fMRIは，deoxy-Hbの常磁性による磁場不均一性の動的変化に伴うMR信号の変化を検出する（BOLD効果）

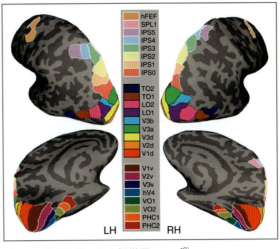

図8 fMRI計測による視覚野マップ[8]
網膜部位再現を有するクラスターごとに独立した視覚野として分類されており，現在20以上の視覚野が判明している

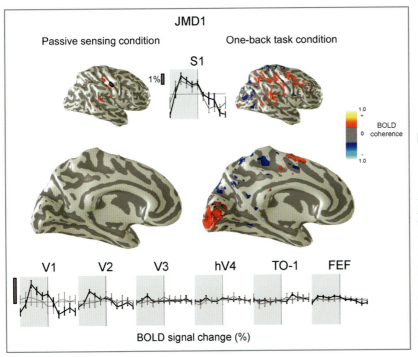

図9 fMRI計測による若年性黄斑変性患者における触覚刺激課題依存性V1反応[9]
左は，左手（第2指・3指交互）触覚刺激を課題なしで撮像したfMRI画像．V1を中心とした後頭葉内側面の視覚野は無反応である．右は，課題ありのfMRI画像．左画像撮像時と同様の触覚刺激であるが，時々同じ指が刺激された際にボタンを押すone-back taskをしたときのfMRI撮像．同じ触覚刺激にもかかわらず，課題依存性にV1を中心に有意な反応が認められた

依存性反応の評価などを行うことができ，同一被験者の治療前後の継時的変化などを評価することが可能である（図9）[9]．

（増田洋一郎）

文献9

Chapter 2 神経眼科診療に必要な検査

文献

1 ）大出尚郎. 視覚誘発電位. 小口芳久ほか（編）. 眼科検査法ハンドブック（第4版）. 医学書院；2005. pp.335-44.
2 ）Odom JV et al. ISCEV standard for clinical visual evoked potentials：(2016 update). *Doc Ophthalmol* 2016；133：1-9.
3 ）Klem GH et al. The ten-twenty electrode system of the International Federation. The International Federation of Clinical Neurophysiology. *Electroencephalogr Clin Neurophysiol Suppl* 1999；52：3-6.
4 ）増田洋一郎. 生理機能検査を使いこなす－最近の考え方－ 6.VEP. 眼科 2021；63：859-65.
5 ）小松崎 篤. ENG アトラス－めまい・平衡機能障害診断のために－. 医学書院；2017.
6 ）Ogawa S et al. Brain magnetic resonance imaging with contrast dependent on blood oxygenation. *Proc Natl Acad Sci USA* 1990；87：9868-72.
7 ）増田洋一郎. functional MRI, 拡散テンソル画像. 根木 昭ほか（編）. 眼科検査ガイド（第3版）. 文光堂；2022. pp.699-700.
8 ）Wang L et al. Probabilistic Maps of Visual Topography in Human Cortex. *Cereb Cortex* 2015；25：3911-31.
9 ）Masdua Y et al. V1 Projection Zone Signals in Human Macular Degeneration Depend on Task Despite Absence of Visual Stimulus. *Curr Biol* 2021；31：406-12.

2.5 視路画像検査（神経放射線検査）

　視路疾患は病変が球後または頭蓋内にあるため，CT，MRI 検査が不可欠である．しかしながら，視路は球後から始まり，中頭蓋窩を経由して最終の後頭葉に至る長い道のりであるため，漠然と頭部全体を撮影しても病変を見逃してしまうおそれがある．
　そこで重要なことは，視路解剖をよく理解し最適な撮影方法を選択することであり，その結果としてより確実な画像検査が行える．また，異常を読影できる画像診断力を身につけておくことも眼科診療を行ううえで重要なことである．

2.5.1 視路解剖および病変の描出と読影

■球後から視神経管

1. 解剖
　視神経は篩状板を通る約 100 万本の網膜神経節細胞の軸索の束であり，眼窩内を内上方に向かって走行する．視神経は軟膜に覆われており，その外側にくも膜下腔がありその中を髄液が流れている．さらにその外側にある視神経鞘（硬膜）が視神経を包み，末梢側は眼球後部強膜へ，中枢側は脳硬膜に連なっている（図 1）．
　眼窩内視神経の長さは約 30 mm で，眼球後部から眼窩先端部までの距離より少し長い．そのため，眼窩部水平断において正常の視神経はやや彎曲して描出される．視神経管は約 6 mm で蝶形骨からなり，管内は狭く視神経の可動性が少ない．

2. 描出法
　球後視神経病変を描出する最適な断面方向は冠状断であり，スライス厚は 2～2.5 mm がよい．通常のスピンエコー法である T1，T2 強調画像では，球後視神経の微

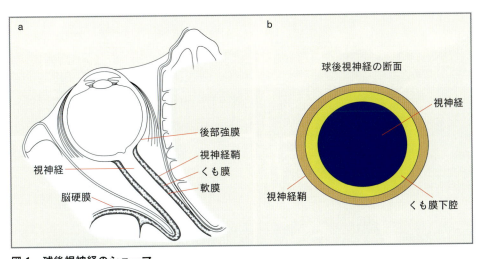

図 1　球後視神経のシェーマ
a．水平断　b．冠状断．視神経軸索を内側から軟膜，くも膜，視神経鞘が包む．視神経鞘は後部強膜，脳硬膜に連なっている

細な構造を描出するのは困難であるが，反転回復法の1つであるshort TI inversion recovery（STIR）を用いると，眼窩内脂肪が抑制され，副鼻腔からの磁場の不均一にも強い手法のため，視神経の構造が捉えやすい．

STIRでは視神経自体は低信号に，静脈や髄液など遅い水の流れは高信号に描出されるため，視神経周囲くも膜下腔は高信号を示す．したがって，正常な視神経は全体として細い白色の輪状で描出される（図2a）．

3．画像所見の解釈

（1）炎症

視神経炎では脱髄性，浸潤性，自己免疫性といった様々な機序があるが，いずれの場合でも視神経に生じた炎症がSTIRでは高信号を示す（図2b）．また，造影効果も有する．

（2）萎縮

萎縮した視神経は正常に比べて細く（冠状断では小さく）描出される．STIRでは高信号を示し，グリオーシスと神経線維減少による周囲髄液の相対的な高信号の強調が要因とされている（図2c）．

（3）視神経腫瘍

視神経由来の腫瘍として，視神経鞘髄膜腫と視神経膠腫があげられる．前者は紡錘型の視神経腫瘍であり，造影T1強調画像において視神経自体は造影されず，視神経鞘が造影されるため[1]，あたかも電車軌道のようにみえることから"tram-track" signと呼ばれる（図3a）．

一方，後者は神経線維腫症1型（neurofibromatosis type1）にみられることが多く，視神経の拡大と眼窩下方への屈曲がみられる（図3b）．これは，腫瘍が視神経周囲くも膜下腔に向かって発育，進展する過誤腫であり，眼窩下方により広いスペースがあるた

文献1

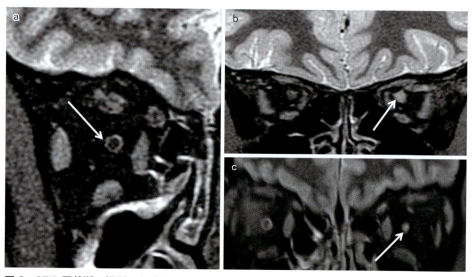

図2　STIR冠状断で撮影した球後視神経（矢印）
a．正常．球後視神経は細い白色の輪状を示す　b．視神経炎．視神経全体が太く高信号を示す
c．萎縮．視神経は正常よりも細く高信号を示す

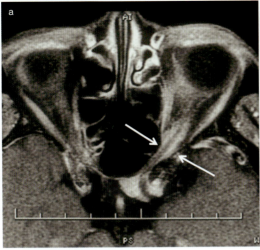
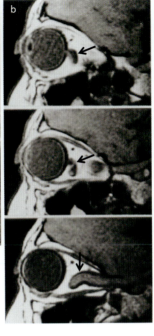

図3　視神経腫瘍のMRI
a. 視神経鞘髄膜腫．造影水平断では tram-track sign（矢印）を認める
b. 神経線維腫症1型における視神経膠腫．矢状断における連続断面では視神経が拡大し，下方に屈曲している

め下方に屈曲するとされている[2]．

■視交叉

1．解剖

視神経管から頭蓋内にでて視交叉に至るまでを頭蓋内視神経（prechiasm）と呼び，その長さは約10 mmである．視交叉の前方と後方では約4 mmの高低差があり，水平面から約45°の角度で上行し視索に移行する．下垂体腫瘍による圧排で両耳側半盲がおきやすい要因として，鼻側網膜から中心窩までの交叉線維は視交叉前方の中心に集積していること[3]，視交叉への下方からの圧力は，視交叉中心が周辺よりも高いこと[4]，視交叉前方は後方に比べて可動域が小さく，下垂体に近い位置にあること等があげられる．

2．描出法

最適な断面方向は冠状断であり，視交叉と下垂体あるいは内頚動脈との位置関係が捉えやすい（図4a）．

3．画像所見の解釈

(1) 炎症

視交叉自体が炎症をおこすものを視交叉部視神経炎（chiasmal optic neuritis）と呼ぶ．MRI所見では，STIRにて視交叉部の腫大した高信号を示し（図4b），造影MRIでは同部位の造影効果を示す．他の炎症性病変としては自己免疫性慢性炎症疾患であるリンパ球性下垂体炎があげられる．炎症が下垂体前葉に限局する前葉炎タイプが最も多い．

文献2

文献3

文献4

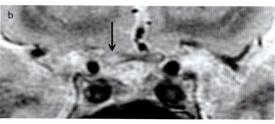
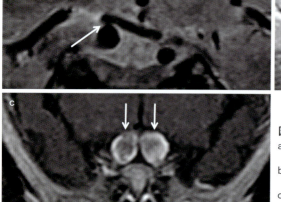

図4 視交叉病変の MRI 冠状断
a. 血管圧迫性視神経症．右内頸動脈の拡大によって視交叉右側が上方に突き上げられている所見（矢印）を認める
b. 視交叉部視神経炎．STIR において視交叉右側の腫大と高信号を認める（矢印）
c. 視交叉部視神経膠腫．造影 T1 強調画像において prechiasm の著明な腫大と造影効果を認める（矢印）

（2）視交叉部腫瘍

視交叉が腫大し造影効果を有する．乳児にみられる視交叉部視神経膠腫では毛様細胞性星細胞腫（pilocytic astrocytoma）が多い（図 4c）．

（3）圧迫

圧迫性視交叉病変で最も多いのが下垂体腺腫である．下垂体腺腫は上方に伸展し，視交叉を下から突き上げるように圧排する（図 5a）．次に多くみられる腫瘍として髄膜腫がある．MRI 所見では鞍上部腫瘤陰影とそれに連なる硬膜の造影効果（dural tail sign）

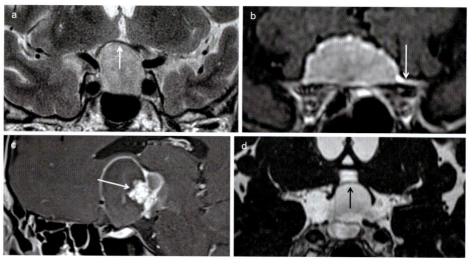

図5 トルコ鞍近傍腫瘍の MRI
a. 下垂体腺腫．T2 強調画像冠状断において，充実性の下垂体腫瘤が視交叉を下から圧排（矢印）している所見を認める
b. 鞍結節髄膜腫．造影冠状断において，鞍結節部に造影効果を有する腫瘍を認め，硬膜に沿った dural tail sign（矢印）も認める
c. 頭蓋咽頭腫．造影矢状断ではトルコ鞍上に被膜を有する腫瘤を認め，内部は造影効果のない囊胞部分と造影効果のある充実性部分（矢印）があり不均一である
d. ラトケ囊胞．T2 強調画像冠状断において，高信号の囊胞性腫瘤が視交叉を上方に圧排（矢印）している

2.5 視路画像検査（神経放射線検査）

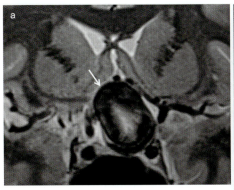
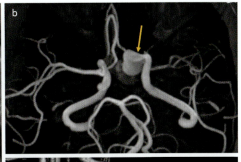
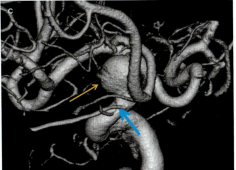

図6 脳動脈瘤の画像所見
a. T2強調画像冠状断において，トルコ鞍上に巨大な低信号の腫瘤陰影を認める
b. MRAにおいて，左内頸動脈瘤（黄矢印）と確認できる
c. 3-D MRAではあらゆる角度からの描出が可能であり，眼動脈根部（青矢印）と瘤（黄矢印）との位置関係も明確である

が特徴的である（図5b）．小児および思春期にみられる頭蓋咽頭腫では，囊胞や石灰化を示すことが多く，画像は不均一な腫瘤陰影を示すことが多い（図5c）．ラトケ嚢胞は，トルコ鞍内に円形の均一な腫瘤陰影を示し（図5d），囊胞内容の性状により信号強度が変化する．

動脈瘤では，内頸動脈-眼動脈分岐部動脈瘤と前大脳動脈-前交通動脈分岐部動脈瘤が視交叉障害の原因となる．MRIでは動脈瘤の内腔がflow voidのため，T2強調画像で低信号を示す（図6a）．磁気共鳴血管画像（MR angiography：MRA）による動脈瘤の確認も重要である（図6b，c）．

■外側膝状体

1. 解剖
外側膝状体は6層構造をなしており，1，4，6層が交叉線維，2，3，5層が非交叉線維である．三角の形状をなし，頂上は後方に伸びて視野の中心部に相当する網膜線維が投射され，内角，外角と呼ばれる前方周辺部には視野の周辺に相当する線維（内角が下方周辺視野，外角が上方周辺視野）が投射される（図7）．

2. 描出法
外側膝状体は非常に小さい構造なので，MRIで明確に描出するのは困難である．ただ海馬と側脳室三角部の間に位置しているため，それを目安にすると捉えやすい．

3. 画像所見の解釈
(1) 梗塞
内頸動脈の分枝である前脈絡叢動脈，後大脳動脈の分枝である外側後脈絡叢動脈の閉塞でおこる．拡散強調画像の水平断画像において高信号を示す（図8）．

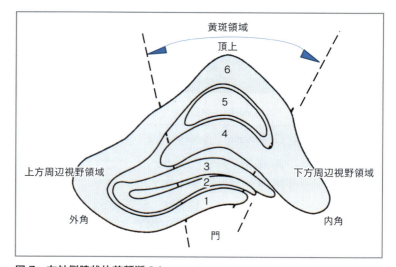

図7 右外側膝状体前額断のシェーマ
1, 4, 6 層が交叉線維, 2, 3, 5 層が非交叉線維である

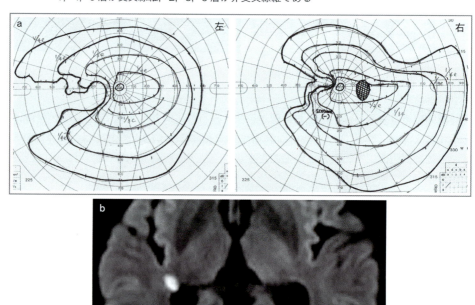

図8 外側膝状体半盲の MRI 所見
a. ゴールドマン (Goldmann) 動的視野検査において, 左楔形同名半盲を示す
b. 拡散強調画像水平断において, 右外側膝状体を障害する梗塞巣 (高信号) を認める

(2) 髄鞘崩壊 (myelinolysis)

　血清ナトリウムの急速な上昇時にオリゴデンドロサイトがアポトーシスを引きおこし, 髄鞘が崩壊 (橋外髄鞘崩壊症) することがある. 水抑制画像である fluid attenuated inversion recovery (FLAIR) において高信号を示す.

■ 視放線〜視中枢

1. 解剖

視放線は外側膝状体から視中枢の鳥距溝までの線維で，網膜上方線維は後頭頭頂葉を走行し，網膜下方線維はマイヤールーブを経由して側頭後頭葉を走行する．視中枢では黄斑の線維は最後端へ投射され，周辺に行くほど鳥距溝の前方に投射される（図9）．

2. 描出法

後頭葉全体を捉えるには水平断がみやすいが，視中枢の鳥距溝を描出したいときは冠状断または矢状断も有用である（図10）．

3. 画像所見の解釈

急性期脳梗塞では拡散強調画像で高信号，ADC（apparent diffusion coefficient）マップで低信号を示す．

2.5.2 CT，MRA，MRV の利用法

1. CT

くも膜下出血，脳内出血，視神経管骨折，また石灰化の描出や骨由来の腫瘍の診断に有用である（図11）．

2. MRA

視路病変の脳動脈瘤の診断以外にも，急性動眼神経麻痺の場合，内頸−後交通動脈分岐部脳動脈瘤の診断に不可欠であり，また頸動脈海綿静脈洞瘻の診断にも有用である．

3. MR venography（MRV）

脳静脈洞血栓症または狭窄症の診断に必要な検査法で，うっ血乳頭の鑑別に有用である（図12）．

2.5.3 造影 MRI/CT の違い

MRIでは，造影剤が体内の水素原子へ及ぼす間接的影響が画像化されているのに対し，CTは造影剤そのものの吸収度の高低が直接的に画像化される．

■ 造影 MRI

ガドリニウムイオンの常磁性体効果により，造影剤近傍にある水分子中の水素イオンの緩和時間が短縮する．したがって，造影T1強調画像において緩和時間の短縮がおこると高信号を示すこととなり，よりコントラストの強い画像となる（contrast enhancement）．

■ 造影 CT

ヨード造影剤によって，血管内に分布し拡張した血管腔や血管床がまず増強される．脳脊髄の毛細血管内皮間は結合が強く血液脳関門を有するが，腫瘍や炎症で破綻すると造影剤が血管外に漏出する．単純CTに対して造影CTで病変の吸収値が上昇した場合，増強効果があるという．

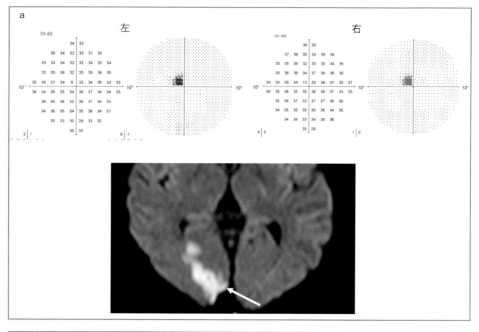
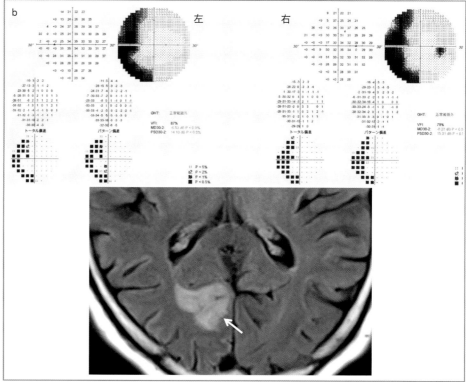

図9 後頭葉梗塞の視野とMRI所見
a. ハンフリー（Humphrey）10-2静的視野検査では中心3°の左上同名半盲を示し，拡散強調画像において，右視中枢最後端（矢印）の梗塞巣を認める
b. ハンフリー（Humphrey）30-2静的視野検査では三日月状の左周辺部同名半盲を示し，FLAIRでは右視中枢前部に限局した梗塞巣を認める

2.5 視路画像検査(神経放射線検査)

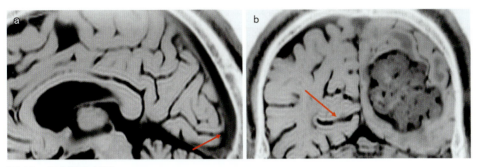

図10 視中枢の MRI
高速グラジエントエコー法(0.7 mm 厚)を用いた矢状断(a)および冠状断(b)では,鳥距溝(赤矢印)が明瞭に描出される.b では左鳥距溝上唇を含む転移性脳腫瘍(肺がん)を認める

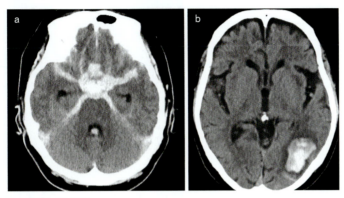

図11 頭部 CT 所見
a. 中頭蓋窩にヒトデ状に拡がる高吸収域がみられ,くも膜下出血と診断された
b. 左視放線に拡がる高吸収域を認め,左後頭葉皮質下出血と診断された

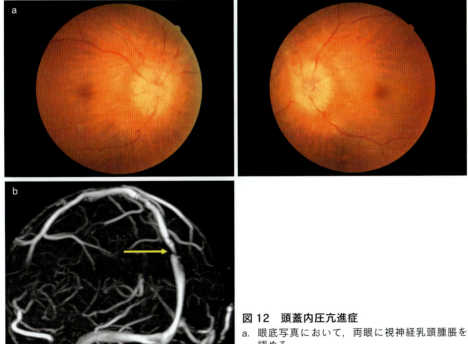

図12 頭蓋内圧亢進症
a. 眼底写真において,両眼に視神経乳頭腫脹を認める
b. MRV において,上矢状静脈洞の狭窄所見(黄矢印)を認める

89

ADVICE

テンソール画像による神経線維束の描出

拡散強調画像を用いて拡散の速さが異なる性質（異方性：anisotropy）を画像化したものをテンソール画像という．異方性拡散の強く生じている方向を左右，前後，頭尾方向で各々赤，緑，青色で表したのがカラーマップで，これをもとに神経線維束の描出が可能となる．図13は視神経線維のテンソール画像で，左後頭葉に腫瘍があり，左視放線の乱れが可視化できる．

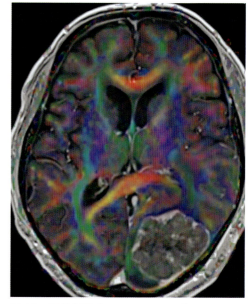

図13　視神経線維のテンソール画像

2.5.4 おわりに

視路疾患を捉える有用方法および画像所見の解釈について解説した．画像検査は視神経疾患の診断に有用な検査法であるが，撮り方を誤ると全くむだな検査になってしまう．限られた時間の中で診断に有用な画像検査を行うためには，我々と撮影側の放射線技師あるいは読影を担う画像診断医とのコミュニケーションも重要である．

（橋本雅人）

文献

1) Lindblom B et al. Optic nerve sheath meningioma. Definition of intraorbital, intracanalicular, and intracranial components with magnetic resonance imaging. *Ophthalmolgy* 1992；99：560-6.
2) Imes RK et al. Magnetic resonance imaging signs of optic nerve glioma in neurofibromatosis 1. *Am J Ophthalmol* 1991；111：729-34.
3) Horton JC et al. Decussating axons segregate within the anterior core of the primate optic chiasm. *Br J Ophthalmol* 2023；107：447-52.
4) Kosmorsky GS et al. Nonuniform pressure generation in the optic chiasm may explain bitemporal hemianopsia. *Ophthalmology* 2008；115：560-5.

2.6 全身バイオマーカー検査

　神経眼科領域では，病態把握や診断に必要な様々なバイオマーカーが知られている．バイオマーカーは，通常の生体応答，疾患の病状過程，もしくは治療による薬理学的応答の指標として，客観的に評価される特性／特徴と定義される．血液検査，脳脊髄液検査，がんの遺伝子パネル検査，画像検査，光干渉断層計（optical coherence tomograph：OCT）所見などが該当する．したがって，OCT で測定された視神経周囲網膜神経線維層厚などの各種パラメーター，様々な方法で標準化・定量化された MRI 画像データ，相対的瞳孔求心路障害を測定・定量化した結果なども，バイオマーカーに含まれるが，本節では，神経眼科・視神経疾患の代表的なものをあげ，血液検査，脳脊髄液検査に加え，遺伝学的検査を中心に述べる．

2.6.1 視神経疾患

■ アクアポリン 4 抗体陽性視神経炎

　アクアポリン 4（aquaporin4：AQP4）抗体が病態に関与する疾患は，包括して視神経脊髄炎スペクトラム障害（neuromyelitis optica spectrum disorders：NMOSD）と診断される[1]．NMOSD は，視神経炎と脊髄炎を中核とする中枢神経系の自己免疫疾患である．AQP4 抗体陽性視神経炎は，NMOSD の一病型である[2]．血液生化学検査や脳脊髄液検査で AQP4 抗体が検出されることから，診断に必須のバイオマーカーである．

　検出方法として，酵素結合免疫吸着測定（enzyme-linked immunosorbent assay：ELISA）法が保険収載されている．CBA（cell-based assay）法（保険適用外）は，AQP4 蛋白（抗原）を強制的に発現させ，固定（fixed）した培養細胞を用いた間接蛍光抗体法による測定法で精度が高い．ELISA 法は Fixed CBA 法と比較して偽陰性や偽陽性がおこり得るため，治療介入前に，Fixed CBA 法による測定も推奨される．

　NMOSD と診断された症例の Fixed CBA 法（株式会社エスアールエル）よる検査結果を図 1 に示す[3]．CBA 法には，Fixed CBA 法以外に，生きた培養細胞を用いた Live CBA 法（株式会社コスミックコーポレーション）も登場し，より精度の高い測定法として注目されている．また疾患との関連を調べるヒト白血球抗原（human leukocyte antigen：HLA）検査で，HLA-DPB1*05:01，HLA-DPB1*16:02 との関連性が指摘されている．

■ ミエリンオリゴデンドロサイト糖蛋白抗体関連視神経炎

　ミエリンオリゴデンドロサイト糖蛋白（myelin oligodendrocyte glycoprotein：MOG）抗体関連疾患は，中枢神経系の炎症性脱髄性疾患の 1 つである[1]．しばしば視神経炎を合併する．血液生化学検査や脳脊髄液検査で，MOG 抗体が検出される．診断に必須のバイオマーカーである．しかしながら，通常行われる Fixed CBA 法による MOG 抗体測定は，保険収載されていない．

　MOG 抗体関連視神経炎と診断された症例の Fixed CBA 法による検査結果を図 2 に

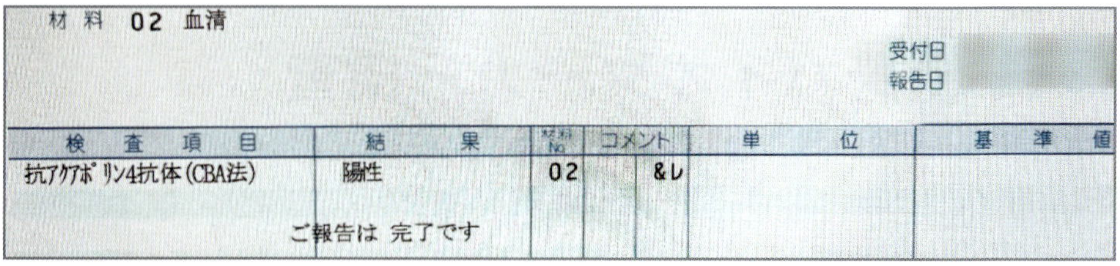

図1　Fixed CBA 法による検査結果の例 1
アクアポリン4抗体陽性視神経炎と診断された症例の Fixed CBA 法よる検査結果を示す．陰性もしくは陽性かの結果が返却される

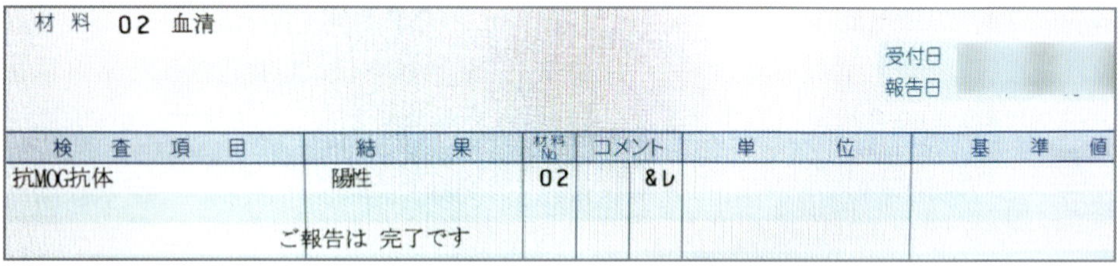

図2　Fixed CBA 法による検査結果の例 2
MOG 抗体関連神経炎と診断された症例の Fixed CBA 法よる検査結果を示す．陰性もしくは陽性かの結果が返却される

示す．現在 Fixed CBA 法以外に，より精度の高い Live CBA 法による測定をオーダーすることも可能である．

■その他の視神経炎，視神経周囲炎

結核，梅毒，髄膜炎，副鼻腔炎の波及などによる感染性，サルコイドーシス，肥厚性硬膜炎などの炎症性疾患による視神経炎，視神経周囲炎が知られている．ベースとなる疾患の診断および治療が必要である．

視神経周囲炎は，肥厚性硬膜炎の炎症が眼窩先端部に波及し，視神経鞘や視神経周囲のくも膜下腔に波及するケース，逆に後部強膜炎からの炎症が視神経鞘や視神経周囲に波及するケースがある．視神経周囲炎では，造影 MRI の軸位断で，視神経周囲に均一な造影増強効果（tram- track sign）を伴う所見が観察されることがある．

片眼性ぶどう膜炎ならびに強膜炎に伴う視神経周囲炎による視力障害をきたした症例で，前房水を用いたマルチプレックスリアルタイム PCR 法（株式会社 LSI メディエンス）を行い，水痘帯状ヘルペスウイルスが検出された検査結果を図3に示す．

■視神経網膜炎

感染性や非感染性ぶどう膜炎の一所見としてみられることがある．結核（T-SPOTなど），梅毒（RPR, TPHA），サルコイドーシス（ACE, sIL2-R）などを含むぶどう膜炎採血を行う．原因がはっきりしない場合，頭部・眼窩画像検査とともに，眼トキソカラ症や猫ひっかき病を鑑別にあげ，血清の抗トキソカラ抗体や抗 Bartonella henselae IgM ならびに IgG 抗体（株式会社エスアールエル）を測定する．

原因不明の発熱に加え視神経網膜炎がみられた症例において，血清学的検査で，猫ひっかき病と診断された検査結果を図4に示す[4]．

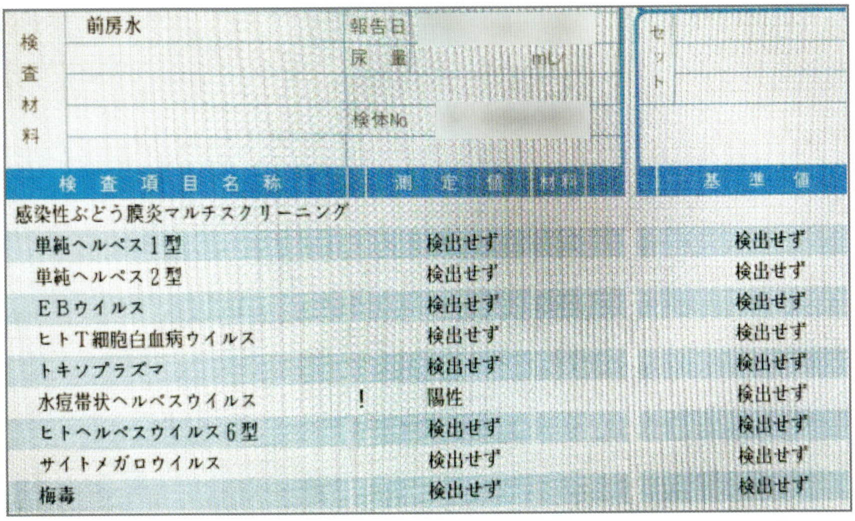

図3 マルチプレックスリアルタイム PCR 法による検査結果の例
前房水を解析し，水痘帯状ヘルペスウイルスが検出された検査結果を示す

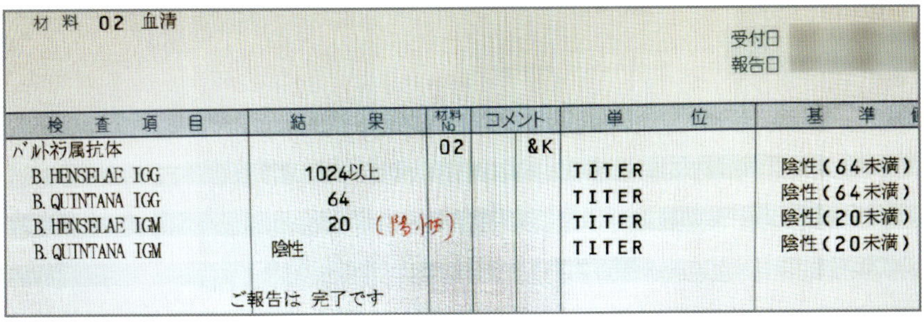

図4 抗 Bartonella henselae IgM ならびに IgG 抗体の検査結果の例
血清の抗 Bartonella henselae IgM ならびに IgG 抗体価上昇を認め，猫ひっかき病と診断された症例の検査結果を示す

■ 虚血性視神経症

　本疾患は，視神経への血流障害による虚血によっておこる．動脈炎性では，CRP が高値となり赤沈も亢進する．巨細胞性動脈炎に伴うことが多い．巨細胞性動脈炎では，赤沈 50 mm/h 以上が診断基準に含まれており，診断に重要なバイオマーカーである．非動脈炎性では，高血圧，脂質異常症，糖尿病のチェックを行うことが重要である．

■ うっ血乳頭

　頭蓋内圧亢進により両眼の視神経乳頭が発赤・腫脹し，出血を伴う．脳腫瘍，脳静脈洞血栓症，特発性頭蓋内圧亢進症など様々な原因により発症する．眼底・OCT 検査で疑い次第，脳神経外科や脳神経内科にコンサルトし，頭部画像検査に加え，必要に応じて脳脊髄液検査を行い，原疾患の治療を行う．

　うっ血乳頭所見は頭蓋内圧亢進を示唆する所見であり，OCT による視神経乳頭周囲網膜線維層厚測定は，バイオマーカーといえる．うっ血乳頭を認め，その後の頭部画像検査で脳腫瘍がみつかった症例の眼底写真ならびに OCT 画像を図5 に示す．

Chapter 2 神経眼科診療に必要な検査

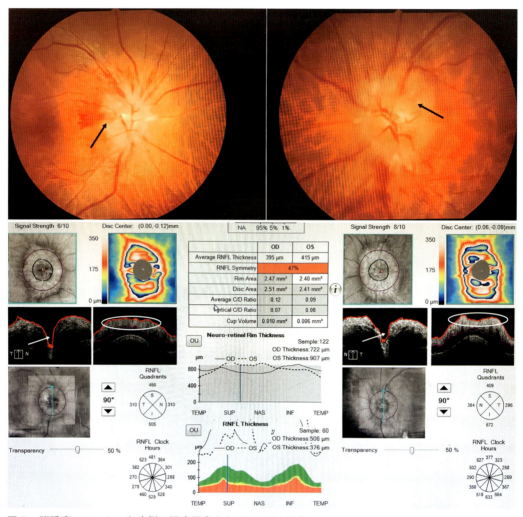

図5 脳腫瘍がみつかった症例の眼底写真ならびにOCT画像
うっ血乳頭を認め，その後の頭部画像検査で脳腫瘍がみつかった．眼底写真では，両眼視神経乳頭に発赤・腫脹・出血を認める（黒矢印）．OCT所見として，視神経乳頭周囲網膜線維層厚の肥厚を認める（白円内）．また，中心陥凹がみられる（白矢印）．

■栄養障害性視神経症

日本では極めて稀な病態である．原因不明の視神経症に対して，血清中のビタミンB_1/B_{12}や葉酸を測定する．低下していれば，診断の一助となるバイオマーカーといえる．

■常染色体顕性視神経萎縮／顕性遺伝性視神経萎縮

遺伝性視神経症のため，血清のバイオマーカーはない．常染色体顕性視神経萎縮の原因は，*OPA1*遺伝子のヘテロ接合変異による[5,6]．本邦では，*OPA1*遺伝子以外の報告は少ない．常染色体顕性遺伝を認め，両眼性の視神経萎縮がみられれば，本疾患を疑う．*OPA1*遺伝子を探索する検査は遺伝学的検査と呼ばれ，生殖細胞変異を検出するものであり，みつかった変異は生涯変化しない．*OPA1*遺伝子変異が検出されれば，

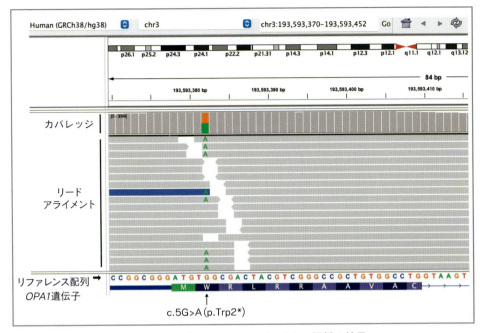

図6　NGSを用いた*OPA1*遺伝子（NM_015560.3）パネル解析の結果
常染色体顕性視神経萎縮を疑われ，ハイブリダイゼーションキャプチャー法によるNGSを用いた*OPA1*遺伝子（NM_015560.3）パネル解析を施行した．Integrative genomics viewer（IGV）を用い，シークエンス（カバレッジ：3094）されたリードアライメントの一部を示す．エクソン1領域を可視化し，c.5G＞A（p.Trp2*）変異（矢印）がヘテロ接合で検出されている

本疾患の診断が確定する．

　現状，ハイブリダイゼーションキャプチャー法による次世代シークエンサー（next generation sequencing：NGS）を用いた遺伝子パネル解析として行われる[7,8]が，保険収載されていない．NGSを用いた*OPA1*遺伝子（NM_015560.3）パネル解析で，c.5G＞A（p.Trp2*）変異をヘテロ接合で認めた解析結果を図6に示す．がんの遺伝子パネル検査を用いた体細胞変異の検出は，がんの治療によって変化することからバイオマーカーとなる．

　一方，*OPA1*遺伝子解析による生殖細胞変異の検出は，客観的に評価される特性／特徴にはあてはまるが変化しないため，バイオマーカーの定義から外れる．2023年8月，遺伝性網膜ジストロフィに関連する82遺伝子を調べるPrismGuide™ IRDパネルシステム（シスメックス株式会社）が保険収載された．このパネル検査も生殖細胞変異の検出を目的としている[9]．

文献8

■ Leber（レーベル）遺伝性視神経症

　母系遺伝による遺伝性視神経症のため，血清のバイオマーカーはない．Leber（レーベル）遺伝性視神経症の原因は，ミトコンドリアDNAの1塩基置換による[10]．主要変異として m.3460G＞A，m.11778G＞A，m.14484T＞C の3つが知られているが，m.11778G＞A変異が圧倒的に多い．ほかにも m.3376G＞A，m.3635G＞A，m.3700G＞A，m.3733G＞A，m.4171C＞A，m.10663T＞C，m.13051G＞A，m.13094T＞C，m.13379A＞G，m.13513G＞A，m.14482C＞G，m.14482C＞A，m.14495A＞G，m.14568C＞T が稀な変異と

して報告されている．

　3つの主要変異の測定（保険適用外）は検査会社（株式会社エスアールエル，株式会社ビー・エム・エル）への委託が可能である．ミトコンドリアDNAに遺伝子変異が検出されれば，本疾患の診断が確定する．一方，稀な変異を調べるには，NGSを用いてミトコンドリアDNAの網羅的遺伝子解析を行う必要がある[8]．ミトコンドリアDNA変異は生涯にわたり変化することはないため，バイオマーカーの定義から外れる．他疾患との鑑別を要し，m.11778G＞A変異検索をSanger法で行った結果を図7に示す[11]．

　m.11778Gは，*MT-ND4*遺伝子コドン340のアルギニン（Arg）をコードし，変異によってヒスチジン（His）へのアミノ酸置換がおこる（図7参照）．NGSを用いて全ミトコンドリアDNA配列（NC_012920）を決定し，m.11778G＞A変異が検出された結果を図8に示す．

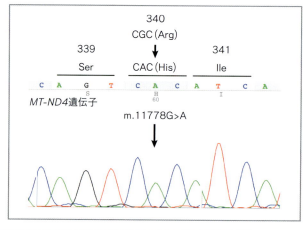

図7　m.11778G＞A変異検索をSanger法で行った結果
Leber遺伝性視神経症が疑われた症例に対して，ミトコンドリアDNAを鋳型として，*MT-ND4*遺伝子領域をPCR法で増幅し，Sanger法で塩基配列を決定した．m.11778G＞A変異（矢印）によって，コドン340をコードするArgが，Hisにアミノ酸置換される

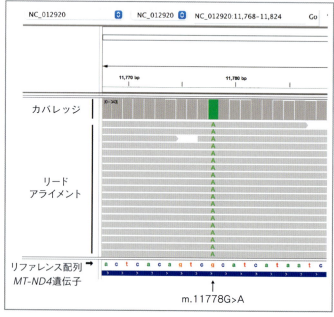

図8　NGSを用いた全ミトコンドリアDNA配列解析の結果
Leber遺伝性視神経症が疑われ，ハイブリダイゼーションキャプチャー法によるNGSを用いた全ミトコンドリアDNA配列解析を施行した．IGVを用い，シークエンス（カバレッジ：343）されたリードアライメントの一部を示す．m.11778G＞A変異（矢印）がホモプラスミーで検出されている

■視神経鞘髄膜腫

好発年齢は40代で女性に多い．典型例では，造影MRIの軸位断において，視神経鞘周囲に tram- track sign を伴う腫脹がみられる．視神経周囲の tram- track sign は，進行や治療によって変化し得る所見である．腫瘍部は造影MRIで増強効果を認め，好発年齢も含めて視神経炎との鑑別が難しいケースがある．

■視神経膠腫／視路神経膠腫

常染色体顕性遺伝形式をとる神経線維腫症1型では本疾患を発生するリスクが高く，本疾患と診断された小児の約20％程度が視神経膠腫／視路神経膠腫を罹患するといわれている．また，神経線維腫症1型では，しばしば虹彩小結節（Lisch nodule）がみられる．神経線維腫症1型は，*NF1*遺伝子のヘテロ接合変異によって発症する[8]．

2.6.2 視神経先天異常

■中隔視神経形成異常症／ドモルシア（De Morsier）症候群

視神経低形成と透明中隔欠損に，下垂体機能低下症を伴う先天異常である．眼振や視力障害を認める．*HESX1*，*SOX2*などの遺伝子変異が報告されている．

■Aicardi（アイカルディ）症候群

脳梁欠損，点頭てんかん，網脈絡膜症を三主徴とする疾患で，乳児期に診断される．片眼性の脈絡膜・視神経乳頭コロボーマがみられることがある．明らかな原因遺伝子は特定されていない．ビガバトリンは，点頭てんかんに有効な数少ない治療薬の1つである．乳児期におけるビガバトリン投与例では，投与前後に網膜電図検査が必須である．

■腎コロボーマ症候群／Papillorenal 症候群

常染色体顕性の視神経乳頭と腎の発生異常を特徴とする疾患で，*PAX2*遺伝子の短縮型変異がヘテロ接合性に検出される．視神経乳頭コロボーマや視神経低形成がみられる．

■CHARGE（チャージ）症候群

多発奇形症候群で，眼合併症は約80～90％にみられる．眼発生過程で，胎児期の胎生裂閉鎖不全による両眼性網膜脈絡膜・視神経乳頭コロボーマが多い．*CHD7*遺伝子にヘテロ接合変異が検出される．

■朝顔症候群

視神経乳頭領域が拡大，陥凹し，陥凹内中央に白色組織が存在して朝顔のようにみえる先天奇形の疾患で，片側性がほとんどである[11]．遺伝性は証明されていない．

2.6.3 その他の神経眼科疾患

多発性硬化症

多発性硬化症（multiple sclerosis：MS）は，中枢神経系の炎症性脱髄性疾患であり，自己免疫的機序が関与していると考えられているが，特異的なバイオマーカーはない[1]．MS の経過中に視神経炎を発症することがある．脳脊髄液検査で，オリゴクローナル IgG バンドや IgG インデックスの上昇がみられる．また髄鞘の破壊を反映して，髄鞘成分であるミエリン塩基性蛋白（myelin basic protein：MBP）の増加がみられることがある．オリゴクローナル IgG バンドは，多発性硬化症に特異的なものではない．臨床症状や MRI 所見から総合的に診断される．遺伝的要因として，HLA-DRB1*15:01 や HLA-DRB1*04:05 がリスクとして知られている．

急性散在性脳脊髄炎

急性散在性脳脊髄炎（acute disseminated encephalomyelitis：ADEM）は，炎症性脱髄性疾患に分類されている．発症機序は不明であるが，主に小児の脳，脊髄，視神経を含む中枢神経系に散在性に脱髄性病変を認める[1]．MS との鑑別を要する．小児例を中心に，感染やワクチン接種が契機となっている場合があり，これらを契機とした自己免疫反応が病態に関わっている．急性期に白血球増多や CRP 上昇を認めることが多い．

脳脊髄液検査で，細胞増多や蛋白上昇がみられ，脳脊髄圧の軽度上昇や MBP 増加を伴うこともある．ADEM に特異的なバイオマーカーは存在しない．小児 ADEM の約半数に MOG 抗体が検出される．この場合，MOG 抗体関連疾患として分類されるようになっている．

甲状腺眼症

甲状腺眼症は，バセドウ病や稀に橋本病に伴ってみられる眼窩組織の自己免疫性炎症性疾患である．抗甲状腺自己抗体として TRAb や TSAb が知られており，TSAb のほうが眼症の重症度，活動性に相関がみられ，バイオマーカーとして有用である．

甲状腺眼症の治療においては，眼窩内炎症に対する消炎治療とともに，甲状腺治療として TRAb の正常化，つまり免疫学的寛解が望まれる．甲状腺治療により TRAb が低下しにくい症例では，眼症は悪化しやすい．肥大した外眼筋が視神経を直接圧迫すると甲状腺性視神経症／圧迫性視神経症による視力障害をきたす．

IgG4 関連眼疾患

血清学的に高 IgG4 血症（135 mg/dL 以上）で，眼組織に腫瘤，腫大，肥厚性病変が存在し，病変部の病理組織学で著明なリンパ球と形質細胞の浸潤がみられ，時に線維化がみられれば診断される[12]．また，抗 IgG4 抗体による免疫染色で，IgG4/IgG 陽性細胞比が 40％ 以上，かつ強拡大視野（400 倍）で 10 個以上の IgG4 陽性細胞を認める．特に涙腺，三叉神経，外眼筋の腫大がみられる．2016 年の日本眼科学会雑誌に本疾患の診断基準が掲載されている[12]．血清 IgG4 値は，診断や病態評価に必須のバイオマーカーである．

肥厚性硬膜炎

原因として感染症，抗好中球細胞質抗体（anti-neutrophil cytoplasmic antibody：ANCA）関連，IgG4関連に合併するものと，原因がはっきりしない特発性がある[13,14]．診断には造影 MRI を行い，造影増強効果を伴う肥厚した硬膜がみられれば診断される．しばしば頭痛を伴う．肥厚性硬膜炎による炎症が眼窩先端部から視神経周囲に波及すると視力が低下する．各種感染症，血清中の炎症反応に加え，PR3-ANCA，MPO-ANCA，IgG4 値を測定する．

眼窩先端症候群

感染症，ANCA 関連，肥厚性硬膜炎，サルコイドーシス，腫瘍などにより，視神経，動眼神経，滑車神経，外転神経，三叉神経第 1 枝の障害がおこる．単純／造影 MRI による画像検査，通常の血液検査に加え，各種感染症，PR3-ANCA，MPO-ANCA を含む自己抗体，IgG4 値を測定し，原因疾患に対する治療が必要である．

特発性眼窩炎症

特発性眼窩炎症（眼窩炎性偽腫瘍）は，眼窩部および眼付属器に生じる良性の非特異的炎症性疾患で，炎症は涙腺，外眼筋，眼窩全体，眼瞼，視神経周囲など多岐に及ぶ．外眼筋に炎症を生じるものは外眼筋炎とも呼ばれる．他の疾患が除外されて診断されるため，特異的なバイオマーカーは存在しない．

重症筋無力症／眼筋型重症筋無力症

重症筋無力症（myasthenia gravis：MG）は，神経筋接合部のシナプス後膜上にあるいくつかの標的抗原に対する自己抗体の作用により，神経筋接合部の刺激伝達が障害されて生じる自己免疫疾患である[15]．病原性が認められている抗体は，抗アセチルコリン受容体（AChR）抗体と抗筋特異的受容体チロシンキナーゼ（MuSK）抗体の 2 つである．これら 2 つの抗体は，MG のバイオマーカーといえる．抗 AChR 抗体の陽性率は MG 全体の約 80 ～ 85 %，約 5 % が抗 MuSK 抗体陽性となる．残りの 10 ～ 15 % が，double seronegative MG に分類される．

MG 全体の約半数が眼瞼下垂や複視（外眼筋麻痺）だけを呈する眼筋型 MG として発症し，そのうち 50 ～ 60 % の症例が 2 年以内に全身型 MG に進展するといわれている．眼筋型 MG での抗 AChR 抗体陽性率は約 50 % 前後とされている．MG に胸腺腫を合併することがあり，胸腺腫切除例の 23 % に MG を合併していたとする報告がある．

Lambert-Eaton（ランバート・イートン）筋無力症候群

Lambert-Eaton 筋無力症候群（Lambert-Eaton myasthenic syndrome：LEMS）では，近位筋の筋力低下，腱反射減弱，口渇を認め，MG 同様に眼瞼下垂や複視を訴えるが，その程度は軽い[15]．肺小細胞がんの合併頻度が高く，約 60 % に合併している．

診断には誘発筋電図検査が重要である．LEMS は腫瘍随伴症候群の 1 つで，肺小細胞がん細胞膜上に発現する P/Q 型電位依存性カルシウムチャネル（抗 P/Q 型 VGCC）に対する自己抗体が産生される．産生された抗 P/Q 型 VGCC 抗体が，神経筋接合部に局在する P/Q 型 VGCC（標的抗原）に結合し，神経終末からのアセチルコリン放出を

Chapter 2 神経眼科診療に必要な検査

障害することで発症する．抗 P/Q 型 VGCC 抗体が全体の 85 ～ 95 ％で陽性となり，診断的バイオマーカーといえる．抗 P/Q 型 VGCC 抗体測定は保険適用となっている．

■Fisher（フィッシャー）症候群

Miller Fisher によって報告された自己免疫性末梢神経疾患で，両眼性外眼筋麻痺，運動失調，腱反射消失を三主徴とする．遅発性の顔面神経麻痺を合併することがある[16]．Guillain-Barré 症候群の臨床亜型と考えられているが，数か月でほとんどの症状が自然軽快し予後良好な疾患である．本疾患の原因として，先行感染の関与が示唆されている．急性期に約 80 ～ 90 ％の症例でガングリオシド GQ1b に対する IgG 抗体が検出される．抗 GQ1b IgG 抗体は，Fisher 症候群の診断的バイオマーカーである．

■慢性進行性外眼筋麻痺

慢性進行性外眼筋麻痺（chronic progressive external ophthalmoplegia：CPEO）は，眼瞼下垂，外眼筋麻痺を主症状とし，慢性進行性に経過するミトコンドリア病である．CPEO に心伝導障害と網膜色素変性を合併すると Kearns-Sayre（カーンズ・セイヤー）症候群と診断される．ミトコンドリア DNA に大きな欠損が生じることが原因でおこるものの，ヘテロプラスミーによって，ミトコンドリア DNA に欠損が検出されない組織も存在する．すなわち白血球から抽出した DNA に欠損が検出されなくても，CPEO を否定することはできない．CPEO を疑う場合，組織生検は外眼筋で行い，その筋組織のミトコンドリア DNA を解析することが重要である．

（林　孝彰）

文献

1）日本神経学会（監修）．多発性硬化症・視神経脊髄炎スペクトラム障害診療ガイドライン 2023．医学書院；2023．
2）三村　治ほか．抗アクアポリン 4 抗体陽性視神経炎診療ガイドライン．日本眼科学会雑誌 2014；118：446-60．
3）篠原大輔ほか．サトラリズマブを導入した抗アクアポリン 4 抗体陽性視神経炎の高齢女性の 1 例．臨床眼科 2023；77：352-60．
4）篠原大輔ほか．眼科受診を契機に診断された化膿性脊椎炎を伴う猫ひっかき病の 1 例．あたらしい眼科 2023；40：544-51．
5）林　孝彰．I 視神経疾患　8 優性遺伝性視神経萎縮．眼科 2021；63：1287-95．
6）林　孝彰．遺伝子検査．根木　昭（監修）．眼科検査ガイド（第 3 版）．文光堂；2022．pp.779-84．
7）林　孝彰ほか．*OPA1* 遺伝子に新規 *de novo* 変異が見出された両眼視神経萎縮の男児例．日本眼科学会雑誌 2022；126：983-90．
8）Fukunaga N et al. A novel stop-gain *NF1* variant in neurofibromatosis type 1 and bilateral optic atrophy without optic gliomas. *Ophthalmic Genet* 2024；45：186-92．
9）林　孝彰．網膜変性に対する遺伝学的検査．臨床眼科 2024；78：196-206．
10）中村　誠ほか．Leber 遺伝性視神経症認定基準．日本眼科学会雑誌 2015；119：339-46．
11）林　孝彰．視神経乳頭の先天異常，遺伝性視神経症．眼科 2015；57：1123-31．
12）後藤　浩ほか．IgG4 関連眼疾患の診断基準．日本眼科学会雑誌 2016；120：365-8．
13）林　孝彰ほか．重篤な片眼性視力障害をきたした特発性肥厚性硬膜炎の 2 例．眼科 2021；63：987-96．
14）西島麗美ほか．顕微鏡的多発血管炎に MPO-ANCA 関連肥厚性硬膜炎を合併し右眼の光覚を消失した 1 例．臨床眼科 2022；76：1219-25．
15）日本神経学会（監修）．重症筋無力症／ランバート・イートン筋無力症候群診療ガイドライン 2022．南江堂；2022．
16）篠原大輔ほか．遅発性に顔面神経麻痺を合併した Fisher 症候群の 1 例．あたらしい眼科 2023；40：404-9．

Chapter 3

視神経・視路疾患

3.1 視神経乳頭の腫脹，頭蓋内圧亢進

視神経乳頭の腫脹は，炎症，虚血，圧迫，感染，遺伝，中毒，浸潤，頭蓋内圧亢進など様々な後天的な要因により生じる．このうち頭蓋内圧亢進による視神経乳頭部の軸索流停滞によって引きおこされる乳頭腫脹をうっ血乳頭（papilledema）という（図1）[1]．一方，先天的に乳頭が腫脹している状態を偽うっ血乳頭と呼ぶ．本節ではうっ血乳頭を中心に，うっ血乳頭と間違えやすい偽うっ血乳頭についても解説する．

3.1.1 うっ血乳頭の成因

視神経乳頭深部の視神経周囲には，脳脊髄液で満たされているくも膜下腔が存在する．頭蓋内圧が亢進すると，くも膜下腔が拡大し乳頭深部に強い圧がかかる．これにより篩状板後部の視神経軸索流が停滞し，軸索流の停滞は篩状板前部にも及ぶため，乳頭腫脹（うっ血乳頭）が生じると考えられている（図1参照）．視神経の軸索輸送が障害される機序としては，篩状板後部での機械的な圧迫が一般的に支持されているが，乳頭深部での血流障害による二次的な軸索輸送障害説も存在する[2]．

文献2

3.1.2 うっ血乳頭の臨床症状・経過

頭痛，嘔吐，うっ血乳頭は頭蓋内圧亢進の三主徴である．うっ血乳頭の病期[1]は初期，旺盛期，慢性期，萎縮期に分けられる（表1）．

初期には視力低下はなく，視野検査ではマリオット盲点の拡大を認めることが多い．旺盛期に入ると著明な乳頭腫脹，乳頭周囲の静脈怒張・白斑・出血を認めるが，視機能障害は軽微である（図2）．この時期には，数秒程度視界が暗くなるブラックアウトと呼ばれる一過性視覚障害を認めることがある．数か月以上経過すると慢性期に入り，乳頭腫脹は減弱し，赤色調が薄れ灰白調となる．霧視を認め，視野障害を生じる．その後

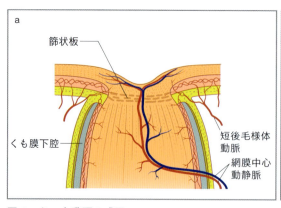
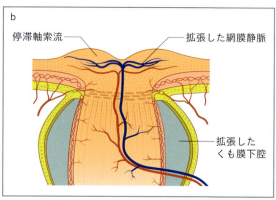

図1　うっ血乳頭の成因
a．正常時，b．うっ血乳頭．うっ血乳頭では，頭蓋内圧亢進によるくも膜下腔の拡大に伴い乳頭腫脹が生じる
（文献1をもとに作成）

も頭蓋内圧亢進が改善されずに萎縮期に至ると，網膜血管は狭小化し，視神経萎縮を呈し視機能障害を残す（図3）．その他，一過性複視，眼球運動障害（外転神経麻痺が多い），耳鳴り，意識障害など，後述する原因疾患により様々な神経症状を呈する．

表1　うっ血乳頭の病期分類

病期	眼底所見・視機能障害
初期	わずかに発赤，乳頭縁は不鮮明になり，上下と鼻側が腫脹してくる．視力低下はなく，マリオット盲点の拡大を呈する
旺盛期	乳頭腫脹は著明になり，周囲の静脈怒張・白斑・出血を伴う．視機能障害は軽微で，一過性視覚障害（ブラックアウト）を認める
慢性期	数か月以上経過すると，乳頭腫脹は減弱し，赤色調が薄れ灰白調となる．霧視を認め，視野障害を生じる
萎縮期	乳頭腫脹はなくなり，網膜血管は狭小化し，視神経萎縮に至り視機能障害を残す

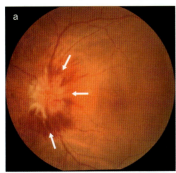
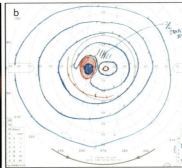
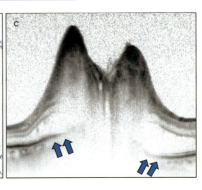

図2　脳腫瘍に伴ううっ血乳頭
80代男性，頭痛を認め脳腫瘍が判明した．眼底写真（a）では旺盛期うっ血乳頭による著名な乳頭腫脹，出血がみられた（矢印）．矯正視力は1.2で，ゴールドマン動的視野（b）ではマリオット盲点拡大（赤色部分）を呈した．OCT（c）では著明な乳頭腫脹を認め，頭蓋内圧亢進が原因と考えられているブルッフ膜の挙上（矢印）がみられた

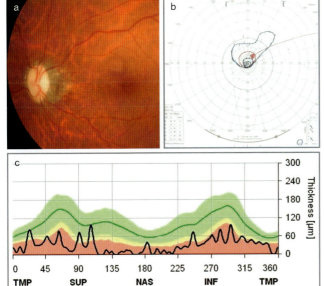

図3　脳出血に伴ううっ血乳頭（萎縮期）
脳出血を繰り返した40代男性．眼底写真（a）では，乳頭は蒼白萎縮を呈し，矯正視力は0.4で，ゴールドマン動的視野（b）は中心から上方に残存するのみであった．OCT（c）では乳頭周囲網膜神経線維厚の著明な菲薄化を認めた

3.1.3 うっ血乳頭の原因疾患

うっ血乳頭の原因[2]を表2に示す．頭蓋内占拠性病変（脳腫瘍，脳出血，脳膿瘍，脳浮腫など），脳脊髄液の排出減少（水頭症，髄膜炎，脳炎，クロウ・深瀬症候群など），脳静脈流出障害（脳静脈洞血栓症[3]，脳動静脈奇形など），脳脊髄液産生増加（傍神経節腫など），頭蓋内腔の減少（線維性骨異形成症など），薬剤性（ビタミンA過剰摂取，テトラサイクリンなど）など原因は様々である．さらに頭部画像検査では占拠性病変や脳血管異常が検出されないため，以前は偽脳腫瘍と呼ばれていた特発性頭蓋内圧亢進症（idiopathic intracranial hypertension：IIH）[4]も存在する．代表症例として図4に脳静脈洞血栓症，図5にIIHの症例を提示する．

脳静脈洞血栓症は，遺伝的な素因や，薬剤，外傷などにより血栓が形成され，硬膜静脈洞が閉塞されることにより頭蓋内圧が上昇する[3]．稀な疾患であるが死亡率は1割程度とされており，うっ血乳頭を疑い占拠性病変がない場合は本疾患を鑑別する必要がある．IIHは我が国での発症頻度は低いが，欧米では多くみられる．原因は不明であるが肥満の若～中年女性に多く[4]，貧血，性ホルモン異常を伴った報告がみられる．

文献3

文献4

表2 うっ血乳頭（頭蓋内圧亢進）の原因

病態	原因疾患・薬剤
頭蓋内占拠性病変	脳腫瘍，脳出血，脳膿瘍，脳浮腫など
脳脊髄液排出減少	水頭症，髄膜炎，脳炎，クロウ・深瀬症候群，脊柱管病変など
脳静脈流出障害	脳静脈洞血栓症，脳動静脈奇形，内頸静脈閉塞など
脳脊髄液産生増加	傍神経節腫，脈絡叢乳頭腫など
頭蓋内腔の減少	頭蓋縫合早期癒合症，線維性骨異形成症など
薬剤性	ビタミンA，テトラサイクリン，経口避妊薬，リチウム，副腎皮質ステロイドなど
原因不明	特発性頭蓋内圧亢進症

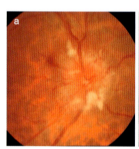 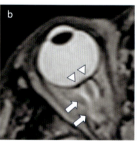 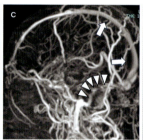 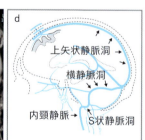

図4 脳静脈洞血栓症に伴ううっ血乳頭
脳静脈洞血栓症を認めた50代男性．頭痛，耳鳴りを呈し，眼底写真（a）では両眼の乳頭腫脹がみられた．MRI（b）では視神経の蛇行，視神経周囲くも膜下腔の拡張（矢印）および眼球後部の平坦化（矢頭）を認めた．MRV（c）にて両側横静脈洞はほぼ抽出されず（矢頭），上矢状洞も血流信号の減弱（矢印）がみられた．dは正常な脳静脈血管のシェーマ

3.1 視神経乳頭の腫脹，頭蓋内圧亢進

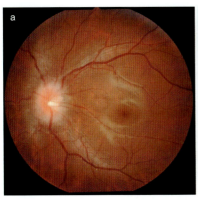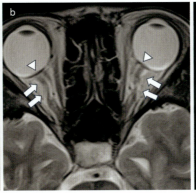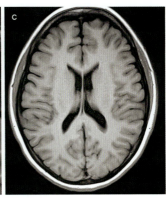

図5　IIH に伴ううっ血乳頭
20代女性．頭痛を認め，眼底写真（a）では両眼の乳頭腫脹がみられた．MRI（b, c）では眼球後部平坦化（矢頭），視神経の蛇行および視神経周囲のくも膜下腔の拡大（矢印）を認めた．脳腫瘍，脳静脈洞血栓症等の異常は検出されなかったが，脳脊髄液圧は310 mmH$_2$O（正常：70〜180 mmH$_2$O）と，上昇を認め IIH と診断された

3.1.4 うっ血乳頭の検査・診断

まず頭蓋内圧亢進以外の原因で生じる乳頭腫脹（表3）を除外する．両眼性の視覚症状に乏しい乳頭腫脹をみた場合，後述する偽うっ血乳頭を除外したら，うっ血乳頭を疑い頭部画像検査をオーダーする．

脳腫瘍などの頭蓋内占拠性病変には頭部 computed tomography（CT），magnetic resonance image（MRI）を施行し，脳動静脈奇形などの血管異常には MR angiography（MRA）を撮影する．脳静脈洞血栓症では造影 CT・MRI や MR 静脈造影（MR venography：MRV）が診断に有用である（図4参照）[3]．これらの検査にて異常がない場合は，IIH を考え，脳脊髄液検査を施行する．IIH では髄液性状に異常は検出されないが，髄液圧が亢進（正常値は70〜180 mmH$_2$O）する（図5参照）．

うっ血乳頭の眼窩内の画像所見としては，視神経の蛇行，視神経周囲くも膜下腔の拡大，眼球後部の平坦化[5]などがみられる（図4参照）．光干渉断層計（optical coherence

表3　うっ血乳頭と鑑別を要する乳頭腫脹を呈する疾患

疾患名	臨床所見・病態
視神経炎	急激な視力低下・中心暗点を認め，片眼性が多い
虚血性視神経症	急激な視力低下，水平半盲が多く，片眼性が多い
原田病	乳頭腫脹を伴うぶどう膜炎，頭痛があり，ほとんどが両眼性
視神経網膜炎	乳頭腫脹，黄斑部星芒状白斑を認め，片眼性が多い
遺伝性・中毒性視神経症	亜急性の視力低下，中心暗点，両眼性が多い
浸潤性視神経症	急激な視力低下，両眼性が多い
高血圧性網膜症	網膜症に乳頭腫脹が加わった病型で両眼性が多い
糖尿病乳頭症	網膜症に乳頭腫脹が加わる．視力障害は軽く両眼性が多い
乳頭ドルーゼン（図6）	視神経の先天異常，黄色の小円形隆起を認める
小乳頭，傾斜乳頭など	視野異常を認めることはあるが，自覚症状はない

文献5

tomography：OCT）では，乳頭腫脹が軽い初期でも乳頭周囲網膜神経線維厚の肥厚が検出される．また視神経乳頭周囲のブルッフ膜の挙上を認めることがある[5]．OCTでも鑑別が難しい場合は，蛍光眼底撮影で乳頭からの蛍光漏出を確認する．下記に，稀な病態であるが片眼性のうっ血乳頭および頭痛のないIIHについて説明する．

■ 片眼性のうっ血乳頭

視神経鞘間腔に先天性，後天性の髄液疎通障害が生じると，左右差のあるうっ血乳頭や片眼性のうっ血乳頭をおこす[6]．Foster-Kennedy（フォスター・ケネディー）症候群は，前頭葉あるいは嗅溝の脳腫瘍による圧迫性視神経症にて片側の視神経萎縮を生じ，反対側は頭蓋内圧亢進に伴ううっ血乳頭を呈する状態をいう．

■ 頭痛のないIIH

頭痛や吐気がなく，うっ血乳頭が唯一の所見である症例が存在する．このような症例は眼科医から検査・治療の必要性を説明しないと，髄液検査および治療開始の時期が遅れる可能性があり注意を要する[7]．IIHは，約25％は何らかの視機能障害を残し，4％は失明に至ったと報告されている．

3.1.5 うっ血乳頭と鑑別を要する疾患

頭蓋内圧亢進以外の原因によって生じる乳頭腫脹（表3参照）のうち，視神経炎や虚血性視神経症などのほとんどの後天性疾患は，臨床症状などの相違によりうっ血乳頭との鑑別はそれほど困難ではない．

文献8

文献9

偽うっ血乳頭については，乳頭ドルーゼン[8]（後述）が有名であるが，小乳頭，遠視眼，近視に伴う傾斜乳頭などでみられるperipapillary hyperreflective ovoid mass-like structures（PHOMS）[9]も注目されている．これらもうっ血乳頭と同様に眼症状に乏しいが，頭痛などの頭蓋内圧亢進症状はなく，後述するOCT所見などにより，うっ血乳頭との鑑別はそれほど難しくない．

しかし実臨床では頭蓋内圧亢進を完全に否定するために，MRIなどの画像検査を施行しなければならないケースもしばしばみられる．以下に乳頭ドルーゼン，PHOMS，そして現時点では通常診療で遭遇することはないが，宇宙飛行士の眼底によくみられる乳頭腫脹について解説する．

■ 乳頭ドルーゼン

乳頭ドルーゼンは，視神経乳頭にある石灰化を伴うガラス様の構造物である．検眼鏡的に小円形の黄色隆起性病変がみられる表在型と，乳頭深部に存在する埋没型がある．表在型の乳頭ドルーゼンは自発蛍光がみられる（図6）．

OCTでは内部は低反射で，周辺が高反射の隆起性病変を呈する[8]．その他CT，Bモードエコーでも高輝度病変がみられる．先天性の疾患であり，通常は無症状だが，加齢ともに視機能障害が緩徐進行する症例や，虚血性視神経症，脈絡膜新生血管などを合併する場合がある[8]．

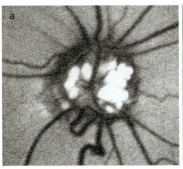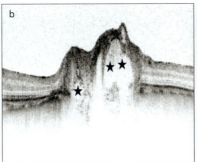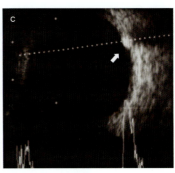

図6 乳頭ドルーゼン
飛蚊症を主訴に来院した80代男性．眼底自発蛍光（fundus autofluorescence：FAF）（a）にて多発する自発蛍光がみられた．OCT（b）では，乳頭ドルーゼンは周囲が高反射で，内部は低反射像（星印）を呈した．Bモードエコー（c）では，乳頭ドルーゼンは高輝度（矢印）を示した

■ PHOMS

PHOMSはperipapillary hyperreflective ovoid mass-like structuresの略であるが，文字通り乳頭周囲にある高反射の卵円形状構造物である．検眼鏡的には小乳頭，遠視眼，傾斜乳頭の乳頭縁を覆う不明瞭な淡いC字型の浮腫状構造を呈する[9]．OCTの発展に伴い報告が増えているが，視神経軸索流の停滞や，神経線維のヘルニアなどが原因として考えられている[9]．

前述の乳頭ドルーゼンとの比較（表4）[9]では，自発蛍光はなく，BモードエコーやCTでは異常を認めない．OCTでは，乳頭ドルーゼンは内部が低反射で周辺は高反射であるのに対し，PHOMSでは内部が高反射で周辺は低反射像を呈する（図7）．また乳頭ドルーゼンは乳頭内に存在するが，PHOMSは乳頭周囲（乳頭縁）のブルッフ膜直上に位置する．近年の報告ではうっ血乳頭，視神経炎などの疾患においてもPHOMSが観察されており，非特異的な所見であると考えられている[10]が，詳細は今後の研究に期待される．

文献10

表4 乳頭ドルーゼンとPHOMSの比較
（文献9をもとに作成）

	乳頭ドルーゼン	PHOMS
発生部位	乳頭内部	乳頭外（乳頭周囲）
病理	カルシウム沈着 血管構造なし	膨張し空砲化した軸索 血管構造あり
眼底	黄色高輝度塊	蒼白浮腫状輪（C形状）
OCT	低反射（周囲は高反射） 卵円形	高反射（周囲は低反射） 卵円形
自発蛍光	有	無
エコー	高輝度	所見なし
CT	高吸収	所見なし

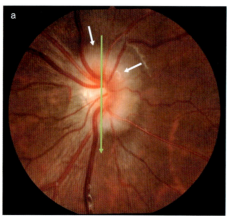
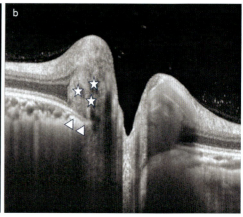

図7 PHOMS
うっ血乳頭の疑いで受診した10代女性．視力低下はなく遠視の治療中であった．頭痛などの頭蓋内圧亢進症状もなかった．眼底写真（a）では乳頭縁は蒼白浮腫状（矢印）にみえるが，FAF，Bモードエコーでは乳頭ドルーゼンはなく，頭部MRIでも異常は認めなかった．OCT（b）にて，内部が高反射で周囲が低反射（星印）の卵円形像を呈したPHOMSを認めた．PHOMSは乳頭内にはなく，乳頭周囲のブルッフ膜直上に位置（矢頭）した

■宇宙飛行士にみられる乳頭腫脹

　宇宙飛行士には，乳頭浮腫や眼球後部の平坦化，それに伴う遠視化や脈絡膜ひだなどの異常が報告されている．当初は頭蓋内圧亢進が原因と考えられていたが，現在では頭蓋内圧亢進は少ないことがわかり，space flight-associated neuro-ocular syndrome（SANS）と呼ばれる[11]．原因として脳室容積の増加，脳の上方移動，視神経視乳頭部でのブルッフ膜開口部の脳側への牽引などの報告がある．

3.1.6 うっ血乳頭の治療

　うっ血乳頭の治療[12]は，頭蓋内圧亢進を生じる原疾患の治療を脳神経外科，神経内科で行う．脳腫瘍，脳出血に対する外科的切除，水頭症に対するシャント術，脳静脈洞血栓症に対する抗凝固療法などを施行する．特発性頭蓋内圧亢進に対しては，前述の原因と考えられる薬物（表2参照）を服用していれば中止し，肥満を認めれば減量を行う．

　薬物療法としては炭酸脱水酵素阻害剤が第一選択となる．アセタゾラミド（ダイアモックス®）錠250 mg 1回1錠1日2回から開始し，変化がなければ1回2錠1日2回まで増量する．ダイアモックス®が服用できない場合，イソソルビド（イソソルビド内用液70％「CEO」）1回70 mL 1日1〜2回を経口投与する．内服で改善がなければ，浸透圧利尿剤であるD-マンニトール（20％マンニットール注射液「YD」）1回300 mLの点滴静注を考慮する．薬物治療に反応しない場合は，腰椎腹膜シャント手術などの外科的治療を施行する．

　治療が開始され頭蓋内圧が下降しても，すぐにはうっ血乳頭は改善せず，やや遅れて乳頭腫脹は改善する．眼科では，視機能の評価および眼底検査・OCTなどで乳頭腫脹の状態を経時的に観察する．シャント手術に反応がなく視機能障害が進行する場合には，視神経鞘減圧術[4]を考慮する．

3.1.7 おわりに

　うっ血乳頭の原因には生命に関わる疾患が含まれているが，通常の画像検査では検出が難しい疾患も存在するため，原因疾患の画像的な特徴をよく理解し，迅速な診断をして関連各科へコンサルトをする必要がある．一方，偽うっ血乳頭に対しては，OCT所見などの臨床的特徴をふまえ，非侵襲的な検査にて診断を確定することが望ましい．

（渡辺敏樹）

文献

1）渡辺敏樹ほか．うっ血乳頭．落合慈之ほか（監修）．眼科疾患ビジュアルブック．学研メディカル秀潤社；2013．pp.81-4.

2）Xie JS et al. Papilledema：A review of etiology, pathophysiology, diagnosis, and management. *Surv Ophthalmol* 2022；67：1135-59.

3）Liu KC et al. Presentation and Progression of Papilledema in Cerebral Venous Sinus Thrombosis. *Am J Ophthalmol* 2020；213：1-8.

4）Wang MTM et al. Idiopathic intracranial hypertension：Pathophysiology, diagnosis and management. *J Clin Neurosci* 2022；95：172-9.

5）Sibony PA et al. Optical Coherence Tomography Neuro-Toolbox for the Diagnosis and Management of Papilledema, Optic Disc Edema, and Pseudopapilledema. *J Neuroophthalmol* 2021；41：77-92.

6）園田良英ほか．片眼性特発性頭蓋内圧亢進症の2例．臨床眼科．2015；69：815-20.

7）渡辺敏樹ほか．高齢男性に発症した特発性頭蓋内圧亢進症によると思われるうっ血乳頭の1例．神経眼科．2011；28：187-96.

8）Allegrini D et al. Optic disc drusen：a systematic review：Up-to-date and future perspective. *Int Ophthalmol* 2020；40：2119-27.

9）Fraser JA et al. Peripapillary Hyper-reflective Ovoid Mass-like Structure（PHOMS）：An Optical Coherence Tomography Marker of Axoplasmic Stasis in the Optic Nerve Head. *J Neuroophthalmol* 2021；41：431-41.

10）Li B et al. Peripapillary hyper-reflective ovoid mass-like structures（PHOMS）：clinical significance, associations, and prognostic implications in ophthalmic conditions. *Front Neurol* 2023；14：1190279.

11）篠島亜里．Space Flight-associated Neuro-ocular Syndrome（SANS）．神経眼科 2022；39：126-9.

12）渡辺敏樹．うっ血乳頭［私の治療］．日本医事新報社；2020．pp.43-4.

3.2 特発性視神経炎，多発性硬化症，ADEM

3.2.1 特発性視神経炎

■疾患概念

　視神経炎は，神経線維を包む髄鞘が炎症によって脱落する自己免疫性の炎症性脱髄疾患である．炎症部位によって，乳頭腫脹を伴う視神経乳頭炎，乳頭腫脹を伴わない球後視神経炎に分類される．視神経炎の原因には様々なものがあるが，原因が特定されないものが特発性視神経炎（idiopathic optic neuritis）で，多発性硬化症（multiple sclerosis：MS）の初発または部分症である場合がある．

　Toosyら[1]は，視神経に炎症所見があり，アクアポリン（aquaporin：AQP）4抗体やミエリンオリゴデンドロサイト糖蛋白（myelin oligodendrocyte glycoprotein：MOG）抗体が陰性で，感染症やサルコイドーシス，虚血などの非典型的視神経炎が除外されたものを典型的視神経炎と呼び，その中で脳脊髄に病変があるものをMS関連視神経炎，病変がないものを特発性視神経炎としている．ただし，他の報告では特発性視神経炎の症例に脳脊髄病変がみられるものもある．

　本項では，日本の多施設大規模調査を主体とした特発性視神経炎について述べる．

■疫学

　本邦のOptic Neuritis Treatment Trial Multicenter Cooperative Research Group（ONMRG）による多施設トライアルでは，特発性視神経炎の発症率は成人人口10万人に対して約1.62例，全人口10万人に対して1.03例と推定されている[2]．平均年齢は36.3±12歳で，69％が女性であった[3]．また，2019年の本邦におけるIshikawaら[4]の大規模調査では，531例中77％がAQP4抗体とMOG抗体が陰性の特発性視神経炎（MSやclinically isolated syndrome：CISを含む）であった．特発性視神経炎の年齢（中央値）は47.5歳で，AQP4抗体陽性やMOG抗体陽性の視神経炎と有意差はないが，女性の割合は特発性視神経炎64％，AQP4抗体陽性84％，MOG抗体陽性51％で，特発性視神経炎は女性がやや多い結果であった（表1）．

■臨床症状

　急性または亜急性の視力および視野障害を呈する．特発性視神経炎では片眼性が多いが，両眼性も28.2％にみられる[2]．視力障害の程度は視力良好例から重度まで様々で，初期には視力低下がみられず眼痛が先行している場合もある．眼球運動時を含む眼痛は，特発性視神経炎の46～56％の症例にみられる[3,4]．治療前視力（logMAR）の中央値は特発性視神経炎1.2，AQP4抗体陽性2.6，MOG抗体陽性1.6，指数弁以下になる割合は特発性視神経炎22％，AQP4抗体陽性53％，MOG抗体陽性25％で，特発性視神経炎はAQP4抗体陽性に比べて視力低下が比較的軽度である[4]．

　特発性視神経炎の視野障害は，中心暗点（61％）や全視野欠損（15％），水平半盲

表1 日本人における特発性視神経炎の臨床的特徴

	ONMRG（1999年）[3]	Ishikawa（2019年）[4]
年齢	平均：36.3歳	中央値：47.5歳
性差（女性の割合）	69 %	64 %
治療前小数視力	平均：0.04 0.1 未満：61 %	中央値：0.06 指数弁以下：22 %
視野障害	びまん性：37.5 % 盲中心暗点：12.5 % 水平半盲：9.7 %	中心暗点：61 % 全視野欠損：15 % 水平半盲：15 %
眼痛／眼球運動時痛	56 %	46 %
乳頭腫脹	50 %	46 %
治療後小数視力	1週間後平均：0.45 1年後1.0以上：70 %	中央値：0.8 0.5 以上：69 % 指数弁以下：8 %

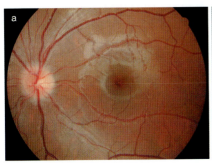 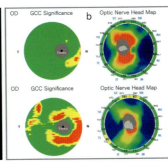 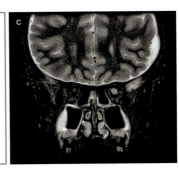

図1 特発性視神経炎の画像所見
a. 眼底所見．左眼の視神経乳頭腫脹がみられる
b. 乳頭腫脹を伴う右眼特発性視神経炎の OCT 所見．上段：初診時，下段：1か月後．乳頭腫脹に伴い cpRNFL（乳頭周囲網膜神経線維層）厚が肥厚し，GCC（網膜神経節細胞複合体）は鼻側の一部に異常領域がみられるもほぼ正常範囲内であった．1か月後には cpRNFL 厚が減少し，GCC は有意な菲薄化がみられた
c. MRI 所見．左眼の特発性視神経炎で，STIR では左眼の高信号がみられる

（15 %）を呈する割合が高いが，鼻側半盲や耳側半盲もみられる[4]（表1参照）．水平半盲がみられた場合は虚血性視神経症や AQP4 抗体陽性視神経炎との鑑別が必要で，造影脂肪抑制 T1 強調画像（後述）で視神経に造影効果があれば虚血性視神経症を除外できる．乳頭腫脹を伴う割合は，特発性視神経炎 46 %，AQP4 抗体陽性 34 %，MOG 抗体陽性 76 % で，特発性視神経炎は半数の症例が乳頭炎型である[4]（表1参照，図1a）．

■問診

他の視神経炎や視神経症を鑑別するために，詳細な問診による病歴聴取を行う．視機能障害の発症が急性・亜急性・緩徐であるかの発症様式，進行性または非進行性か，片眼性または両眼性か，眼痛・頭痛・側頭部痛・頸部痛・関節痛，発熱や感冒などの随伴症状，糖尿病や高血圧，脂質異常症，薬剤内服，外傷，副鼻腔疾患とその手術などの既往歴，喫煙や飲酒，生肉などの嗜好，家族歴，ワクチン接種歴などを聴取する．

■眼科一般検査

視力検査，眼圧検査，対光反射，限界フリッカ値（critical flicker fusion frequency：CFF），視野検査，コントラスト感度，色覚検査，細隙灯顕微鏡検査，眼位・眼球運動検査，眼底検査，光干渉断層計（optical coherence tomograph：OCT），視覚誘発電位，頭部・眼窩磁気共鳴画像（magnetic resonance imaging：MRI），血液／髄液検査などを行い，総合的に評価して視神経炎の有無とその原因を鑑別する．視神経炎が疑われた際は対光反射とCFFが特に重要である．

対光反射はペンライト1つで簡便に行える検査で，視神経障害の検出に有用である．検査は暗室または半暗室で2m以上の遠方を固視させた状態で光刺激を行い，瞳孔運動が迅速かつ完全であるか，交互点滅対光反射試験（swinging flashlight test）による視入力の左右差を観察する．

視神経炎があれば患眼の直接対光反射における縮瞳の遅鈍・不完全がみられ，片眼性または左右差のある視神経炎では相対的瞳孔求心路障害（relative afferent pupillary defect：RAPD）が陽性となる．RAPDは視力低下のない視神経炎初期でも検出できるため，視神経障害の他覚的検査として感度が高い[5]．障害が同程度の両眼性視神経炎ではRAPD陰性となるが，光刺激を継続しても縮瞳が保持できず，瞳孔が散大していく瞳孔疲労現象がみられる．視神経炎の治療前後では，視力やCFFの回復に伴いRAPD振幅は改善するため，治療前後の視機能評価としても有用となる[6]．

文献6

CFFは視神経の機能を反映するため，早期の視神経障害を鋭敏に検出できる検査である．網膜疾患でもCFFは低下するが，軽度の低下にとどまることが多い．一般的に35Hz以上が正常，25Hz以下が異常，その間は境界とされるが，患眼の絶対値だけでなく左右差にも注意して判定する．既報では視神経炎は全例で35Hz未満に低下し，その平均は12.8 ± 8.8Hzであった[3]．視神経炎の急性期では視力低下の前に中心CFFが先行して低下し，回復期では視力改善に遅れて中心CFFが回復する現象を"中心視力-中心CFF解離"と呼ぶ．視神経炎の急性期・再発時では視力低下よりもCFF低下を，回復期では視力改善よりもCFF改善を指標とする．

■ 眼底検査・OCT

乳頭腫脹があれば視神経炎や乳頭腫脹を伴う視神経症を疑う．乳頭腫脹がない場合は，乳頭腫脹を伴わない球後視神経炎，一見眼底が正常にみえる急性帯状潜在性網膜外層症（acute zonal occult outer retinopathy：AZOOR）や多発消失性白点症候群（multiple evanescent white dot syndrome：MEWDS）などの網膜外層疾患を考慮する．

AZOORやMEWDSでは，OCTでellipsoid zone（EZ）やinterdigitation zone（IZ）が不整となるため球後視神経炎との鑑別に役立つ．また，OCTは乳頭腫脹，乳頭周囲網膜神経線維層（circumpapillary retinal nerve fiber layer：cpRNFL），黄斑部網膜内層の肥厚や菲薄化を客観的に定量できるため，視神経障害の有無や経時的変化の検出に有用である．視神経炎による視神経障害はcpRNFL厚よりも黄斑部網膜内層厚がより早期に検出でき，黄斑部網膜内層は1か月程度で菲薄化する[7]（図1b）．しかし，初回発症の視神経炎の急性期では網膜内層菲薄化はみられないため，必ずしもOCTが視機能や病態を反映していないことに留意する．

■ 血液検査

血糖値やHbA1c，肝機能や腎機能の一般的な血液検査に加えて，炎症のマーカーで

ある赤血球沈降速度やC反応性蛋白（C-reactive protein：CRP），AQP4抗体，MOG抗体，IgG4，甲状腺関連抗体，抗好中球細胞質抗体などの各種自己抗体検査，梅毒などの感染症の有無，膠原病や自己免疫の指標となる抗核抗体や抗SS-A/SS-B抗体，サルコイドーシスのバイオマーカーである可溶性IL-2レセプター（sIL-2R）や血清アンギオテンシン転換酵素（ACE）などを調べる．抗SS-A抗体は特発性視神経炎の3％でしかみられず，AQP4抗体陽性では17％と有意に高いため鑑別診断の一助となる[4]．

■ MRI

視神経炎の診断には眼窩・脳MRIによる評価が必須である．視神経の炎症を検出するには，short TI inversion recovery（STIR）画像や造影T1強調画像の冠状断と水平断が有用である．

視神経炎ではSTIRで視神経が高信号（図1c），造影MRIで視神経に造影効果がみられる．造影T1強調画像に脂肪抑制法を併用すると造影効果がより明瞭になり，STIRでは84％，造影脂肪抑制T1強調画像では97％の割合で視神経炎を検出できる[8]．慢性期の視神経萎縮眼ではSTIRで視神経が高信号となり，活動性のある炎症所見との区別が困難なため，造影が必須である．視神経炎あるいはその疑いのある患者では，大脳全体の水平断で脱髄病変の有無を観察し，MSや視神経脊髄炎スペクトラム障害（neuromyelitis optica spectrum disorder：NMOSD）との関連を評価しておく．

特発性視神経炎におけるMRIでは，視神経腫脹は67％でみられ，病変部位は前方が41％，後方が44％，全体が15％であり，眼窩内視神経長の1/2を超える病変長は47％でみられる．また，視神経以外の病変は主に大脳皮質（16％）でみられる[4]．

文献8

■ 診断／鑑別診断

特発性視神経炎の診断は，他の視神経炎を伴う疾患や視神経症を鑑別するために様々な検査を行い，鑑別すべき疾患を除外したうえで総合的に判断して行う．視神経炎で鑑別すべき疾患としてはMSやNMOSDに伴う視神経炎，AQP4抗体陽性視神経炎，MOG抗体陽性視神経炎，梅毒や結核などの感染症，猫ひっかき病に伴う視神経網膜炎，サルコイドーシスやBehçet（ベーチェット）病などのぶどう膜炎，慢性再発性炎症性視神経症（chronic relapsing inflammatory optic neuritis：CRION）[9]などがあげられる．

文献9

■ 治療

特発性視神経炎ではステロイドパルス療法が基本となる．メチルプレドニゾロンコハク酸エステルナトリウム（ソル・メドロール®）1,000 mg/日の点滴静注を3日間行い，その後プレドニゾロンの内服を30 mg/日程度から開始し，5 mgずつ漸減していくことが多い．ステロイドパルス1クールで効果がなければ，ステロイドパルス療法の追加を考慮する．

ステロイド療法は特発性視神経炎に対する治療効果が高く，一般的に視機能予後は良好である．Ishikawaら[4]の調査では，特発性視神経炎の治療後視力の中央値は小数視力0.8，指数弁以下の割合は8％であった（表1参照）．そのため特発性視神経炎と診断し，ステロイドパルス療法を施行しても治療抵抗性で視力改善が乏しい場合や視神経炎の再発を認める場合は，AQP4抗体陽性視神経炎などの難治性視神経炎を疑う．

また，視神経炎は自然回復傾向があり，米国の ONTT（Optic Neuritis Treatment Trial）ではステロイドパルス療法群とプラセボ群の 6 か月や 1 年後の視力に有意差はなかった．しかし，ステロイド内服のみの治療では視神経炎の再発率が上昇する[10]．本邦の ONMRG では，ステロイドパルス群の治療後 1 週の視力は 0.45（表 1 参照）で，対照群（メコバラミン投与）の 0.18 よりも良好であったが，その後の経過で有意差はみられなかった[11]．ステロイドパルス療法は視機能改善までの期間短縮に効果的と考えられる．そのため，視力が比較的良好な特発性視神経炎では経過観察も 1 つの選択肢であるが，急激な視力低下を伴う症例では速やかな視力回復のために早急にステロイドパルス療法を行い，ステロイド内服のみの初期治療は避けるべきである．

3.2.2 多発性硬化症

■ 疾患概念

多発性硬化症（MS）は中枢神経系（大脳，小脳，脳幹，脊髄，視神経）の炎症性脱髄疾患で，脱髄病変が空間的および時間的に多発することが特徴である．中枢神経系の障害部位によって様々な臨床症状を呈する．原因はいまだに明らかとなっていないが，病巣にリンパ球やマクロファージの浸潤があり，自己免疫機序を介した炎症で脱髄がおこると考えられている．また，遺伝的要因や日光照射の低減，血清ビタミン D 濃度，Epstein-Barr ウイルス感染，喫煙などの環境要因が関与すると考えられている[12]．

MS の病型は，再発寛解型 MS（relapsing remitting MS：RRMS），一次性進行型 MS（primary progressive MS：PPMS），二次性進行型 MS（secondary progressive MS：SPMS），に分類される[13]．本邦における病型別割合は，RRMS：84％，PPMS：2％，SPMS：14％ と，RRMS が最も多い[14]．

■ 疫学

20〜40 代での発症が多いが，小児でも発症する．MS 患者は全世界で 208 万人（人口 10 万人あたり 35.9 人）と推定され，診断時の平均年齢は 32 歳，女性は男性の 2 倍の有病率とされている[15]．人種差があり，高緯度の白人に多い傾向がある．欧米では有病率が高く，10 万人あたり 100 人を超える地域や国がある．日本は欧米と比較しての有病率は低いが年々上昇傾向にあり，最新の全国調査では 10 万人あたり 14 人程度で，北日本での有病率が高い[16]．北海道地区での調査では有病率が 10 万人あたり 18.6 人であり，男女比は 1：3.57 で女性患者が増加している[14]．

■ 臨床症状

主な症状として，眼症状では視神経炎，眼球運動障害や眼振などがある．日本人では視神経炎を伴う割合は 43.8％ である[17]．眼球運動障害では両眼性の核間眼筋麻痺が多く，若年者で両眼性核間眼筋麻痺をみたら MS を疑う所見となる（図 2a）．眼症状以外では運動失調，四肢麻痺，感覚障害，言語障害，膀胱直腸障害，めまいなどがあり，認知機能障害や抑うつなどの精神神経症状を伴うこともある．

MS に特異的な所見ではないが，四肢に痛みと痙攣を伴う強直発作が生じる有痛性強直性攣縮，頸部を前屈すると背部に電撃痛を生じる Lhermitte（レルミット）徴候，運

3.2 特発性視神経炎，多発性硬化症，ADEM

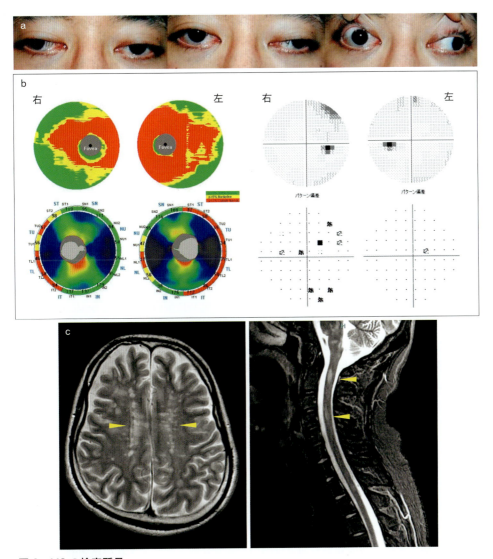

図2　MSの検査所見
a. 眼球運動障害．23歳男性．両眼の内転障害および外転時の解離性眼振があり，両眼性核間眼筋麻痺がみられた
b. OCT（左）と視野所見（右）．視神経炎既往のないMS患者．GCC解析では両眼ともに中心窩周囲の鼻側優位の菲薄化，cpRNFL解析では耳側象限の菲薄化がみられ，乳頭黄斑束が障害されている．視力は両眼ともに1.5でCFFも35 Hz以上で左右差なく，Humphrey（ハンフリー）中心30-2視野でもOCT所見に対応するほどの感度低下はみられない
c. MRI所見．T2強調画像（左）では，側脳室周囲を中心に卵円形の高信号病変（ovoid lesion）がみられる（矢頭）．脊髄MRI（STIR画像）（右）では頸椎，上部胸椎レベルで脊髄内に高信号病変がみられる（矢頭）

動や入浴などによる体温上昇で一過性に神経症状が悪化するUhthoff（ウートフ）現象，易疲労性は診断の一助となることがある．日本人では有痛性強直性攣縮は7.0%，Lhermitte徴候は21.7%，Uhthoff現象は38.8%，易疲労性は38.8%の割合でみられる[17]．

■眼科検査

前項「3.2.1 特発性視神経炎」で述べた眼科検査を同様に行い，MSに伴う視神経炎や

眼球運動障害，複視，眼振などの有無を評価する．MS では視神経炎既往のある患者だけでなく，視神経炎既往のない患者でも cpRNFL や黄斑部網膜内層厚は正常眼よりも減少し，subclinical な変化が生じる（図 2b）．黄斑部の内顆粒層に微小囊胞様黄斑浮腫（microcystic macular edema：MME）がみられることがある．

また，cpRNFL や黄斑部網膜内層厚は視力やコントラスト感度，視覚誘発電位（visual evoked potential：VEP）などの視機能，総合障害度スケール（expanded disability status scale：EDSS），MRI 所見，罹病期間，メラノプシンを介した瞳孔反応と関連するため，OCT は MS における障害の評価や経過観察に有用である[7,18]．コントラスト感度は視神経炎既往のある視力良好な MS 患者において，明所および薄暮視の両方で全ての空間周波数にわたって低下しており，視覚の質の評価に有用である[19]．

文献 18

文献 19

■ 血液・髄液検査

MS に特異的なバイオマーカーは存在しないが，髄液検査で免疫グロブリン G（immunoglobulin G：IgG）指数の上昇，オリゴクローナルバンド（oligoclonal band：OCB）の陽性，脱髄を反映した髄液中のミエリン塩基性蛋白（myelin basic protein：MBP）の上昇などを調べる．

欧米を中心としたメタ解析では，MS 患者の 87.7％ が OCB 陽性であった[20]．しかし，本邦の MS 患者での陽性率は北海道で 63.3％，九州で 41.4％ と欧米に比べて低く，欧米と同様に高緯度ほど高い[21]．OCB 陽性は MS の診断を支持する所見ではあるが，NMOSD や急性播種性脳脊髄炎（acute disseminated encephalomyelitis：ADEM）などの他疾患でも割合は低いが陽性となることがある．

文献 20

文献 21

■ MRI 所見

MRI は MS の診断に最も重要な検査である．MS では白質を中心に多巣性の斑状病変がみられ，皮質や視床，大脳基底核などの灰白質にもみられる．白質病変の評価には T2 強調画像や FLAIR（fluid attenuated inversion recovery）画像が優れている．造影 MRI では病巣全体の増強効果や病巣周囲の炎症を反映したリング状の増強効果がみられ，活動性の指標となる[22]．拡散強調画像では病巣の一部が高信号を呈するが，初回検査として他の疾患との鑑別に有用である．視神経病変は T2 強調画像や STIR で高信号，造影 T1 強調画像で造影効果を示す．

MS に特徴的な所見としては，ovoid lesion（図 2c），T2 白質病変が 2 個以上あり，その病変が上方に垂直に伸展する Dawson's finger，脳梁・脳室周囲・側頭葉における T2 病変，T1 強調画像での低信号（T1-black hole）があげられる．

MS と NMOSD の比較では，MS は脳室周囲や皮質下病変，皮質近傍病変，テント上またはテント下の最長径が 6 mm を超える T2 高輝度病変などの T2 病変が NMOSD よりも有意に多い[23]．また，3 つ以上の central vein sign は MS と CIS の鑑別において感度 61.9％，特異度 89.0％ であった[24]．paramagnetic rim lesion（PRL）は MS の 52％ でみられ，特異度 93％ と高く，PRL の数は EDSS や多発性硬化症重症度スコア（MS severity score：MSSS）と正の相関がみられた[25]．脊髄 MRI では脊髄病変がみられ，頸髄で多くみられる．病変長は NMOSD などに比べて上下に短く，脊髄辺縁部にみられることが多い[26]．

文献 23

文献 24

文献 25

MSに伴う視神経炎では片眼性で短い病巣が多く，視交叉に及ぶことは少ない[26]．MRIにおける病変は脱髄病変としての特徴を有しておかなければならず，この点を注意して評価をしないと誤診の可能性があることに留意する．また，MS疑いの患者においてMRIで脱髄病変がみられない場合でも，経時変化を捉えて初めて時間的多発性が証明されることもあるため，期間を置いてMRIを再検すると良い．

■ 診断／鑑別診断

MSが疑われた場合は，問診で詳細な病歴聴取や経時的に神経学的診察を行い，脱髄病変出現の空間的多発性と時間的多発性を証明し，他の鑑別すべき疾患を除外することで診断する．

現在広く用いられている国際診断基準であるMcDonald診断基準2017[27]は，MRIで空間的および時間的多発性を証明することが特徴である（表2)[27]．しかし，この診断基準はMSと他疾患との鑑別を目的としたものではなく，他疾患の可能性が否定された症例においてMSの確定診断，または典型的なCIS患者においてMSを識別することが目的となる．そのため，MS以外の疾患でも診断基準を満たしてしまうことに留意する．

また，本診断基準を用いる前にAQP4抗体とMOG抗体が陰性であることを確認する必要がある．本邦の診断基準は，McDonald診断基準2017にそって策定された診断基準（厚生労働省）を用いると良い[13]．鑑別診断は，NMOSDやADEMなどの中枢神経系炎症性脱髄性疾患，脊髄小脳変性症，ミトコンドリア脳筋症，Behçet病やサルコイドーシス，梅毒，腫瘍や脳血管障害，膠原病などを除外して行う．

文献27

■ 治療

MSの治療は急性期治療，再発防止および進行防止のための治療，後遺症に対する治療の3つに分けられる[12]．急性期や再発時の治療には，大量のステロイドパルス療法や血漿浄化療法が有効である．免疫グロブリン大量静注療法（intravenous immunoglobulin：IVIg）はMSに対する有効性は証明されていない．MSの再発防止には，疾患修飾薬（disease modifying drug：DMD）であるインターフェロンβ（ベタフェロン®），フィンゴリモド（イムセラ®），ナタリズマブ（タイサブリ®）などがある[12]．日本と英

表2 McDonald診断基準2017

臨床発作回数	臨床的に客観性のある病変数	MSの診断に必要な追加データ
2回以上	2つ以上	なし
2回以上	1つ※	なし
2回以上	1つ	他の領域における臨床的な再発またはMRIによる空間的多発性の証明
1回	2つ以上	臨床的な再発またはMRIによる時間的多発性の証明 または脳脊髄液オリゴクローナルバンド陽性
1回	1つ	他の領域における臨床的な再発またはMRIによる空間的多発性の証明 および臨床的な再発またはMRIによる時間的多発性の証明 または脳脊髄液オリゴクローナルバンド陽性

※：解剖学的に合致する領域に他の病巣を持つ過去の明らかな病歴を伴う
（文献27をもとに作成）

国の比較検討では，MSSS が日本で有意に低く，日本人では重症度が低いとされている[28]．

文献 28

眼科医としては，視神経炎単独発症での受診であれば治療と並行して AQP4 抗体などの NMOSD が陰性であることを証明しておく．そして，MS 発症の可能性を患者に説明したうえで，脳神経内科へコンサルトを行うのが現実的と思われる．

3.2.3 ADEM

■ 疾患概念

急性播種性脳脊髄炎（ADEM）は急性発症する中枢神経系の炎症性脱髄疾患の1つで，脳や脊髄，視神経に同時多発的な脱髄性病変がみられる[29]．成人でも発症するが小児で好発し，MS とは異なり原則として時間的多発性がみられず単相性の経過を示す．病態の機序は不明であるが，主に感染やワクチン接種に関連して発症し，自己免疫反応が病態に関連すると考えられている．病因の分類は特発性，感染，ワクチン接種に分けられ，小児では半数でウイルス感染後に発症する[30]．成人例では特発性の割合が高い[31]．感染は，インフルエンザ，麻疹，風疹，水痘–帯状疱疹，アデノ，単純ヘルペス，サイトメガロなどのウイルスが原因として報告されている[32,33]．本邦では，小児 ADEM の62％に発症後1か月以内の感染症罹患歴，18％にワクチン接種歴を認める[34]．

また，ADEM 患者で MOG 抗体陽性の症例がみられることから MOG 抗体の病態への関与が指摘されており，MOG 抗体陽性例は MOG 抗体関連疾患（MOG antibody-associated disease：MOGAD）として分類されるようになってきている．

■ 疫学

本邦の小児 ADEM における大規模調査[34]では，0.4人/10万人の割合と推定される．ADEM の発症年齢は平均 5.5 ± 3.8 歳で，視神経脊髄炎（neuromyelitis optica：NMO）（10.3歳）や MS（8.3歳）に比べて低年齢で多くみられる．性差では，男児の割合は ADEM：66.7％，MS：34.5％，NMO：20％で，MS や NMO に比べて ADEM は男児に多い．

■ 臨床症状

本邦の小児では，神経症状出現前の前駆病変として発熱 68％，頭痛 27％，嘔気 30％，倦怠感 33％，眠気 32％ がみられ，発熱の割合が高く[34]，痙攣も27％と比較的多くみられる[35]．診断の必須項目である脳症は全例でみられ，歩行障害 59％，排尿障害 24％，運動障害 23％，視神経炎 11％ など，中枢神経病変が生じた部位により様々な神経症状を呈する．ADEM では MS に比べて歩行障害や排尿障害の割合が高く，視神経炎の割合は低いことが特徴である[34]．本邦における小児 ADEM の視神経炎は両眼性が多いが，片眼性の場合もある．前駆症状から ADEM 発症までの期間は平均17日である[30]．

■ 血液・髄液検査

血液検査では白血球増多，血沈亢進，CRP の軽度上昇がみられることがある．髄液

文献 29
文献 30
文献 31
文献 32
文献 33
文献 34

検査では単核球優位の細胞数増多，蛋白増加を認めることがある[36,37]．また，髄液中のMBPの上昇は42％，IgG指数の上昇は36％，OCB陽性は8％の割合でみられる[34]．本邦の小児ADEMにおけるOCBの陽性率はMSの16％に比べてやや低いが，血液検査や髄液検査の所見はおおむねMSに類似しており，血液・髄液検査で特異的な所見はみられない[34]．中枢神経感染症を除外するために培養検査や各種ポリメラーゼ連鎖反応（polymerase chain reaction：PCR）を，診断と予後予測のためにMOG抗体とAQP4抗体の検査を行う．

文献37

■MRI所見

MRIはADEMの診断に非常に重要である．典型的にはT2強調画像およびFLAIR画像で両側に非対称の境界不明瞭な斑状の高信号病変（図3），T1強調画像で低信号病変が多発し[36,37]，病変数は初回事象で平均6.3 ± 3.1と報告されている[34]．病変はガドリニウムで増強されることや周囲の浮腫を伴うこともある．

本邦における病変の出現は，皮質近傍67％，視床／大脳基底核49％，皮質46％，脊髄38％，脳室周囲および小脳30％，脳幹29％，脳梁18％，視神経7％と，中枢神経系の様々な部位でみられる．ADEMのMRI所見はMSと類似しているが，MSに比べて視神経病変の割合が少ないことが特徴である[34]．

■MOG抗体

小児ADEMの33～66％で血清MOG抗体が陽性[38]で，陽性例は陰性例と比べて再発例が多いとされる[39]．抗体価が陽性であった症例の77％が4.6か月（3.5～12.7か月）で陰性化し，持続的に抗体価が陽性の患者は陰性化した患者に比べて年齢が高い傾向がみられる[40]．MOG抗体価の上昇は，ADEMの診断，低年齢，OCB陰性と関連することが報告されている[39]．

文献38
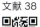

文献39

文献40

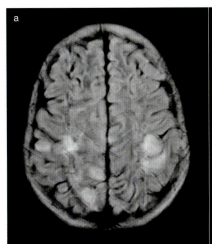
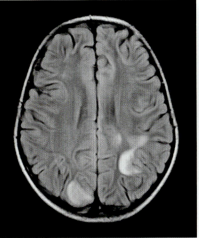
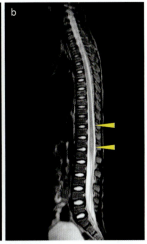

図3 ADEMのMRI所見
a．FLAIR画像．両側の皮質および皮質下に斑状の高信号病変が多数みられる
b．STIR画像．胸髄11-12レベルの脊髄内に高信号域がみられる（矢頭）

Chapter 3 視神経・視路疾患

表3 小児 ADEM の診断基準（IPMSSG）

- 炎症性脱髄が原因と推定される最初の多相性の臨床的な中枢神経系の事象
- 発熱では説明できない脳症（意識の変容あるいは行動変化）を伴う
- 発症後3か月以降に新たな臨床所見や MRI 所見が出現しない
- 急性期（3か月）の脳 MRI が異常
- 典型的な脳 MRI 所見
  主に大脳白質にびまん性，境界不明瞭で大きな病変（1〜2 cm）
  白質の T1 低信号病変は稀である
  大脳深部灰白質病変（視床または基底核）が存在することがある

（文献 29 をもとに作成）

表4 ADEM との鑑別が必要な疾患

中枢神経系炎症性脱髄疾患	中枢神経系疾患	
・多発性硬化症（MS） ・視神経脊髄炎スペクトラム障害（NMOSD） ・MOG 抗体関連疾患（MOGAD） ・clinically isolated syndrome（CSI） ・バロー同心円硬化症	・サルコイドーシス ・ベーチェット病 ・全身性エリテマトーデス ・ミトコンドリア脳筋症 ・副腎白質ジストロフィー ・異染性白質ジストロフィー	・抗リン脂質抗体症候群 ・リンパ腫 ・ライム病 ・脳梗塞 ・脳腫瘍 ・結核　など

■ 診断／鑑別診断

ADEM には国際的に統一された診断基準はなく，診断は臨床経過や神経症状，画像所見，他の疾患との鑑別によって行われている．小児 ADEM の診断基準は，2007 年に international pediatric MS study group（IPMSSG）によって提案，2012 年に改定（**表3**）[29] されている．

ADEM は特定の疾患というよりも "症候群" として考えるのが適切である．診断基準では「発熱では説明できない脳症を伴う」ことが必須であり，脳症とは発熱，全身疾患，発作後症状では説明できない意識変化（昏睡，嗜眠）や行動変化のことを指す．この診断基準では，病因として高い割合の先行感染やワクチン接種歴は必須項目に含まれていない．

ADEM における臨床的特徴は典型的には単層性の疾患経過をたどるが，臨床症状や画像検査所見は発症から3か月間は変動や増悪の可能性がある．発症から3か月以上の間隔をおいて ADEM に一致する事象が2回発症し，その後に新たな事象がないものを multiphasic disseminated encephalomyelitis（MDEM）と呼ぶ[29]．成人 ADEM の診断基準は確立されていない．鑑別診断は，MS や NMOSD などの中枢神経系脱髄性疾患や他の中枢神経系疾患を除外して行う（**表4**）．

■ 治療

ADEM に確立された治療法はないが，急性期の第一選択としてはステロイドパルス療法が行われている．メチルプレドニゾロン 20〜30 mg/kg/日（最大 1,000 mg）を3〜5日間投与し，その後プレドニゾロン 1〜2 mg/kg/日（最大 60 mg）の経口投与を4〜6週間以上かけて漸減しながら内服することが多い[36,37,41]．ステロイド治療抵抗性の症例では，IVIg や血漿浄化療法が選択肢となる．治療開始後 6.0 ± 4.5 日で神経症状が改善し始め，数週間から数か月で回復する[37]．ADEM の EDSS の平均スコアは 0.24

で，MS：1.1，NMO：1.6 よりも低い．また，後遺症の割合は ADEM：17％，MS：50％，NMO：70％で，ADEM の予後は一般的に良好である[34]．

（後藤克聡，三木淳司）

文献

1）Toosy AT et al. Optic neuritis. *Lancet Neurol* 2014；13：83-99.
2）若倉雅登ほか．我が国における視神経炎の頻度と治療の現況について．日本眼科学会雑誌 1995；99：93-7.
3）Wakakura M et al. Baseline features of idiopathic optic neuritis as determined by a multicenter treatment trial in Japan. Optic Neuritis Treatment Trial Multicenter Cooperative Research Group (ONMRG). *Jpn J Ophthalmol* 1999；43：127-32.
4）Ishikawa H et al. Epidemiologic and Clinical Characteristics of Optic Neuritis in Japan. *Ophthalmology* 2019；126：1385-98.
5）後藤克聡ほか．視神経診療のブレークスルー 病態から新規治療まで 急性期および寛解期での経過観察・検査．臨床眼科 2023；77：187-95.
6）Satou T et al. Evaluation of a Relative Afferent Pupillary Defect using the RAPDx® Device Before and After Treatment in Patients with Optic Nerve Disease. *Neuroophthalmology* 2017；42：146-9.
7）後藤克聡ほか．視神経疾患における OCT の有用性．神経眼科 2014；31：158-74.
8）Rizzo JF 3rd et al. Use of magnetic resonance imaging to differentiate optic neuritis and nonarteritic anterior ischemic optic neuropathy. *Ophthalmology* 2002；109：1679-84.
9）Kidd D et al. Chronic relapsing inflammatory optic neuropathy (CRION). *Brain* 2003；126：276-84.
10）Beck RW et al. Treatment of acute optic neuritis：a summary of findings from the optic neuritis treatment trial. *Arch Ophthalmol* 2008；126：994-5.
11）Wakakura M et al. Multicenter clinical trial for evaluating methylprednisolone pulse treatment of idiopathic optic neuritis in Japan. Optic Neuritis Treatment Trial Multicenter Cooperative Research Group (ONMRG). *Jpn J Ophthalmol* 1999；43：133-8.
12）新野正明ほか．再発寛解型多発性硬化症（RRMS）．*BRAIN and NERVE* 2021；73：442-9.
13）「多発性硬化症・視神経脊髄炎スペクトラム障害診療ガイドライン」作成委員会（編）．多発性硬化症・視神経脊髄炎スペクトラム障害診療ガイドライン 2023．医学書院；2023．pp.19-22.
14）Houzen H et al. Consistent increase in the prevalence and female ratio of multiple sclerosis over 15 years in northern Japan. *Eur J Neurol* 2018；25：334-9.
15）Walton C et al. Rising prevalence of multiple sclerosis worldwide Insights from the Atlas of MS, third edition. *Mult Scler* 2020；26：1816-21.
16）新野正明ほか．多発性硬化症の臨床像と自然経過・病型．日本臨牀 2021；79：1500-5.
17）Muto M et al. Current symptomatology in multiple sclerosis and neuromyelitis optica. *Eur J Neurol* 2015；22：299-304.
18）Britze J et al. Optical coherence tomography in multiple sclerosis. *Eye (Lond)* 2018；32：884-8.
19）Owidzka M et al. Evaluation of contrast sensitivity measurements after retrobulbar optic neuritis in Multiple Sclerosis. *Graefes Arch Clin Exp Ophthalmol* 2014；252：673-7.
20）Dobson R et al. Cerebrospinal fluid oligoclonal bands in multiple sclerosis and clinically isolated syndromes：a meta-analysis of prevalence, prognosis and effect of latitude. *J Neurol Neurosurg Psychiatry* 2013；84：909-14.
21）Niino M et al. Latitude and HLA-DRB1 alleles independently affect the emergence of cerebrospinal fluid IgG abnormality in multiple sclerosis. *Mult Scler* 2015；21：1112-20.
22）立川裕之ほか．診療に役立つ免疫中枢神経疾患の画像検査とその解釈．日本臨牀 2022；80：69-77.
23）Clarke L et al. MRI Patterns Distinguish AQP4 Antibody Positive Neuromyelitis Optica Spectrum Disorder From Multiple Sclerosis. *Front Neurol* 2021；12：722237.
24）Sinnecker T et al. Evaluation of the Central Vein Sign as a Diagnostic Imaging Biomarker in Multiple Sclerosis. *JAMA Neurol* 2019；76：1446-56.
25）Maggi P et al. Paramagnetic Rim Lesions are Specific to Multiple Sclerosis：An International Multicenter 3T MRI Study. *Ann Neurol* 2020；88：1034-42.
26）三木幸雄．多発性硬化症の MRI- 診断ツール，バイオマーカー，副作用モニタリングツールとしての役割．*BRAIN and NERVE* 2020；72：493-508.
27）Thompson AJ et al. Diagnosis of multiple sclerosis：2017 revisions of the McDonald criteria. *Lancet Neurol* 2018；17：162-73.
28）Piccolo L et al. Multiple sclerosis in Japan appears to be a milder disease compared to the UK. *J Neurol* 2015；262：831-6.
29）Krupp LB et al. International Pediatric Multiple Sclerosis Study Group criteria for pediatric multiple sclerosis and immune-mediated central nervous system demyelinating disorders：revisions to the 2007 definitions. *Mult Scler* 2013；19：1261-7.

Chapter 3 視神経・視路疾患

30) Giri PP et al. Acute disseminated encephalomyelitis：A clinical and neuroradiological profile of pediatric patients. *Neurol India* 2016；64：1187-92.

31) Schwarz S et al. Acute disseminated encephalomyelitis：a follow-up study of 40 adult patients. *Neurology* 2001；56：1313-8.

32) Tunkel AR et al. The management of encephalitis clinical practice guidelines by the Infectious Diseases Society of America. *Clin Infect Dis* 2008；47：303-27.

33) Paterson RW et al. The emerging spectrum of COVID-19 neurology：clinical, radiological and laboratory findings. *Brain* 2020；143：3104-20.

34) Yamaguchi Y et al. A nationwide survey of pediatric acquired demyelinating syndromes in Japan. *Neurology* 2016；87：2006-15.

35) 山口　結ほか．我が国における小児急性散在性脳脊髄炎，多発性硬化症の現状．脳と発達 2010；42：227-9.

36) 鳥巣浩幸．急性散在性脳脊髄炎．小児内科 2022；54（増刊）：362-5.

37) Pohl D et al. Acute disseminated encephalomyelitis：Updates on an inflammatory CNS syndrome. *Neurology* 2016；87：S38-45.

38) Cole J et al. Acute Disseminated Encephalomyelitis in Children：An Updated Review Based on Current Diagnostic Criteria. *Pediatr Neurol* 2019；100：26-34.

39) Hennes EM et al. Prognostic relevance of MOG antibodies in children with an acquired demyelinating syndrome. *Neurology* 2017；89：900-8.

40) Waters P et al. Serial Anti-Myelin Oligodendrocyte Glycoprotein Antibody Analyses and Outcomes in Children With Demyelinating Syndromes. *JAMA Neurol* 2020；77：82-93.

41) 藤井敬之．急性散在性脳脊髄炎とアトピー性脊髄炎．日本臨牀 2021；79：1553-8.

3.3 AQP4抗体陽性視神経炎

アクアポリン4（aquaporin4：AQP4）抗体陽性視神経炎は，特発性視神経炎の12％にあたる難治性視神経炎である[1]．神経グリア細胞の1種であるアストロサイト上にAQP4分子が発現しており，このアストロサイトを標的として視神経炎が発症する[2]．

AQP4陽性アストロサイトは，視神経以外にも第三脳室周囲，第四脳室周囲，中脳水道周囲，延髄背側（最後野），脊髄などにも存在する[2]．このため，血清AQP4抗体陽性患者では，視神経炎のほかにも脳炎，脳幹脳炎，脊髄炎をきたす[2]．これらの一連のAQP4抗体関連疾患は，視神経脊髄炎スペクトラム障害（neuromyelitis optica spectrum disorder：NMOSD）として知られており，以前はDevic病といわれていた．

AQP4抗体陽性視神経炎は，女性が84％と多く，ステロイド抵抗性のことが多いために治療が難渋するとされている[1,3]．しかし，的確な診断および急性期治療とそれに続く生物製剤の使用により，「不治の病」ではなくなりつつある．

文献1

文献2

3.3.1 AQP4抗体陽性NMOSDの発症メカニズムとその抑制

AQP4抗体とNMOSD関連視神経炎の発症メカニズムは，免疫学的解析が進んでいる．ナイーブT細胞からヘルパーT細胞（Th17細胞）や制御性T細胞が分化するが，Th17細胞からIL-6が産生され，B細胞が形質細胞へと分化して抗体（AQP4抗体）を産生している[4]．NMOSDでは，AQP4抗体，補体，IL-6が共同で作用して神経グリア細胞であるアストロサイトを攻撃して障害を引きおこす[4]．このメカニズムを利用して再発寛解時の生物製剤が認可された．

3.3.2 AQP4抗体陽性視神経炎の臨床症状と画像診断

通常の視神経炎同様，片眼からの急激な視力低下をきたす[1]が，半数は眼球運動時痛をきたさない．視神経乳頭腫脹は1/3の症例にとどまる（図1）[1]．視野変化は，中心暗点が最も多い（46％）が，全視野欠損（26％），上下半盲もきたし（22％），頻度は少ないが水平半盲（7％）もきたす（図2）[1]．このため，特発性視神経炎に比べて「眼痛が少ない球後視神経炎」という特徴がある．特発性視神経炎と同様に，病眼が相対的瞳孔求心路障害（relative afferent pupillary defect：RAPD）で陽性となるので，必ずチェックを行う．

光干渉断層法（optical coherence tomography：OCT）は必ず行うべき検査であり，たとえ視神経乳頭が正常にみえても，3か月後に視神経腫脹もしくは発症3か月後の黄斑部神経節細胞-内網状層（macular ganglion cell-inner plexiform layer：mGCIPL）の菲薄化（＞4％もしくは＞4μm），乳頭周囲網膜神経線維層（peripapillary retinal nerve fiber layer：pRNFL）の菲薄化（＞5％もしくは＞5μm）がみられることが視神経炎の診断には重要である（図3）[5]．

文献5

Chapter 3 視神経・視路疾患

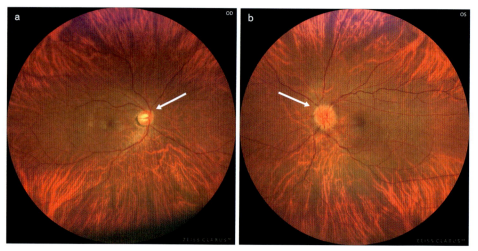

図1 50代男性 両眼 AQP4 抗体陽性視神経炎の眼底像
右視神経の軽度発赤（a），左視神経の発赤腫脹（b）を認める

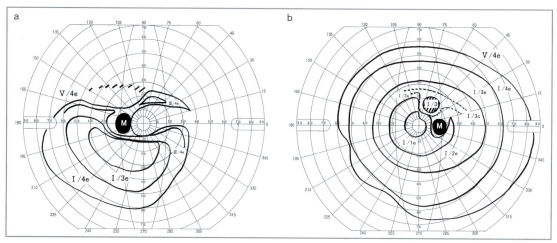

図2 図1の症例の Goldmann（ゴールドマン）動的視野
左眼の水平半盲（a）および右眼の傍中心暗点（b）を認める

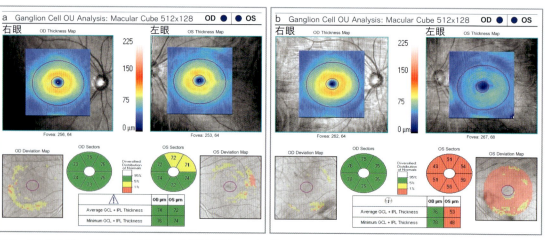

図3 50代女性 左眼 AQP4 抗体陽性視神経炎の OCT 像
a. 発症直後．ganglion cell layer complex の菲薄化はほとんどみられない
b. 発症1年後．左眼の ganglion cell layer complex の著明な菲薄化を認める（赤色部分）

MRIでは，発症3か月以内での視神経にそった高信号がみられる．特に，①脳MRIが正常もしくは非特異的な白質病変のみ，または②視神経がT2強調画像で高信号，あるいは造影T1強調画像で造影効果があり，視神経の1/2より長い病変，または視交叉も含むことが診断基準となっている（図4）[2]．また，視神経病変は前方よりも後方から始まることが多い[1]．

ここで注意が必要なのは，再発寛解を繰り返した視神経萎縮では，MRI T2強調単純画像で高信号となることである．このため，視神経萎縮と活動性の高い視神経炎ではどちらもMRI高信号となり，見分けがつきにくい．再発寛解が疑われる視神経炎では，疾患活動性をみるために可能な限りガドリニウム造影を行って，視神経にそった造影効果をみることが望ましい．AQP4抗体陽性視神経炎を含むNMOSDの国際診断基準を**表1**[2]に示す．

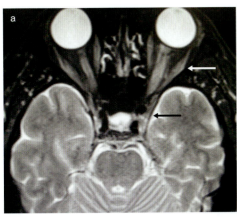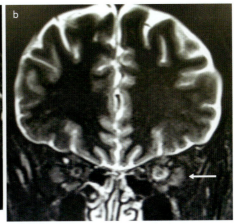

図4　図1の症例の頭部MRI T2強調画像所見
a．水平断　b．冠状断．左視神経にそって高信号および腫脹を認める．視神経高信号は視交叉近辺にまで及ぶ

表1　NMOSDの国際診断基準[2]

1. **AQP4抗体陽性**の場合　主症候のうち，少なくとも1項を満たし，他疾患が除外できる
   （抗体検査はcell-based assay法で行うことが望ましい：保険適用外）

2. AQP4抗体陰性／未検査の場合
・臨床的に1回～複数回のイベントがあり，主症候のうち2つ以上があり，かつ以下の項目すべてを満たす
   a．主症候には少なくとも，視神経炎，長大な脊髄病変，最後野病変の症候を有する
   b．空間的多発性がある
   c．特徴的なMRI所見を有する
      視神経炎の場合：(a) 脳MRIが正常もしくは非特異的な白質病変のみ，または (b) 視神経がT2高信号，あるいは造影T1で造影効果あり，視神経の1/2より長い病変，または視交叉も含む
・他疾患が除外できる

主症候
1．視神経炎
2．急性脊髄炎
3．最後野病変に関連する症候
4．急性脳幹病変
5．NMOSDに典型的なMRI所見を伴うnarcolepsyまたは間脳症状がある
6．NMOSDに特徴的なMRI所見を伴う大脳症状

Chapter 3 視神経・視路疾患

3.3.3 AQP4 抗体陽性視神経炎の免疫学的診断

　血清中の AQP4 抗体が陽性になることが診断の絶対条件であるが，通常，保険収載されている ELISA（enzyme-linked immunosorbent assay）法をまず用いることが多い．NMOSD の国際ガイドラインによると，確定診断には cell-based assay（CBA）が望ましいとされているが[2]，本邦では保険適用外である．

　AQP4 抗体陽性視神経炎において，CBA のほうが ELISA より優れていると考えられているのは，偽陽性や偽陰性が少ないからである．このため，AQP4 抗体（ELISA）測定で陰性となったが，ステロイド抵抗性のために治療困難の場合は，CBA で再測定することが推奨されている．また，AQP4 抗体陽性視神経炎患者では，Sjögren（シェーグレン）症候群の特異抗体である SS-A 抗体など他の自己抗体も陽性になることが多い[1]．一方，AQP4 抗体陽性の視神経炎患者では，myelin-oligodendrocyte glycoprotein（MOG）抗体はめったに陽性とならない．

3.3.4 AQP4 抗体陽性視神経炎の急性期治療

　特発性視神経炎をきたした患者が来院したときは，まずステロイドパルス療法を行うことになるが[3,6,7]，その前に必ず血清 AQP4 抗体（ELISA）を測定する．抗体の結果が 1 ～ 2 週間後に判明するので，その間にステロイドパルス療法を開始しておく．ステロイドパルス療法の前には，必ず梅毒や B 型肝炎，C 型肝炎，真菌感染などを除外しておく．もし感染症のマーカーが陽性となるようなら，感染症科と連携して治療にあたる．

　ステロイドパルス療法は，通常メチルプレドニゾロンコハク酸エステルナトリウム（ソル・メドロール®）1,000 mg 点滴静注を 3 日間行うが，AQP4 抗体の結果が判明せず，視力改善が得られない場合は，1 ～ 2 クールにわたりステロイドパルス療法を追加で行う[6]．発症後に速やかに行ったステロイドパルス療法の初回投与時は，視力改善が得られやすいので，プレドニゾロン内服 0.5 mg/kg/日の後療法でゆっくり漸減を図っていく．その後，免疫抑制剤のアザチオプリン（アザニン®，イムラン®）50 ～ 100 mg/日を加えて，最終的にプレドニゾロン 5 mg/日程度＋アザチオプリン 50 mg/日に持っていく．また，アザチオプリン開始前に，重篤な副作用回避のため NUDT15 遺伝子多型の検査を行う[6]．

　ここで注意すべき点は，メチルプレドニゾロンコハク酸エステルナトリウムは「多発性硬化症の急性増悪」については保険適用となっているが，「視神経炎」，「パルス療法としての使用」については社会保険診療報酬支払基金より保険上査定しないという通知がでているので，医療保険で使用できる[6]ということである．また，アザチオプリンの「視神経脊髄炎」については，社会保険診療報酬支払基金より保険上査定しないという通知がでている[6]．

　ステロイドパルス療法では効果がなく，血清 AQP4 抗体が陽性の場合は，NMOSD 関連視神経炎として治療に当たる．通常は血液浄化療法を行うが，血液浄化療法は多発性硬化症においては保険適用であり，NMOSD の急性増悪では保険適用外である[6]．一

方，大量免疫グロブリン療法（IVIg）は一製剤で「視神経炎の急性期（ステロイド剤が効果不十分な場合で，原則として AQP4 抗体陽性患者）」の保険適用がある[6,8]．通常，乾燥スルホ化人免疫グロブリン G 400 mg（8 mL）/kg 体重/日を 5 日間点滴静注する．

文献 8

AQP4 抗体陽性視神経炎の治療効果としては，血液浄化療法のほうが即効性に富むが，必ず脳神経内科，腎臓内科と連携しなければならず，施行のハードルが高い．一方，IVIg は当疾患において保険適用されるために眼科医が使用しやすいが，治療効果は緩徐であり，全視野欠損をきたしている症例では視力改善は難しい．しかしながら，ステロイドパルス療法で中心暗点をきたしていて周辺視野が残存している症例では，IVIg 投与により視力改善の期待が持てる[9]．

3.3.5 AQP4 抗体陽性視神経炎の再発寛解時の治療

「多発性硬化症・視神経脊髄炎スペクトラム障害診療ガイドライン 2023」に示されているように，NMOSD の再発寛解時治療と同様，疾患活動性が低い場合は免疫抑制剤（＋低用量のプレドニゾロン）を投与して経過観察を行うが，疾患活動性が高い場合は，基本的に生物製剤の開始を考慮する[6,7]．現在，AQP4 抗体陽性視神経炎（NMOSD として）で保険収載されている生物製剤は 5 剤である．

すべての生物製剤に共通する弱点は，感染症に脆弱だということである．特に B 型肝炎は劇症化する可能性があるため，必ず B 型肝炎のスクリーニングを行い，陽性の場合は消化器内科と連携して原疾患の治療にあたる必要がある[7]．

1．エクリズマブ

エクリズマブ（ソリリス®）は，補体 C5 を標的とした抗体製剤であり，通常 2 週間に 1 度の割合で点滴静注する[10]．成人には，エクリズマブ（遺伝子組換え）として，1 回 900 mg から投与を開始する[11]．初回投与後，週 1 回の間隔で初回投与を含め合計 4 回点滴静注し，その 1 週間後（初回投与から 4 週間後）から 1 回 1,200 mg を 2 週に 1 回の間隔で点滴静注する[11]．

文献 10

本剤は補体 C5 の開裂を阻害するため，髄膜炎菌をはじめとする莢膜形成細菌による感染症が発症しやすくなる可能性がある[11]．また，本剤投与に際しては，緊急な治療を要する場合等を除いて，原則，本剤投与開始の少なくとも 2 週間前までに髄膜炎菌に対するワクチンを接種することとされている[11]．

2．ラブリズマブ

ラブリズマブ（ユルトミリス®）は，補体 C5 を標的とした最も新しい抗体製剤であり，通常 2 か月に 1 度の割合で点滴静注する[12]．成人には，ラブリズマブ（遺伝子組換え）として患者の体重を考慮し，1 回 2,400〜3,000 mg を開始用量とし，初回投与 2 週間後に 1 回 3,000〜3,600 mg，以降 8 週間ごとに 1 回 3,000〜3,600 mg を点滴静注する[13]．

文献 12

本剤は，エクリズマブと同様，補体 C5 の開裂を阻害するため，髄膜炎菌をはじめとする莢膜形成細菌による感染症が発症しやすくなる可能性があることから，本剤の有効性および安全性を十分に理解したうえで本剤投与の是非を慎重に検討し，適切な対象患者に使用する必要がある[13]．また，本剤投与に際しては，緊急治療を要する場合等を除

いて，原則，本剤投与開始の少なくとも2週間前までに髄膜炎菌に対するワクチンを接種する[13]．特に小児への本剤投与に際しては，肺炎球菌，インフルエンザ菌b型に対するワクチンの接種状況を確認し，未接種の場合にはそれぞれのワクチンの接種を検討する[13]．

3．サトラリズマブ

文献14

サトラリズマブ（エンスプリング®）は，IL-6レセプターを標的としたリサイクリング抗体であり，1か月に1度の割合で皮下注射を行う[14]．成人および小児には，サトラリズマブ（遺伝子組換え）として1回120 mgを初回，2週間後，4週間後に皮下注射し，以降は4週間ごとに同量を皮下注射する[15]．

本剤投与により急性期反応（発熱，CRP増加等），感染症状が抑制され，感染症発見が遅れる可能性があるため，急性期反応が認められないときでも，白血球数，好中球数を定期的に測定し，これらの変動および喘鳴，咳嗽，咽頭痛等の症状から感染症が疑われる場合には，胸部X線，CT等の検査を実施し適切な処置を行う必要がある[15]．

本剤投与に先立って結核に関する十分な問診および胸部X線検査に加え，インターフェロン-γ遊離試験またはツベルクリン反応検査を行い，適宜胸部CT検査等を行うことにより，結核感染の有無を確認する[15]．本剤投与中は，胸部X線検査等の適切な検査を定期的に行うなど結核症の発現には十分に注意し，患者に対し結核を疑う症状が発現した場合（持続する咳，発熱等）には，速やかに担当医師に相談するよう指導する[15]．

4．イネビリズマブ

文献16

イネビリズマブ（ユプリズナ®）は，B細胞および形質細胞のマーカーであるCD19に対する抗体製剤であり，通常6か月に1度の割合で点滴静注する[16]．成人には，イネビリズマブ（遺伝子組換え）として1回300 mgを初回，2週間後に点滴静注し，その後，初回投与から6か月後に，以降6か月ごとに同量を点滴静注する[17]．

注意すべき点として，infusion reactionのリスクを低減して症状をコントロールするため，本剤投与の30分〜1時間前に抗ヒスタミン薬および解熱鎮痛剤を経口投与で行い，本剤投与の30分前に副腎皮質ホルモン剤を静脈内投与にて前投与し，患者の状態を十分に観察することが必要となる[17]．また，本剤投与により免疫グロブリン濃度の低下ならびに白血球，好中球およびリンパ球が減少し，感染症が生じるまたは悪化するおそれがある[17]．

5．リツキシマブ

文献18

リツキシマブ（リツキサン®）は，B細胞のマーカーであるCD20を標的とした抗体製剤であり，通常6か月に1度の割合で点滴静注する[18]．成人には，リツキシマブ（遺伝子組換え）として1回375 mg/m^2を1週間ごとに4回点滴静注する．その後，初回投与から6か月ごとに1回1,000 mg/body（固定用量）を2週間間隔で2回点滴静注する[19]．

本剤投与時に頻発して現われるinfusion reactionを軽減させるために，本剤投与の30分前に抗ヒスタミン剤，解熱鎮痛剤等の前投与を行う[19]．また副腎皮質ホルモン剤と併用しない場合は，本剤の投与に際して副腎皮質ホルモン剤の前投与を考慮する[19]．注入速度に関連して血圧下降，気管支痙攣，血管浮腫等の症状が発現するので本剤の注入速度を守り，注入速度を上げる際は特に注意する[19]．

AQP4 抗体陽性視神経炎の場合の注入速度は以下の通りである[19]．初回投与時は，最初の 30 分は 50 mg/h で開始し，患者の状態を十分観察しながら，その後 30 分ごとに 50 mg/h ずつ，最大 400 mg/h まで上げることができる．2 回目以降は，初回投与時に発現した副作用が軽微であった場合，100 mg/h まで上げて投与を開始し，その後 30 分ごとに 100 mg/h ずつ，最大 400 mg/h まで上げることができる．なお，初回投与から 6 か月目以降の投与の場合，6 か月ごとに 1 回目の投与は「初回投与」の注入速度に従って投与する．

3.3.6 まとめ

本節では，AQP4 抗体陽性視神経炎の概要を述べた．特発性視神経炎では全例で血清 AQP4 抗体を測定し，ステロイドパルス療法を行った直後には抗体陽性が判明するように調整することが望ましい．急性期治療のステロイドパルス療法は早ければ早いほど視力予後が良く，ステロイドパルス療法が効果不十分で AQP4 抗体が陽性なら，速やかに血液浄化療法や IVIg 療法に移行する．

AQP4 抗体陽性視神経炎の再発寛解期では，疾患活動性が低ければ免疫抑制剤＋少量のプレドニゾロン内服でもよいが，疾患活動性が高ければ生物製剤を用いる必要がある．一般的に生物製剤は高額であり，患者および脳神経内科医と連携して導入を決める必要がある．導入にあたり，NMOSD として難病指定を受けることも重要であるが，共通意志決定（shared decision making：SDM）の考えに則り，生物製剤の投与方法，投与間隔，副反応などを考慮した多方面との相談が重要となる．

（毛塚剛司）

文献

1）Ishikawa H et al. Epidemiological and Clinical Characteristics of Optic Neuritis in Japan. *Ophthalmology* 2019；126：1385-98.
2）Wingerchuk DM et al. International consensus diagnostic criteria for neuromyelitis optica spectrum disorders. *Neurology* 2015；85：177-89.
3）抗アクアポリン 4 抗体陽性視神経炎診療ガイドライン作成委員会．抗アクアポリン 4 抗体陽性視神経炎診療ガイドライン．日本眼科学会雑誌．2014；118：446-60.
4）毛塚剛司．神経眼科に関連する生物製剤（III）．神経眼科入門シリーズ 127．神経眼科 2023；40：50-2.
5）Petzold A et al. Diagnosis and classification of optic neuritis. *Lancet Neurol* 2022；21：1120-34.
6）「多発性硬化症・視神経脊髄炎スペクトラム障害診療ガイドライン」作成委員会（編）．第 1 章 中枢神経系炎症性脱髄疾患診療における基本情報 III．各治療概要 IV．医療経済学的側面及び社会資源の活用．多発性硬化症・視神経脊髄炎スペクトラム障害診療ガイドライン 2023．日本神経学会（監修）．医学書院；2023．pp.43-110.
7）「多発性硬化症・視神経脊髄炎診療スペクトラム障害ガイドライン」作成委員会（編）．第 3 章 中枢神経系炎症性脱髄疾患診療における Q&A．多発性硬化症・視神経脊髄炎スペクトラム障害診療ガイドライン 2023．日本神経学会（監修）．医学書院；2023．pp.150-200.
8）Mimura O et al. Intravenous immunoglobulin treatment for steroid-resistant optic neuritis：A multicenter, double-blind, phase III study. *Jpn J Ophthalmol* 2021；65：122-32.
9）水井 徹ほか．ステロイド抵抗性視神経炎に対する免疫グロブリン大量療法の検討．神経眼科 2023；40：238-47.
10）Pittock SJ et al. Eculizumab in Aquaporin-4-Positive Neuromyelitis Optica Spectrum Disorder. *N Engl J Med* 2019；381：614-25.
11）アレクシオンファーマ合同会社．ソリリス® 適正使用ガイド 視神経脊髄炎スペクトラム障害（NMOSD）．2020.
12）Pittock SJ et al. Ravulizumab in Aquaporin-4-Positive Neuromyelitis Optica Spectrum Disorder.

Chapter 3 視神経・視路疾患

Ann Neurol 2023；93：1053-68.

13) アレクシオンファーマ合同会社．ユルトミリス®適正使用ガイド．2023.

14) Yamamura T et al. Trial of Satralizumab in Neuromyelitis Optica Spectrum Disorder. *N Engl J Med* 2019；381：2114-24.

15) 中外製薬株式会社．エンスプリング®適正使用ガイド．2020.

16) Cree BAC et al. Inebilizumab for the treatment of neuromyelitis optica spectrum disorder（N-MOmentum）：a double-blind, randomised placebo-controlled phase 2/3 trial. *Lancet* 2019；394（10206）：1352-63.

17) 田辺三菱製薬株式会社．ユプリズナ®適正使用ガイド．2022.

18) Tahara M et al. Safety and efficacy of rituximab in neuromyelitis optica spectrum disorders（RIN-1 study）：a multicentre, randomised, double-blind, placebo-controlled trial. *Lancet Neurol* 2020；19：298-306.

19) 中外製薬株式会社．リツキサン®点滴静注 100 mg/500 mg 添付文書．2023.

3.4 MOG 抗体陽性視神経炎

　Myelin-oligodendrocyte glycoprotein（MOG）は中枢神経系に選択的に発現している髄鞘形成蛋白である．MOG 抗体に関連しておこる中枢神経性炎症性脱髄性疾患は MOG 抗体関連疾患（MOG antibody-associated disease：MOGAD）といわれている．

　以前は多発性硬化症（multiple sclerosis：MS）や視神経脊髄炎スペクトラム障害（neuromyelitis optica spectrum disorder：NMOSD）など他の炎症性脱髄疾患の一部と考えられていたが，最近は MOGAD の特徴が明確になってきており，2023 年に制定された「多発性硬化症・視神経脊髄炎スペクトラム障害診療ガイドライン」では別の疾患として扱われている[1]．中でも視神経炎は MOGAD の代表的な表現型である．多くは通常の視神経炎と同じく眼痛を伴う急性の視力低下をきたすが，MOGAD に伴う視神経炎に特有な所見も報告されている．本節では，MOGAD に伴う視神経炎の特徴について解説する．

3.4.1 病態

　MOG は全長 218 アミノ酸で構成される髄鞘形成蛋白の一種である．髄鞘形成蛋白全体の 0.05 ％にすぎないが，髄鞘の最外層に存在し，自己抗体の影響を受けやすい構造とされる[2]．病理学的な特徴は，中枢神経の血管周囲の炎症細胞の集簇を伴う脱髄性病変が主体であり，急性播種性脳脊髄炎（acute disseminated encephalomyelitis：ADEM）に類似した病理学的変化だということである[3]．

　またアストロサイト障害の指標となるグリア線維性酸性蛋白質（glial fibrillary acidic protein：GFAP）の髄液中の上昇はなく，ミエリン塩基性蛋白質（myelin basic protein：MBP）は通常以上に上昇する．このことから，炎症性脱髄が主体の病態であるが，アストロサイト障害を主体とする NMOSD とは違う病態であるといわれる．

文献 3

3.4.2 疫学

　MOGAD は小児から高齢者まで全年齢層に発症する．MOGAD 全体では，小児は ADEM が多いが，成人では ADEM は全体の 10 ％程度にとどまる[4]．視神経炎は小児・成人とも 40 〜 50 ％を占める主な病型である．MOGAD に伴う視神経炎に関しては，発症年齢の中央値は 47 歳となり，成人では 30 代と 50 代に 2 相性の分布を認め，男女差は認めない[5]．高齢発症も多く，女性有意に発症する NMOSD とは異なる分布である．

文献 4

文献 5

　本邦の特発性視神経炎 531 例の検討では，MOG 抗体陽性例は 10 ％程度とされる[5]．AQP4 抗体陽性例は 12 ％，両抗体陰性例は 77 ％と報告され，両抗体陽性例は 1 例のみであった．

3.4.3 臨床所見

■ 視神経炎の診断

文献6

　視神経炎は，眼球運動時痛を伴い得る片眼あるいは両眼性の亜急性の視力低下と定義される[6]．さらにコントラスト低下，色覚異常，相対的瞳孔求心路障害（relative afferent pupillary defect：RAPD）を伴うものとされる．特にRAPDは一側の視神経で瞳孔の求心性線維の障害が存在していることを示し，視神経炎の診断に有用な所見の1つである．しかし視神経炎以外に網膜中心動脈塞栓症など広範な網膜障害をきたした場合にもRAPD陽性になることがあり，注意が必要である．

　他の視神経炎を支持する臨床所見として，光干渉断層撮影（optical coherence tomography：OCT）での視神経乳頭腫脹や，MRIでの視神経や視神経鞘の造影効果，AQP4抗体やMOG抗体などのバイオマーカー陽性所見がある．多くはステロイドを主体とした免疫治療に対して反応性が良好である．

■ MOGADに伴う視神経炎の特徴

文献7

　MOGADは，視神経炎や脊髄炎などの脱髄の中核的事象が数時間～数日で増悪し，MOG抗体陽性となり，他の疾患が除外できる場合に診断できる[7]．MOGADに伴う視神経炎の特徴を表1にまとめた．

　視力低下は片眼でも両眼でもおこり，重症例は光覚弁に至るほど増悪する症例もある．特に両眼発症は31～58％と他の視神経炎と比較して多い．また視力低下前から眼痛・眼球運動時痛を伴うことが多く，約8割の症例で認め，NMOSDに伴う視神経炎や両抗体陰性の視神経炎と比較しても多い徴候の1つである[5]．視野障害は中心暗点や全視野欠損が大部分を占めるが，傍中心暗点や半盲様視野欠損など様々なパターンを呈することがある．中心フリッカ値は多くは低下し，20 Hz以下になる症例が多い．

　MOGADはワクチン接種やウイルス感染を契機に発症する場合もあり，問診での聴取が必要である．特に最近では新型コロナウイルス感染やワクチン接種後に発症した視神経炎において，MOG抗体陽性を認めたという報告が散見されており，問診での聴取が重要である[8]．

　眼底所見では視神経乳頭腫脹を伴うことが多く（図1），こちらも約8割程度の症例で認め，NMOSDに伴う視神経炎や両抗体陰性例と比較して出現しやすい所見の1つである[5]．腫脹の度合いは強く，一部の症例で出血を伴い，黄斑部の皺襞形成や漿液性網膜剥離を伴う症例もある．それを反映してOCTでも急性期では乳頭周囲網膜神経線

表1　MOGADに伴う視神経炎の臨床的特徴

・男女差がない
・両眼発症が多い
・眼痛・眼球運動時痛が多い
・視神経乳頭腫脹が多い
・MRIにて視神経前部の病変が多い
・MRIで視神経長大病変を伴いやすい
・MRIで視神経周囲組織の炎症所見が多い

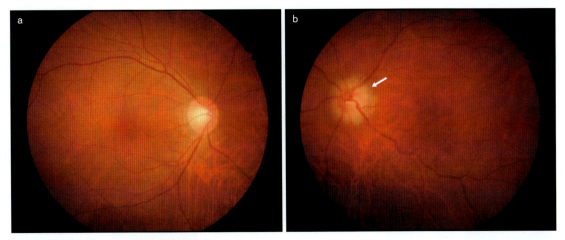

図1 急性期MOGADの視神経乳頭所見
左眼にMOGADに伴う視神経炎をきたした45歳男性の症例．右眼は正常であるが（a），左眼は強い乳頭腫脹（矢印）を認める（b）

維層（circumpapillary retinal nerve fiber layer：cpRNFL）の著明な腫脹をきたす（図2）．慢性期にはcpRNFLの萎縮を呈し（図3），再発を繰り返した場合にはcpRNFLや網膜神経節細胞層（ganglion cell complex：GCC）などの視神経線維層の萎縮をより生じやすい[9]．MOGADに伴う眼所見に関しては視神経炎が主な所見であるが，脳幹障害に伴う眼球運動障害や，稀にぶどう膜炎を合併する症例も報告されている[10]．

眼窩部MRIは，MOGADに伴う視神経炎の診断に重要な検査である．主に単純MRI（STIRや脂肪抑制画像）での評価と，ガドリニウム造影MRI（T1強調像）での評価が必要である．単純MRIでは視神経内の高信号や視神経腫大を認め，同部位はガドリニウム造影で高信号をきたす（図4）．他の視神経炎と比較して，MOGADに伴う視神経炎では視神経周囲鞘や周囲組織の造影効果を伴いやすく，両眼発症や長大病変をきたすことが多い[7]．小児の場合は視神経周囲組織の造影効果は少なめで，眼痛が少ないといわれている[11]．

また視神経病変の位置は，NMOSDに伴う視神経炎と比較して視神経前部の眼窩内病変が多い．過去に視神経炎の既往がある場合は，単純MRIにて視神経の高信号をきたすことがあり，急性期病変の可否は造影MRIでの確認が必要である．MRIの撮像方法は水平断での観察以外に，冠状断での観察を併用すると病変がわかりやすい．NMOSDに伴う視神経炎ではMRI病変の長さと視力予後は相関すると報告されているが，MOGADに伴う視神経炎ではMRI病変の長さと視力予後の関連は指摘されていない[12]．MOGADによる視神経以外の病変として，脳幹部病変，大脳皮質病変，脊髄病変をきたすことが多い．

文献9

文献10

文献11

文献12

■MOG抗体の測定

MOG抗体の測定には，細胞表面にMOGを発現させる検査系（cell based assay：CBA）が推奨される[1]．診断基準においては，高力価陽性例ではMRIでの長大病変や周囲鞘の造影効果，視神経乳頭腫脹などの支持的臨床画像的特徴の条件は不要である

Chapter 3 視神経・視路疾患

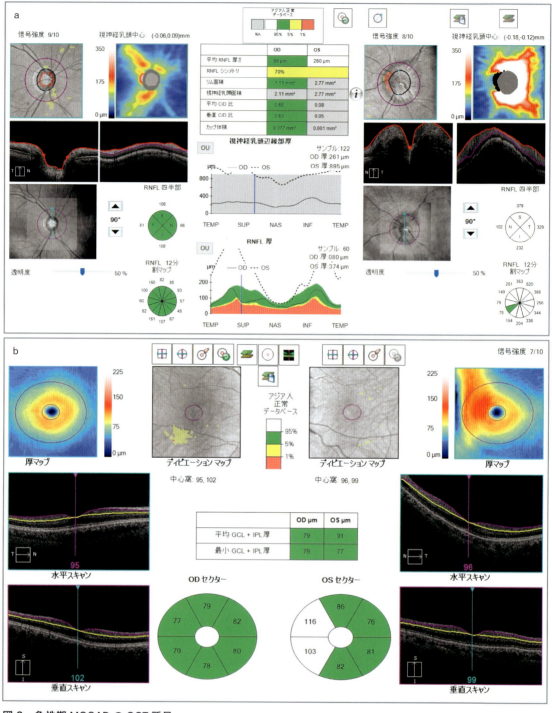

図2 急性期MOGADのOCT所見
図1と同じ症例．右眼は正常であるが，左眼は乳頭浮腫を反映してcpRNFLの強い全周性の腫脹を認める（a）．GCCの菲薄はなく，乳頭黄斑束での腫脹を認める（b）

が，低力価陽性例では支持的臨床画像的特徴の条件が少なくとも1つ必要となる．本邦では現在は保険収載での測定は難しく，外注（株式会社コスミックコーポレーション）

3.4 MOG 抗体陽性視神経炎

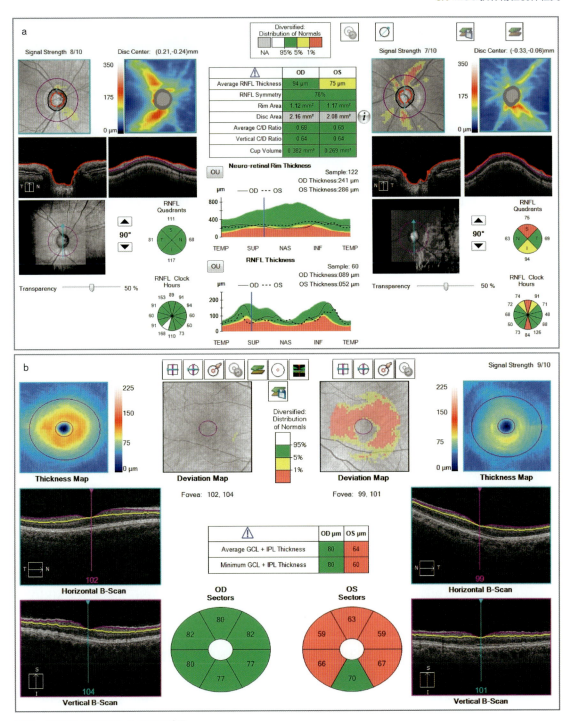

図3　慢性期 MOGAD の OCT 所見
図1と同じ症例．発症半年後の OCT では cpRNFL の耳側や上方の萎縮を認める（a）．GCC は全周性に萎縮を認める（b）

にて測定が可能である．同社による測定では，特異性の優れた Live CBA 法を用いて測定されており，定性での陽性例の多くは高力価陽性に相当する[1]．酵素結合免疫吸着測定法（enzyme-linked immunosorbent assay：ELISA）は結果が一致せず健常人からも

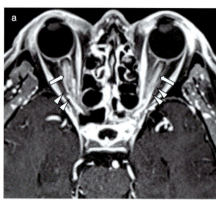
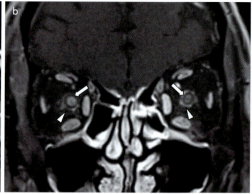

図4 急性期 MOGAD の眼窩 MRI 所見（T1 強調像，ガドリニウム造影）
両眼に MOGAD に伴う視神経炎をきたした 64 歳男性の症例．水平断（a）では両眼とも視神経内の高信号と腫脹を認め（矢印），周辺組織の高信号も認める（矢頭）．冠状断（b）でも視神経内の高信号（矢印）と視神経鞘の造影効果（矢頭）を認める

検出されるため現在は推奨されていない．

抗体の測定は急性期の治療開始前が推奨されている．治療や急性期を経過した場合に陰転化する可能性が指摘されているが，持続的に陽性を認めている場合は再発しやすいといわれる．

■ 鑑別診断

MOGAD に伴う視神経炎の診断には他疾患の除外も重要である．急性から亜急性の視神経障害をきたす疾患として，虚血性視神経症，うっ血乳頭，Leber（レーベル）遺伝性視神経症，圧迫性視神経症などがある．多くは MRI や蛍光眼底造影検査などで鑑別が可能である．

虚血性視神経症は，炎症性の場合は顎跛行や炎症反応上昇などの全身症状の随伴，非炎症性の場合は MRI にて視神経所見を認めない．また小乳頭や糖尿病，高血圧などの動脈硬化因子が背景にあることもあり，問診や僚眼の観察も有用である．うっ血乳頭は多くは頭蓋内占拠性病変を認めるが，認めない場合でも頭蓋内圧亢進を示す MRI での視神経周囲腔の拡大や蛇行，empty sella などの所見の有無の確認が必要である．Leber 遺伝性視神経症は遺伝性視神経症の中でも比較的急性な経過をきたすが，RAPDが陽性にならず，乳頭発赤・腫脹のわりに蛍光眼底造影検査で漏出を認めない．これらの疾患は基本的には MRI での視神経異常信号を伴わない．また圧迫性視神経症も頭蓋内・眼窩内腫瘍や副鼻腔腫瘍形成により視神経が圧迫されるが，MRI にて鑑別が可能である．

ほかには薬剤性，栄養欠乏性などの原因があり，エタンブトールや抗がん剤などの使用歴，食事状況や飲酒歴などの聴取も重要である．

また同じ視神経炎でも，他の原因の検索が必要である．炎症性脱髄性疾患の中ではNMOSD や MS との鑑別になるため，血液検査での AQP4 抗体の測定，髄液検査でのoligoclonal bands の測定，頭部 MRI 検査での大脳白質の ovoid lesion の有無などが鑑別点になる[6]．視神経炎の他の原因としては，単純ヘルペスや帯状疱疹などの感染症

や，サルコイドーシスやシェーグレン症候群，抗好中球細胞質抗体（anti-neutrophil cytoplasmic antibody：ANCA）関連疾患，全身性エリテマトーデスなどの膠原病などがあり，血液検査や問診，身体所見での鑑別も重要である．

また NMOSD では抗核抗体や SS-A 抗体，SS-B 抗体などの他の抗体が陽性になることが多いが，MOGAD では他の抗体が随伴して陽性になることは少ない[13]．AQP4 抗体と MOG 抗体の両抗体陽性例は稀ながら存在するが，予後不良であることが多い[7]．

文献 13

ガイドラインにも記載されている他の疾患を考える red flag として，非再発性の神経所見，数時間の突然発症かつ非回復性の経過，ステロイドパルス療法などの免疫治療に対する不応，脳室周囲の空間的多発性を示唆する画像的特徴，造影効果が持続する病変などがある[1]．特に低力価での抗体陽性例や陰性例では，非典型的な臨床経過ではないかの確認はその都度必要である．

3.4.4 治療

■ 治療における注意点

MOGAD は，視神経炎を含めてステロイド反応性が良好である．他の視神経炎の場合でも，ステロイドをはじめとする免疫治療を開始する前には，潜在的な感染症の有無をチェックする必要がある[14]．具体的には，血液検査にて B 型肝炎（Hbs 抗原），C 型肝炎（HCV 抗体），梅毒（TPHA，STS）をチェックし，胸部レントゲン検査を行い結核などの感染症もチェックする．潜在性の感染症の存在が疑われる場合は，ステロイド治療前に内科受診も検討する．また高血圧や糖尿病などの既往歴をチェックする．特に血糖はステロイド治療にて急な増悪を招く可能性があるため，かかりつけ内科との連携を行いつつ治療を進める必要がある．長期間でのステロイド維持療法を行う場合は，胃薬や骨粗鬆症予防薬との併用を検討する．

■ 急性期治療

MOGAD の治療に関して図 5 にまとめた．急性期治療はステロイドパルス療法（メチルプレドニゾロン 1,000 mg を 3 日間）を行う．高齢者，糖尿病患者など高用量使用が躊躇される場合は，500 mg への減量も考慮する．視力低下の自覚から治療開始までの期間が短いほうが，視力予後は良好と報告されている[15]．眼痛の改善が先行することが多く，治療効果判定に有用である．一部の症例では単回では不十分であることもあり，5 日間への延長やステロイドパルス療法の追加を検討する．

文献 15

多くの症例ではステロイドパルス反応性が良好であり，単回あるいは数回のステロイドパルス療法で視機能は大幅に改善する．しかし，一部の症例でステロイドパルス療法不応であり，その場合は免疫グロブリン大量静注療法や血漿交換療法を行う．

文献 16

■ 慢性期治療

MOGAD は約半数は再発しないとされるが，再発依存性に神経障害が増悪するため[16]，現状は急性期治療後の再発予防を行うほうが良いと考える．再発予防としてはステロイドを選択されることが多く，有用とされる[17]．維持療法はプレドニゾロン 0.5 〜 1.0 mg/kg/日より開始し，漸減していく．2 か月以内の維持療法終了，10 mg 以下の低

文献 17

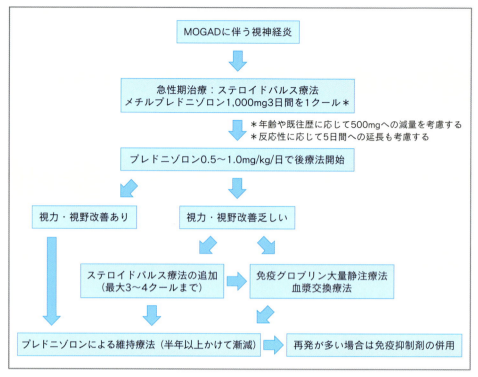

図5　MOGAD 治療のフローチャート

用量となった場合に再発しやすいため，急な漸減はしないように注意する[17]．

再発を繰り返す場合は，アザチオプリン（アザニン®，イムラン®），免疫グロブリン大量静注療法，ミコフェノール酸モフェチル，リツキシマブ（リツキサン®）などの併用が有用と報告されているが[1]，副作用も懸念される薬剤であることから，内科との連携を行いつつ使用するほうがよい．

予後と長期管理

予後は他の視神経炎と比較して良好であり，最終的に矯正視力が0.1 にまで低下する症例は約6％と報告されており[15]，NMOSD と比較して重症例は少ない．しかし，MOGAD に伴う視神経炎では視野障害の残存を認める場合もあり[18]，また再発依存性に視機能が増悪することが指摘されている[16]．再発は発作後30日以上経過した後におこる新たな発作と定義されるが，初回発作後より半年以内に多いと報告されている[7]．

当院での検討では，初発後に半年以上かけて緩徐に減量した場合は，その後の再発が有意に少なかった[19]．プレドニゾロン減量の目安としては，発作2か月後にプレドニゾロン10 mg 以上，発作6か月後にプレドニゾロン5 mg 以上，発作8か月後にプレドニゾロン1 mg 以上となるように漸減した場合に再発が有意に少ない結果であった．以上のことを踏まえつつ，MOGAD における視神経炎では再発をできるだけ少なくすることが重要である．また MOGAD では，発症5年以上経過すると再発リスクが軽減すると報告されている[20]．長期間の維持療法の継続による副作用も懸念されるため，病勢をみながらの維持療法の継続・中止の判断が必要である．

文献 18

文献 20

3.4.5 最後に

MOGAD に伴う視神経炎に関して解説した．NMOSD に伴う視神経炎と比較すると視力予後良好例は多いが，中には再発を繰り返す予後不良例も存在する．適切な診断，治療を行い，できるだけ再発を減らすことが必要である．

（髙井康行）

文献

1）「多発性硬化症・視神経脊髄炎スペクトラム障害診療ガイドライン」作成委員会．多発性硬化症・視神経脊髄炎スペクトラム障害診療ガイドライン 2023. 日本神経学会（監修）．医学書院；2023.
2）髙井良樹ほか．Myelin oligodendrocyte glycoprotein 抗体関連疾患の治療：現状と課題．神経治療学 2022；39：282-8.
3）Takai Y et al. Myelin oligodendrocyte glycoprotein antibody-associated disease：an immunopathological study. *Brain* 2020；143：1431-46.
4）Sechi E et al. Myelin Oligodendrocyte Glycoprotein Antibody-Associated Disease（MOGAD）：A Review of Clinical and MRI Features, Diagnosis, and Management. *Front Neurol* 2022；13：885218.
5）Ishikawa H et al. Epidemiologic and Clinical Characteristics of Optic Neuritis in Japan. *Ophthalmology* 2019；126：1385-98.
6）Petzold A et al. Diagnosis and classification of optic neuritis. *Lancet Neurol* 2022；21：1120-34.
7）Banwell B et al. Diagnosis of myelin oligodendrocyte glycoprotein antibody-associated disease：International MOGAD Panel proposed criteria. *Lancet Neurol* 2023；22：268-82.
8）山崎美香ほか．SARS-CoV-2 ワクチン接種後に発症した視神経炎の 5 例．神経眼科 2023；40：137-47.
9）Takai Y et al. Clinical Features and Prognostic Factors in Anti-Myelin Oligodendrocyte Glycoprotein Antibody Positive Optic Neuritis. *Neuroophthalmology* 2023；48：134-41.
10）Gupta P et al. Uveitis, optic neuritis and MOG. *Mult Scler J Exp Transl Clin* 2020；6：2055217320925107.
11）Moon Y et al. Clinical characteristics and clinical course of myelin oligodendrocyte glycoprotein antibody-seropositive pediatric optic neuritis. *Mult Scler Relat Disord* 2022；60：103709.
12）Akaishi T et al. Lesion length of optic neuritis impacts visual prognosis in neuromyelitis optica. *J Neuroimmunol* 2016；293：28-33.
13）Tanaka K et al. Pathogenesis, Clinical Features, and Treatment of Patients with Myelin Oligodendrocyte Glycoprotein（MOG）Autoantibody-Associated Disorders Focusing on Optic Neuritis with Consideration of Autoantibody-Binding Sites：A Review. *Int J Mol Sci* 2023；24：13368.
14）髙井康行ほか．ステロイドの有用性と副作用．臨床眼科 2023；77：196-201.
15）Chen JJ et al. Details and outcomes of a large cohort of MOG-IgG associated optic neuritis. *Mult Scler Relat Disord* 2022；68：104237.
16）Akaishi T et al. Progression pattern of neurological disability with respect to clinical attacks in anti-MOG antibody-associated disorders. *J Neuroimmunol* 2021；351：577467.
17）Ramanathan S et al. Clinical course, therapeutic responses and outcomes in relapsing MOG antibody-associated demyelination. *J Neurol Neurosurg Psychiatry* 2018；89：127-37.
18）Matsuda R et al. Clinical Profile of Anti-Myelin Oligodendrocyte Glycoprotein Antibody Seropositive Cases of Optic Neuritis. *Neuroophthalmology* 2015；39：213-9.
19）髙井康行ほか．Myelin-oligodendrocyte glycoprotein 抗体陽性視神経炎の副腎皮質ステロイド単独による維持療法の有用性．日本眼科学会雑誌 2023；127：1103-9.
20）Akaishi T et al. Relapse activity in the chronic phase of anti-myelin-oligodendrocyte glycoprotein antibody-associated disease. *J Neurol* 2022；269：3136-46.

Chapter 3 視神経・視路疾患

3.5 小児の視神経炎

†**典型的視神経炎**：
15～45歳の女性が多い単眼性，急性視機能障害．1～2週で進行性に視力低下が増悪する．治療にかかわらず，3週前後より回復傾向を示し，眼球運動痛を認めることが多い．

　小児の視神経炎は成人より稀で，非典型的†とされる．原因も様々であるが，ミエリンオリゴデンドロサイト糖蛋白質（myelin oligodendrocyte glycoprotein：MOG）抗体と関連するものが多い[1]．MOG抗体は，急性散在性脳脊髄炎（acute disseminated encephalomyelitis：ADEM）との関連も報告されており，全身病態，発症の様式や治療などが成人と異なる．

　小児視神経炎の原因になる全身疾患を**表1**に示す[2]．最近ではMOG抗体陽性のADEMはMOG抗体関連疾患（MOG antibody-associated disease：MOGAD）に分類される[2]．

文献3

3.5.1 小児視神経炎の特徴

　小児視神経炎の特徴を**表2**に示す[3]．これらは，成人のMOG抗体陽性視神経炎の

表1　小児視神経炎の原因になる全身疾患

	MS	ADEM	MOGAD	NMOSD
好発年齢	思春期以降に多い	6～7歳にピーク	小児と30歳以降の2峰性	小児から高齢者まで幅広い
性差	女性に多い	やや男性に多い	性差はあまりなし	女性に多い
臨床症状	単症候性，CIS（初回症状で脳症を伴わない）横断性脊髄炎	先行感染，予防接種と関連髄膜刺激症状，傾眠など同時多発的に出現	80％に視神経炎を認める脊髄炎はNMOSDほど縦方向に長くない	運動感覚障害，膀胱直腸障害（脊髄炎）吃逆，嘔気（延髄脊髄病変）
視神経炎	片側視神経炎	両側視神経炎	40％程度が両側視神経炎	片側～両側視神経炎
再発	再発が多い	単相性が多い	再発が多い	再発が多い
髄液検査	細胞数軽度増加，MBP，OB	単核球優位の細胞数増加，蛋白上昇，MBP	細胞数増加は軽度	細胞数はMSと比較し増加量が多い
MRI	境界明瞭な病変，脳室周囲病変時間的，空間的に散在	広範囲な白質病変，境界不鮮明深部灰白質病変，病巣周囲の浮腫	前部視神経所見が多い脊髄病変は灰白質に限局	視神経炎所見，視交差病変，脳室周囲病変3椎体以上連続する脊髄病変
自己抗体	特徴的な生物学的マーカーなし	特徴的な生物学的マーカーなし，MOG？	MOG（髄液のみで陽性のこともある）	AQP4
診断基準	臨床所見，MRI所見で時間的，空間的所見小児は稀であり，診断基準の感度が低い	他疾患の除外，臨床的診断，画像所見MOG陽性のときはMOGADに分類される	視神経炎，脊髄炎，ADEMなどの症状MOG陽性，画像所見	視神経炎，脊髄炎などの主要症状を認めるAQP4陽性，他疾患の除外

MS：multiple sclerosis，多発性硬化症　ADEM：acute disseminated encephalomyelitis，急性散在性脳脊髄炎
MOGAD：MOG antibody-associated disease，MOG抗体関連疾患　NMOSD：neuromyelitis optica spectrum disorders，視神経脊髄炎スペクトラム障害　MBP：myelin basic protein　OB：オリゴクローナルバンド　CIS：clinically isolated syndrome

140

表2　小児視神経炎の特徴

- 両眼性が多い　・乳頭炎型が多い　・性差はあまりない
- 視力障害が高度　・眼球運動時痛は成人ほどではない
- 治療反応性が高く，視力予後が良いことが多い
- 先行感染，予防接種後におこることがある
- 多発性硬化症への移行は稀

特徴†に近いと考えられる．本邦における小児例を含む視神経炎の報告では，アクアポリン4（aquaporin-4：AQP4）抗体陽性12％，MOG抗体陽性10％，両抗体陰性77％であり[4]，中国における小児視神経炎の報告では，AQP4抗体陽性15％，MOG抗体陽性52％，両抗体陰性33％であった[5]．このように小児の視神経炎はMOG抗体の影響が大きいと考えられる．

MOG抗体陽性視神経炎は片眼で発症することが多く，その点は異なる．しかし，小児の両眼発症が同時発症ではなく，多少のタイムラグがあることも示されている[6]．小児，特に学童期前の視神経炎発症であれば，患児は視力不良を伝えられず時間が経過し，両眼発症となるまで周囲から視力不良に気づかれない可能性がある．

3.5.2 診察，検査，診断

成人と同様に，視力低下，中心暗点，視野異常，限界フリッカ値の低下を認めるが，自覚的検査は小児では困難な場合があり，補助的と考えるほうがよい．視神経炎を疑った場合は対光反射，swinging flashlight testで相対的瞳孔求心路障害（relative afferent pupillary defect：RAPD）を確かめる．両眼性の場合は重症眼で陽性となるが，判断が難しいこともある．視神経所見診察は光干渉断層計（optical coherence tomography：OCT）や眼底写真が経過観察にも有用で，特にOCTはまぶしさを感じずに撮影できるため小児にも有効である．

MRIは視神経炎の確定診断に必要で，STIR法†やT2強調脂肪抑制法で撮影する．眼窩脂肪を抑制することで，視神経の炎症が高信号として抽出される．冠状断，矢状断を撮影しておくと，視神経炎の範囲がわかりやすい．視神経萎縮でも高信号となるため，再発例や治療効果判定にはT1強調脂肪抑制ガドリニウム造影が必要となる．また，全身疾患との関連を疑う場合は，追加で脊髄のMRI検査を行う．

さらに，視神経炎の原因診断のためには血液検査，髄液検査を行う．小児視神経炎の診断には，AQP4抗体，MOG抗体の測定が重要である．CBA（cell based assay）法が望ましいが保険適用はないので，やや感度が劣るがELISA（enzyme-linked immunosorbent assay）法によるAQP4抗体測定を行う．また，MOG抗体検査も保険適用はなく，保険収載が望まれる．症例によっては，髄液オリゴクローナルバンドも診断上参考になる所見である．髄液細胞数は視神経脊髄炎スペクトラム障害（neuromyelitis optica spectrum disorder：NMOSD）では多発性硬化症（multiple sclerosis：MS）よりも高値となる．

---

†MOG抗体陽性視神経炎の特徴：男女差が少ない．片眼の急激な視力低下と眼球運動痛をきたす．乳頭炎型が多い．ステロイド反応性が高いが再発が多い．

文献4

文献5

文献6

†STIR法：short TI（tau）inversion recovery法．反転回復法の一種で，水と脂肪の緩和時間の差を利用して脂肪信号を抑制する．

3.5.3 全身病態との関連

小児視神経炎の背景となる全身疾患（表1参照），診断チャート（図1）を示す．

■ MS，CIS

小児 MS 症の 10〜22％ が視神経炎を呈するとされる[3]．最初は単一の脱髄性症状で発症（clinically isolated syndrome：CIS）し，再発した場合に MS と診断されるため，初発の特発性視神経炎の中には MS の初発症状が含まれる．視神経炎を発症した小児で，MRI 所見（脳白質の脱髄所見）と髄液検査において OB（オリゴクローナルバンド），MBP（myelin basic protein）が陽性であることが MS への移行リスクとなる[3]．

◎症例 1：8 歳男児（図2）

3 日前から視力低下を自覚．受診時矯正視力は右眼 1.0，左眼 0.3，左 RAPD 陽性．MRI で左眼視神経高信号，採血で AQP4 抗体，MOG 抗体陰性であった．CIS，特発性視神経炎としてステロイドパルス加療，視力改善を認め，後経過観察となった．

■ MOGAD

文献 7

MOG 抗体は小児の脱髄疾患の 20〜50％ 程度の症例で検出され[7-9]，ADEM に伴う視神経炎，AQP4 抗体陰性で NMOSD と分類されたものが含まれる．MOG 抗体陽性症例では，9 歳未満のほうが中枢に病巣がでやすく，成長につれて視神経炎や NMOSD を示すことが多い[10, 11]．

文献 8

■ ADEM

急性に発症し，多発する脱髄病巣に視神経炎や脳症の所見を合併する．頭痛，嘔吐，発熱などで発症し，重症化すると手足のしびれ，痙攣，歩行障害，意識障害，視力障害といった症状が出現する．先行感染やワクチン[†]接種との関連も示唆される．単相性で

文献 9

文献 10

文献 11

[†]先行感染とワクチン：インフルエンザ，麻疹，風疹，VZV，EBV などのウイルスやマイコプラズマ，カンピロバクター，溶連菌などの病原菌への感染，インフルエンザ，ヒトパピローマウイルスなどのワクチン．

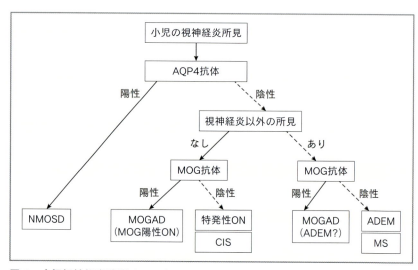

図1　小児視神経炎診断チャート

3.5 小児の視神経炎

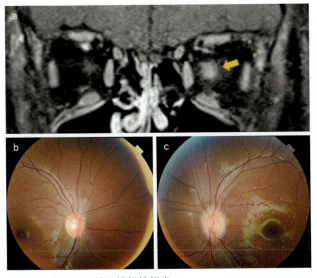

図2　8歳男児　特発性視神経炎
a. MRI T2 脂肪抑制：左眼視神経高信号（矢印）　b. 右眼　c. 左眼視神経腫脹

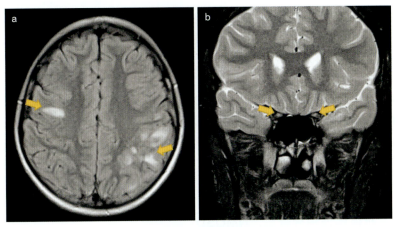

図3　10歳女児　MOGAD（ADEM）両眼視神経炎
a. MRI FLAIR 画像：脳白質に高信号（矢印）　b. MRI T2 脂肪抑制：両眼視神経高信号（矢印）

予後良好とされるが，再発することもある．小児 MS との鑑別を要し，MS よりは予後の良い疾患とされる．

◎症例2：10歳女児（図3）

　1週間前に感冒症状あり，眼科受診前日からふらつき，傾眠傾向と視力障害を認めた．受診時視力は両眼手動弁程度，瞳孔左右差なし，軽度散大，対光反射は両眼減弱，眼球運動障害不明，右共同偏視を認めた．MRI で脳白質に多発性の脱髄を認めた．ADEM に伴う，両眼視神経炎と診断され，ステロイドパルス，免疫グロブリン大量静注療法（intravenous immunogloblin：IVIG）を行った．後に採血で MOG 抗体陽性が判明し，MOGAD の診断となった．

143

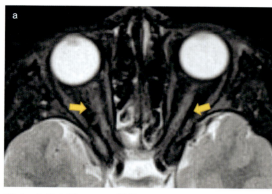
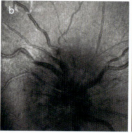
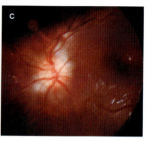

図4　3歳女児　MOG抗体陽性視神経炎
a．MRI T2脂肪抑制：両眼視神経高信号（矢印）　b．右眼 OCT SLO 画像：視神経腫脹　c．左眼視神経腫脹

■MOG抗体陽性視神経炎

　18歳未満のMOG陽性症例[9]の初発症状は，視力低下と眼痛であり，再発は44%，11%で視覚障害，認知障害，運動機能障害，てんかんなどの後遺症を認めた．MOG抗体陽性視神経炎は予後良好とされるが，再発を繰り返して視機能が重度に低下する症例もある．MOG抗体が経過中に陰性化する症例では13%と再発が少ないとされるが，陰性化した症例でも13%が再発したとの報告がある[12]．

文献 12

◎**症例3：3歳女児**（図4）
　1週間前に上気道感染の既往，視力低下を家族に疑われて眼科受診．視力は両眼0.1以下．両眼対光反射の減弱，視神経腫脹を認めた．鎮静下でMRIを施行，頭部異常は認めず，眼視神経に炎症を認めた．採血結果でMOG抗体陽性．ステロイドパルスにて症状改善，MOG抗体も陰性化を認め，ステロイド内服を3か月で中止し経過観察中．1年間は再発を認めていない．

■AQP4抗体陽性視神経炎，NMOSD

　AQP4抗体陽性視神経炎はNMOSDに属し，球後視神経炎が多く，視交叉や視索に炎症所見がみられることも多い．日本の小児AQP4抗体陽性症例[13]では女児が多く，全ての症例で初回治療後1年以内に再発（半数が視神経炎で再発）し，78%の症例で頭部MRI異常，83%の症例で3椎体以上の脊髄病変を有し，50%の症例で最終視力が少なくとも片眼の光覚消失に至った．このように小児のAQP4抗体陽性視神経炎は成人と同じ特徴を持つが，小児の症例は成人より長期にわたり視機能を管理する必要があるため，特に慎重に経過観察を行う必要がある．

3.5.4 治療

　初回治療はステロイドパルス療法が選択される．小児ではメチルプレドニゾロンを体重1kgあたり15mgの点滴静注を3日間施行する．その後，内服は体重1kgあたり0.5mg程度から漸減や中止としていく．視力，中心フリッカ値測定や視野検査を行って治療効果を判定するが，自覚検査が困難な場合は視神経所見やMRI所見を参考にす

る．治療効果不良の場合は血漿交換や IVIG が検討される．最重症例となり得る AQP4
抗体陽性視神経炎の治療については，血漿交換や IVIG を早期から検討する必要がある．

　特発性の視神経炎と，AQP4 や MOG 抗体が検出される全身疾患と関連する視神経炎
の場合では後療法の方針が大きく異なり，再発の抑制が目的となる．症状，副作用に合
わせてステロイド治療を継続する．長期に及ぶ場合，白内障や眼圧上昇といった合併症
にも注意が必要である．また，AQP4 抗体陽性症例では，ステロイドの維持や保険適用
ではないが免疫抑制剤の併用が推奨される．さらに，効果や安全性についての検討は必
要であるが，モノクローナル抗体の使用を検討することもある[†]．

> [†] 小児視神経炎の予後：視機能はほぼ完全に回復した場合でも，OCT では網膜内層厚の菲薄化を認めることがあるため，早期加療と再発予防が重要となる．

3.5.5 小児の視神経炎症状を診たときの考え方

　初発症状のみでは特発性視神経炎なのか ADEM，MS，MOGAD，NMOSD のいずれ
の疾患であるのか鑑別が困難な場合もある．MRI により視神経や脊髄病変を確認し，
全身病変の有無などを検討する．治療開始前の AQP4 抗体，MOG 抗体価測定は診断だ
けでなく，治療や再発予防に重要な情報となる．

　小児の検査には鎮静を要することがあり，治療に伴う全身管理についても小児科での
診療，アドバイスが必要となる．さらに，MOGAD や NMOSD などの眼外症状を伴う
疾患については全身検索，加療が必要となり，血液浄化療法には小児科，腎科の協力が
不可欠となる．可能であれば，小児視神経炎症例は小児科に併診してもらい，小児科管
理にて加療を行うのが理想である．

(松本　直)

文献

1）金子仁彦．多発性硬化症，視神経脊髄炎．小児内科 2022；54 増刊：366-9.
2）「多発性硬化症・視神経脊髄炎スペクトラム障害診療ガイドライン」作成委員会．多発性硬化症・視神経脊髄炎スペクトラム障害診療ガイドライン．日本神経学会（監修）．医学書院；2023.
3）Gise RA et al. Update on Pediatric Optic Neuritis. *Neurol Neurosci Rep* 2020；20：doi：10.1007/s11910-020-1024-x.
4）Ishikawa H et al. Epidemiologic and Clinical Characteristics of Optic Neuritis in Japan. *Ophthalmology* 2019；126：1385-98.
5）Song H et al. Clinical characteristics and prognosis of myelin oligodendrocyte glycoprotein antibody-seropositive pediatric optic neuritis in China. *Br J Ophthalmol* 2019；103：831-6.
6）Mizota A et al. Clinical characteristics of Japaneese children with optic neuritis. *Pediatr Neurol* 2004；31：42-5.
7）Reindl M et al. The spectrum of MOG autoantibody-associated demyelinating diseases. *Nat Rev Neurol* 2013；9：455-61.
8）Hacohen Y et al. Myelin oligodendrocyte glycoprotein antibodies are associated with a non-MS course in children. *Neurol Neuroimmunol Neuroinflamm* 2015；2：e81.
9）Azumagawa K et al. A nationwide survey of Japanese pediatric MOG antibody associated diseases. *Brain Dev* 2021；43：705-13.
10）Hacohen Y et al. Treatment Approaches for MOG-Abassociated Demyelination in Children. *Curr Treat Options Neurol* 2019；21：doi：10.1007/s11940-019-0541-x.
11）Hacohen Y et al. Abnormal white matter development in children with multiple sclerosis and monophasic acquired demyelination. *Brain* 2017；140：1172-4.
12）Waters P et al. Serial Anti-Myelin Oligodendrocyte Glycoprotein Antibody Analyses and Outcomes in Children With Demyelinating Syndromes. *JAMA Neurol* 2020；77：82-93.
13）福與なおみほか．小児期発症の抗アクアポリン 4 抗体陽性症例の臨床像．脳と発達 2011；43：359-65.

3.6 視神経周囲炎

　視神経周囲炎（optic perineuritis）は，視神経鞘（optic nerve sheath）に炎症をきたす稀な眼窩内炎症性疾患であり，視神経の髄鞘（myelin sheath）に炎症をきたして脱髄する視神経炎（optic neuritis）とは異なる疾患である．

　視神経周囲炎はEdmundsとLawfordによって1883年に初めて報告された[1]．当時は，視機能障害や頭蓋内圧亢進を伴わずに両眼性の視神経乳頭腫脹をきたす視神経症と考えられ，病理学的には視神経そのものには炎症を認めず，視神経周囲のくも膜と軟膜に多核白血球の浸潤がみられることが報告された．

　近年，磁気共鳴画像（magnetic resonance imaging：MRI）などの画像診断の発展により，視神経周囲炎の臨床的・画像的特徴が明らかになり，その疾患概念が見直された[2]．現在では，視神経周囲炎は視機能障害の程度や視神経乳頭腫脹の有無にかかわらず画像上視神経周囲に炎症を認める疾患群を指し，原因不明の特発性と，全身疾患による二次性に分けられる．

　視神経周囲炎の原因疾患として，かつては梅毒に関連する報告が多かったが，現在では，抗好中球細胞質抗体（anti-neutrophil cytoplasmic antibody：ANCA）関連血管炎，肥厚性硬膜炎，アレルギー性肉芽腫性血管炎，多発血管炎性肉芽腫症，リウマチ性多発筋痛症，IgG4（immunoglobulin G4）関連疾患，ベーチェット病，ミエリンオリゴデンドロサイト糖蛋白抗体関連疾患（MOGAD），単純ヘルペス，眼部帯状疱疹，梅毒，結核，アスペルギルス症などの真菌感染，無菌性髄膜炎，骨髄異形成症候群，炎症性腸疾患，悪性腫瘍など，多彩な全身疾患の報告がある[1-12]．

■ 症状

　発症時の症状は視神経炎とよく似ており，片眼あるいは両眼の急性から亜急性の視力低下，眼痛，視野障害を認める．視力低下および視野障害の程度は症例によって様々であるが，一般的に視神経炎よりも軽度で，中心視野が保持される傾向がある．また，眼瞼下垂，眼球突出，眼球運動障害を認めることもある．

　本邦での視神経周囲炎30症例（特発性16例，続発性14例）をまとめた報告[11]では，片眼発症が20例，両眼発症が10例で，56％に眼痛を認め，視力障害は光覚なしから矯正（1.2）まで様々で，視野障害は盲点拡大のほかに弓状暗点，中心暗点，傍中心暗点などであった．また，頭痛，眼球運動障害（動眼神経麻痺3例，外転神経麻痺1例，フィッシャー症候群様1例）などの神経症状がみられた．

■ 検査

　前述のように軽度～高度の視力低下，様々な程度・パターンの視野障害を認めるほか，相対的瞳孔求心路障害（relative afferent pupillary defect：RAPD），限界フリッカ値低下，眼底検査では視神経乳頭腫脹を認めることがある．また，原因疾患の精査のため，血液検査，髄液検査，頭部および全身の画像検査を行う．

■画像診断

　本疾患を臨床所見のみで診断することは難しく，診断には眼窩部および頭部の画像検査が必須であり，ガドリニウム造影 MRI が有用である[12]．視神経炎では視神経そのものが造影されるのに対し，視神経周囲炎では視神経周囲がリング状に造影され，水平断では tram-track サイン，冠状断ではドーナツサインと呼ばれる．

　しかしこれらの所見は，本疾患に特異的なものではなく，視神経鞘髄膜腫やサルコイドーシス，白血病などでもみられるので注意が必要である．また，視神経鞘は，前方では強膜と，後方では眼窩の骨膜および脳硬膜と連続・移行するため（図1）[13]，視神経周囲炎は後部強膜炎（図2）や肥厚性硬膜炎（図3）に合併してみられることがある．

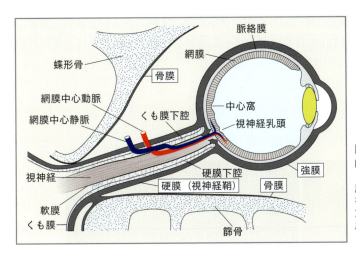

図1　視神経鞘の解剖
眼窩内の視神経は，外側から硬膜（視神経鞘），くも膜，軟膜で覆われている．視神経鞘は前方で強膜，後方では眼窩内の骨膜および脳硬膜と連続している
（文献13をもとに作成）

■鑑別診断

　うっ血乳頭，乳頭血管炎，糖尿病性乳頭症，ぶどう膜炎，視神経炎，虚血性視神経症，眼窩炎症性疾患，感染症，良性および悪性腫瘍，後部強膜炎などがあげられる．特に，症状や臨床所見からは視神経炎との鑑別，画像所見からは視神経鞘髄膜腫との鑑別が重要である．

　視神経炎は，一般的に視神経周囲炎に比べ視機能障害が高度で，ガドリニウム造影 MRI では視神経そのものが造影されるため，視神経周囲のみが造影される視神経周囲炎とは MRI で区別することができる．

　一方，視神経鞘髄膜腫は中年女性に多くみられる良性腫瘍で，視力低下や視野障害が緩徐に進行する．片眼性に視神経を取り囲む紡錘形の腫瘍がみられ，患側の視神経が腫大してみえる．視神経鞘髄膜腫でも tram-track サインやドーナツサインを呈するため，時に両者の画像所見は似ており（図4），放射線科や脳外科と連携して診断を進める必要がある．

■ 治療

　一般的にステロイドパルス療法や経口ステロイド治療が行われる．二次性では，原疾患に対する治療も併用して行われる．ステロイドに対する反応は良好なことが多く，視機能予後も比較的良好であるが，ステロイド減量に伴い20〜50％の症例で再発がみられるため，ステロイドはゆっくり減らす必要がある．また，適時免疫抑制剤などの追加治療が行われる．

■ 実際の症例

1．眼部帯状疱疹による視神経周囲炎（図2）

　70代女性．左眼痛と嘔気・嘔吐が出現し，内科，脳神経外科，眼科を受診するも異常を認めなかった．症状が増悪し1週間後に大学病院を受診．左眼瞼に発赤腫脹を認め眼窩蜂窩織炎の疑いで治療が開始されたが，数日後に三叉神経第1枝領域に水疱が出現し眼部帯状疱疹と診断された（図2a）．左眼に強い汎ぶどう膜炎および強膜炎を認め，ガドリニウム造影眼窩部MRIでは左後部強膜から連続して視神経鞘，眼窩先端部にかけて造影効果を認めた．MRI冠状断ではドーナツサイン（図2b），水平断ではtram-trackサイン（図2c，d）を呈している．

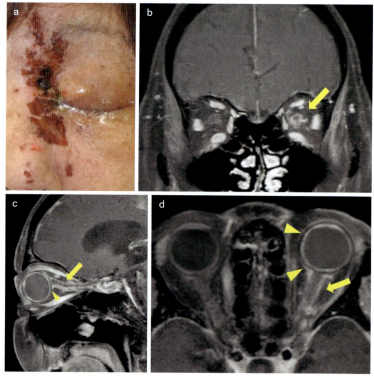

図2　眼部帯状疱疹による視神経周囲炎
a．左三叉神経領域に皮疹を認める
b．ガドリニウム造影MRI冠状断では，左視神経鞘に炎症を認める（矢印）
c．d．同MRI矢状断（c）および水平断（d）では，左後部強膜（矢頭）から連続して視神経鞘に造影効果を認め，tram-trackサインを呈している（矢印）

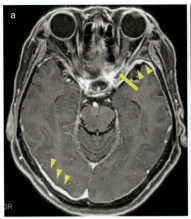
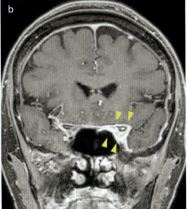
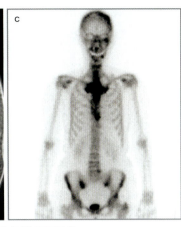
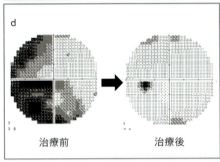

図3 肥厚性硬膜炎に合併した視神経周囲炎
a. ガドリニウム造影MRI水平断では，肥厚した硬膜（矢頭）と左眼窩先端部付近で視神経鞘に造影効果を認める（矢印）
b. 同MRI冠状断では，左眼窩先端部周囲に硬膜の肥厚と造影効果を認める（矢頭）
c. 骨シンチグラフィーで頭蓋骨，胸椎，胸郭，骨盤に集積を認め，肥厚性硬膜炎と診断された
d. 左眼ハンフリー視野．発症時は左視力0.1に低下し傍中心暗点を認めたが，ステロイド治療後左視力1.2に回復，視野も改善した

2. 肥厚性硬膜炎に合併した視神経周囲炎（図3）

　左ぶどう膜炎の既往がある50代女性．複視を自覚し大学病院に紹介となった．精査の結果特発性眼窩炎症と診断し，経口ステロイド投与で改善した．1年後，左眼に強膜炎・虹彩炎を発症し，ステロイド点眼で改善するも，その後も強膜炎を繰り返した．5年後，急性に左視力が1.2から0.1に低下し，限界フリッカ値低下と視野障害を認めた．ガドリニウム造影MRIで左眼窩深部および周囲硬膜に炎症認め，特発性眼窩炎症の再燃としてステロイド内服治療を再度行い改善した．

　しかし，その1年後に再び左視力低下と傍中心暗点（図3d）を認め，ガドリニウム造影MRIで硬膜肥厚および視神経周囲炎を認めた（図3a, b）．骨シンチグラフィーで肥厚性硬膜炎と確定診断され（図3c），掌蹠膿疱症を認めたことから，神経内科および膠原病内科でSAPHO症候群†と診断された．

　ステロイドパルス療法により左視力は1.2に改善し，視野障害も改善した（図3d）．現在は内科で経口ステロイドおよび免疫抑制剤により治療され，炎症は再燃なく落ち着いている．

3. 左視神経鞘髄膜腫の症例（図4）

　70代女性．1年前から左眼に眼前暗黒感を自覚していた．視力は両眼矯正1.2と良好であったが限界フリッカ値は左で軽度低下があり，左RAPD陽性で左視神経乳頭腫脹を認めた（図4a）．ゴールドマン視野検査では左マリオット盲点の拡大を認めた．ガドリニウム造影MRIでは，紡錘形の左視神経腫大と左視神経周囲の造影効果（tram-trackサインとドーナッツサイン）を認めた（図4b～d）．視機能障害は軽度で進行が緩

†SAPHO症候群：特徴であるsynovitis（滑膜炎），acne（ざ瘡）pustulosis（膿疱症），hyperostosis（骨化過剰症），osteitis（骨炎）の頭文字から命名された．

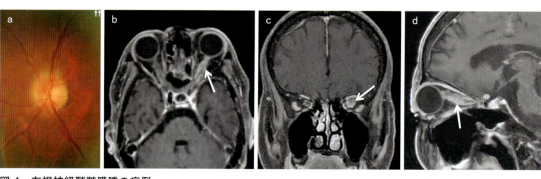

図4 左視神経鞘髄膜腫の症例
a. 左視神経乳頭腫脹を認める
b～d. それぞれガドリニウム造影 MRI 水平断，冠状断，矢状断．左視神経が紡錘形に腫大し，視神経周囲に造影効果を認める．Tram-track サイン（b, d），ドーナツサイン（c）を認める

徐であることから，左視神経鞘髄膜腫として脳外科で経過観察中である．

■まとめ

視神経周囲炎は，視神経炎や視神経鞘髄膜腫との鑑別を要する重要な疾患であり，画像診断が有用である．様々な全身疾患に合併することがあり，全身精査も必要である．ステロイド治療が奏功するが再発も多く，減量時には注意が必要である．

（坂本麻里）

文献

1) Edmunds W et al. Examination of optic nerve from cases of amblyopia in diabetes. *Trans Ophthalmol Soc UK* 1883；3：160-2.
2) Purvin V et al. Optic perineuritis, clinical and radiographic features. *Arch Ophthalmol* 2001；119：1299-306.
3) Gupta S et al. Optic perineuritis. *BMJ Open Ophthalmol* 2021；6：e000745.
4) Bergman O et al. Optic perineuritis：a retrospective case series. *Int Med Case Rep J* 2017；10：181-8.
5) Fatimah-Halwani I et al. Bilateral Optic Perineuritis in Tuberculosis-Immune Reconstitution Inflammatory Syndrome. *Cureus* 2022；14：e27600.
6) Dhiman R et al. Neuro-ophthalmic manifestations of tuberculosis. *Eye (Lond)* 2022；36：15-28.
7) Hickman S. Optic Perineuritis. *Curr Neurol Neurosci Rep* 2016；16：16.
8) Nakamura M. Optic perineuritis not associated with syphilitic infection. *Neuro-Ophthalmology* 1999；21：135-45.
9) Leitão M et al. Myelin oligodendrocyte glycoprotein antibody disorder (MOGAD) optic perineuritis following severe COVID19 infection. *Am J Ophthalmol Case Rep* 2023；32：101952.
10) 佐々木信之ほか．高度な眼窩炎症と髄膜炎を併発した眼部帯状疱疹の1例．神経眼科 2020；37：38-44.
11) 竹丸 誠ほか．特発性視神経周囲炎の1例‐本邦症例の文献レビューと問題点．臨床神経学 2017；57：716-22.
12) 橋本雅人．MRI 描出の差による視神経疾患の鑑別．眼科 2020；62：733-40.
13) Case Western Reserve University. Neuroscience Clerkship. http://syllabus.cwru.edu/YearThree/neuroscience/NeurLrngObjectives/PAPILLEDEMA2.htm.

3.7 虚血性視神経症

3.7.1 視神経の血管支配

　眼球および付属器は，内頸動脈から分岐した眼動脈の支配を受けている．視神経乳頭近傍の動脈支配は，眼動脈からの分枝である網膜中心動脈と短後毛様動脈からなる．

　網膜中心動脈は，眼球の約1cm後方で視神経内に入り，篩状板後方の視神経軸索へ分枝により部分的に血液供給を行う（図1①）ものの，篩状板を貫いて主に網膜内層への血液供給を担っている（図1②）．

　短後毛様動脈は，視神経乳頭近傍の動脈支配の主たる役割を担っている．短後毛様動脈は，眼球後部の視神経近傍周囲の強膜を貫いて，視神経乳頭周囲の脈絡膜の血管支配（図1③）を行う．稀に網膜中心動脈の支配領域である網膜内層へ部分的に投射する亜型が存在する．

　篩状板前部の視神経への血流は，短後毛様動脈の分枝により供給される（図1④）．篩状板の血流は短後毛様動脈から連続するZinn-Haller動脈輪（the circle of Zinn-Haller）（図1⑤）によって供給される．篩状板後部の視神経への血流は，軟膜動脈から求心性に伸びる分岐（図1⑥）によって供給される．

　軟膜動脈は，短後毛様動脈，Zinn-Haller動脈輪，眼動脈からの供給を受けている．

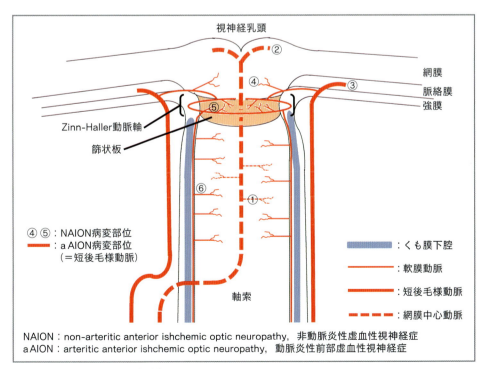

図1　視神経乳頭近傍の動脈支配のシェーマ

篩状版より中枢側の視神経は一部が網膜中心動脈の分枝から，ほか大部分は軟膜動脈から血液供給を受ける．

3.7.2 虚血性視神経症の分類

■虚血部位による分類

虚血性視神経症（ischemic optic neuropathy：ION）は，前部虚血性視神経症（anterior ischemic optic neuropathy：AION）と後部虚血性視神経症（posterior ischemic optic neuropathy：PION）に分けられる．

IONは，視神経の虚血による障害である．虚血部位が篩状板近傍より視神経乳頭側でおこる場合は，発症時に視神経乳頭の腫脹が観察される．これをAIONと呼ぶ．対して，虚血部位が篩状板より後方で，発症時に視神経乳頭には所見が観察されない場合をPIONと呼ぶ．これは視神経の虚血性疾患の10％に過ぎない[1]．

文献1

■虚血の原因による分類

非動脈炎性虚血性視神経症（non-arteritic AION：NAION）と動脈炎性（arteritic AION：aAION）に分けられる．

動脈炎性は短後毛様動脈におこる炎症と，それに続発する血栓症に起因する虚血が原因であり，非動脈炎性は文字通り動脈炎を併発しない短後毛様動脈支配領域の虚血に起因する．頻度としてはAIONの大部分は非動脈炎性[2]である．

文献2

3.7.3 非動脈炎性虚血性視神経症（NAION）

1．疫学

米国の報告ではNAIONの発症率は10万人あたり2.3〜10.3人／年[3]で，50歳以上で急性発症する視神経症の代表疾患である．

文献3

2．病態

NAIONは，篩状板近傍の短後毛様動脈支配領域において，動脈炎を伴わない循環不全ないしは梗塞により視神経乳頭部の腫脹が観察される．動脈炎に起因しない循環不全ないしは梗塞の原因は多岐にわたると考えられ，単一の機序では説明できない．蛍光眼底造影検査では視神経乳頭部の色素充盈遅延が観察されるものの，視神経周囲の脈絡膜充盈遅延は必ずしも伴わない[4]．これより，循環不全は短後毛様動脈の主幹よりも末梢領域（図1④⑤参照）に生じていると推察される．

文献4

NAION発症時に，健側視神経乳頭の形態を健常者と比較すると，乳頭陥凹が観察されない，ないしはC/D比（cup-disk ratio）が小さい傾向を示す[5]．対してaAIONにおいては，視神経乳頭形態に健常者との差異は観察されない[5]．この視神経乳頭の形態的特徴は，篩状板前方で急激に軸索が密集しているという意味から"crowded disk"，NAION発症リスクとなるという意味から"disk at risk"等と表現されている．密集した乳頭部位の腫脹による軸索へのストレスから，二次的な網膜神経節細胞のアポトーシスが誘発され最終的な視野障害に至る．

文献5

視神経乳頭の構造以外の因子として，糖尿病，高血圧，高コレステロール血症など虚

血性血管障害の一般的な危険因子のほかには，夜間低血圧[6]，睡眠時無呼吸症候群[7]などの関与も報告されている．

3．臨床所見

(1) 視神経乳頭腫脹

NAIONにおける発症時の乳頭所見は，乳頭腫脹が観察されるとともに約3/4において線状出血を伴う[8]．虚血領域は分節状であることが多いが，腫脹部位や蛍光眼底造影所見と視野障害とは必ずしも一致しない[4]ことも多い．後述のaAIONにおける乳頭所見"蒼白浮腫"と比べ，循環障害がより末梢であることが影響すると考えられるが，乳頭所見のみから両者の鑑別は困難である．

(2) 視力・視野

急性発症の視力ないしは視野障害を自覚する．視力障害は様々であるが，光覚マイナスのような重篤なケースは稀であり，発症から2週間で約半数の症例が0.6以上まで改善する[9]．視野障害は，虚血部位とその程度により様々である．

図2と図3にNAIONの2症例の視神経乳頭所見と視野障害を提示する．図2aはNAION症例1における発症直後の視神経乳頭所見である．乳頭辺縁は全周にわたり不鮮明で，線状出血を伴っている．図2bに示す視野障害では，中心1/3暗点と下半盲を伴う．NAIONにおける視野障害として下半盲は最も多くみられるタイプである．図2cでは，光干渉断層計（optical coherence tomograph：OCT）における下半盲に一致した上方の網膜内層の菲薄化がみられる．

文献6

文献7

文献8

文献9

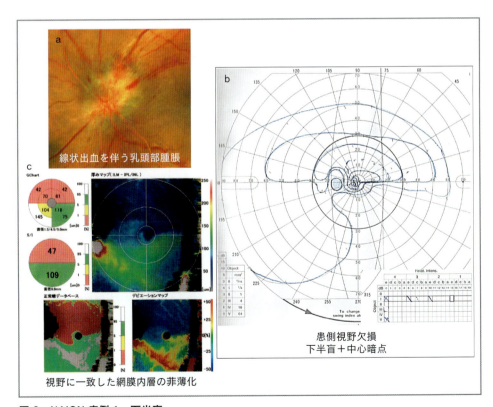

図2　NAION症例1　下半盲
a．視神経乳頭写真　b．ゴールドマン動的視野　c．OCT

Chapter 3　視神経・視路疾患

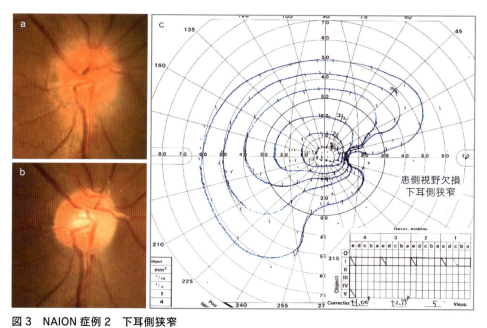

図 3　NAION 症例 2　下耳側狭窄
a. 視神経乳頭写真（発症後 1 週）　b. 視神経乳頭写真（発症後 6 か月）　c. ゴールドマン動的視野

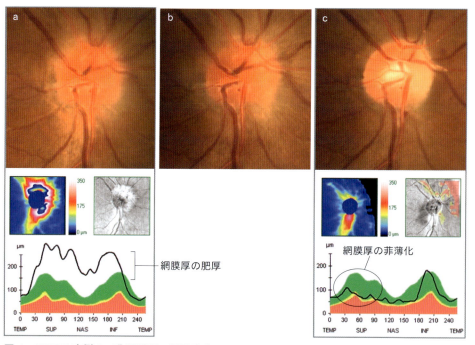

図 4　NAION 症例 2　乳頭腫脹の経時変化
a. 発症後 1 週の視神経乳頭写真（上）と OCT（下）　b. 発症後 1 か月の視神経乳頭写真　c. 発症後 6 か月の視神経乳頭写真（上）と OCT（下）

　図 3a, b に NAION 症例 2 における発症後 1 週と 6 か月後の視神経乳頭所見を示す．発症後 1 週では視神経乳頭の発赤腫脹と鼻側を中心に辺縁の不明瞭化が観察される．図 3c に本症例の視野障害を示す．マリオット盲点の露出を含む下耳側の狭窄がみられる．

154

前頁図4に本症例における乳頭所見の経時変化を示す．発症直後はOCTにおいて乳頭全周にわたって網膜厚の肥厚が観察される（図4a）が，発症6か月後には視野障害に一致した鼻側周囲における網膜厚の菲薄化が観察される（図4c）．

4．治療

急性期治療として，抗血栓，血管拡張によるアプローチで有効性が証明された治療法は存在しない[10]．ステロイド内服はNAIONにおける乳頭腫脹をより早期に改善するものの，視機能に関して臨床的に有意な改善をきたすことはない[11]とされる．

片眼NAION発症後に，5年以内に僚眼に再発する確率は15％程度とされる[12]．アスピリン内服による，僚眼への再発予防の有効性を検討した報告は複数存在する[10]．十分なエビデンスレベルを有しないものの，NAION発症後に血栓予防としてのアスピリン内服加療は合理的な選択枝とする報告[10]がある．

文献10

文献11

文献12

3.7.4 動脈炎性前部虚血性視神経症（aAION）

1．疫学

米国の報告ではaAIONの発症率は10万人あたり0.36人／年[3]で，白人は黒人やヒスパニックに比べ発症頻度が高い[3]ことから，人種差が指摘されている．aAIONは巨細胞性動脈炎（旧称：側頭動脈炎）の一症状と考えられる．巨細胞性動脈炎の本邦における発症率は10万人あたり0.65人／年で，ピークは60代後半から70代[13]であり，比較的高齢発症が特徴である．

2．病態[14]

血管外膜内に存在する樹状細胞による抗原提示で，CD4陽性T細胞の活性化がおこることが病態の初期変化である．CD4陽性T細胞からの炎症性サイトカインの分泌により，血管中膜において活性化マクロファージや多核巨細胞の浸潤が観察される．これらから分泌されるメタロプロテアーゼ酵素により，中膜と内膜を境する内弾性板が破壊される．同様に分泌されるIL-6などの炎症性サイトカインによる障害の促進，血管内皮細胞増殖因子（vascular endothelial growth factor：VEGF）による内膜の肥厚がおこり，血管内腔の閉塞がおこる．

NAIONとは対照的に，循環不全は短後毛様動脈の広汎に及ぶ（表1）．側頭動脈生検で上記の組織学的所見が観察される[15]ことで巨細胞性動脈炎の診断がなされることから，aAIONは全身性の血管炎がベースにある病態といえる．

文献13

文献14

文献15

3．臨床所見

(1) 視神経乳頭腫脹

aAIONにおける発症時の乳頭所見は，腫脹が観察されるものの充血所見が目立たず，"蒼白浮腫"と表現される．これは，背後に動脈炎に起因した広汎な虚血があることを考えれば理解しやすい．しかし，検眼鏡的観察のみでNAIONとの鑑別を行うことは困難である場合が多く，採血等の検査に加え最終的には側頭動脈生検により鑑別すべきである．

(2) 視力・視野

急性発症で，NAIONと比較すると高度な視力，視野障害をきたす．一過性黒内障発作を伴うことがある．

表 1　NAION と aAION の比較

	非動脈炎性：NAION	動脈炎性：aAION
発症頻度/10万人	2.3〜10.3 人／年	0.36 人／年
解剖学的特徴	乳頭陥凹の消失／C/D 比小 ＝ disk at risk	特記せず
短後毛様動脈病変部位	末梢域　篩状板〜末梢側	主幹領域広汎　側頭動脈にも所見あり
視機能障害	一般に軽〜中等度　半数に改善傾向	一般に高度　未治療では対側に障害
血液検査所見	CRP・ESR は正常域	CRP の上昇　ESR の亢進
診断	除外診断	側頭動脈生検
治療	確立された治療法はない	ステロイド・IL-6 受容体阻害剤による血管炎抑制

文献 16

片側発症の後，無治療で放置すると 1 週間以内に 5 割以上の症例で反対側の視力低下をきたすとする報告[16]があり，aAION と診断された場合には迅速に治療を開始しなければならない．

(3) 全身所見

眼症状以外の全身所見としては，巨細胞性動脈炎に対して 1998 年に日本で施行された調査結果[13]によると，血管炎に伴う側頭部痛 80.3 %，リウマチ性多発筋痛症 30.3 %，顎跛行（咀嚼時の顎の疼痛）15.2 % などがある．

(4) 採血検査

文献 17

巨細胞性動脈炎を疑い側頭動脈生検を行った疾患群において，全身炎症反応としての C 反応性蛋白（C-reactive protein：CRP）の増加と赤血球沈降速度（erythrocyte sedimentation rate：ESR）の亢進が，生検陽性で確定診断に至る感度はそれぞれ 86.9 %，84.1 %[17]であった．CRP 増加と ESR 亢進は，巨細胞性動脈炎に特異的な検査所見ではないが，aAION と NAION の鑑別のために必ず検査すべきである．動脈炎性が疑われたときは，確定診断のため側頭動脈生検を施行する．

4．治療

厚生労働省研究班による血管炎症候群の診療ガイドライン（2017 年改訂版）によると，神経症状・眼症状が出現した場合は，ステロイドパルス療法（mPSL（メチルプレドニゾロン）0.5〜1 g/日，3 日間）を先行させ，その後 PSL（プレドニゾロン）1 mg/kg/日（最大 60 mg/日）の投与が推奨される（推奨クラス I，エビデンスレベル B）．

初期投与量を 2〜4 週間継続後，臨床症状が軽快し，巨細胞性動脈炎による CRP や ESR の上昇が正常化すれば，PSL を減量できる．PSL 投与量 20 mg/日までは 2 週ごとに 10 mg ずつ，10 mg/日までは 2〜4 週ごとに 2.5 mg ずつ，それ以降は 1 か月ごとに 1 mg のペースで減量できる．状況に応じて減量のペースを増減してもよい．1〜2 年間で多くの症例においてステロイド投与の中止が可能になる．

頭痛やリウマチ性筋痛症が再発し，CRP や ESR の上昇がみられたときには PSL を 5〜10 mg/日程度増量する．神経症状・眼症状が再燃した場合は，初期治療に戻して治療を再開する．

近年 IL-6 受容体阻害薬であるトシリズマブ（アクテムラ®）の有効性が評価され，保険収載された．ステロイド治療経過中，治療抵抗性や副作用による PSL の減量が必要とされる場合は，トシリズマブ 162 mg 皮下注／週を行い（推奨クラス I，エビデンスレベル A），寛解を確認しながら PSL を減量する．

3.7.5 非動脈炎性（non-arteritic）と動脈炎性（arteritic）前部虚血性視神経症の鑑別（表1参照）

両者ともに 50 歳以上の比較的高齢者において，急性の片眼性の視力・視野障害として発症し，視神経乳頭腫脹が観察される．眼球運動痛を伴わないことも共通である．しかし，動脈炎性（aAION）は非動脈炎性（NAION）と比較して未治療では予後不良であるため，AION において，動脈炎性と非動脈炎性の鑑別を行うことは臨床上必須である．

動脈炎性は，非動脈炎性と比較して頻度的に稀であり，発症ピークが 60 代後半とやや高齢発症である．乳頭部の虚血がより広汎であることから乳頭腫脹はいわゆる "蒼白浮腫" 状となる．血管炎に伴う全身症状（リウマチ性多発筋痛症，顎跛行，側頭部痛など）を伴い，血液検査にて CRP 増加と ESR 亢進がみられる．側頭動脈の生検で，管壁への炎症細胞の浸潤，内弾性板の破壊が確認されることで確定診断となる．非侵襲的には[18]，FDG グルコース PET で，鎖骨下動脈など大血管への炎症に伴う集積，エコーによる側頭動脈壁の浮腫，MRI 脂肪抑制造影 T1 強調画像にて，描出される側頭動脈壁が肥厚して増強される所見として観察される．

文献 18

3.7.6 乳頭部腫脹を伴う疾患との鑑別

日常臨床において，AION 以外に乳頭部腫脹をきたす代表的な疾患を**表2**に示す．眼底所見としては，腫脹が片眼性か両眼性か，網膜血管変化を伴うか伴わないかが鑑別点である．AION は，発症時の多くは片眼性で，乳頭周囲の線状出血を伴う[8]ものの網膜血管変化は伴わない．

視神経炎の乳頭炎型では，片眼性ないしは両眼性で視神経乳頭部の発赤腫脹が観察される．網膜血管変化は伴わない．AION と比較し若年者に多く，眼球運動時痛を伴うことが AION と異なる．視神経炎は，従来の多発性硬化症に関連した視神経炎に加えて aquaporin-4（AQP4）抗体陽性視神経炎と，myelin oligodendrocyte glycoprotein（MOG）抗体陽性視神経炎が独立したカテゴリーとして分類され，MRI で確認される炎症部位が異なる傾向にある[19]．MOG 抗体陽性視神経炎は球後で視神経周囲の炎症を伴う傾向があり，乳頭炎として観察されやすい．しかし，MOG 抗体検査は本邦では保険収載されていない．AQP4 抗体検査は平成 25 年末に ELISA 法による検査が保険収載されている．

視神経網膜炎は，片眼性の視神経乳頭周囲の炎症性腫脹と滲出性変化による黄斑近傍への白斑が観察される．Bartonella henselae 感染による猫ひっかき病に関連するものと，特発性（非感染性）が存在する[20]．

網膜中心静脈閉塞（central retinal vein occlusion：CRVO）も，視神経乳頭腫脹を伴

文献 19

表2 乳頭部腫脹をきたす疾患

	病態	発症時眼底所見
NAION：非動脈炎性	短後毛様動脈抹消の篩状板近傍部位における閉塞	片眼性
aAION：動脈炎性	NAION の病態が巨細胞性動脈炎に付随して発症する	片眼性　未治療では両眼性に移行
乳頭炎型視神経炎 optic neuritis	グリアなどの神経組織を標的とする炎症に起因する軸索組織の障害	片眼性　ないしは　両眼性
視神経網膜炎 neuroretinitis	視神経乳頭周囲の炎症により乳頭腫脹，網膜漿液性剥離・星忙状白斑を生ずる．Bartonella henselae 等の先行感染との関連	片眼性　漿液性剥離　硬性白斑
網膜中心静脈閉塞 central retinal vein occlusion (CRVO)	篩状板後方において外膜を共有する網膜中心動脈の動脈硬化により網膜中心静脈の還流不全に起因する	片眼性　静脈怒張　出血　軟性白斑
乳頭血管炎	CRVO と同様の病態が，視神経乳頭部の炎症に起因しておこる．若年女性に多い	片眼性　静脈怒張　出血
高血圧網膜症	重度の高血圧網膜症では，乳頭部の腫脹を伴う	両眼性　出血　軟性白斑
うっ血乳頭 papilledema	球後～中枢のくも膜下腔の髄液圧が頭蓋内圧亢進に伴って上昇し，軸索流障害により乳頭部の腫脹を生じる	両眼性

う．片眼性発症であり，比較的高齢者発症であることは AION と同様であるが，網膜静脈の拡張蛇行を伴う点が異なる．乳頭血管炎（英文では papillophlebitis：乳頭静脈炎と記載される）は，若年者において切迫 CRVO 様の眼底所見を呈する．

重度の高血圧網膜症も乳頭部腫脹をきたす．高血圧網膜症の乳頭部腫脹は両眼性であり，網膜出血や軟性白斑を伴うことが AION と異なる．図5 に重度の高血圧網膜症における眼底所見を示す．労働安全衛生法による事業主への労働者健診義務に加え，平成20年の医療保険者に対する特定健診受診義務化等に伴い，重度高血圧網膜症に遭遇する頻度は減少している．一方で自営業者や専業主婦など定期健診から漏れ，未治療のまま眼底所見で発見されるケースも存在し，生命予後にも関わるため鑑別として忘れてはならない．

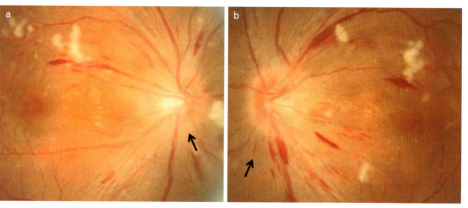

図5　乳頭腫脹をきたす疾患　高血圧網膜症（重度）
出血，白斑に加え，乳頭腫脹による辺縁の不明瞭化（矢印）が観察される

うっ血乳頭は，様々な原因による頭蓋内圧の亢進が視神経周囲のくも膜下腔に及び，軸索流を障害することで乳頭部腫脹をきたす．発症当初には視覚障害の自覚がなく，乳頭部腫脹は両眼性である（網膜病変を伴わない）ことが AION と異なる．無治療のまま放置すれば最終的には視神経萎縮に至る．

図6にうっ血乳頭症例を示す．本症は頭痛精査で発見された脳矢状静脈洞血栓症に伴う頭蓋内圧亢進症例である．両側の乳頭辺縁の不明瞭化が観察され，乳頭部腫脹の所見がみられる（図6a）．視覚症状はなく視野ではマリオット盲点の拡大が観察されるのみである（図6b）．

図7に，表2にはあげていないが，視神経髄膜腫に付随した乳頭部腫脹の症例を示す．眼窩先端部での髄膜腫の圧迫により軸索流が障害され乳頭部腫脹をきたす．病態はうっ血乳頭と同じである．髄膜腫のある左側のみに乳頭部腫脹が観察される．視覚的な主訴はない．

表2において，眼底所見のみで AION と鑑別可能な病態は，網膜血管病変を伴うことから CRVO，乳頭血管炎，高血圧網膜症であろう．乳頭炎型視神経炎，視神経網膜炎，うっ血乳頭は，眼底所見のみからでは鑑別が困難であることも多い．臨床現場では，年齢，視機能，全身所見，採血検査，MRI 画像検査を総合的に判断する必要がある．

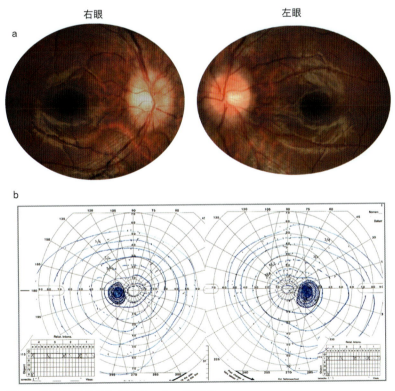

図6 乳頭腫脹をきたす疾患　うっ血乳頭
a．視神経乳頭写真　乳頭腫脹による辺縁の不明瞭化がみられる
b．ゴールドマン視野（初診時）　マリオット盲点の拡大のみ観察される

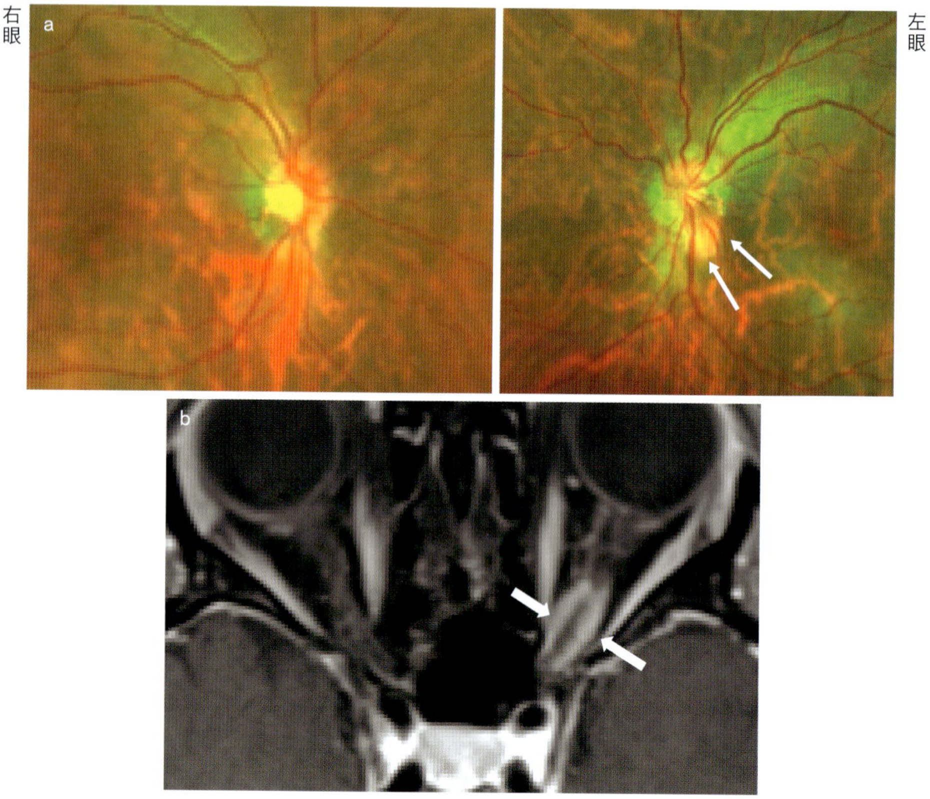

Chapter 3 視神経・視路疾患

右眼　a　左眼

b

図7　乳頭腫脹をきたす疾患　視神経鞘髄膜腫（軸索流停滞）
a．視神経乳頭写真．左乳頭部腫脹（矢印）が確認できる
b．脂肪抑制 T1 強調ガドリニウム造影像．左視神経髄膜腫（矢印）が確認できる

3.7.7 後部虚血性視神経症（PION）

1．疫学・病態

　AION と対になる病態であり，虚血部位が篩状板より深部であるために発症時に視神経乳頭腫脹をきたさないことが特徴とされる．循環不全は網膜中心動脈の篩状板後方の分岐（図 1 ①参照），軟膜動脈から視神経中心への分岐（図 1 ⑥参照）領域でおこる．

文献 21

　ION のうち PION の頻度は 10 %[1] 程度と稀であり，病理組織学的検討の多くは症例報告にとどまる[21]ことから，本病態は系統的に十分な検討がなされていない．Rucker ら[1]は，PION について動脈炎性と非動脈炎性に加えて周術期発症の 3 種類を定義している．周術期発症は全身麻酔手術時における主に低灌流が契機となり，篩状板の後方で虚血をきたす．覚醒直後から視力障害を自覚し，乳頭腫脹は観察されず，経過により視神経萎縮に至る病態とされている．

2．臨床所見

　AION と比較して虚血がより中枢側でおきることから，視神経乳頭腫脹を生じないことが特徴である．周術期発症を除き，発症機転は AION と同様で高齢者における急性発症であるが，乳頭腫脹がないために球後視神経炎や副鼻腔・頭蓋内病変による圧迫な

160

どを否定する必要がある．PIONの診断は画像検査でこれらを否定した後の除外診断となる．周術期発症を除き，PIONと診断した場合には，AIONと同様に動脈炎性，非動脈炎性の鑑別を行う．PIONのうち，周術期発症では9割が両眼性で6割以上が光覚なし〜指数弁に当てはまり，重篤であるとする報告[22]がある．

文献22

（吉田正樹）

文献

1) Rucker JC et al. Ischemic optic neuropathies. *Curr Opin Neurol* 2004；17：27-35.
2) Guyer DR et al. The risk of cerebrovascular and cardiovascular disease in patients with anterior ischemic optic neuropathy. *Arch Ophthalmol* 1985；103：1136-42.
3) Johnson LN et al. Incidence of nonarteritic and arteritic anterior ischemic optic neuropathy. Population-based study in the state of Missouri and Los Angeles County, California. *J Neuroophthalmol* 1994；14：38-44.
4) Arnold AC et al. Fluorescein angiography in acute nonarteritic anterior ischemic optic neuropathy. *Am J Ophthalmol* 1994；117：222-30.
5) Beck RW et al. Anterior ischemic optic neuropathy. IX. Cup-to-disc ratio and its role in pathogenesis. *Ophthalmology* 1987；94：1503-8.
6) Hayreh SS et al. Role of nocturnal arterial hypotension in optic nerve head ischemic disorders. *Ophthalmologica* 1999；213：76-96.
7) Sun MH et al. Nonarteritic anterior ischaemic optic neuropathy and its association with obstructive sleep apnoea：a health insurance database study. *Acta Ophthalmol* 2019；97：e64-70.
8) Characteristics of patients with nonarteritic anterior ischemic optic neuropathy eligible for the Ischemic Optic Neuropathy Decompression Trial. *Arch Ophthalmol* 1996；114：1366-74.
9) Hayreh SS et al. Nonarteritic anterior ischemic optic neuropathy：clinical characteristics in diabetic patients versus nondiabetic patients. *Ophthalmology* 2008；115：1818-25.
10) Atkins EJ et al. Treatment of nonarteritic anterior ischemic optic neuropathy. *Surv Ophthalmol* 2010；55：47-63.
11) Saxena R et al. Steroids versus No Steroids in Nonarteritic Anterior Ischemic Optic Neuropathy：A Randomized Controlled Trial. *Ophthalmology* 2018；125：1623-7.
12) Newman NJ et al. The fellow eye in NAION：report from the ischemic optic neuropathy decompression trial follow-up study. *Am J Ophthalmol* 2002；134：317-28.
13) Kobayashi S et al. Clinical and epidemiologic analysis of giant cell (temporal) arteritis from a nationwide survey in 1998 in Japan：the first government-supported nationwide survey. *Arthritis Rheum* 2003；49：594-8.
14) Weyand CM et al. Medium- and large-vessel vasculitis. *N Engl J Med* 2003；349：160-9.
15) Hall S et al. The therapeutic impact of temporal artery biopsy. *Lancet* 1983；2：1217-20.
16) Liu GT et al. Visual morbidity in giant cell arteritis. Clinical characteristics and prognosis for vision. *Ophthalmology* 1994；101：1779-85.
17) Kermani TA et al. Utility of erythrocyte sedimentation rate and C-reactive protein for the diagnosis of giant cell arteritis. *Semin Arthritis Rheum* 2012；41：866-71.
18) Blockmans D. Diagnosis and extension of giant cell arteritis. Contribution of imaging techniques. *Presse Med* 2012；41：948-54.
19) Horton L et al. Acute Management of Optic Neuritis：An Evolving Paradigm. *J Neuroophthalmol* 2018；38：358-67.
20) Patel R et al. Neuroretinitis. StatPearls Publishing；2024.
21) Hayreh SS. Posterior ischaemic optic neuropathy：clinical features, pathogenesis, and management. *Eye (Lond)* 2004；18：1188-206.
22) Wang MY et al. Posterior ischemic optic neuropathy：Perioperative risk factors. *Taiwan J Ophthalmol* 2020；10：167-73.

3.8 遺伝性視神経症

3.8.1 レーベル遺伝性視神経症

1. 概要

レーベル遺伝性視神経症（Leber hereditary optic neuropathy：LHON）は、主としてミトコンドリア遺伝子の点変異を原因とする急性ないし亜急性の視神経症である。若年男性を中心に発症し、著しい視力低下と中心視野欠損をきたす。有効な治療法は確立していない。

2. 疫学

日本の疫学調査として2014年および2019年に、日本神経眼科学会評議員所属施設および眼科専門医認定施設を対象としたアンケートによる全国調査が行われた。2019年の調査では、年間発症者は69名（男性62名、女性7名）、また国内の総患者数は2491名（男性2333名、女性158名）と推計された[1]。ここから算出される有病率は1：50,000程度となり、これは海外の報告とおおむね同等である。

文献1

LHONは、若年男性を中心に発症することが知られている。全国調査でも年間新規発症者の男女比は9：1程度となっており、国内および海外の既報と一致している。一方で高齢化を反映してか、発症者の年齢分布は高年齢にシフトしてきている。全国調査では、新規発症者の年齢の中央値は男性31.0歳、女性49.5歳と報告されているほか、国内の高齢での新規発症者の症例報告も散見される[2]。

3. 症状

LHONでは、典型的には片眼の急速な視力低下と中心視野欠損で発症する（図1）。これらの症状は数日のうちに急速に進行し、その後はおおむね変動しない。両眼同時に症状を自覚することは稀で、片眼に発症した後、他眼には数週間から数か月の期間をおいて同様の症状がみられる。最終矯正視力は0.01前後となるが、視力低下が著しいものであっても、大部分の症例では光覚は保たれる。

4. 所見

発症早期には視神経乳頭の充血と視神経周囲の毛細血管の拡張・蛇行（telangiectasia）を認めるが、蛍光眼底造影検査では造影剤の漏出は認めない（図2）。視神経乳頭は数か月をかけて徐々に萎縮所見となる（図3）。相対的瞳孔求心路障害（relative afferent pupillary defect：RAPD）は保たれ、また限界フリッカ値も正常範囲内〜軽度低下にとどまる症例が多い。光干渉断層計（optical coherence tomograph：OCT）では発症前より軽度の視神経乳頭腫脹を認めるとされる。視野は中心暗点が典型的であるが、症例によっては暗点が拡大し、周辺部視野がわずかに残存するのみのものもある。

5. 病態

文献3

LHONは、遺伝子変異によってミトコンドリアの電子伝達複合体Ⅰの機能低下が生じている網膜神経節細胞に、何らかの環境要因が加わって細胞死が生じることで発症すると推測されている[3]。

3.8 遺伝性視神経症

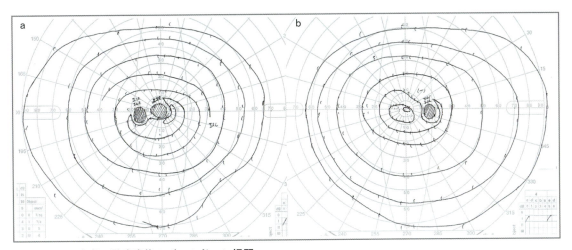

図 1　LHON 患者の発症直後のゴールドマン視野
症状を自覚した左眼については中心暗点を生じているが（a），対側眼はまだ発症しておらず，異常所見を認めない（b）

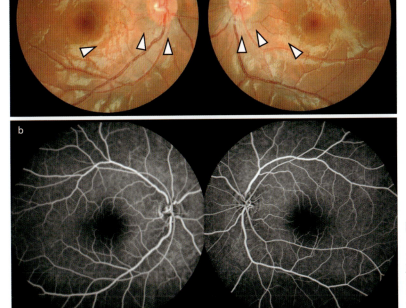

図 2　図 1 と同じ症例の発症直後の眼底所見

カラー眼底（a）では，視神経乳頭の充血と視神経周囲の毛細血管の軽度拡張・蛇行所見を認める（矢頭）が，蛍光眼底造影検査（b）では，視神経乳頭からの造影剤の漏出は認めない

　遺伝子変異としてミトコンドリア遺伝子の点変異があげられる．国内では 90％超の症例で m.3460 G ＞ A, m.11778 G ＞ A, m.14484 T ＞ C の 3 か所の遺伝子変異が検出され，これらは三大変異と称される一方，約 10％の症例で m.11696 G ＞ A, m.12811 T ＞ C 等の希少変異が報告されている[4]．

　また，近年では常染色体の遺伝子変異として *DNAJC30* 遺伝子が LHON の発症に関与しているという報告があり，これはミトコンドリアが原因の LHON（mtDNA-encod-

163

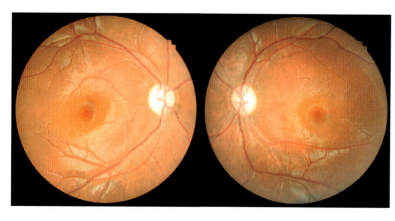

図3 図1と同じ症例での発症2.5年後の眼底所見
眼底写真では視神経は萎縮している．この症例では，OCTでも網膜内層の菲薄化を認める

ed LHON：mtLHON）に対して常染色体劣性LHON（autosomal-recessively inherited LHON：arLHON）として認識されつつある[5]．

LHONの発症に関与する外的要因として，臨床研究では喫煙，多量のアルコール摂取，抗結核薬等の薬剤の関与の可能性が指摘されている[6,7]が，正確なトリガーは確定しておらず，またこのような外的要因が発症にどのように関連しているのかも明らかにはされていない．

6．診断

LHONは指定難病に制定されており，認定基準が定められている（**表1**）．診断には①特徴的な臨床所見と②遺伝子変異を有し，かつ③各種検査から他の視神経疾患が除外できることが重要である．

7．合併症

本疾患は他の多くのミトコンドリア疾患とは異なり，大部分の症例で網膜神経節細胞が特異的に障害されるが，一部の症例では心疾患や脳疾患等の合併症を有することがあり，これはLHON plusと呼ばれる．細胞のエネルギー要求度の高い組織がLHON plusとして合併しやすいと考えられている[8]．海外の疫学調査では，LHON患者は認知症やアルコール関連疾患等の合併率が高く，非LHON患者と比較して死亡率も上昇すると報告されているが[9]，国内ではまだ特定の疾患の合併が有意に高いという報告はみられない．

8．経過

0.01～0.1程度の視力低下と中心視野欠損が残存する症例が多いが，視野検査で暗点が縮小する症例も散見される．また稀ではあるが視力が1.0まで改善する症例もある．視機能の改善率は遺伝子の変異箇所によって異なっており，m.14484 T＞Cが最も改善しやすいとされる一方，国内で最も多いm.11778 G＞Aでは数パーセント程度とされている[10]．

9．治療

LHONに確立した治療は存在しない．コエンザイムQ10誘導体であるイデベノン／idebenone（Raxone®：2024年現在本邦未承認）が電子伝達を補助し，視機能を維持もしくは改善させる作用があると考えられている．海外の治験ではイデベノン900 mg/日の内服で視機能は有意に改善し[11]，日本の治験でも一部の症例では視機能が改善したこ

表1 LHON認定基準

〈主要項目〉
1）主徴候
①急性〜亜急性，両眼性，無痛性の視力低下と中心暗点を認める．
　両眼同時発症の場合もあるが，通常は片眼に発症し，数週から数か月を経て，対側眼にも発症する．
②急性期に視神経乳頭の発赤・腫脹，視神経乳頭近傍毛細血管拡張蛇行，網膜神経線維腫大，視神経乳頭近傍出血など検眼鏡異常所見のうち1つ以上を認める．
③慢性期に乳頭黄斑線維束を中心とした，様々な程度の視神経萎縮を呈する．
2）検査所見
①特定の塩基対におけるミトコンドリア遺伝子ミスセンス変異を認める．
②急性期には眼窩部 computed tomography（CT）/ magnetic resonance imaging（MRI）で球後視神経に異常を認めない．
③急性期のフルオレセイン蛍光眼底造影検査で，拡張蛇行した視神経乳頭近傍毛細血管からの蛍光色素漏出がない．

〈診断〉
確定例（definite LHON）：主要項目1）の①と②もしくは①と③を満たし，かつ2）の①〜③全てを満たす．
確実例（probable LHON）：主要項目1）の①もしくは③を満たし，かつ2）の①と②を満たす．
疑い例（possible LHON）：主要項目1）の①もしくは③と2）の②と③を満たし，詳細な家族歴で母系遺伝が明らかであるが，ミトコンドリア遺伝子変異を検出できないもの．
保因者（LHON carrier）：確定例，確実例，または疑い例の患者を母系血縁として有し，主要項目2）の①に該当する視機能無徴候者．または，視神経炎や圧迫性視神経症など視機能障害を呈する他疾患で発症する患者のうち2）の①を満たすもの．この場合，2）の②に反してもよい．

とが報告されている[12]．

イデベノンは本邦では未承認薬のため，コエンザイムQ10やビタミンB，C群等のサプリメント等が個々の施設の判断によって使用されているか，患者自身がイデベノンを個人輸入し内服しているのが現状である．また海外ではAAV（adeno-associated virus）ベクターを用いた遺伝子治療が試みられ，視機能の改善効果があることが報告されているが，患者の日常生活に貢献できるほどの著明な効果は得られていない[13-15]．

文献12
文献13
文献14
文献15
文献16

3.8.2 常染色体優性視神経萎縮

1．概要
常染色体優性視神経萎縮（autosomal dominant optic atrophy：ADOA）は常染色体優性遺伝する視神経症で，中等度の視力低下と中心暗点を認めることがあるが，LHONより軽度であることが多い．確立した治療法は存在しない．

2．疫学と症状
海外では有病率は1：30,000前後と報告されている[16]．ADOAでは小児期から様々な程度の視力低下ならびに視野障害を呈するが，症状はLHONより軽度で，進行も緩徐であることが多い．矯正視力は0.1以下となる症例もある一方で，0.8〜1.0と良好な症例も存在する．

3．所見
ADOAでは，典型的には視神経乳頭の耳側を中心に蒼白化を認め，これに一致してOCTで乳頭黄斑間の網膜内層において神経線維の菲薄化が検出される（図4）．視野は中心暗点を認めるものがある一方で，ほとんど異常のないものあるが，blue-on-yellow視野検査を行うと暗点を検出しやすい（図5）．また，色覚検査で第三色覚異常を呈す

Chapter 3 視神経・視路疾患

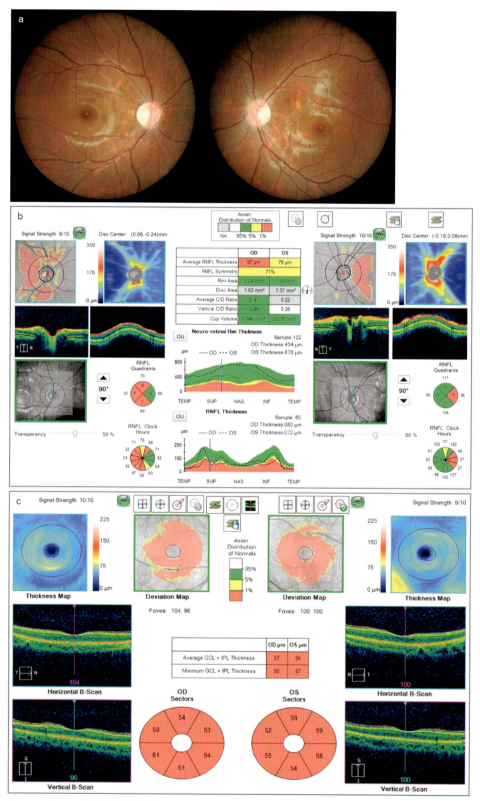

図4 ADOAの視神経乳頭所見
矯正視力は両眼とも1.0の症例で，視神経乳頭は耳側の色調が蒼白である（a）．OCTでは乳頭黄斑間線維を中心に，網膜内層の菲薄化を認める（b, c）

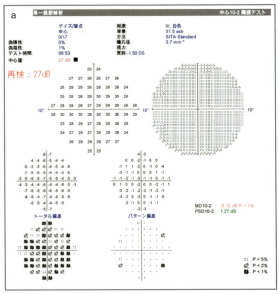
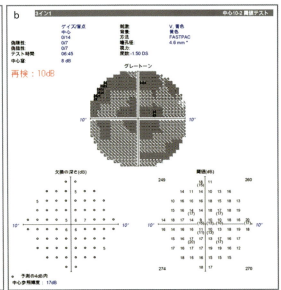

図5　ハンフリー視野検査
White-on-white で測定した視野（a）と比較し，blue-on-yellow で測定した視野（b）では感度低下が検出されやすい

ることがある．本疾患は常染色体優性遺伝のため，症状がなくても両親や同胞に同様の所見を認めることがある．

4. 病態

ADOA の主要な原因遺伝子は第三染色体（3q28-q29）の *OPA-1* 遺伝子である．これはミトコンドリアの内膜構造であるクリステの維持や電子伝達複合体の構成等，ミトコンドリアの構造・機能に幅広く関与しているため，*OPA-1* 遺伝子の異常がミトコンドリアの機能不全をおこして，網膜神経節細胞の細胞死を引きおこすとされている[17]．この病態は LHON 同様，心筋や神経組織等エネルギー需要の高い組織の細胞の機能に特に影響するため，ADOA plus の症例も存在する．

文献 17

5. 診断

日本では *OPA-1* 遺伝子の検査は普及していないため，主に病歴，診察所見，家族歴から診断することが多い．ADOA は小児期に発症するが，小児は視力低下を訴えにくく，正確な発症時期を知ることが難しいことがある．また視力低下の程度が軽いため自覚症状がなく経過して，検診等で偶然発見される，あるいは壮年期以降に視力低下を自覚して初めて眼科受診をする症例もある．

文献 18

6. 治療

ADOA にも確立された治療法は存在せず，LHON とおおむね同様の治療が試みられている[18]．LHON と同じくイデベノンの内服により視機能の悪化を抑えられる可能性が示唆されている[19]ほか，ADOA のモデルマウスを用いた遺伝子治療の試みも報告されている[20]．

文献 19

（上田香織，高野史生）

文献 20

Chapter 3 視神経・視路疾患

文献

1) Takano F et al. Incidence of Leber hereditary optic neuropathy in 2019 in Japan：a second nation-wide questionnaire survey. *Orphanet J Rare Dis* 2022；17：319.

2) 岩佐真弓ほか. 高齢発症のレーベル遺伝性視神経症 14 症例の検討. 神経眼科 2018；35：55-8.

3) Meyerson C et al. Leber hereditary optic neuropathy：current perspectives. *Clin Ophthalmol* 2015；9：1165-76.

4) 中村　誠ほか. Leber 遺伝性視神経症認定基準. 日本眼科学会雑誌 2015；119：339-46.

5) Hu JL et al. Leber's hereditary optic neuropathy：Update on the novel genes and therapeutic options. *J Chin Med Assoc* 2024；87：12-6.

6) Kirkman MA et al. Gene-environment interactions in Leber hereditary optic neuropathy. *Brain* 2009；132：2317-26.

7) Seo JH et al. Antituberculosis medication as a possible epigenetic factor of Leber's hereditary optic neuropathy. *Clin Exp Ophthalmol* 2010；38：363-6.

8) Protasoni M et al. Mitochondrial Structure and Bioenergetics in Normal and Disease Conditions. *Int J Mol Sci* 2021；22：586.

9) Vestergaard N et al. Increased Mortality and Comorbidity Associated With Leber's Hereditary Optic Neuropathy：A Nationwide Cohort Study. *Invest Ophthalmol Vis Sci* 2017；58：4586-92.

10) Klopstock T et al. Use of Idebenone for the Treatment of Leber's Hereditary Optic Neuropathy：Review of the Evidence. *Journal of Inborn Errors of Metabolism and Screening* 2017；5：1-8.

11) Klopstock T et al. A randomized placebo-controlled trial of idebenone in Leber's hereditary optic neuropathy. *Brain* 2011；134：2677-86.

12) Ishikawa H et al. Characteristics of Japanese patients with Leber's hereditary optic neuropathy and idebenone trial：a prospective, interventional, non-comparative study. *Jpn J Ophthalmol* 2021；65：133-42.

13) Yu-Wai-Man P et al. Bilateral visual improvement with unilateral gene therapy injection for Leber hereditary optic neuropathy. *Sci Transl Med* 2020；12（573）：eaaz7423.

14) Newman NJ et al. Efficacy and Safety of Intravitreal Gene Therapy for Leber Hereditary Optic Neuropathy Treated within 6 Months of Disease Onset. *Ophthalmology* 2021；128：649-60.

15) Newman NJ et al. Randomized trial of bilateral gene therapy injection for m.11778G ＞ A MT-ND4 Leber optic neuropathy. *Brain* 2023；146：1328-41.

16) Chun BY et al. Dominant optic atrophy：updates on the pathophysiology and clinical manifestations of the optic atrophy 1 mutation. *Curr Opin Ophthalmol* 2016；27：475-80.

17) Yao BF et al. A review for the correlation between optic atrophy 1-dependent mitochondrial fusion and cardiovascular disorders. *Int J Biol Macromol* 2023；254：127910.

18) Ferro Desideri L et al. Current treatment options for treating *OPA*1-mutant dominant optic atrophy. *Drugs Today（Barc）* 2022；58：547-52.

19) Romagnoli M et al. Idebenone increases chance of stabilization/recovery of visual acuity in OPA1-dominant optic atrophy. *Ann Clin Transl Neurol* 2020；7：590-94.

20) Sarzi E et al. OPA1 gene therapy prevents retinal ganglion cell loss in a Dominant Optic Atrophy mouse model. *Sci Rep* 2018；8：2468.

3.9 その他の視神経症

その他の視神経症として，外傷性視神経症，圧迫視神経症，鼻性視神経症，中毒性視神経症，栄養欠乏性視神経症，放射線視神経症などがあげられる．それぞれの視神経症で原因，症状，所見などに特徴があり，視神経障害の鑑別の際に留意する必要がある．

3.9.1 外傷性視神経症

1．病態
交通事故やスポーツ外傷での頭部や顔面（特に眉毛部外側）の打撲によって生じる．外傷による視神経管骨折や顔面，眼窩骨折など，外力が直接視神経に作用し視神経断裂や視神経乳頭離断をきたす直達性傷害（図1）と，転倒などによる眉毛部外側付近などへの鈍的外傷により，間接的に視神経に外力が加わり視神経障害をきたす介達性傷害がある（図2）．

外力による視神経の挫傷であり，網膜神経節細胞（retinal ganglion cell：RGC）の軸索の損傷のほか，視神経内の血管損傷による出血，損傷によって生じた視神経浮腫による循環障害を認める．また視神経管骨折や眼窩壁の骨折による直接的な視神経障害をきたす場合もある．

2．臨床症状，検査所見
急激な視力低下，視野障害，限界フリッカ値（critical flicker fusion frequency：CFF）の低下，相対的瞳孔求心路障害（relative afferent pupillary defect：RAPD）を

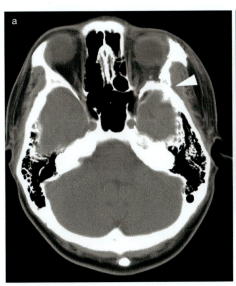
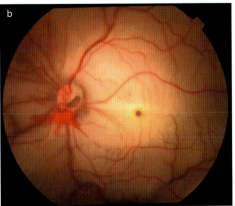

図1　左外傷性視神経症（直達性）
スキー中の事故による左顔面骨折．a．頭部 CT で左眼窩外壁の骨折を認める（矢頭）
b．眼底所見で左視神経の断裂，網膜中心動脈閉塞症による虚血性網膜浮腫を認める

認める.

眼底所見では，眼球に近い視神経の損傷の場合は，視神経の浮腫に伴い乳頭浮腫を認めるが，後方の場合は乳頭所見を認めず（図2a），受傷から2，3週間後くらいより視神経乳頭が蒼白化し，視神経萎縮がみられる（図2b）．

OCTでも同様で，1か月後以降に乳頭周囲の網膜神経線維層（retinal nerve fiber layer：RNFL）厚や網膜神経節細胞複合体（ganglion cell complex：GCC）厚の菲薄化が認められる（図2c）[1]．視野障害は障害の程度により様々である．

頭部CTやMRI検査を施行し，視神経管骨折の有無や視神経の腫脹の程度，他の頭

文献1

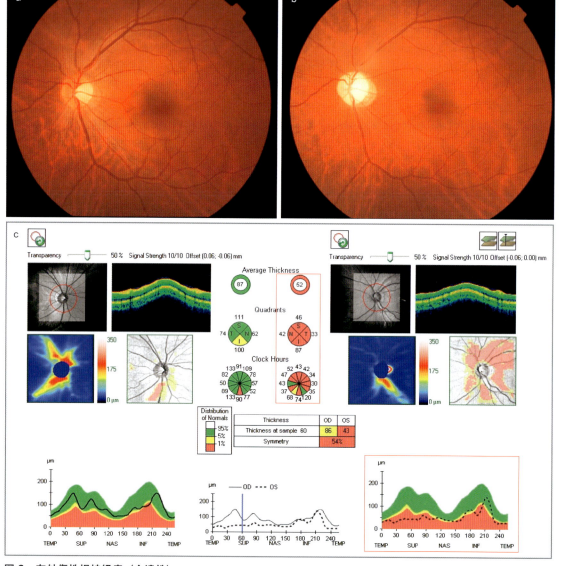

図2 左外傷性視神経症（介達性）
転倒による鈍的外傷．a．受傷直後の眼底所見　b．受傷から1か月後の眼底所見で視神経萎縮による乳頭の蒼白化を認める　c．受傷から1か月後のOCT所見で乳頭周囲のRNFLの菲薄化を認める（赤枠）

蓋内疾患の有無などを精査する．

3．治療

　確立した治療法はない．視神経の浮腫や炎症に対して，ステロイドパルス治療を行う場合が多いが，有効性については定まっていない[2]．ほかに，浮腫を軽減させるために浸透圧性利尿薬であるD-マンニトールや濃グリセリン・果糖（グリセオール®）の点滴を行うことがある．視機能回復は受傷時の障害の程度に依存しているため，治療効果は様々である．

　視神経管骨折を伴う場合は，早期に開放術を行うことが推奨されているが，手術の効果についても，術後の視機能改善は受傷時の障害の程度に依存する[3]．

文献2

文献3

3.9.2　圧迫視神経症

1．病態

　頭蓋内腫瘍や動脈瘤などにより，視神経が圧迫されることによって生じる．視神経の圧迫は球後から頭蓋内に至る広い範囲で生じ[4]，圧迫部位により眼窩内，視交叉部，視索以降に分けられる．

　眼窩内では，甲状腺眼症や特発性眼窩炎症などによる外眼筋の肥厚や眼窩内炎症による眼窩内圧の上昇，その他，海綿状血管腫や髄膜腫などの眼窩内腫瘍による視神経の圧迫によって圧迫性視神経症が生じる．視交叉部では，下垂体腫瘍による視交叉の圧迫によるものが多い[5]．視索以降でも，下垂体腫瘍の後方進展や視索部に発症した腫瘍によって生じる．

文献5

2．臨床症状，検査所見

　圧迫される部位によって症状は異なるが（図3），視力低下，視野障害，CFFの低下が生じる．RAPDの有無や視野欠損の形が障害部位の手掛かりになる．視神経乳頭所見は，緑内障のような乳頭陥凹の拡大はみられず，乳頭辺縁部は，菲薄化せず蒼白化する．頭部MRI検査やCT検査で腫瘍などを認めることで診断は確定する．

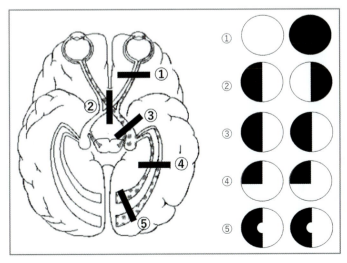

図3　視覚路の障害部位と視野欠損
視野欠損の特徴から障害部位が同定できる

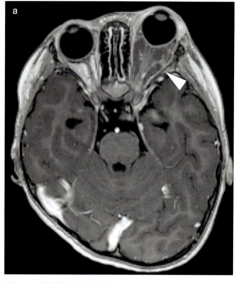
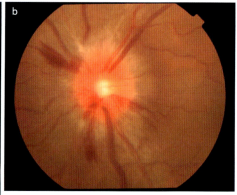

図4 左眼窩内血管腫
a. 頭部MRI検査で視神経周囲を取り巻く血管腫を認める（矢頭） b. 眼底所見で視神経の圧迫によるうっ血乳頭を認める

　眼窩内の圧迫性視神経症では，中心暗点や水平性の視野欠損が生じる．通常，緩徐に進行するが，血管腫の腫瘍内再出血などで急激に増大した場合は，急激な視力低下や視野欠損，眼圧上昇，激しい眼痛を生じる．

　眼窩先端部で腫瘍が生じた場合（図4a）は，重篤な視力障害や視野障害だけでなく眼球運動障害も伴う．またRAPDも陽性である．視神経乳頭所見は，急激に発症した場合はうっ血乳頭（図4b）や脈絡膜ひだを認める．

　視交叉の腫瘍では，視力障害や視野障害を認め，逆行性の視神経変性により視神経萎縮を認める．視野障害は両耳側半盲が多く，OCTでGCCの菲薄化を認める（図5）．

　視索以降の圧迫性視神経症では，視力障害と同名半盲を呈する．眼底は正常である．

3. 治療

　腫瘍の除去や縮小による視神経に対する圧迫の解除が必要である．腫瘍の発生場所や種類により摘出，部分摘出，化学療法，放射線照射などを行う．

　眼窩内腫瘍で視神経に腫瘍が接していて除去が困難な場合は，眼窩減圧術を行う場合もある．治療効果については，圧迫による障害の程度により視機能回復は様々である．

3.9.3 鼻性視神経症

1. 病態

　副鼻腔炎や嚢胞，副鼻腔腫瘍など副鼻腔病変の眼窩内への波及により生じる．

　副鼻腔炎の原因には感染性のものと非感染性のものがある．感染性は細菌感染が多いが，アスペルギルスやムコール属の真菌感染では生命予後を左右する場合があるため，安易にステロイド治療をすべきではない．非感染性は，副鼻腔の肉芽腫性血管炎の眼窩内への波及により生じる．

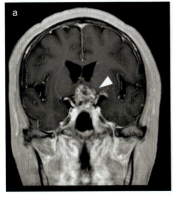
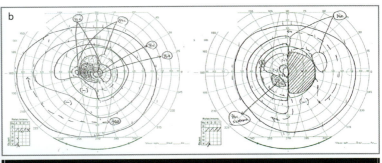
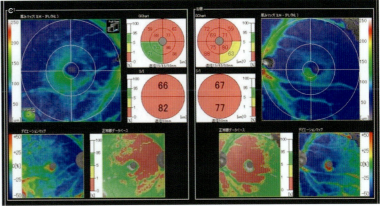

図5　下垂体腫瘍による圧迫視神経症
a．頭部MRIで下垂体腫瘍による視交叉部の圧迫を認める（矢頭）　b．ゴールドマン視野で両耳側半盲を認める　c．OCT所見で両眼の黄斑耳側線維側のGCC菲薄化を認める

　副鼻腔囊胞は，副鼻腔の慢性炎症や副鼻腔の手術後に生じた囊胞が大きくなり，薄い眼窩壁を破壊して視神経を圧迫する．副鼻腔腫瘍は，扁平上皮がんや悪性リンパ腫が多く，骨破壊を伴い眼窩へ腫瘍細胞が浸潤する．

2．臨床症状，検査所見

　急性または亜急性に進行する視力，視野障害で，三叉神経刺激症状として眼痛や鼻の奥の痛みを伴うことが多い．RAPDは陽性であり，CFFの低下も認める．眼瞼下垂や眼球突出を伴うこともある．副鼻腔炎や副鼻腔手術の既往があることが多い．感染性副鼻腔炎が原因の場合は，眼窩蜂窩織炎を伴うこともある（図6）．

　眼底所見は，視神経炎と同様に眼球に近いところで炎症がおこれば乳頭腫脹を認め，眼窩先端部では乳頭所見を認めない．視神経炎との鑑別が必要で，頭部CTやMRI検査を必ず行い，鑑別する．

　真菌性副鼻腔炎は特に注意が必要で，眼窩に進展すると眼球突出や眼瞼下垂，視力障害，眼球運動障害などを引きおこし，さらに頭蓋底や頭蓋内に進展すると，髄膜刺激症状や種々の脳神経障害（眼窩先端症候群，海綿静脈洞症候群など），脳梗塞などを引きおこし，意識障害をきたし重篤となる[6]ことも多い．そのため，真菌性血清学的検査としてβ-D-グルカンの血中濃度測定を行うとともに耳鼻科での生検が必要である．鼻性視神経症は，数日で失明に至る場合や生命予後を左右する場合もあるため，視神経炎より緊急性が高く，早期の診断と治療が必要である．

文献6

Chapter 3 視神経・視路疾患

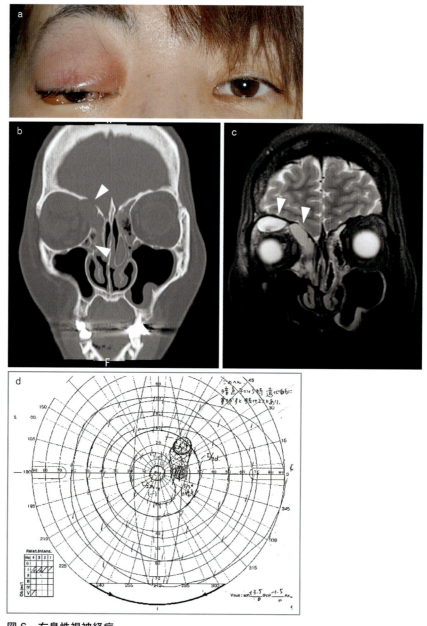

図6　右鼻性視神経症
a. 右眼窩蜂窩織炎による眼瞼腫脹　b. 頭部CTで両眼の副鼻腔炎を認め，右篩骨洞と右前頭洞の骨破壊を認める（矢頭）　c. 頭部MRIで右眼窩上方に骨膜膿瘍，副鼻腔に膿瘍を認め（矢頭），眼窩内に炎症を認める　d. 視神経の圧迫により，マリオット盲点の拡大を認める

3. 治療

文献7

　感染性副鼻腔炎の場合は，副鼻腔炎の程度により点滴治療や副鼻腔手術[7]を行う．炎症性の場合は，ステロイド治療を行い眼窩への炎症を抑える．
　囊胞は副鼻腔手術によって外科的に除去し，腫瘍の場合は発生場所や種類により摘出，部分摘出，化学療法，放射線照射などを行う．

3.9.4 中毒性視神経症

1. 病態

メチルアルコールやトルエンなどの毒性物質の過剰摂取によるものと，エタンブトール，抗がん剤などの薬剤の投与によるものがある[8]．中毒性視神経症の原因となる薬剤を表1にまとめた[9]．

文献 8

文献 9

(1) メチルアルコール中毒

誤飲やアルコール中毒患者でみられる過剰摂取により生じる．メチルアルコールは消化管から吸収された後に肝臓でホルムアルデヒド，ギ酸に代謝される．これらは強い神経毒性を有し，これによって，脳白質および視神経で髄鞘の崩壊により脱髄が生じる[8]．極少量でも非常に強い不可逆性の神経毒性が生じ，100% メタノール 10 mL の摂取で失明に至るといわれている．

また，ギ酸は代謝性アシドーシスを生じさせ，重度の急性アシデミア（酸血症）では，低血圧およびショックを伴う心機能障害，心室性不整脈ならびに昏睡が生じやすくなる．

(2) シンナー中毒

シンナーは数種類の有機溶媒の混合液であり，トルエン，メタノール，キシレン，酢酸エチルなどを含有している．視神経症を発症させる主要成分はトルエンである．トルエンは揮発性で，吸入開始後急速に肺より吸収され血中に移行する．トルエンは脂溶性であり水に難溶であるため，汗や尿として排出されない．脂質と結合したトルエンは容易に血液脳関門を通過して，脳内に取り込まれる．視神経の髄鞘は脂質を多く含み，脂

表1 中毒性視神経症の原因となり得る主な薬剤

薬剤名	効能効果
エタンブトール	肺結核およびその他の結核症など
クロラムフェニコール	細菌感染
リネゾリド	感性のメチシリン耐性黄色ブドウ球菌（MRSA）：敗血症，深在性皮膚感染症，慢性膿皮症，肺炎など
エリスロマイシン	表在性皮膚感染症，深在性皮膚感染症，尿道炎，淋菌感染症，軟性下疳，梅毒など
ストレプトマイシン	感染性心内膜炎，ペスト，野兎病，肺結核およびその他の結核症など
抗レトロウイルス薬	ウイルス感染症
アミオダロン	再発性不整脈，心不全
インフリキシマブ	関節リウマチ，ベーチェット病，尋常性乾癬，乾癬性紅皮症，強直性脊椎炎，クローン病など
キノホルム	薬害スモン
ダプソン（ジアフェニルスルホン）	ハンセン病
キニーネ	マラリア
pheniprazine	うつ病
スラミンナトリウム	悪性腫瘍，トリパノソーマ
イソニアジド	結核症

質と結合したトルエンが取り込まれて，トルエンの深刻な細胞毒性作用により髄鞘が破壊される[8]．

（3）エタンブトール視神経症

エタンブトール（ethambutol：EB）は抗結核薬で，視神経症は EB 服用患者の 0.7～1.29％ に発生する[10]．投与量依存性があり，1 日量 25 mg/kg/日以上，総投与量用量 100～400 mg で発症しやすく，1 日量 15 mg/kg/日以下では安全[8]とされているが，発症する場合もある．服用開始から 1 年以内に発症する傾向がある．

EB は RGC のミトコンドリア代謝を障害する薬剤関連ミトコンドリア視神経症（drug-related mitochondrial optic neuropathy：DRMON）ともいわれ，ミトコンドリア内の電子伝達系の複合体 I と IV の活性を抑え，ATP の産生を低下させることでミトコンドリア機能を阻害し（図 7），RGC を緩徐にアポトーシスに誘導する[10]．

2．臨床症状，検査所見

両眼の視力低下，視野障害が生じる．既往歴や職業，生活習慣などの問診から中毒性を疑い診断を進めていく．

メチルアルコールやシンナー中毒では，初期は無症状であるが，ある時点で急激な視力低下や視野障害が生じる．乳頭所見は，乳頭の発赤や腫脹を認め，その後視神経萎縮を認める．眼症状以外に意識障害，構音障害，小脳性運動失調，歩行障害など全身症状を伴うことが多い．OCT では乳頭周囲の RNFL の菲薄化や GCC の菲薄化を認める．

EB 視神経症では，初発症状は霧視，ちらつきから始まり，両眼性の視力低下，視野障害をきたす．色覚異常やコントラスト感度の低下もみられる．視野障害は，黄斑神経

文献 10

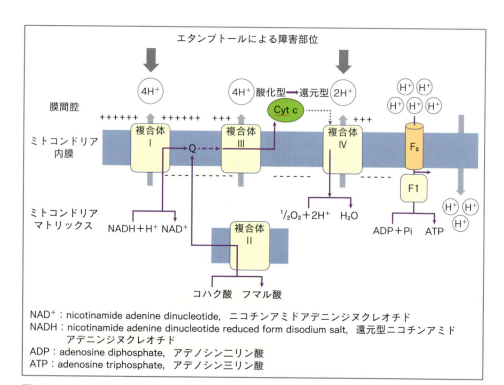

図 7　エタンブトールによるミトコンドリア電子伝達系の障害
複合体 I と IV が障害される

3.9 その他の視神経症

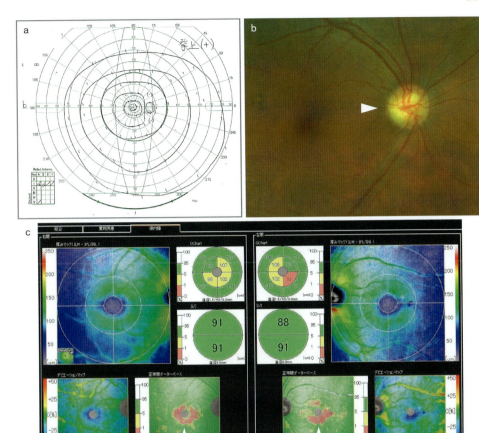

図8 エタンブトール視神経症
a. 右視野障害（中心視野の比較暗点）を認める　b. 視神経萎縮（耳側視神経乳頭の蒼白，菲薄化）を認める（矢頭）　c. OCT 所見で両眼の黄斑部の GCC 菲薄化を認める（矢頭）

線維が障害を受けることが多く（図8a），同じくミトコンドリア機能障害で発症するLeber（レーベル）遺伝性視神経症に類似する．眼底所見も同病に似ており，視神経乳頭の発赤と乳頭周囲の網膜神経線維の腫脹を認める．進行すると視神経乳頭の耳側が蒼白になる（図8b）．OCTでは耳側側の乳頭周囲のRNFLの菲薄化や黄斑神経線維に沿ってGCCの菲薄化を認める（図8c）．

3. 治療

まず原因となる薬物を体内に入らないようにすることを行う．

メチルアルコールやシンナー中毒の有効な治療薬はない．全身症状を合併することが多いため，急性中毒の治療[11]を行う．血液透析による血中のメタノールやギ酸の除去，解毒剤としてのエタノールを投与し，アルコール脱水素酵素を飽和させて，メタノールのホルムアルデヒド化やギ酸の産生を抑える．また，代謝性アシドーシスに対しては，炭酸水素ナトリウムの投与によりアシドーシスを補正する．

EB視神経症では症状がでれば直ちに中止するが，中止してもしばらく進行は続き，回復は遅く，視力の平均回復期間は15か月である[12]．中止時にどの程度進行していたかによって視機能回復は異なり，多くの症例では何らかの障害を残す．

文献12

ステロイド治療は無効であり，ビタミンB群，ビタミンC，グルタチオンの投与が有効な場合もある．

3.9.5 栄養欠乏性視神経症

1．病態

不規則な食生活，過度の喫煙，アルコール摂取，ダイエット，インスタント食品に偏った食事，また胃全摘や消化管疾患などにより，ビタミンB群（特にビタミンB_{12}，ビタミンB_1，葉酸）や銅の欠乏のほか，亜鉛の過剰摂取によって視神経障害が生じる[13]．

文献13

(1) ビタミンB_{12}

ビタミンB_{12}はメチオニン合成酵素およびメチルマロニル-CoAムターゼの補酵素であり，DNA，脂肪酸の合成に必要である．また，髄鞘を構成するリン脂質であるフォスファチジルコリンや神経伝達物質であるアセチルコリンの合成にも重要な働きを持っている．ビタミンB_{12}は主に赤身肉，卵，魚，乳製品などの動物性食品から摂取され，肝臓に蓄積されて徐々に放出されるため，ビタミンB_{12}の摂取が途絶えてもすぐに欠乏は生じない．

ビタミンB_{12}が欠乏すると，視神経障害に加えて末梢神経障害，舌炎，認知症，巨赤芽球性貧血および運動失調と固有感覚障害を示す脊髄の亜急性複合変性を引きおこす可能性がある．

(2) ビタミンB_1

ビタミンB_1はアルコールの代謝過程で消費されるため，アルコール中毒患者で欠乏が生じやすい．重篤な欠乏の場合は，運動失調，眼球麻痺，精神状態の変化という古典的な三徴候を特徴とするウェルニッケ脳症[14]を発症する．

文献14

(3) 葉酸

葉酸はビタミンB_{12}とともにDNAの合成に関与する．食事性葉酸は，緑葉野菜，強化シリアル，ブロッコリー，レバーなどから摂取される．喫煙や飲酒，吸収不良症候群は葉酸欠乏の原因となる．

葉酸は，ギ酸の除去に不可欠な役割をはたすテトラヒドロ葉酸の生成に必要で，ギ酸の蓄積はミトコンドリアの酸化的リン酸化の障害につながり，視神経障害に至る．また，赤血球の形成にも関与するため，欠乏すると巨赤芽球性貧血，舌炎，認知障害が生じる．

(4) 銅と亜鉛

銅欠乏は，栄養性視神経症，脊髄症，骨粗鬆症および汎血球減少症を引きおこすことがある．銅は胃および十二指腸で吸収され，胃バイパス手術，炎症性腸疾患で銅の欠乏が生じる．また，亜鉛の慢性的な過剰摂取によって銅の吸収が阻害され，銅欠乏症になることがある．

銅は神経系の構造と機能に不可欠ないくつかの酵素の補酵素である．銅欠乏による視神経障害のメカニズムは，ミトコンドリア機能障害とフリーラジカルによるRGC軸索の傷害であると報告されている[15]．

文献15

（5）タバコ・アルコール性視神経症（Tobacco-alcohol optic neuropathy）[13]

喫煙や飲酒量が多い人に生じる視力障害は，以前からタバコ・アルコール弱視と呼ばれてきた．これは本当の「弱視」ではなく，過剰な喫煙や飲酒による二次的な栄養障害である．

ビタミンB_{12a}はタバコの煙に含まれる強い毒性のあるシアン化水素と結合し，シアノコバラミン（ビタミンB_{12}）を生成し，無毒化する作用がある．過剰な喫煙によりビタミンB_{12}が消費されて欠乏し，また過剰な飲酒によりビタミンB_1が欠乏し，さらに栄養不足により視神経障害が生じると考えられる．

2．臨床症状，検査所見

診断には，嗜好品，食生活，手術歴など問診が重要である．

無痛性で両眼性の視力低下，視野障害が徐々に進行し，比較的視機能は保たれる．また，後天性の色覚異常，特に赤色の判別が難しくなる．両側性で対称性の傾向があるため，RAPDは通常みられない．視野障害は中心暗点である．

眼底所見は，急性期には正常かあるいは視神経乳頭の軽度発赤を認めるが，その後，視神経乳頭耳側部の蒼白化を認める．OCTでは黄斑神経線維のGCCの菲薄化や耳側乳頭のRNFLの菲薄化を認め，Leber遺伝性視神経症や中毒性視神経症に似た所見を呈する．

3．治療

食事や生活習慣の改善，禁煙，禁酒を行うとともにビタミン補充療法や銅の補充を行う．

重篤な視機能障害に至る前に治療を開始すれば，6週間から6か月以内に視機能は回復する．改善しない例もあるが，視機能予後は比較的良好である．また，ステロイド治療は無効である．

3.9.6 放射線視神経症

1．病態

頭蓋内や副鼻腔，眼窩内の悪性腫瘍に対する放射線照射の際に，正常組織の許容量を超える放射線量が視神経に照射されることにより発症する壊死性の視神経障害である（図9a）．

放射線照射によりグリア細胞と血管内皮細胞の両方が傷害される．グリア細胞の支持機能の低下と血管内皮細胞の傷害による血管閉塞のため血液供給が減少し，神経細胞が変性する[16]．

視神経障害の有病率は，累積放射線量が50 Gy以上では4.5％，50 Gy未満では1.7％で，50 Gy以上で発症率が高くなる．放射線量が少ない場合でも，放射線治療前に視神経の圧迫や機能障害などの既往因子があった場合，放射線療法後に放射線神経障害がおこりやすくなる[17]．

障害は，照射後10〜20か月，平均18か月の間に発症することが多いが，発症時期は3か月から9年までの幅がある[18]．小児は成人より早期に発症することがある．

2．臨床症状，検査所見

放射線照射からしばらく経過した後に，急性の無痛性，片眼性の視力低下や視野障害

文献16

文献17

文献18

Chapter 3 視神経・視路疾患

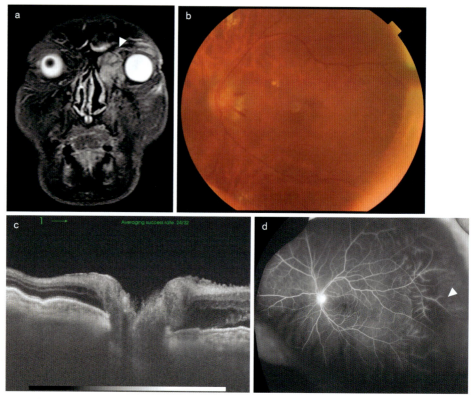

図9 放射線視神経症
a. 頭部 MRI で左側に副鼻腔腫瘍（矢頭）を認め，放射線治療を施行する
b. 眼底所見．治療から約1年半後に放射線視神経症，網膜症を発症し，出血を伴う乳頭腫脹を認める．硬性白斑などの網膜病変も認める
c. OCT で乳頭腫脹，乳頭周辺の網膜浮腫を認める
d. FA で周辺部網膜に血管の拡張および虚血性変化（矢頭）を認める

を呈し，色覚異常もみられる．片眼性か両眼性かは照射部位によるが，片眼性の場合でも遅れて僚眼が発症する場合もある．

　眼底所見は，乳頭浮腫に加えて，乳頭発赤，網膜浮腫，硬性白斑および乳頭周囲の出血を認める（図 9b）．視神経乳頭は最終的には蒼白化する．フルオレセイン蛍光眼底造影（FA）では，初期に網膜動脈の狭窄，点状および散在性の出血，毛細血管瘤を認め，後期には灌流がなく，毛細血管の拡張，黄斑浮腫，乳頭浮腫がみられる（図 9d）．放射線網膜症を合併すると，網膜虚血により新生血管緑内障を合併する場合がある．

　視神経乳頭周囲の出血に伴う乳頭浮腫があるため，虚血性視神経症，網膜中心静脈閉塞症や糖尿病性網膜症との鑑別を要する．

　その他，腫瘍の再発，長期間の免疫抑制化学療法を受けている患者では，感染症の合併の可能性があり，またチェックポイント阻害剤などの免疫療法を受けている患者では，自己免疫性／炎症性視神経障害を発症している可能性があり，鑑別を要する．

3．治療

　ステロイド治療，抗凝固療法，高気圧酸素などがこれまで行われてきたが，有効な治療法はなく，予後は不良である．

　血管閉塞による虚血性変化により炎症や血管内皮増殖因子（vascular endothelial

growth factor：VEGF）が惹起されるため，これに対して最近では，抗VEGF薬のベバシズマブ静注が試みられている．乳頭浮腫や出血が消失し，視力が改善したという報告もあるが，エビデンスとしては確立されていない[17].

放射線網膜症を合併し，網膜虚血を認めた場合は，新生血管緑内障の予防のため網膜光凝固術を行う．

放射線視神経症は発症時期を予測できないため，長期間の経過観察が必要である．

（森本　壮）

文献

1）Lee WJ et al. Traumatic optic neuropathy-associated progressive thinning of the retinal nerve fiber layer and ganglion cell complex：two case reports. *BMC Ophthalmol* 2019；19：216.

2）Saxena R et al. Controversies in neuro-ophthalmology：steroid therapy for traumatic optic neuropathy. *Indian J Ophthalmol* 2014；62：1028-30.

3）Huang J et al. Selection and Prognosis of Optic Canal Decompression for Traumatic Optic Neuropathy. *World Neurosurg* 2020；138：e564-78.

4）Rodriguez-Beato FY et al. Compressive Optic Neuropathy. StatPearls Publishing；2024.

5）Danesh-Meyer HV et al. Visual loss and recovery in chiasmal compression. *Prog Retin Eye Res* 2019；73：100765.

6）Bansal R et al. Chronic Invasive Fungal Sinusitis Presenting as Inferior Altitudinal Visual Field Defect. *Neuroophthalmology* 2017；41：144-8.

7）Neo WL et al. Rhinogenous optic neuritis with full recovery of vision - The role of endoscopic optic nerve decompression and a review of literature. *Am J Otolaryngol* 2018；39：791-5.

8）Grzybowski A et al. Toxic optic neuropathies：an updated review. *Acta Ophthalmol* 2015；93：402-10.

9）Wang MY et al. Drug-related mitochondrial optic neuropathies. *J Neuroophthalmol* 2013；33：172-8.

10）Chamberlain PD et al. Ethambutol optic neuropathy. *Curr Opin Ophthalmol* 2017；28：545-51.

11）大橋教良．メタノール．日本中毒情報センター（編）．改定版 症例で学ぶ中毒事故とその対策．じほう；2000. pp.360-3.

12）An HR et al. Visual Recovery Time in Patients with Ethambutol-Induced Toxic Optic Neuropathy. *Korean J Ophthalmol* 2024；38：91-7.

13）Bhat N et al. Approach to the diagnosis and management of nutritional optic neuropathies. *Curr Opin Ophthalmol* 2022；33：507-11.

14）Cantu-Weinstein A et al. Diagnosis and treatment of Wernicke's encephalopathy：A systematic literature review. *Gen Hosp Psychiatry* 2024；87：48-59.

15）Rapoport Y et al. Nutritional Optic Neuropathy Caused by Copper Deficiency After Bariatric Surgery. *J Neuroophthalmol* 2016；36：178-81.

16）Oakey Z et al. Radiation Optic Neuropathy：Management Options. *Ocul Oncol Pathol* 2023；9：166-71.

17）Carey AR et al. Radiation-induced optic neuropathy：a review. *Br J Ophthalmol* 2023；107：743-49.

18）Ataídes FG et al. Radiation-Induced Optic Neuropathy：Literature Review. *Neuro-ophthalmology* 2020；45：172-80.

Chapter 3 視神経・視路疾患

3.10 視神経先天異常

　視神経の先天異常は，その発生過程の異常によっておこる．視機能は疾患，黄斑の形成状況に影響されるため良好なものから重篤なものまで様々であり，個々の症例に合った視機能の管理とロービジョンケアを行う．さらに下垂体低形成やもやもや病といった中枢神経系の異常，CHARGE（チャージ）症候群など，合併しやすい疾患のスクリーニングを行い，生命を脅かすような全身的な異常を早期に発見することが望まれる．

　本節では，まず視神経の発生についてまとめ，次に代表的な視神経の先天異常疾患について，最後に診療における視機能や合併症の管理について紹介する．

3.10.1 視神経の発生

　眼に相当する部分の神経外胚葉と表皮外胚葉が盃のように凹んで眼杯となる．眼杯には足側（6時側）にすき間があり胎生裂と呼ばれる．胎生裂は，胎生第6週までに閉鎖する．胎生裂が閉鎖した後，胎生第7週頃に神経節細胞から伸びる神経線維が視神経の原基である視茎内に進入する．視茎の硝子体に面する組織（原始上皮性乳頭）はこれによって分離する[†]．原始上皮性乳頭は一部が退縮するが，ほかはアストロサイトとなって胎生第12週頃より硝子体血管を囲んで増殖し，外鞘を形成する．この外鞘は胎生第20週頃まで水晶体に向かって成長し，以降は硝子体血管本管とともに退縮し，周産期に至って消失，乳頭に生理的陥凹を残す[1]．

[†] これを Bergmeister（ベルクマイスター）乳頭と呼ぶ

　視神経乳頭部の先天異常は，こうした胎生裂閉鎖過程，硝子体血管と Bergmeister 乳頭の退縮過程に生じる．加えて，後部強膜の閉鎖過程，また神経線維伸長に引き続く視神経形成過程のいずれかの障害である．あるいは，発生学的に同一のスペクトラム上にあると考えられており，重複した異常として存在することもしばしばあり，明確な診断をするのが困難な場合もある[2]（図 1）．

3.10.2 代表的な視神経の先天異常疾患

■ 視神経低形成

　視神経低形成（optic nerve hypoplasia）は先天的に視神経線維数が減少している状態で，検眼鏡的に異常に小さな灰色から蒼白な乳頭を呈する（図 2a）．その周囲には，正常乳頭と同じ大きさの色素輪を認める double ring sign（二重輪徴候）を形成する．これは，外側の輪は強膜と乳頭篩板の境界，内側の輪は乳頭と網膜，網膜色素上皮の境界に対応する．軽度の低形成の場合は，double ring sign を認めないこともある．

　視神経低形成の診断は，視神経の大きさだけで行うのではなく，大きさ，形状，陥凹が小さいか認められないこと，蛇行を伴う網膜血管，乳頭周囲の異常などを総合して行う[2]．乳頭の大きさの基準として DM/DD 比（乳頭黄斑距離／乳頭径比）[†]を用いると客観的に評価可能である．

　光干渉断層計（optical coherence tomograph：OCT）は，視神経乳頭周囲の神経線

[†] DM/DD 比（乳頭黄斑距離／乳頭径比）：平均乳頭径（disc diameter）は視神経乳頭の長径＋短径の平均，乳頭黄斑距離（the distance between the disc and the macula）は視神経乳頭の中心から黄斑中心までの距離で計測する．正常では 2.1 ～ 3.2（平均 2.6）であり，DM/DD 比 3 以上を小乳頭と考える．

182

3.10 視神経先天異常

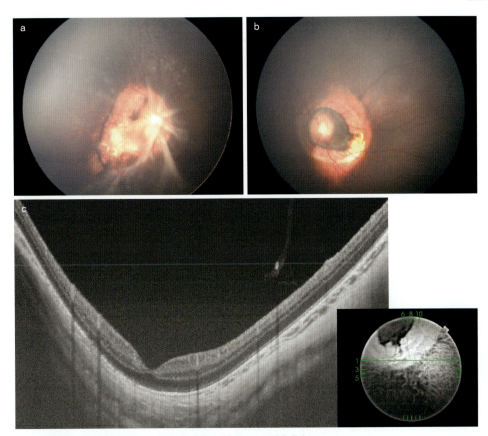

図1　両眼の視神経乳頭の先天異常症例（生後 6 か月女児）
a. 右眼眼底写真．視神経乳頭は朝顔症候群（後述）を呈し，漿液性網膜剝離を伴っている
b. 左眼眼底写真．視神経乳頭は乳頭周囲ぶどう腫（後述）の形態を呈している
c. 左眼 OCT．脈絡膜萎縮の辺縁に黄斑形成を認める

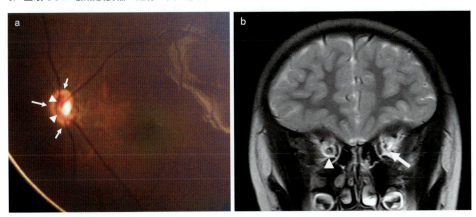

図2　視神経低形成症例（2 歳男児）
a. 2 歳男児の左眼底写真．double ring sign（矢印）を認める．視神経乳頭縁は内側の輪（矢頭）に相当する部位である
b. MRI 画像（T2 強調冠状断）．左視神経（矢印）は右視神経（矢頭）に比べ細い

維層の菲薄を明確にし，視神経乳頭の大きさを測定するのに有用である．片眼性，両眼性の場合があり，視力も正常なものから光覚まで様々である．また，網膜神経節細胞の発生異常に起因するものと，中枢の発生異常に伴う逆行性変性によるものがある．

COLUMN

中隔視神経異形成症（SOD）

　視神経低形成の患児の中には，SODが存在する．SODは，透明中隔欠損，視神経低形成，下垂体機能低下症を三徴とする先天異常で，頻度は10,000人に1人である．ドモルシア症候群，中隔視神経形成異常症などとも呼ばれている（図3）．

　視神経低形成は，両眼性の場合も片眼性の場合もあり，視力障害の程度に透明中隔の有無による差はない[4]．SODの臨床症状が軽度の場合，神経兆候や内分泌異常が出現する時期より早く視覚異常（視力障害，斜視，眼振）が出現するため，視神経低形成としてのみ発見されていることがある．

　このように，眼症状はSODにとって重要な所見であることから，全身症状の明らかでない場合も，将来，精神発達遅滞や内分泌障害が出現する可能性を考慮して，一度は全身検索を行い小児科と連携して管理を行う．

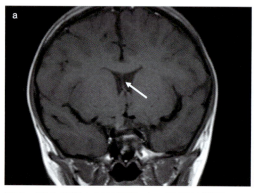 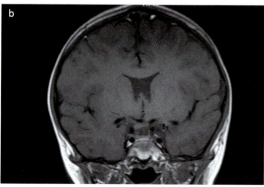

図3　図2症例のMRI画像（T1強調冠状断）
透明中隔は前部では確認できる（aの矢印）が，体部では同定できない（b）．本症例は中隔視神経異形成症と診断された

　頭部MRI撮影では，視神経のサイズが小さいことが確認できるだけでなく（図2b），上記 COLUMN の中隔視神経異形成症（septo-optic dysplasia：SOD）などに関連する中枢神経系異常を認めることがあり，全身評価には重要である．

　そのほか，白皮症，無虹彩症，眼瞼狭縮症，先天網膜動脈奇形，Duane（デュアン）症候群，Goldenhar（ゴールデンハー）症候群[†]など様々な疾患に合併し得る．また，若年妊婦，初産，妊娠中の喫煙およびアルコール摂取，早産とその合併症が危険因子とされる[3]．

■乳頭コロボーマ

　乳頭コロボーマ（optic disc coloboma）は，胎生裂の閉鎖不全によって生じる先天異常のうち，視神経乳頭領域に限局した閉鎖不全により形成され，境界明瞭な白色のお椀型陥凹を呈する．網膜血管は1か所から起始せず，陥凹縁や陥凹内の様々な部位から起始している．しばしば脈絡膜コロボーマと合併し，乳頭周囲領域が様々な広さと程度に陥凹する．胎生裂の閉鎖は赤道から始まり，前方と後方に広がる．胎生裂は視神経を取

[†]Goldenhar症候群：第1鰓弓と第2鰓弓の発生異常によって生じる角膜デルモイド，耳介異常などを呈する

文献3

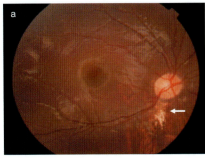
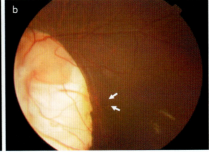

図4 視神経乳頭コロボーマ（6歳女児）
a. 右眼底写真．右眼視神経乳頭下方に小さな脈絡膜コロボーマ（矢印）を認める
b. 左眼底写真．左眼視神経乳頭は脈絡膜コロボーマに覆われ，黄斑（矢印）は部分的にコロボーマに巻き込まれている

り巻くように上方から下方に向かって閉鎖していくため，視神経乳頭の下方に発生する（図4）．片眼性・両眼性の頻度は同程度である．

　虹彩，網脈絡膜，稀に下鼻側水晶体のコロボーマを合併して，小眼球を呈することがある．乳頭コロボーマの大きさおよび黄斑の巻き込まれる程度により視機能予後が左右される．しばしば囊胞由来の脳脊髄液様の液体による漿液性網膜剝離を合併するが，網膜剝離は自然に再接着する場合がある[2]．

　乳頭コロボーマは常染色体優性遺伝形式をとることがあるが，孤発例もある．また症候群の一部として現れることがある．CHARGE症候群（視神経・脈絡膜コロボーマを高頻度に伴い *CHD7* 変異[5]を認める：coloboma, heart disease, atresia of choanae, retardation growth and development, genital hypoplasia, ear anomalies/deafness の頭文字を取って命名された），papillorenal syndrome（視神経乳頭コロボーマ，膀胱尿管逆流，腎奇形を特徴とし，約半数の症例に *PAX2* の変異を認める）[6]などである．*PAX2* は，眼形成においては眼球の腹側を決める遺伝子として知られており，胎生裂に関与すると考えられる．視神経低形成や後述の朝顔症候群，視神経乳頭小洞に *PAX2* の変異が見つかっている[7]．

　そのほか，網脈絡膜コロボーマおよび乳頭コロボーマの合併として Aicardi（アイカルディ）症候群（特徴的な網脈絡膜症（lacunae），脳梁欠損，点頭けいれん，重度精神発達遅滞を認める），Goldenhar症候群などがある[2]．

文献5

文献6

■朝顔症候群

　朝顔症候群（morning glory syndrome）は視神経乳頭を含む後眼部の漏斗状の深い陥凹で，乳頭は著明に大きく，その名の通り朝顔の花形に似ている（図1a参照）．陥凹内の乳頭周囲には網脈絡膜の色素異常がみられ，乳頭は白いグリア組織で覆われる．網膜血管の数は多く走行異常を呈し，乳頭上で急峻に屈曲した後に放射状直線的に走行する．黄斑が陥凹に巻き込まれている症例が多く，黄斑の形態異常を伴う場合視力は不良である．

　多くの例で乳頭下方に舌状の網脈絡膜萎縮病変があり，胎生裂の閉鎖不全あるいは視茎の遠位端の異形成が原因とされている[7]．また乳頭に向かう放射状の網膜ひだや網膜周辺部における血管形成不全を伴うもの，後述するもやもや病やPHACES症候群と関連していることから血管形成異常も示唆されている[2]．多くは片眼性で遺伝性ではない．

　約3割に漿液性網膜剝離を合併する（図1a参照）．異形成の裂隙から網膜下液が流入

するため原因裂孔の特定は困難であり，硝子体手術によるガスタンポナーデなどが行われるが難治である．一方，乳頭コロボーマと同様に自然軽快することがある．OCT でグリア組織や硝子体の牽引がない例に自然軽快が認められやすく[8]，若年期に多い．時に中心窩や乳頭周辺網膜に網膜下新生血管を合併することがある．

さらに，頭蓋底部脳瘤，もやもや病，PHACES 症候群などの頭蓋内血管形成不全を合併することがある．もやもや病は進行性の脳動脈閉塞性疾患で，好発年齢は小児（3～6 歳）と成人（30～39 歳）の二峰性である．小児では一過性脳虚血発作型で発症することが多い．また，小児では 25% が脳梗塞に移行するということから，問診や頭部 MRI/MRA での脳血管異常の確認は必須である．

PHACES 症候群とは，P：posterior fossa malformation（後頭蓋窩の形成異常），H：hemangiomas（顔面，頭部の血管腫），A：arterial abnormalies（脳血管の先天異常），C：cardiac defects（先天性心血管異常），E：eye abnormalities（眼球の異常），S：sternal cleft（胸骨裂），supra-umbilical raphe（臍上皮膚線条）を合併する疾患である．

■乳頭周囲ぶどう腫

乳頭周囲ぶどう腫（peripalillary staphyloma）は，視神経乳頭を取り囲む深い陥凹がみられ，その陥凹底にほぼ正常もしくは耳側が蒼白な視神経乳頭を呈する．陥凹壁や陥凹縁には網膜色素上皮萎縮，また脈絡膜萎縮を認める．網膜血管は正常で，陥凹底の乳頭中心部より起始し，陥凹壁にそって陥凹外へ走行する（図 1b 参照）．稀に陥凹部の収縮運動がみられる[9]．

発症機転として，胎生裂閉鎖不全，あるいは乳頭形状がほぼ正常であることから，胎生 5 か月におこる後部神経堤細胞からの後部強膜への分化が傷害され，視神経周囲構造の脆弱化が生じ，正常眼圧によって乳頭が背側にヘルニアをおこすと考えられている．片眼性のことが多い．陥凹が高度で黄斑部が陥凹内にあれば視力は不良であるが，軽度であれば黄斑部が形成され視力が良好に発達する．視神経周囲に裂孔原性あるいは非裂孔原性網膜剥離がおこることがあり，経過観察を要する．

■乳頭部胎生血管系遺残

乳頭部胎生血管系遺残（persistent fetal vasculature at the optic disc）は，硝子体血管系遺残（persistence of fetal vasculature：PFV）が乳頭部に限局したもので，乳頭上の白色線維組織によって網膜が牽引されて放射状のひだを形成したものである．乳頭の形成異常を伴う．白色組織の中には多くの細血管が存在しており，蛍光眼底造影で過蛍光を示す[1]．実際には，次のベルグマイスター乳頭遺残と明確な鑑別はつけにくい．また，朝顔症候群と鑑別が難しいことがあるが，乳頭領域に陥凹は存在しない．

■先天性乳頭上膜／ベルグマイスター乳頭遺残

先天性乳頭上膜／ベルグマイスター乳頭遺残（congenital epipapillary membrane / persistence of Bergmeister's papilla）は，先天性に乳頭上に白色の薄い膜状組織を認める疾患であり，ベルグマイスター乳頭の遺残と考えられている．軽微な PFV である可能性もあるが，乳頭部 PFV と異なり異常血管がみられない．ほとんど自覚症状はなく，全身合併症もみられない[7]．

■早産児における視神経乳頭異常

脳室周囲白質軟化症（periventricular leukomalacia：PVL）を伴う早産児では，経シナプス逆行性変性により視神経乳頭異常を認めることがある．視神経乳頭は正常な大きさであるが，広義の低形成に該当する．陥凹が大きいため緑内障が疑われるが，早産児であること，緑内障と一致しない視野（視野検査が可能な場合），陥凹が耳側あるいは上耳側にあること，眼圧が正常であることから，PVLに伴う視神経乳頭陥凹と緑内障とを鑑別することができる．

■傾斜乳頭症候群

傾斜乳頭症候群（tilted disc syndrome）は，乳頭が上下方向に傾斜し，多くは乳頭上耳側が硝子体側に，乳頭下鼻側が後方に偏位する先天異常である．両眼性が多く，胎生裂閉鎖不全に起因すると考えられている．視神経乳頭はD字型に傾き，下鼻側に網脈絡膜萎縮やコーヌスがみられ，後極のぶどう腫や網膜中心動静脈が乳頭の耳側から鼻側に向かってでてくる乳頭逆位を合併することがある．

視力低下は軽度であるが，近視や乱視を合併しやすい．視野は，約2割に上耳側1/4盲傾向を示す．この視野異常は，屈折矯正により消失する屈折性暗転の要素と網膜内層の神経節細胞の低形成という両方の要素が関与している．

■牽引乳頭

牽引乳頭（dragged disc）は，網膜周辺部に増殖病変が存在し，その牽引により発達期の伸展性に富んだ網膜全体に偏位がおこり，乳頭の変形をきたしたものである．網膜血管は直線的に病変に向かって走行し，乳頭の対側の血管も一部これに向かう．耳側に病変があれば黄斑部は耳側に偏位する．眼位は，陽性γ角を生じ偽外斜視となる．黄斑部の障害の程度により視力が左右される．

原因疾患として，PFV，家族性滲出性硝子体網膜症（familial exudative vitreoretinopathy：FEVR），未熟児網膜症などがあげられる．いずれも網膜剥離の併発等を念頭に置いて，周辺部網膜までの定期的検査が必要である．

■乳頭小窩

乳頭小窩（optic pits）とは，視神経乳頭のrim（リム）に円形または楕円形のピットと呼ばれる小洞（小窩）が存在する先天異常で，多くは乳頭の耳側に位置し，片側性である．視神経乳頭の陥凹の中にさらに深い0.1〜0.7乳頭径の灰色〜緑がかった色調の陥凹としてみられる．通常は一側の乳頭に孤発するが複数個認めることがある[2]．健眼に比べて乳頭は大きく，乳頭周囲に色素異常を認める．また毛様網膜動脈を高頻度に認める．視力は正常であるが，マリオット盲点拡大や弓状暗点などの視野異常を伴うことがある．

眼合併症として，20歳以降に後極部に漿液性網膜剥離を最大60%に生じる[2]．くも膜下腔との交通があると考えられ，黄斑部に網膜下液の蓄積を引きおこす．その発症機序には黄斑部の網膜分離症様の分層構造が関与する．すなわち初めにピットに連なる黄斑部の網膜内層分離がおこり，次いで外層の黄斑分層円孔が生じて外層網膜が剥離し漿液性剥離を呈すると考えられている．下液の由来については，くも膜下腔以外に硝子体

Chapter 3 視神経・視路疾患

液, 血管からの漏出など諸説がある. 自然消退する例もあるが, 長期にわたると黄斑部に変性をきたし視力障害を生じるため, 乳頭耳側縁の光凝固や硝子体手術を施行する[7].

■巨大乳頭

正常視神経だが, 乳頭径, 陥凹乳頭比が大きいことからしばしば視神経陥凹との鑑別が必要となる. 鑑別には DM/DD 比を測定する. 巨大乳頭では DM/DD 比が 2.4 以下である. また, 巨大乳頭の陥凹は同心円でリムの notch はみられない.

■視神経無形成

視神経無形成（optic nerve aplasia）は, 極めて稀な視神経の先天異常である. 非遺伝性で原因不明である. 視神経無形成の臨床像は一般に視神経低形成とは異なり, 多くは片眼性で全身異常を伴う例が少ないが, 両側性の場合は脳, 心臓, その他の異常を伴うことがある[2,10]. 発生初期の異常により視神経線維が発達しなかったため生じた疾患であり, 視神経乳頭, 網膜神経節細胞および網膜血管を認めない. 網脈絡膜は広範に変性しており, 時に非定型的コロボーマや前述の PFV, 小眼球, 小角膜などを伴う. 病理学的に視神経はあっても痕跡的であり, 網膜内層の欠如や異形成を認める. MRI では患側の視神経は細径または無形成であり, 網膜電図（electroretinogram：ERG）, 視覚誘発電位（visual evoked potential：VEP）とも不良であり光覚（−）である.

3.10.3 診療の進め方, 管理

■両側性視神経乳頭異常の場合

3 か月前後の乳児期に, 眼振や視線を合わせない, 追視がないなどを主訴に来院する.

診察においては, ペンライトやおもちゃを使い視反応を確認する. 次いで, 眼底検査, エコーにて先天異常を診断し, 黄斑部, 乳頭黄斑線維束, 乳頭形態から視力予後をある程度予測する. 一般的に, 黄斑形態が正常であれば視力の向上が見込める.

黄斑が存在する場合は, 屈折矯正を行い, 必要に応じて弱視訓練も検討する. 黄斑形態が認められないあるいは黄斑低形成の場合も, 強い屈折異常があれば積極的に眼鏡による屈折矯正を行う. 眼鏡は眼球保護の役割もあり, 網膜剥離などの合併症予防に有用である. 眼振は高度の弱視のサインであるが, 視反応が良い場合には 0.2 前後まで上がることもある.

視反応を全く認めない場合は視力予後不良であることが多いが, Down（ダウン）症候群や早産児, 中枢神経系の異常を合併する場合には遅れて視反応が向上することもあるので, 検査を繰り返し, 視反応の経過を観察することが重要である.

また, この時期は児の視覚刺激に対する感受性が高いため, 色, コントラスト, 輪郭のはっきりしたおもちゃで遊ばせるなど, できる限り残存視機能を発達させる. 多くの視覚支援センターは乳幼児期からの個別相談などを受け入れており, ロービジョンの乳幼児の子育てや関わり方を紹介してくれるため, 連絡を取るよう促す. 視覚支援センターとの関わりは, 将来の就学や社会参加に向けた準備, 訓練へとつながっていく.

▓ 片眼性あるいは両眼性で左右差の大きい視神経異常の場合

片側性の場合は，就学前に感覚性斜視を呈し，眼振を伴うこともある．3歳児健診，就学前健診を機に受診することも多い．3歳以降であれば眼底写真，OCTが撮影可能なことも多くなり，客観的な視神経乳頭の大きさ，黄斑との位置関係，視神経乳頭周囲の神経線維パターンを明確にするのに有用である．

黄斑形態が認められる場合，屈折異常を矯正し，片眼遮閉による弱視訓練を行う．一方，黄斑部が異常乳頭に巻き込まれていたり，患眼がすでに高度の網膜剝離を合併しているなど，明らかに視力予後不良が予測されるときは，弱視訓練の効果が期待できないどころか，訓練に危険が伴うこと，児に大きな負担となることから，弱視訓練の適応にはならない．

▓ 全身合併症の管理

視神経先天異常と関連のある全身合併症は多い．各疾患の項目で述べた通り，コロボーマをきたす症候群が知られており，また視神経低形成，朝顔症候群，乳頭周囲ぶどう腫などでは中枢神経系の形成異常と関連することがある．小児科と連携してこうした全身合併症の評価も行う．

▓ 合併する網膜剝離の管理

朝顔症候群，乳頭周囲ぶどう腫，視神経乳頭コロボーマ，乳頭小窩には，しばしば網膜剝離を認める．網膜剝離に対する硝子体手術は，片眼が正常で患眼が高度の弱視の場合などは必ずしも適応であるとは限らない．また，網膜剝離の自然消退もしばしばあるため，経過を慎重に観察して手術適応を判断する．そのほか，白内障や斜視の合併にも注意する．

（林　思音）

文献

1）東　範行．眼の発生．東　範行（編）．小児眼科学．三輪書店；2015．pp.86-94.
2）Taylor DS. Congenital anomalies of the optic discs. In：Ed by Lambert SR, Lyons CJ. Taylor and Hoyt's Pediatric Ophthalmology and Strabismus. Elsevier；2017．pp.562-80.
3）Dutton GN. Congenital disorders of the optic nerve：excavations and hypoplasia. *Eye* 2004；18：1038-48.
4）佐藤美保ほか．中隔視神経異形成症の眼科診療に関する研究．眼科臨床紀要 2018；11：395-400.
5）Nishina S et al. Ophthalmic features of CHARGE syndrome with CHD7 mutations. *Am J Med Genet A* 2012；158A：514-8.
6）Sanyanusin P et al. Mutation of the PAX2 gene in a family with optic nerve coloboma, renal anomalies and vesicoureteral reflux. *Nat Genet* 1995；9：358-64.
7）仁科幸子．先天性後眼部疾患．山本　節（編）．小児眼科・診療の最前線．金原出版；2003．pp.268-75.
8）Chang S et al. Retinal detachment associated with optic disc colobomas and morning glory syndrome. *Eye*（*Lond*）2012；26：494-500.
9）Yoshida T et al. Optical coherence tomography and video recording of a case of bilateral contractile peripapillary staphyloma. *Am J Ophthalmol Case Rep* 2018；13：66-9.
10）仁科幸子．視神経無形成．眼科 2010；52：205-9.

Chapter 3 視神経・視路疾患

3.11 視路病変疾患

3.11.1 視路の概説

　視路には網膜，視神経，視交叉，視索，外側膝状体，視放線，一次視覚野（V1）が含まれる．網膜に存在する視細胞において光エネルギーが電気エネルギーに変換される．その後，網膜内の双極細胞・アマクリン細胞（一次ニューロン）から神経節細胞（二次ニューロン）を伝達して集まり，眼球の外にでて視神経を形成する．視神経は視神経管を通過して，眼窩から頭蓋内に入る．

　視交叉において，左右の視神経が半分ずつ入れ替わる．その後は視索となり，視床の一部である外側膝状体に達する．外側膝状体は6層あり，腹側から1・4・6層は交叉線維，2・3・5層は非交叉線維がそれぞれ入力する．

　外側膝状体からは三次ニューロンとなり，視放線を通過して後頭葉のV1に終着することで視覚として認識される．V1は後頭葉鳥距溝の近傍に位置する顆粒皮質であり，ブロードマン分野17に相当する．

3.11.2 視路の病変による視野障害の基礎知識

　視神経の障害では，通常は矯正視力が低下し，視野検査において典型的には中心暗点がみられる．

　内側（鼻側）下方由来の網膜線維は，視交叉で交叉した後に反対側の視神経方向へ前進する．その後に反転して，von Wilbrand（フォン・ヴィレブランド）の膝を形成して反対側の視索へ進む．ゆえに，視神経-視交叉移行部の病変では，片眼の中心暗点と対側眼の上耳側半盲が併発して連合暗点（接合部暗点）を呈する．

　視交叉の内側を通過する交叉線維（鼻側網膜由来の線維）が障害を受けると，両側の耳側視野に障害が生じる（両耳側半盲）．

　外側（耳側）の網膜に由来する視神経は視交叉で交叉しないため，その情報は同側半球のV1に伝わる．一方，内側（鼻側）の網膜からの視神経は視交叉で対側に移るために，その情報は反対側のV1に伝わる．そのため，視索・外側膝状体・視放線・V1の一側性障害では対側の同名半盲がおこる．

　視神経には対光反射に関連した線維も含まれている．この線維は外側膝状体に至る前で視神経を離れ，視蓋前域でシナプスを形成した後にEdinger-Westphal（エディンガー・ウェストファル）核に終着する．ゆえに，二次ニューロンである視神経・視交叉・視索の障害では相対的瞳孔求心路障害（relative afferent pupillary defect：RAPD）が陽性になる．

　また，各網膜に由来する線維は，視路の中枢側に近づくほど整然となる．そのため，視索や外側膝状体の病変による同名半盲は左右の形が不一致（不一致性同名半盲）であるが，V1の障害では左右一致性の同名半盲となる．V1の病変が小さければ同名半盲に

COLUMN

一過性黒内障

　片眼性かつ一過性の視力低下や視野異常では，一過性脳虚血発作の一型である一過性黒内障をまず疑う．しかし「視覚性前兆のみで頭痛を伴わないもの」や「網膜片頭痛」に頭痛が伴わない場合には，臨床症状からは一過性黒内障との鑑別が難しいこともある[1,2]．

黄斑回避がみられる．上方視野（下方網膜由来の線維）は鳥距溝の下部，下方視野（上方網膜由来の線維）は上部，中心視野は後頭葉先端の後頭極に投射される．周辺視野ほど後頭葉の内側面の前方に投射している．後頭葉内側面最前部の病変では耳側半月がみられる．

文献 1

3.11.3 視力低下・視野障害を呈する患者の初期対応

　初診時の病歴聴取では，視野障害の発症時期，進行の速さ，片眼性か両眼性か，眼痛・頭痛の有無，自覚的な色覚異常の有無，服用薬を含めた既往歴，家族歴，生活歴（飲酒歴・喫煙歴・職業歴・食生活）の把握は必須である．その後に対面法で，片眼ずつ大まかな視野障害の有無について把握する．

　一般的な診察として，矯正視力・瞳孔径・フリッカ値の測定，アムスラーチャートの評価，直接および間接での対光反射・近見反射・RAPD の有無を確認する．眼圧の測定，細隙灯・眼底鏡による診察，色覚検査，静的または動的視野検査，光干渉断層法（optical coherence tomography：OCT）を行う．

3.11.4 責任病巣と鑑別すべき疾患

■ 網膜

　網膜の病変による視野障害は多彩である．網膜剝離，眼底出血，黄斑病変，視神経乳頭の浮腫や萎縮は眼底鏡・眼底写真で観察できる．ただし，網膜色素変性症，急性帯状潜在性網膜外層症およびその類縁疾患，先天性／遺伝性網膜疾患などの診断は眼底鏡・眼底写真での診断が困難であることも多く，網膜電図，OCT が有用である．

　インターフェロン製剤，抗ヒト tumor necrosis factor-α（TNF-α）モノクローナル抗体のアダリムマブ（ヒュミラ®）・インフリキシマブ（レミケード®）は，薬剤性網膜症の原因になり得る[3]．

文献 3

■ 視神経

　視神経障害の原因は，以下のように多岐にわたる．

1. 虚血性視神経症

虚血性視神経症は，急激に進行する視力低下を特徴とする．前部虚血性視神経症は，動脈炎性と非動脈炎性に分類される．動脈炎性の原因は巨細胞動脈炎が多く，眼痛が好発する．急性期には視神経乳頭は蒼白な浮腫状となる．

非動脈炎性虚血性視神経症は，血圧の日内変動の中での血圧低下や短後毛様体動脈の灌流低下に起因する．多くは動脈硬化性疾患に起因するが，抗不整脈薬のアミオダロン，勃起不全治療薬であるシルデナフィル（バイアグラ®）・タダラフィル（シアリス®），インターフェロンα製剤，抗腫瘍薬のFOLFOX（folinic acid, fluorouracil, oxaliplatin）療法などが原因薬剤になり得る[3]．虚血が視神経の強膜篩板より後方であれば，後部虚血性視神経症となり，乳頭の異常所見を伴わない無痛性の視力低下をきたす．

いずれの原因でも虚血性視神経症では視力は回復しにくく，慢性期には視神経萎縮に至る．

2. 視神経炎

視神経炎は視神経の軸索に炎症がおきる病態であり，比較的急激な視力低下を呈し，眼球運動痛を伴うことが多い．視神経の内側線維は網膜の視神経乳頭周囲に分布し，外側線維は網膜の辺縁に分布している．ゆえに，視神経炎では視神経内側の線維が障害されるために，乳頭周囲の特に乳頭黄斑線維の障害が強い．

視神経炎では中心が見えにくい状態から全視野欠損へ進展する場合や，中心暗点，盲点中心暗点，水平半盲，耳側半盲など，多彩な視野障害が生じ得る．MRIでは，視神経炎の急性期には一側の視神経が腫大し，その一部がガドリニウム造影される．視神経炎の慢性期には視神経が萎縮する．また，視神経炎後には色覚障害が残存しやすい．

視神経炎の原因を鑑別をするために，アクアポリン4（AQP4）抗体とミエリンオリゴデンドロサイト糖蛋白（myelin-oligodendrocyte glycoprotein：MOG）抗体を測定する．AQP4抗体陽性では視神経脊髄炎スペクトラム障害（neuromyelitis optica spectrum disorders：NMOSD）[4]，MOG抗体強陽性ではMOG抗体関連疾患（MOG antibody-associated disease：MOGAD）[5]と診断される．両者が陰性であれば多発性硬化症（multiple sclerosis：MS），clinically isolated syndrome（CIS），急性散在性脳脊髄炎，特発性視神経炎が疑われる．特発性視神経炎，MS，CIS，急性散在性脳脊髄炎には，疾患特異性があるバイオマーカーは存在しない．

CISは1回の神経症状増悪と1個以上の臨床的他覚的病巣があるが，MSの診断基準[6]を満たさない病態と定義されており，将来的にMSに移行する可能性が高い．2017年の診断基準[6]では，CISであっても髄液中にオリゴクローナルバンドが検出されればMSと診断してよいことになった．

3. 視神経周囲炎

視神経鞘を主体に炎症を呈する，比較的稀な病態である．視神経周囲炎では，視神経外側にある弓状線維や鼻側放射状線維が主に障害されるために，周辺視野の障害がおこりやすい．MRIでは視神経鞘の炎症を反映したtram-track sign，doughnut signが特徴である．

特発性の視神経周囲炎は高齢者に多い．二次性視神経周囲炎の原因にはベーチェット病，クローン病，サルコイドーシス，梅毒，抗好中球細胞質抗体関連血管炎などが報告されている[7]．

NMOSD，MOGAD，MS の関係

　2004 年以降，それまで視神経脊髄型 MS（Devic 病）とされていた症例に AQP4 抗体陽性例が多いことが明らかとなり，MS とは区別されて視神経脊髄炎（neuromyelitis optica：NMO）として扱われることとなった．その後，視神経炎と脊髄炎が発症しない AQP4 抗体陽性の症例が多数存在することから NMOSD という用語が 2007 年から導入され，2015 年には正式な疾患名になっている[4]．さらに 2023 年に MOGAD の診断基準[5]が公表され，MS および NMOSD とは独立した疾患スペクトラムとみなされることとなった．しかし，NMOSD と MOGAD は，臨床症状および MRI 所見は MS の診断基準[6]を満たすことが稀ではないため，鑑別に注意を要する[8]．

4．視神経腫瘍

　視神経の腫瘍には髄膜腫，膠芽腫，神経鞘腫がある．視神経髄膜腫は中年女性に多く，未治療では片眼性から視交叉を経て対側の視神経へ進展する．視神経膠芽腫は男性に多く，生命予後は不良である．視神経鞘腫は，シュワン細胞に由来する極めて稀な良性腫瘍である．

5．圧迫性視神経症

　腫瘍，未破裂動脈瘤，甲状腺眼症などにより，視神経が圧迫されておきる．

6．栄養障害性視神経症

　緩徐に進行する両眼性の視力低下が特徴である．ビタミン B 群欠乏症に起因することが多い．アルコール依存症，偏食，神経性食思不振症，喫煙習慣が発症のリスクとなる．

7．中毒性視神経症

　両眼とも緩徐に視力が低下することを特徴とする．メタノール，抗生剤のリネゾリド（ザイボックス®），抗結核薬のエタンブトール（エサンブトール®）・イソニアジド（イスコチン®），抗腫瘍薬のビンクリスチン（オンコビン®）・タモキシフェン（ノルバデックス®），アダリムマブ（ヒュミラ®），免疫抑制剤のタクロリムス（グラセプター®，プログラフ®），抗不整脈薬のアミオダロン（アンカロン®）などが原因になり得る[3]．

8．遺伝性視神経症（レーベル〈Leber〉病）

　男性に多く，数週間から数か月の間に両眼の視力低下，中心部の視野欠損がおこる．母系遺伝であり，原因としてミトコンドリア DNA の塩基対 3460，11778，14484 番のミスセンスが多いために三大バリアントとされている．日本人では 11778 番バリアントが大多数を占める[9]．

9．外傷性視神経症

　頭部外傷により，視神経管内で視神経が障害されておきる．

10．鼻性視神経症

　副鼻腔炎の波及と，副鼻腔嚢胞や副鼻腔腫瘍による機械的な圧迫に起因するものに大

別される.

■ 視交叉

視交叉の病変は外因性と内因性に大別される．外因性は下垂体腫瘍が最多で，そのほかに視交叉くも膜炎，頭蓋咽頭腫，鞍結節髄膜腫，神経膠腫がある．内因性には，虚血，MS，NMOSD，MOGAD，ビタミンB_{12}欠乏症，ライム病，全身性エリテマトーデス，ウイルス性視交叉炎（水痘・帯状疱疹[10]，ムンプス，Epstein-Barr，サイトメガロ），エトクロルビノール中毒，インフリキシマブ（レミケード®）の副作用などがある．

■ 視索

視索に限局した病変は稀である．外因性としては腫瘍が最多であり，膠芽腫，髄膜腫，頭蓋咽頭腫，下垂体腺腫，松果体腫瘍，胚細胞腫[11]，転移性腫瘍でおこり得る．その他の外因性には動脈瘤，外傷，動静脈奇形，脳膿瘍，椎骨動脈の拡張，視索の先天的欠損，内因性にはMS，NMOSD，MOGAD，サルコイドーシス，虚血がある．

■ 外側膝状体

外側膝状体に限局した病変は極めて稀であり，脳出血[12]，脳梗塞[13,14]，MS[15]，神経ベーチェット病[16]の既報告がある．

外側膝状体には前脈絡叢動脈と外側後脈絡叢動脈が灌流するが，同部位での吻合はない．前脈絡叢動脈は内頸動脈の後交通動脈分岐よりも末梢側から起始し，外側膝状体を含めた視床の腹外側領域や内包後脚を灌流する．そのため同動脈の梗塞では，同名半盲のほかに意識障害，片麻痺，半身の感覚障害がおこり得る（前脈絡叢動脈症候群，Abbie症候群，Monakow症候群）．

外側後脈絡叢動脈は後大脳動脈のP2部から分岐し，外側膝状体のほかに視床枕，視床後部，海馬，海馬傍回，中脳上部を灌流する．そのため同動脈の梗塞では同名半盲，片側性感覚障害，意識障害，記憶障害などが好発する．

網膜周辺由来の線維は，外側膝状体の両外側に対応している．前脈絡叢動脈は外側膝状体の中心部以外に灌流するため，同動脈の梗塞では四重分画盲がおきる．これに対して，黄斑由来の線維は外側膝状体の中央部に入力している．一方，外側後脈絡叢動脈は外側膝状体の中心部を灌流するため，同動脈の梗塞では水平区画半盲（楔状性同名半盲）を呈する[17]．ただし，外側膝状体性同名半盲のみを呈する微小な脳梗塞では，視野障害の性状からでは責任血管の同定が難しいことも多い[13,14]．

■ 視放線

視放線の病変は脳梗塞，脳出血，脳腫瘍が原因であることが多い．視放線には中大脳動脈からの分枝が灌流している．下方網膜からの線維は側頭葉を走行し，同部位の障害では上四半盲がみられる．マイヤー係蹄の病変ではpie in the sky型同名半盲がみられる．これに対して，上方網膜からの線維は頭頂葉を走行する．同部位の障害では下四半盲がみられる[18]．

半側空間無視は劣位半球の前頭葉（腹側前頭前野，中前頭回）や側頭葉（上側頭回）

の病変でおこりやすい．半側空間無視があれば，視野障害を正確に計測することは困難である．

■一次視覚野

一次視覚野の一側性病変は，脳梗塞，脳出血，脳腫瘍が原因であることが多い．後頭葉には後大脳動脈と中大脳動脈が灌流している．鳥距溝の近傍には後大脳動脈の分枝である鳥距動脈が分布する．

両側後頭葉の病変では，皮質盲となり両眼が見えなくなる．皮質盲では対光反射の異常はみられない．皮質盲をきたす疾患には，脳梗塞，脳出血，外傷，低酸素脳症，ミトコンドリア脳筋症・乳酸アシドーシス・脳卒中様エピソード[8]，可逆性白質脳症がある．

後頭葉病変では，視覚障害を患者が否認する Anton（アントン）症候群がおこりうる．Anton 症候群は病態失認の一種と考えられているが，その機序は未解明である．

（津田浩昌）

文献

1）Headache Classification Committee of the International Headache Society（IHS）. The international classification of headache disorders, 3rd edition. *Cephalalgia* 2018；38：1-211.
2）津田浩昌．眼科医に役立つ片頭痛診療の基礎知識．神経眼科（in press）.
3）津田浩昌．視覚系障害に注意を要する薬物療法．神経眼科 2014；31：320-5.
4）Wingerchuk DM et al. International consensus diagnostic criteria for neuromyelitis optica spectrum disorders. *Neurology* 2015；85：177-89.
5）Banwell B et al. Diagnosis of myelin oligodendrocyte glycoprotein antibody-associated disease：International MOGAD Panel proposed criteria. *Lancet Neurol* 2023；22：268-82.
6）Tompson AJ et al. Diagnosis of multiple sclerosis：2017 revisions of the McDonald criteria. *Lancet Neurol* 2018；17：162-73.
7）Gupta S. Optic perineuritis. *BMJ Open Ophthalmol* 2021；6：e000745.
8）津田浩昌．多発性硬化症．*Equilibrium Res* 2022；81：173-83.
9）日本ミトコンドリア学会（編）．ミトコンドリア病診療マニュアル 2023．診断と治療社；2023.
10）Tsuda H et al. Isolated optic chiasmal neuritis secondary to varicella-zoster virus infection. *J Med Cases* 2011；2：289-91.
11）Tsuda H et al. Optic tract syndrome, Horner's syndrome, and trochlear nerve palsy due to suprasellar germinoma. *Neuroophthalmology* 2005；29：129-32.
12）Tsuda H et al. Homonymous hemianopia due to localized hemorrhage of lateral geniculate body. *Intern Med* 2006；45：1257-8.
13）Tsuda H et al. Homonymous hemianopia due to cerebral infarction of the lateral geniculate body. *Neuroophthalmology* 2005；29：43-7.
14）Tsuda H et al. Localized infarction of the lateral geniculate body. *Intern Med* 2014；53：1891-2.
15）津田浩昌ほか．外側膝状体性同名半盲がみられた多発性硬化症の1例．臨床神経 2003；43：370-3.
16）高橋丈二ほか．同名性四分盲を呈し，外側膝状体を中心とする病変が残存した神経 Behcet 病の1例．臨床神経 2006；46：410-4.
17）Neau JP et al. The syndrome of posterior choroidal artery territory infarction. *Ann Neurol* 1996；39：779-88.
18）Cho J et al. Visual field defect patterns associated with lesions of the retrochiasmal visual pathway. *J Neuroophthalmol* 2022；42：353-9.

3.12 視神経疾患との鑑別を要する網膜疾患

眼底所見がほぼ正常な網膜疾患は，視神経疾患と鑑別するのが難しいときがある．これは，視力低下をきたす眼底異常のない疾患の中に光干渉断層計（optical coherence tomograph：OCT）でellipsoid zone（EZ）やinterdigitation zone（IZ）にわずかな異常を認めるのみの症例があり，診断が難しいことが原因としてあげられる．

本節では，視神経炎と間違いやすい急性に視力・視野障害をきたす急性帯状潜在性網膜外層症（acute zonal occult outer retinopathy：AZOOR）と，優性視神経萎縮などの遺伝性疾患との鑑別が必要なオカルト黄斑ジストロフィ（occult macular dystrophy：OMD）や眼底正常な錐体ジストロフィについて解説する．

3.12.1 急性帯状潜在性網膜外層症（AZOOR）

1992年にGassが原因不明の急性の網膜外層（視細胞）障害で，眼底所見にほとんど異常をきたさない疾患を報告し，AZOORと名づけた．近視を有する若年女性に発症しやすく，片眼性の場合が多いとされている[1]．

文献1

光視症，視野欠損，視力障害があり，眼底が正常である．症状は急性に発症し，視力低下や中心近くの視野異常を示した場合は，特に球後視神経炎との鑑別が必要となる．病態は不明な点が多いが，網膜色素上皮や視細胞における自己免疫的な機序による障害と考えられている．

AZOORの診断は，以前は視野異常の範囲に対応した多局所網膜電図（electroretinography：ERG）の振幅低下によってなされたが，近年ではOCTの解像度の向上により，EZやIZの異常によりなされることが多い（図1c）．ただ，EZやIZの異常はバリエーションがあり，強度近視眼や撮影条件が悪い場合にはわかりにくいことがあるので注意が必要である．障害されたEZは自覚症状とともに改善する症例もあるが（図1），障害が永続する場合もある．

海外の報告などでは進行性に網膜障害の部位が拡大し，外顆粒層の萎縮や網膜色素上皮の萎縮などが進行するとされている．青緑色を励起光とする眼底自発蛍光（fundus autofluorescence：FAF）では，視野障害に相当する部位（図1b）に過蛍光病変が現れる症例もあるが（図1d），FAFで異常を捉えられない症例もあり，この場合FAFでは球後視神経炎との鑑別が難しい．蛍光眼底検査では，血管から炎症に伴う漏出がみられることもあるとされているが，典型的な所見はない．

多局所ERGは，視神経疾患では振幅の低下をきたさないので，AZOORと球後視神経炎との鑑別には有用であり，視野異常やOCTでの異常部位に一致して振幅の低下がみられる（図1e）．多局所ERGは，ノイズや固視の状態に影響されやすいため，3Dマップだけでなく波形の確認が必要である．

治療に関しても有効な方法はみつかってないが，ステロイドの全身投与が有用であったという報告がある．

3.12 視神経疾患との鑑別を要する網膜疾患

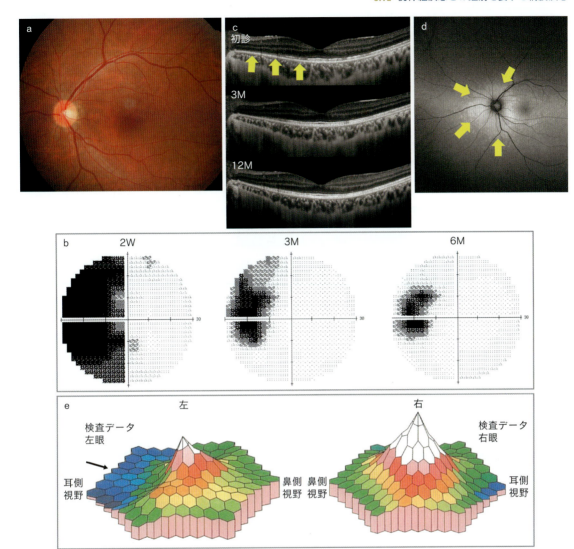

図1 視機能が回復したAZOORの一例
30代男性．4週前からの左眼の突然の光視症と視野異常を自覚して受診．視力は両眼矯正1.0
a．左眼の眼底写真．明らかな異常はない
b．左眼のハンフリー静的視野（30-2）のグレースケール．初診2週後の半盲様の視野障害（2W）が，3か月（3M），6か月（6M）と経過する中で自然に軽快した
c．OCTの経過．初診時のOCT（上）ではEZとIZの消失がみられた（黄矢印）．その後3か月（3M，中），12か月（12M，下）と徐々にEZは回復した
d．超広角眼底カメラによる眼底自発蛍光．視野障害部位，OCTでの網膜外層の障害部位に一致して過蛍光がみられる（黄矢印）．この過蛍光所見は自覚症状が改善しても長期に残存した
e．多局所ERGの3Dプロット．左眼の視野異常（b）や眼底自発蛍光の過蛍光領域（d）に一致した多局所ERGの振幅の低下（矢印）がみられる

3.12.2 眼底正常な網膜ジストロフィ

■オカルト黄斑ジストロフィ（OMD）

　OMDは通常の黄斑ジストロフィと異なり，眼底に異常がみられない黄斑ジストロフィである（図2）．眼底に異常がないため（図2a，b），しばしば弱視や心因性，視神

Chapter 3 視神経・視路疾患

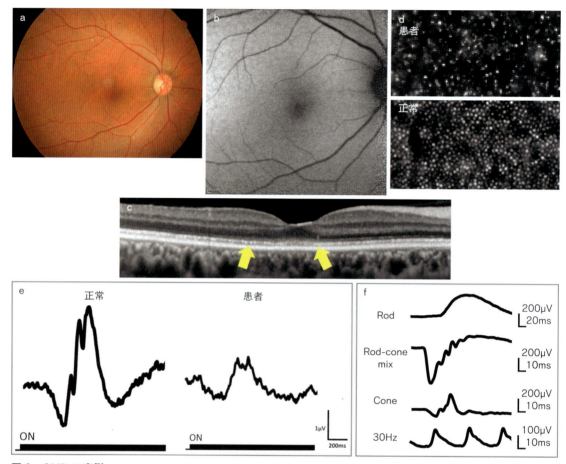

図2 OMDの症例
49歳女性で，20代から視力低下を感じていたが病院を受診していなかった．最近見えにくさが悪化したため受診．父親と子供も視力不良を指摘されていた．初診時の矯正視力は右矯正0.3，左矯正0.2，原因遺伝子として *RP1L1* 遺伝子の変異が同定されている

a. 左眼の眼底写真．明らかな異常はない
b. 眼底自発蛍光．明らかな異常はない
c. OCT．IZは確認できず，EZは中心窩付近で不鮮明になっている（黄矢印）
d. 補償光学眼底カメラによる中心窩より1°付近の錐体モザイク．小さい白点のように映る錐体モザイクが正常（下）では密であるのに比較し，患者（上）では錐体モザイクの密度が低くなっている
e. 黄斑部局所ERG．患者では振幅の低下がみられる
f. 全視野ERG．4種類のERGはすべて正常である

経萎縮と誤診される．以前は，黄斑部の（多）局所ERGにより診断されており，黄斑部以外の網膜では正常な機能が保たれるため全視野ERGは杆体系，錐体系ともに正常であり，黄斑部の局所ERG反応のみが異常を示す（**図2e，f**）．近年ではOCTの解像度の向上により画像検査でも診断が可能になってきており，視神経疾患との鑑別は容易になっている．OCTでIZの消失やEZの不鮮明化が特徴とされている（**図2c**）[2,3]．補償光学眼底カメラを用いて錐体を観察すると錐体密度が著しく低下しており，この疾患は錐体の密度低下によって生じると考えられている（**図2d**）[4]．

OMDの原因遺伝子の1つとして *RP1L1* 遺伝子が同定されている．*RP1L1* 遺伝子の変異によるものは優性遺伝を示すが，OMDと診断されたものの中には *RP1L1* 遺伝子の変異を認めず，孤発例や劣性遺伝と考えられる症例もある[3]．OMDは両眼性にゆっ

文献2
文献4

くりと黄斑部網膜の変性が進行するために視力の低下も緩徐である．ただ，自覚症状は幼少期から視力低下を訴えることもあれば，高齢になるまで気がつかないこともあり，家族内でも症状の発現時期が異なることが多い．OMDでは軽い羞明を訴えることが多く，症状を正確に聴取することや，OCT所見を丁寧にみることにより視神経萎縮と鑑別できる．

■ 眼底正常な錐体ジストロフィ

眼底正常な錐体ジストロフィはOMDと似た検査所見を示すが，全視野ERGで錐体系の反応が低下する．OMDは障害部位が比較的黄斑に限局しているのに比して，錐体ジストロフィではより広範に錐体が障害されるために全視野の錐体ERGの振幅が低下すると考えられている．

錐体ジストロフィも進行すると視力低下をきたすが，視神経萎縮による視力低下と鑑別が必要になることがある．錐体ジストロフィもOMD同様に羞明の訴えが強く，視神経疾患との鑑別に問診とOCT所見の注意深い観察が重要である．

（上野真治）

文献

1）Gass JD. Acute zonal occult outer retinopathy. Donders Lecture：The Netherlands Ophthalmological Society, Maastricht, Holland, June 19, 1992. *J Clin Neuroophthalmol* 1993；13：79-97.
2）Miyake Y et al. Hereditary macular dystrophy without visible fundus abnormality. *Am J Ophthalmol* 1989；108：292-9.
3）三宅養三．黄斑ジストロフィ．日本眼科学会雑誌 2003；107：229-41.
4）Nakanishi A et al. Pathologic Changes of Cone Photoreceptors in Eyes With Occult Macular Dystrophy. *Invest Ophthalmol Vis Sci* 2015；56：7243-9.

Chapter 4
眼球運動障害

Chapter 4 眼球運動障害

4.1 核上性眼球運動障害

4.1.1 核上性眼球運動障害とは

　眼球運動には複数の種類が存在し，それぞれが個別の神経機構によって作りだされている．しかしながら，これらの眼球運動の神経機構は，基本的には素早い眼球運動系である saccadic system と，比較的ゆっくりした眼球運動系である vestibular system に大別できる．

　Saccadic system による眼球運動は，対象物への素早い視線の移動である衝動性眼球運動（saccadic eye movement）として観察される．一方 vestibular system による眼球運動は，頭部の運動（加速度）よる網膜像のブレを補正する前庭眼反射（vestibulo-ocular reflex：VOR）のほかに，頭部の運動により移動する網膜像を安定化する視運動性眼反射（optokinetic reflex：OKR）にも利用されている．ちなみに，VOR は加速度が強い比較的速めの頭部の動きに，そして OKR は加速度がほとんど生じない比較的遅めの頭部の動きに対する視界のブレを補正する役割を担っている．さらに vestibular system は，ゆっくりと移動する対象物を追視する追従性眼球運動（pursuit eye movement）の際にも利用されている．なお，眼振の多くは，この vestibular system の不均衡で生じた眼球偏倚とその saccadic system による補正から成り立っているため，急速相は saccadic system，緩徐相は vestibular system である．

　どちらの系の眼球運動も，脳幹の眼球運動神経核[†]から末梢神経[†]を経て，各外眼筋[†]に伝えられる部分は共通である（final common pathway）．

　核上性眼球運動障害は，saccadic system や vestibular system が脳幹の眼球運動神経核に至る前で障害された状態で，通常共同性の眼球運動障害となる．一方，核性眼球運動障害は，脳幹の眼球運動神経核が障害された状態で，通常は非共同性の眼球運動障害となる．ちなみに核間性眼球運動障害は，内側縦束（medial longitudinal fasciculus：MLF）の病変により，対側の外転神経核から同側の動眼神経核の内直筋亜核に至る核間ニューロンの障害であり，障害側単眼の内転障害をきたす（図 1）．

　核上性眼球運動障害は，水平方向と垂直／回旋方向に分けて考えると理解しやすい．本節では saccadic system および vestibular system それぞれについて，水平方向と垂直／回旋方向の障害を解説する．

[†]**眼球運動神経核**：動眼神経核，滑車神経核，外転神経核．

[†]**末梢神経**：動眼神経，滑車神経，外転神経．

[†]**外眼筋**：上直筋，内直筋，下直筋，下斜筋，上斜筋，外直筋．

4.1.2 水平方向の saccadic system の障害

　水平方向の saccadic system は，傍正中橋網様体（paramedian pontine reticular formation：PPRF）が拠点となる．例えば右方向への注視は，左前頭眼野からの指令が下降し，脳幹で交差して右 PPRF に至る（図 2a）．PPRF には，同側向き（前頭眼野と反対向き）への素早い眼球運動を引きおこす神経活動のジェネレータとなるバーストニューロンが存在する．大脳皮質や基底核，視床などのテント上病変によりこの経路が

4.1 核上性眼球運動障害

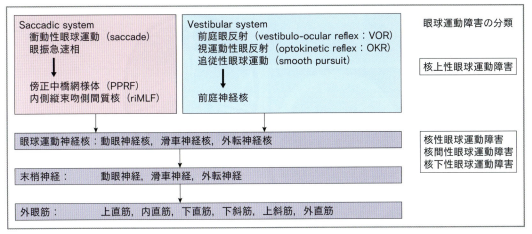

図1 眼球運動の神経機構とその障害
PPRF：paramedian pontine reticular formation
riMLF：rostral interstitial nucleus of medial longitudinal fasciculus

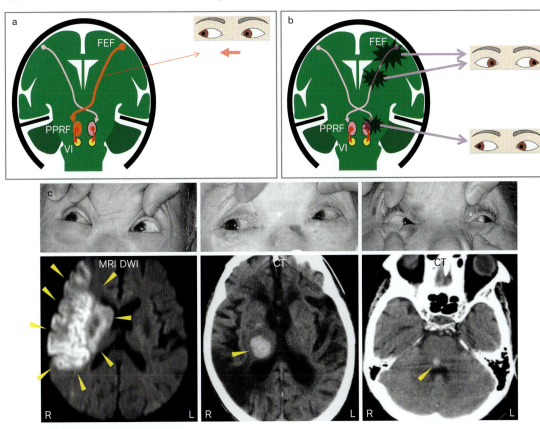

図2 水平方向の saccadic system
a. 水平方向の saccadic system のシェーマ．前頭眼野から下降し，脳幹で交差して橋の PPRF に至る経路が，眼球を PPRF 方向に急速に動かす作用を担う
b. 大脳皮質や基底核，視床などのテント上病変では眼球は患側に偏倚し，橋などのテント下病変では眼球は健側に偏倚する
c. 70 歳男性の右中大脳動脈の塞栓症（左パネル）と 83 歳女性の右視床出血（中パネル）では，眼球が病変側に向く方向に偏倚している．これに対し，橋出血の 77 歳女性（右パネル）では，眼球は病変と反対方向に偏倚している
FEF：前頭眼野　PPRF：傍正中橋網様体　VI：外転神経核　DWI：拡散強調画像

203

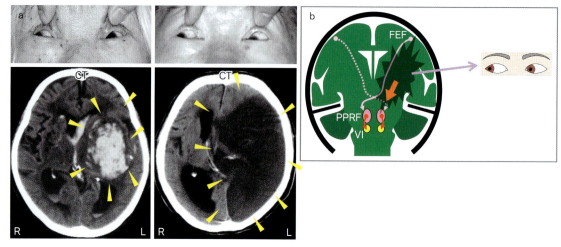

図 3　Wrong-way deviation
a. 78歳女性の左被殻出血（左パネル）および80歳男性の左内頸動脈閉塞（右パネル）でみられたテント上病変による病変と反対方向への眼球共同偏倚．いずれも予後は不良の転帰をとった
b. Wrong-way deviation の想定機序．巨大なテント上病変による上方からの圧迫により，saccadic system の神経経路が交差後に障害されるために出現すると考えられている

交差前に障害されると，眼球は患側に偏倚し（眼球共同偏倚），健側注視麻痺が生じる．一方，橋病変によりこの経路が交差後に障害されると，眼球は健側に偏倚し，患側注視麻痺をきたす（図 2b，c）．

稀ではあるが，テント上病変であっても，巨大な血腫や浮腫を伴う広範な梗塞の場合には，眼球が健側に偏倚することがある（wrong-way deviation）．通常とは逆向きのwrong-way deviation は，巨大なテント上病変が上方から脳幹を圧迫し，水平性 saccadic system の神経経路を交差後に障害することで生じると考えられており（図 3a，b），脳ヘルニアを示唆する予後不良の眼徴候である[1]．

文献 1

4.1.3　水平方向の vestibular system の障害

水平方向の vestibular system は，内耳の末梢前庭器から多くの入力を受けている前庭神経核が拠点となる．水平成分に注目すると，末梢前庭器（水平成分は外側半規管）から同側前庭神経核に入り，そこから交差して反対側の外転神経核に至る経路（前庭眼反射経路）が担い，眼球を前庭神経核と反対側に偏倚させる作用を持つ（図 4a）．したがって，延髄（前庭神経核）の障害では，内耳（末梢前庭）障害の場合と同様に眼球は患側に偏倚し，健側向き眼振が生じる（図 4b，c）．延髄の前庭神経核は，同側の小脳から抑制制御を受けているため，小脳の一側性障害では前庭神経核が脱抑制され，延髄障害と逆に眼球は健側に偏倚し，患側向き眼振が生じる（図 4b，c 参照，表 1）．

ちなみに，vestibular system に属する水平性の追従性眼球運動は，同様にこうした前庭眼反射を抑制（visual suppression）する神経機構を利用していると考えられている．大脳からの指令は同側の橋を経て対側に交差し，対側小脳から前庭神経核を経て再度交差し，同側外転神経核に至る（図 5）．したがって，追従性眼球運動の経路は，脳

4.1 核上性眼球運動障害

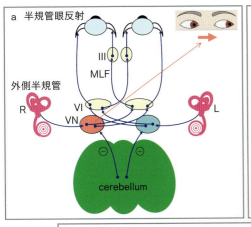
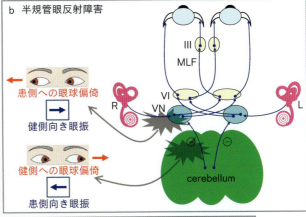
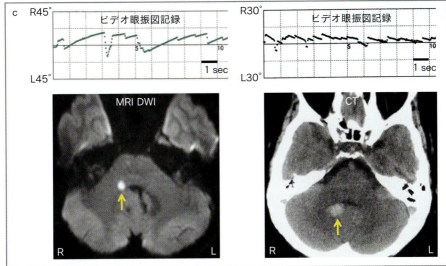

図4　水平方向の vestibular system
a. 水平方向の vestibular system のシェーマ．一側の末梢前庭および前庭神経核は，眼球を反対側に偏倚させる作用を持つ．この作用は，外側半規管眼反射に由来する．前庭神経核は，小脳による抑制制御を受けている
b. 末梢前庭や前庭神経核のある延髄の病変では，眼球は患側に偏倚し，健側向き眼振が生じる．一方小脳病変では，前庭神経核が脱抑制されるため，眼球は逆に健側に偏倚し，患側向き眼振が生じる
c. 54歳男性にみられた右前庭神経核梗塞（左パネル）では，眼球は患側（右側）に偏倚し，健側向き（左向き）眼振が生じている．一方，56歳女性にみられた右小脳出血（右パネル）では，眼球は健側（左向き）に偏倚し，患側向き（右向き）眼振が出現している
VN：前庭神経核，VI：外転神経核，MLF：内側縦束，III：動眼神経核．cerebellum：小脳

表1　水平方向の vestibular system の障害

前庭障害	直接障害	脱抑制
半規管系	患側偏倚（健側向き眼振）	健側偏倚（患側向き眼振）
耳石器系	背地性偏倚（方向交代性向地性眼振）	向地性偏倚（方向交代性背地性眼振）

文献2

文献3

文献4

幹で2回交差することになるため，脳幹障害で出現する追従性眼球運動障害は，患側向き優位の場合も健側向き優位の場合もある[2,3]．また，この2回交差のため，大脳病変による追従性眼球運動障害は患側向き有意に生じることになり，健側向き有意に生じる衝動性眼球運動障害とは逆になる[4]．

205

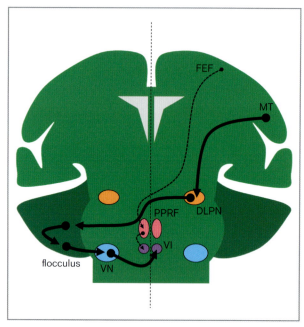

図5 水平性追従性眼球運動の神経経路のシェーマ

追従性眼球運動の神経経路は脳幹で2回交差（double-decussation）する．比較のため，細点線で水平性衝動性眼球運動の神経経路も示した（衝動性眼球運動は1回交差）
MT：middle temporal area, DLPN：dorsolateral pontine nucleus, flocculus：小脳片葉, VN：前庭神経核, VI：外転神経核, FEF：前頭眼野, PPRF：傍正中橋網様体

文献5

文献6

　前庭には，回転加速度（角加速度）を感知する半規管前庭系のほかに，重力や直線加速度を感知する耳石器前庭系も存在する．耳石器眼反射の神経経路については不明な部分が多いが，耳石器系の中枢前庭障害を想定せざるを得ない眼球偏倚や眼振は，日常診療でも数多く遭遇する．

　例えば延髄病変では，右下頭位で眼球が左向き（天井向き）に偏倚して右向き（地面向き）眼振が生じ，左下頭位で眼球が右向き（天井向き）に偏倚して左向き（地面向き）眼振が生じることがある（方向交代性向地性眼振）[5]．また，小脳障害では，逆に右下頭位で左向き眼振，左下頭位で右向き眼振となる方向交代性背地性眼振が出現することがある[6]．こうした眼振は，頭位変換（回転加速度）ではなく重力で誘発されているため，半規管眼反射の障害では説明がつかない．

　一方，耳石器眼反射は，重力に対して眼球を地面方向に偏倚させる作用を持つ（図6a）[6]．したがって，耳石器眼反射を想定すれば，延髄病変による方向交代性向地性眼振は耳石器眼反射の直接障害[5]，小脳病変による方向交代性背地性眼振は耳石器眼反射の脱抑制[6]で説明できる（図6b，表1）．

4.1.4 垂直／回旋方向のsaccadic systemの障害

　垂直方向のsaccadic systemは，中脳の内側縦束吻側間質核（rostral interstitial nucleus of medial longitudinal fasciculus：riMLF）が拠点となる．したがって中脳に障害が及べば，垂直性の注視麻痺が生じる（図7a）．ちなみにriMLFは，一側で上方向への（上眼瞼向き）運動も下方向への（下眼瞼向き）運動も担っているが，眼球運動神経核（動眼神経核，滑車神経核）への神経経路は上方向と下方向で異なっており，上方向への経路が一側riMLFから左右両側の神経核に至るのに対し，下方向への経路は

4.1 核上性眼球運動障害

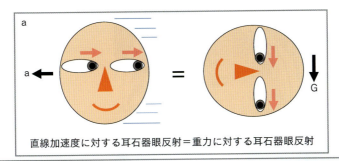

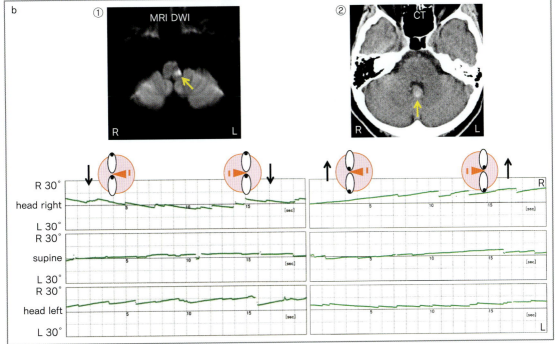

図6 耳石器眼反射の直接障害と脱抑制
a. 耳石器眼反射は，頭部が平行移動した際に，直線加速度を感知して眼球を反対方向へ偏倚させる作用を持つ．したがって，直線加速度と等価の重力に対しては，眼球を地面方向に偏倚させる作用になる．ちなみに水平方向の直線加速度は主として卵形嚢で感知される（垂直方向は球形嚢）．耳石器眼反射も，小脳による抑制制御を受けていると考えられている
　a：直線加速度，G：重力
b. 延髄梗塞の49歳男性にみられた方向交代性向地性眼振（①）は，耳石器眼反射の直接障害を，また，小脳虫部出血の61歳女性にみられた方向交代性背地性眼振（②）は，耳石器眼反射の小脳からの脱抑制を想定すれば説明できる

　riMLFと同側の神経核のみにしか至らない．したがって，一見上方向がriMLF両側支配，下方向が同側riMLF一側支配のようにみえるが，実際には，神経核内の各外眼筋に至る亜核が必ずしも同側支配ではないため，眼球単位でみると，riMLFによる上下方向の支配は左右が混在している（**図7b**）．
　垂直性の眼球運動では，常に回旋成分を考慮する必要がある．回旋成分は垂直成分と異なり，一方向の回旋に対する左右のriMLF支配の混在はない．したがって回旋成分は垂直成分よりも単純で，核上性という視点でみると，一側riMLFは，眼球を同側（眼球の上極が作用したriMLF側に向かう方向）に回旋させる作用を担う．
　理論的には，一側性にriMLFが障害されれば，眼球は反対側へ回旋偏倚することに

Chapter 4 眼球運動障害

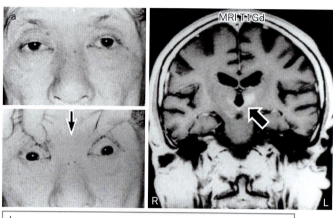

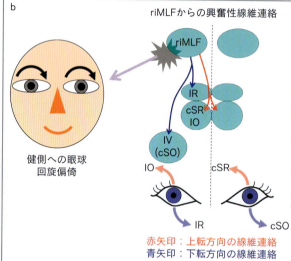

図7 垂直／回旋方向の saccadic system
a. riMLF を含む視床中脳の悪性リンパ腫（治療後）の69歳男性に一過性にみられた下方に強い垂直性注視麻痺（左下写真）
b. 垂直／回旋方向の saccadic system のシェーマ．赤矢印は上転方向の線維連絡を示し，青矢印は下転方向の線維連絡を示す．また，下段の薄い色の矢印は各外眼筋が眼球に作用する力の向きを示す．一側の riMLF が障害されると，眼球は反対側に回旋偏倚する
riMLF：内側縦束吻側間質核，IR：下直筋，cSR：反対側の上直筋，IO：下斜筋，IV：滑車神経核，cSO：反対側の上斜筋

なるが（図7b 参照），実際には病変がたとえ一側優位であっても，垂直性の注視麻痺が前景に立つことが多い．

4.1.5 垂直／回旋方向の vestibular system の障害

　垂直／回旋方向の vestibular system は，水平方向と同様に，内耳の末梢前庭器から入力を受ける前庭神経核が拠点となる．まず回旋成分に注目すると，末梢前庭器（回旋成分は前半規管と後半規管．ちなみに駆動する眼球回旋の方向は前半規管も後半規管も同じ）から同側前庭神経核に入り，そこから交差して主として内側縦束（MLF）を上行し，反対側の滑車神経核や動眼神経核に至る経路が担い，眼球を前庭神経核と反対側向きに回旋させる作用を持つ（図8a）．したがって，延髄（前庭神経核）の病変では，眼球は患側に回旋偏倚して健側向き回旋性眼振が生じ，交差後の橋や中脳の病変では，眼球は健側に回旋偏倚して患側向き回旋性眼振が生じる（図8b，表2）．
　一方，垂直成分に注目すると，上転（上眼瞼向き）方向への偏倚は前半規管に由来し，下転（下眼瞼向き）方向への偏倚は後半規管に由来する（図8a 参照）．一側の前庭

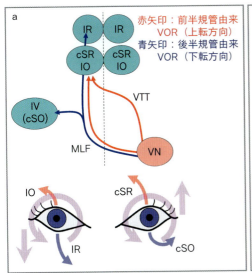
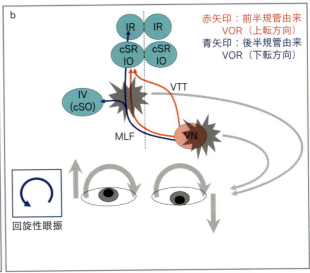

図8 垂直／回旋方向の vestibular system

a. 垂直／回旋性 vestibular system のシェーマ．一側の末梢前庭および前庭神経核は，眼球を反対方向に回旋させる作用を持つ．この作用は，前半規管眼反射および後半規管眼反射に由来する．前半規管眼反射は眼球の上転方向（上眼瞼方向）への偏倚作用，後半規管眼反射は眼球の下転方向（下眼瞼方向）への偏倚作用も併せ持つが，垂直成分の作用力の差から，一側の前庭神経核は同側眼高位対側眼低位に斜偏倚させる作用も併せ持つ．垂直／回旋成分の経路は前庭神経核をでた後で交叉し，内側縦束などを上行して対側の滑車神経核や動眼神経核に至る

b. 末梢前庭から延髄（前庭神経核）までの病変では，眼球は患側に回旋偏倚し，健側向き回旋性眼振が出現する．また，患側低位健側高位の斜偏倚も生じる．一方，前庭神経核をでて交差した後の橋から中脳までの病変では，眼球は健側に回旋偏倚し，患側向き回旋性眼振が出現する．眼位は患側高位健側低位の斜偏倚となる

IR ＝下直筋，cSR ＝対側上直筋，IO ＝下斜筋，cSO ＝対側上斜筋，VTT ＝腹側被蓋路，MLF ＝内側縦束，IV ＝滑車神経核，VN ＝前庭神経核

神経核は，前半規管に由来する上転方向として同側眼の上直筋と対側眼の下斜筋を，そして後半規管に由来する下転方向として同側眼の上斜筋と対側眼の下直筋を支配している．したがって，外眼筋の垂直成分の作用力の差から，前庭神経核は同側眼高位対側眼低位に斜偏倚させる作用を持つ（図8a 参照）．このため，回旋成分の場合と同様に，延髄（前庭神経核）が障害された場合には，眼球は患側眼低位健側眼高位の斜偏倚をきたし，上行線維が交差後に橋や中脳で障害されれば，眼球は患側高位健側低位の斜偏倚をきたす（図8b 参照）．

　垂直／回旋方向においても，vestibular system は小脳の関与を受ける．しかしながら小脳の関与は，前半規管由来の運動（前半規管眼反射）と後半規管由来の運動（後半規管眼反射）では全く異なり，前者は小脳により抑制制御されているが，後者は小脳による抑制を受けていない（図9a）．ちなみに前半規管眼反射を抑制制御している小脳は，さらに延髄や橋による制御を受けている（図9a）[7]．このため，中脳から橋上部の病変により前半規管眼反射経路が両側性に障害されたり，延髄病変により前半規管眼反射経路が過抑制されたりすると，眼球は下眼瞼方向に偏倚し，上眼瞼向き眼振が出現する（図9b）．

　一方，橋病変により後半規管眼反射経路が直接障害されたり[8]，小脳病変により前半規管眼反射経路が脱抑制されたりすると（後半規管眼反射経路は小脳抑制がないため小脳病変でも脱抑制されない），眼球は上眼瞼方向に偏倚し，下眼瞼向き眼振が生じる

文献7

文献8

表2 垂直／回旋方向のvestibular systemの障害

眼振	主な障害部位
患側向き回旋偏倚（健側向き回旋性眼振）	延髄
健側向き回旋偏倚（患側向き回旋性眼振）	中脳／橋
上眼瞼向き偏倚（下眼瞼向き眼振）	小脳，（橋）
下眼瞼向き偏倚（上眼瞼向き眼振）	中脳／橋，延髄

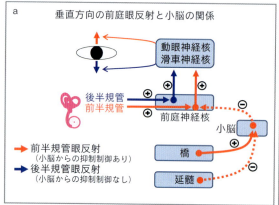

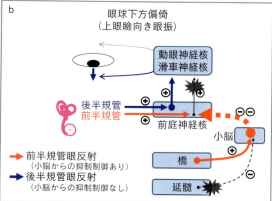

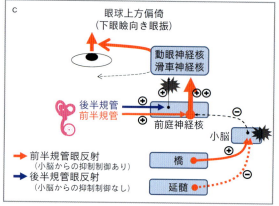

図9 垂直性の眼球偏倚と眼振の病態のシェーマ
a. 眼球上転作用を持つ前半規管眼反射は，小脳による抑制制御を受けており，小脳はさらに延髄や橋による制御を受けていると考えられている．一方，眼球下転作用を持つ後半規管眼反射は，小脳による抑制制御を受けていない
b. 前半規管眼反射経路の直接障害（中脳／橋病変）や過抑制（延髄病変）では，眼球は下眼瞼方向に偏倚し，上眼瞼向き眼振が出現する
c. 後半規管眼反射経路の直接障害（橋MLF病変）や前半規管眼反射の脱抑制（小脳病変）では，眼球は上眼瞼方向に偏倚し，下眼瞼向き眼振が生じる

（図9c，表2参照）．

　垂直／回旋方向の耳石器眼反射については，いまだほとんどわかっていない．しかしながら，垂直性眼振は重力（頭位）に依存して出現する場合もあることが報告されており，垂直性眼振への耳石器眼反射系の関与は示唆されている．

　例えば延髄病変があり，座位（upright position）で上眼瞼向き眼振が出現している患者でも，逆立ち位（upside-down position）にすると眼振の向きが逆転し，下眼瞼向き眼振に変わることがある（図10）[9]．こうした場合には，半規管反射の不均衡（延髄病変であれば通常は前半規管眼反射の過抑制）では説明がつかないため，垂直方向の耳石器眼反射の脱抑制を想定せざるを得なくなる[9]．

文献9

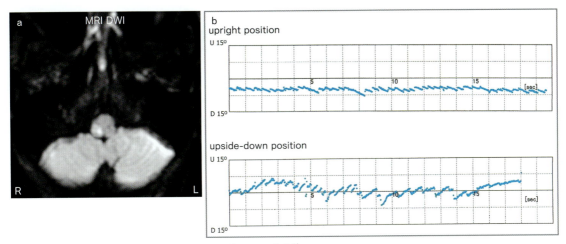

図10　延髄病変による上眼瞼向き眼振の頭位による変化[9]
右延髄下部梗塞の64歳男性のMRI DWI（a）とビデオ眼振図記録（b）．座位（upright position）でみられる上眼瞼向き眼振は，逆立ち位（upside-down position）にすると方向が逆転し，下眼瞼向き眼振となる．機序として，垂直方向の耳石器眼反射の脱抑制が推定される

4.1.6 おわりに

　Saccadic systemは注意の転換などの能動的な行動制御に，そしてvestibular systemは身体の平衡の維持など受動的な行動制御にも深く関わっている．したがって核上性眼球運動障害は，脳の障害を示唆する重要な眼症候であるのと同時に，ヒトの行動自体にも影響を与え得る病態である．こうした特性をふまえ，核上性眼球運動を，軽微な認知や行動の障害についてのバイオマーカーにする試みも行われている[4]．

（城倉　健）

文献

1) Johkura K et al. Wrong-way deviation: contralateral conjugate eye deviation in acute supratentorial stroke. *J Neurol Sci* 2011; 308: 165-7.
2) Johkura K et al. Unilateral saccadic pursuit in patients with sensory stroke: sign of a pontine tegmentum lesion. *Stroke* 1998; 29: 2377-80.
3) Johkura K et al. Bedside evaluation of smooth pursuit eye movements in acute sensory stroke patients. *J Neurol Sci* 2015; 348: 269-71.
4) Kudo Y et al. Bedside video-oculographic evaluation of eye movements in acute supratentorial stroke patients: A potential biomarker for hemispatial neglect. *J Neurol Sci* 2021; 425: 117442.
5) Amari K et al. Spontaneous, headshaking, and positional nystagmus in post-lateral medullary infarction dizziness. *J Neurol Sci* 2016; 368: 249-53.
6) Johkura K et al. Vestibular examinations in apogeotropic positional nystagmus caused by cerebellar tumor. *Neurol Sci* 2015; 36: 1051-2.
7) Pierrot-Deseilligny C et al. Vertical nystagmus: clinical facts and hypotheses. *Brain* 2005; 128 (Pt 6): 1237-46.
8) Kudo Y et al. Downbeat Nystagmus Associated With Wall-Eyed Bilateral Internuclear Ophthalmoplegia in Paramedian Pontine Tegmentum Infarction. *J Neuroophthalmol* 2023; 43: e331-3.
9) Johkura K et al. "Positional" upbeat nystagmus in medullary lesions. *Acta Neurol Belg* 2022; 122: 837-9.

4.2 核性および核下性眼球運動障害

核性・核下性の眼球運動障害の多くは後天性であり，急性の複視を主訴に外来受診する．複視を主訴に患者が来院した際に常に鑑別すべき疾患であるが，適正な診断をするためには，各外眼筋の作用を把握し，それを支配する脳神経の解剖学的特徴などを理解することが重要である．本節では各脳神経核の解剖から神経麻痺の特徴を記載し，臨床で必要な知識と治療法について解説する．

4.2.1 外転神経麻痺

1．特徴

外転神経核は，橋背側部の顔面神経丘に存在する（図1）．顔面神経丘は，外転神経核による隆起を顔面神経線維が取り巻いている場所のためこの名がある．外転神経核からでた神経線維は橋を貫き腹側に向かい，橋と延髄の境目からでた後，斜台横のくも膜下腔（脳槽）を上向し，海綿静脈洞から上眼窩裂を通り眼窩に入り外直筋へと神経伝達が行われる（図2）．

動眼神経や滑車神経よりも外眼筋までの走行が長いため，眼運動神経麻痺の中では最多であり，また脳槽を走行しているため頭蓋内圧亢進など圧迫性病変の影響を受けやすい[1]．運動支配は外直筋のみであり，外転神経の単独麻痺では患側の外転制限のため麻痺性内斜視となり，患側への顔回しによる代償頭位を示す．

外転神経核周囲には，傍正中橋網様体（paramedian pontine reticular formation：PPRF）や内側縦束（medial longitudinal fasciculus：MLF）があり，顔面神経が外転神経核周囲を走行しているため，外転神経核の障害では注視麻痺や顔面神経麻痺を合併することも多い．また，核下性の海綿静脈洞や上眼窩裂の病変では複合神経麻痺となることもある．

文献1

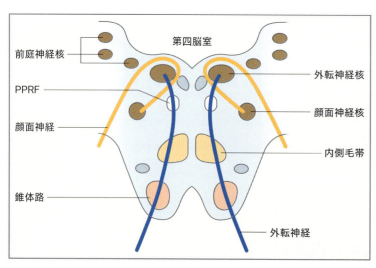

図1 外転神経核と神経の走行
外転神経は，橋背側部の顔面神経丘に位置し，外転神経核をでた外転神経は腹側へと走行する
PPRF：paramedian pontine reticular formation，傍正中橋網様体

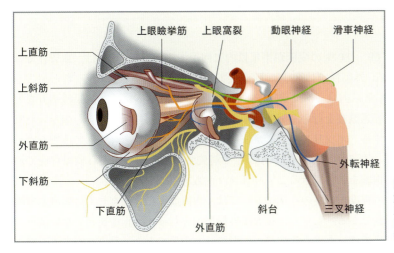

図2 眼運動神経の走行
動眼神経，滑車神経，外転神経は，三叉神経第1枝とともに海綿静脈洞内を通り，上眼窩裂より眼窩内へ走行する

2. 病因

病因としては，血管性が最も多く[1,2]，血管性，外傷性，腫瘍性が3大原因と報告されている[3]．そのほかには先天性や動脈瘤，脱髄疾患（多発性硬化症），内頸動脈海綿静脈洞瘻（carotid-cavernous fistula：CCF）も病因となる．50歳以上であれば，血管性が病因として最多になるが，50歳未満では，外傷や腫瘍性の頻度が増えてくる[1]．特に小児の腫瘍では生命予後が悪い脳幹膠腫が原因となることが多く，見逃してはならない[4]．また，両眼性外転神経麻痺の場合は頭蓋内圧亢進の可能性が高く，片眼性よりも緊急性が高い．うっ血乳頭がある際は緊急で頭蓋内精査が必要である．

3. 診断

中等度以上の外転神経麻痺であれば，遠見，近見ともに内斜視を呈し，明らかな患眼の外転遅動を認めるため，診断は難しくはない．軽度であれば近見では複視の自覚がなく，眼球運動検査での遅動を見逃しやすいが，Hess（ヘス）赤緑試験ではわずかな遅動でも非共同性が生まれるため見逃しにくい（図3）．

外転神経麻痺を認めた際には，うっ血乳頭の確認を忘れずに施行する．また，糖尿病や高血圧などの検査や，頭蓋内精査のため磁気共鳴画像（magnetic resonance imaging：MRI），動脈瘤を疑う際は磁気共鳴血管画像（magnetic resonance angiography：

文献2

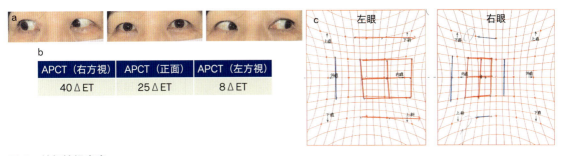

図3 外転神経麻痺
50代女性．右外転神経麻痺の症例．むき運動（a）での右眼外転制限は軽度であるが，APCT（alternate prism cover test）（b）やHess赤緑試験（c）では非共同性を認めており，患眼は右眼と明らかである
ET：esotropia，内斜視　Δ：prism diopter

MRA）検査も行う．

4．治療・予後

血管性であれば 69 〜 80％の症例が半年以内に回復する[2,3]．Rush らは，血管性では 69％が回復したが，外傷性では 39％，腫瘍性では 21％しか回復しなかったと報告している[2]．発症後半年以内はビタミン B_{12} 製剤の内服や基底外方プリズム眼鏡処方などの非観血的治療で経過観察を行い，発症後半年以上経過して，症状が残存し固定した際に斜視手術を施行する．ボツリヌス毒素療法は，発症後 1 か月以上経過して改善を認めない症例には適応となる．効果が 3 か月ほどで消失するため，早期から使用可能であり，患眼の内直筋拘縮を予防できるというメリットもある．

手術では，麻痺の程度が軽度の症例に対しては，内直筋後転単独もしくは外直筋短縮との併用で対応可能である．しかし，最大限外転努力を行っても正中を超えないような高度な外転神経麻痺では，水平直筋の前後転術では不十分であり，垂直直筋による筋移動術が必要となる[5]．

文献 5

詳細は成書に譲るが，筋移動術は健常な上下直筋の走行を外側方向に移動させることにより，麻痺筋の作用方向への張力を増加させて眼位の改善を得る方法である．Hummelsheim 法や Jensen 法など様々な術式があるが，西田法は筋移動術の中でも切腱や筋の分割が不要であり，前眼部虚血などの合併症が少なく低侵襲な術式である[6]．内直筋後転と併用することにより，大角度の内斜視にも対応可能であり有効な術式である[7]．（図 4）[6]

文献 6

文献 7

手術をしても麻痺筋の機能が回復するわけではないため，正面眼位の改善と正面での複視消失は可能であるが，麻痺筋の作用方向に注視した際には複視が残ることを事前に

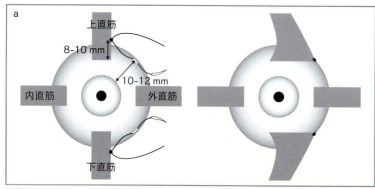

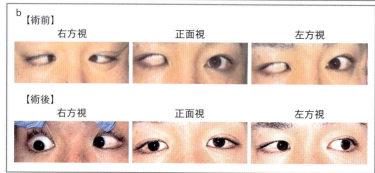

図 4 西田法
a. 非吸収糸で上下直筋の筋付着部より 8 〜 10 mm を結紮し，角膜輪部から 10 〜 12 mm の強膜に通糸する
b. 30 代男性．両眼の外転神経麻痺に対して，両眼西田法と内直筋後転を施行．術後は両眼ともに正中を超えて外転が可能となった
（a は文献 6 をもとに作成）

4.2.2 動眼神経麻痺

1. 特徴

　動眼神経核は中脳上丘の高さにあり，中心灰白質の腹側，MLF の背内側に位置する．核からでた後の神経束は，MLF，赤核，黒質，大脳脚内側を通過し，中脳からでる（図 5a）．くも膜下腔を進み，後交通動脈の側方を通り，小脳テント縁付近で硬膜を通過する．その後海綿静脈洞内で上枝（上眼瞼挙筋と上直筋を支配）と下枝（内直筋，下直筋，下斜筋，内眼筋を支配）に分かれ，上眼窩裂を通り眼窩内に入る（図 2 参照）．

　動眼神経は，外眼筋のうち上直筋，下直筋，内直筋，下斜筋，上眼瞼挙筋を，内眼筋の瞳孔括約筋と毛様体筋をそれぞれの亜核が支配している．動眼神経核は左右の核が密着して存在するが，このとき重要なのが，上眼瞼挙筋亜核は左右が分離せず 1 つしかないため両側性支配であること，上直筋は対側の神経核が支配していることである（図 5b）．一側の核全体の麻痺では，同側の内直筋，下直筋，下斜筋，対側の上直筋の麻痺と両側の眼瞼下垂がおこることになる．しかし，核は左右密着しているため，核性では両側に複雑な症状を呈することが多い．

　多いのは核下性であり，髄内動眼神経線維束の配列を保ったまま走行するため，血管性では神経栄養血管の虚血により眼瞼下垂と内転障害，上転障害をきたしやすく，動脈瘤などの上方からの圧迫性病変では散瞳をきたしやすい（図 5 参照）．

2. 病因

　動眼神経麻痺の病因としては，血管性が最多である[1,4,8]．Akagi らは，病因として血管性が 34.9 %，動脈瘤が 15.9 %，外傷が 15.9 %，腫瘍が 7.9 % であったと報告してい

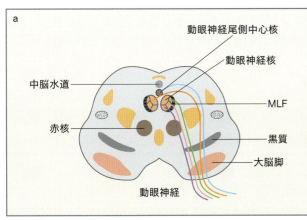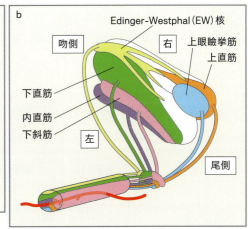

図 5　動眼神経核と神経の走行
a. 動眼神経核と神経の走行．上直筋は対側の神経核に支配される．上眼瞼挙筋は両側性支配である
b. 動眼神経核と髄内動眼神経線維束の走行．動眼神経核は左右が対になり隣接している．上眼瞼挙筋亜核は尾側に 1 つだけである．Edinger-Westphal（EW）核（動眼神経副核）は内眼筋（瞳孔括約筋，毛様体筋）を支配する副交感性神経核である．髄内線維束では EW 核よりでた瞳孔を支配する線維が背側を通る．神経栄養血管は中央を走行しており，虚血性では眼瞼下垂，内転障害，上転障害をきたしやすい

る[1].内頸動脈−後交通動脈分岐部は動脈瘤の好発部位であり，動脈瘤破裂はくも膜下出血を引きおこすため，見逃してはならない疾患である．

3．診断

文献9

完全麻痺であれば，麻痺のない外直筋と上斜筋の作用により外下斜視（内方回旋）となり，眼瞼下垂と散瞳を伴う．しかし，不全麻痺となることも多く，障害された神経線維束によって症状は様々である．眼球運動の確認とともに，眼瞼下垂と瞳孔不同の有無を必ず確認する．瞳孔は対光反射の消失と調節性縮瞳も消失する（図6）．

文献10

瞳孔不同は，動脈瘤の90％に，血管性の32％に認め，血管性では瞳孔の左右差は1 mm以内であるが，動脈瘤では2 mm以上となり，瞳孔不同の程度も強くなる[1]．しかし，動脈瘤による動眼神経麻痺でも10％の患者は瞳孔不同を認めないため，瞳孔不同の有無のみでは動脈瘤かどうかは判断できない[1]．動眼神経麻痺をきたす脳動脈瘤の好発部位である内頸動脈−後交通動脈分岐部は，動脈瘤の中でも破裂のリスクが高い[9,10]．動眼神経麻痺に瞳孔不同と頭痛を伴う際は動脈瘤破裂のサインであるため，緊急でMRAもしくは造影CTを行う必要があるが，動脈瘤による動眼神経麻痺の症状は様々なので，瞳孔不同を伴わない症例や不全麻痺の症例でも画像検査を速やかに行うのが望ましい．

文献12

文献13

4．治療・予後

血管性であれば73〜89％で自然回復を認めるが，外傷性や腫瘍性であれば回復率は2〜3割である[2,4]．

文献14

手術は水平筋や垂直筋の前後転術を基本とするが，高度な麻痺や麻痺筋が複数に及ぶ症例では術式選択が難しくなる．内直筋機能が残っていれば，内直筋短縮と外直筋後転で矯正可能であるが，長期的には内直筋の萎縮や菲薄化が生じ外斜視の再発を認めることが多い[11]．また上転障害に対しては，水平直筋の上方移動術（Knapp法）が選択されることもある[12]．内直筋の完全麻痺では，上斜筋移動術[13]や上斜筋腱の眼窩骨膜への縫着[14]，外直筋の骨膜固定術[15]，2分割した外直筋を鼻側に移動するY-split法[16]などの術式が報告されている[17]．

文献15

文献16

動眼神経麻痺では，単一視野を得られたとしても小さな範囲であることが多く，複視消失率は不良であるため，よく患者に説明をしたうえで手術をすることが大切である．

文献17

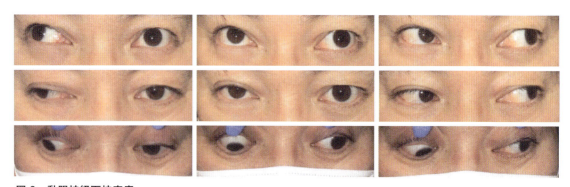

図6　動眼神経下枝麻痺
50代男性．左動眼神経下枝麻痺の症例．左眼は内転，内上転，下転に制限を認め，左眼の対光反射は消失していた

4.2.3 滑車神経麻痺

1. 特徴

滑車神経は上斜筋のみを支配する，純運動性神経である．滑車神経核は，中脳下部の下丘の高さで，中脳水道の腹側，動眼神経の尾側に位置する（図7）．神経核からでた神経束は，中心灰白質の外側を走行し背側に向かい，中脳水道背側で交叉してから脳幹をでる．その後大脳脚の周りを通り腹側に達し，海綿静脈洞内を走行し，上眼窩裂から眼窩に入り，上斜筋に分布する（図2参照）．滑車神経は，背側から脳幹をでる唯一の脳神経であり，また脳神経の中で最も細いという特徴を持つ．

2. 病因

病因としては血管性や外傷性の割合が高く，これらで全体の約70％を占める[1,2]．50歳以上では血管性の割合が高く，50歳未満では外傷性の割合が増える．原因が腫瘍や動脈瘤であることは稀である．滑車神経線維は神経核をでた後，背側に進んだ後中脳水道背側で交叉するため，後頭部の外傷で両側性の滑車神経麻痺が生じることに注意が必要である．

3. 診断

滑車神経麻痺は上下斜視をみた際に考えなければならない疾患である．滑車神経麻痺は先天性と後天性で症状が異なるが，上斜筋が障害されるため，患眼の内下転障害を呈し，患眼の上斜視や外方回旋を認める．

一般的には診断にはParks 3 Step Test（Parks 3ST）が有用であり，①正面で患眼が上斜視，②側方視では健側に注視した際に上斜視悪化，③患側への頭位傾斜で上斜視悪化を認めるが（図8），全ての基準を満たすのは70％程度と報告されており[18]，基準を満たさない症例もある．③の頭位傾斜はBielschowsky頭部傾斜試験（Bielschowsky head tilt test：BHTT）として知られ，上斜筋の運動を特異的に反映するとされているので上下斜視の患者には必ず検査を行う（図9）．

後天性では上下複視や回旋複視を自覚し，内下転制限により下方視での階段が怖いという訴えが，また回旋の自覚によりセンターラインが交叉して見えるなどの訴えがでる

文献18

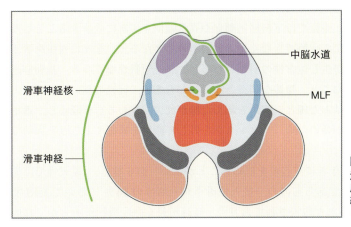

図7 滑車神経核と神経の走行
滑車神経核は中脳下部の高さで，動眼神経の尾側，MLFの背側に位置する．核からでた神経線維は外背側に進んだ後，中脳水道で交叉し髄外にでる

Chapter 4 眼球運動障害

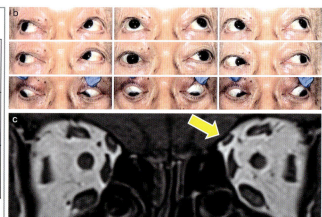

図8 左滑車神経麻痺
70代男性．10年ほど前からの複視．右方視，左への頭位傾斜で左上斜視が悪化しており，Parks 3 ST（a）は左上斜筋麻痺（左滑車神経麻痺）を示唆する所見である．眼球運動（b）では軽度の左下斜筋過動を認める．MRI（c）で左上斜筋の萎縮を認める（矢印）
XT：外斜視，LHT：左上斜視，Δ：prism diopter

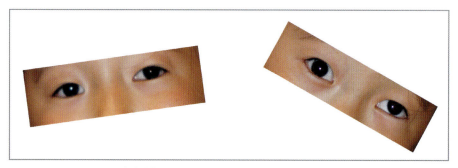

図9 Bielschowsky 頭部傾斜試験（BHTT）
9歳女児 左先天性滑車神経麻痺（上斜筋麻痺）の症例．自然頭位は右に頭位傾斜し，斜位を保っている．左への頭位傾斜で左眼の上斜視が悪化を認めており，BHTT が左で陽性である

ことが多い．健側に頭を傾けると上下複視が軽減するため健側に頭位傾斜し，内転時に上下斜視が悪化するため健側へ顔を回し代償することが多い．

　先天性では通常広い融像域を持ち，健側への頭位傾斜にて斜位を保てており，複視の自覚が少ない患者が多い．小児では下斜筋過動症や異常頭位を主訴に受診することも多い．加齢に伴い頭位傾斜にて代償できなくなる代償不全型となると，徐々に複視を訴えるようになる．また抑制が生じ恒常性の斜視となると，頭位傾斜がなくなる．長期経過となると外眼筋に拘縮がおこり，複雑な病態となることもある．経過の長い症例では，顔面の非対称性（両目を結んだ線と，口角を結んだ線が健側で交わる）を認める．近年はマスクをしていることが多いため，一度マスクを外して顔貌を確認することも大切である．

文献19

　MRIでは，上斜筋の大きさに左右差を認めることが多い（図8参照）．後天性では先天性よりも左右差は軽度であるものの，後天性滑車神経麻痺の56％においてMRIで25％以上の左右差を認めたと報告されており[19]，経過が長く発症機転が明らかでない

4.2 核性および核下性眼球運動障害

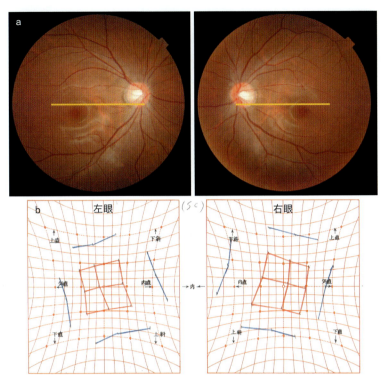

図10 両眼性滑車神経麻痺
脳腫瘍後の両滑車神経麻痺．APCTでの遠見眼位は8Δ外斜視と3Δ右上斜視であり，上下斜視はわずかであった．眼底写真（a）にて両眼の外方回旋を認め，マドックスダブルロッドテストでの自覚的外方回旋は25°であった．Hess赤緑試験（b）もV型を示した

表1 眼運動神経麻痺の鑑別まとめ

	外転神経麻痺	動眼神経麻痺	滑車神経麻痺
神経核と走行の特徴	橋背側顔面神経丘 最も長い	中脳上丘 上直筋亜核は対側支配 上眼瞼挙筋亜核は両側支配	中脳下部 背側を通る 最も細い
罹患筋	外直筋	内直筋，上下直筋，下斜筋，上眼瞼挙筋，内眼筋（瞳孔括約筋，毛様体筋）	上斜筋
斜視	内斜視	外下斜視，内方回旋斜視（障害筋によって症状は様々）	上斜視，外方回旋斜視
頭位異常	患側への顔回し	罹患筋により様々	健側に頭位傾斜 健側への顔回し
注意点	頭蓋内圧亢進に注意 うっ血乳頭の確認	脳動脈瘤に注意 瞳孔不同あれば緊急でMRA	後頭部外傷では両眼性に注意 15°以上の外方回旋，V型斜視

上下斜視の症例では診断の一助となり得る．

忘れてはならないのが，両眼性の滑車神経麻痺である．両眼性の場合，上下偏位が互いに打ち消されるため，上下斜視はほとんど認めないが，外方回旋が著明となる．患者本人は回旋複視を自覚しているが，正面での上下斜視がないため，見逃されやすく注意が必要である．①頭部傾斜試験が両側で陽性，②15°を超える外方回旋斜視，③V型斜視では両側性を疑う（図10，表1）．

4. 治療・予後

自然回復率も比較的良好であり，血管性では60〜75％が自然回復し，外傷性でも

約半数は自然回復する[1,2]．発症後半年以降で複視があれば斜視手術を行う．上斜筋遅動が強い場合は上斜筋強化術を，下斜筋過動が強い症例では下斜筋減弱術を選択するのが基本的な考え方であるが，上斜筋手術は術後 17％ に医原性 Brown 症候群を認めたという報告もあり[20]，下斜筋後転術が選択されることが多い．正面眼位が 15 プリズム（Δ）以上の上下斜視では，上下直筋後転術も併用する．その際患眼の上直筋拘縮があれば上直筋後転術を，なければ健眼下直筋後転術を施行する．下斜筋過動が目立たず外方回旋を伴う場合は，下直筋鼻側移動術もしくは上直筋耳側移動術でも対応可能である．

上下偏位が 4 プリズム以内，回旋複視が 8°以内の症例では，プリズム眼鏡の良い適応となる[21]．

5．鑑別疾患

上下斜視をみた際の鑑別疾患としては，加齢性斜視（sagging eye syndrome：SES）[22]，斜偏位や ocular tilt reaction（OTR），甲状腺眼症，眼窩底骨折などがあげられる．甲状腺眼症や眼窩底骨折は問診や採血検査，画像検査などで鑑別は容易である．滑車神経麻痺，SES，OTR の鑑別ポイントを表 2 に示す．

文献 20

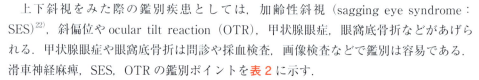
文献 22

表2　上下斜視の鑑別

	滑車神経麻痺	SES	OTR
発症機転	急性発症	緩徐進行性	急性発症
回旋異常	上斜視眼の外方回旋	下斜視眼の外方回旋	上斜視眼の内方回旋 下斜視眼の外方回旋
頭部傾斜	下斜視眼が下になるよう傾斜	なし	下斜視眼が下になるよう傾斜
MRI	上斜筋萎縮	LR-SR バンドの伸展 （上斜視眼＜下斜視眼）	脳幹病変，小脳卒中
眼球運動制限	内下転制限	上転制限	制限なし
BHTT	陽性	6Δ以内	

4.2.4　複合神経麻痺

1．特徴

外転神経，動眼神経，滑車神経のうち 2 つ以上の神経が障害される．そのほかにも，視神経や三叉神経などが障害される．障害される神経により症状は様々であるが，障害された神経に応じた眼球運動障害を認め，それに伴う複視を生じる．三叉神経の障害では知覚鈍麻や知覚異常をきたし，視神経の障害では視力や視野の異常をきたす．

文献 23

2．病因・診断

複数の眼運動神経が走行する海綿静脈洞や眼窩先端部，上眼窩裂などの炎症性，腫瘍性，血管性，肉芽腫性病変などが原因となる（図 11）．

腫瘍性は下垂体腺腫，上咽頭がん，神経鞘腫など様々であるが，海綿静脈洞病変では転移性も多い[23-25]．Bhatkar らは，海綿静脈洞症候群の原因として腫瘍性が 28％ と最多であるが，次いで真菌感染が 24％ であったと報告している[23]．

浸潤性副鼻腔真菌症は進行速度により急性と慢性に分類されるが，急性浸潤性副鼻腔

文献 24

文献 25

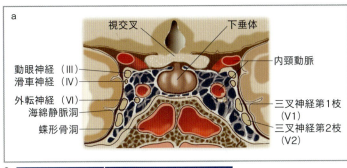
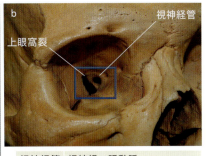

図11 海綿静脈洞，眼窩先端部の解剖と障害神経
a．海綿静脈洞解剖　b．眼窩底と走行神経
c．眼運動神経は，海綿静脈洞では三叉神経第1枝（V1），第2枝（V2）とともに走行する．その後V1は眼運動神経とともに上眼窩裂を通り眼窩に入る．上眼窩裂近傍に視神経管が存在するため，眼窩深部の病変では視神経障害を伴う（bは小沢眼科内科病院．石川恵里氏提供）

真菌症は50～80％と非常に高い死亡率となる[26]．慢性浸潤性副鼻腔真菌症では，血性鼻漏，鼻閉などの耳鼻科症状以外に，強い眼痛・頭痛，眼球突出，眼球運動障害，視力低下などを認める．痛みを伴うことが多く，視神経炎や側頭動脈炎，Tolosa-Hunt（トロサ・ハント）症候群などと間違われ，ステロイド投与をされて生命予後に関わることもあるため注意が必要である[27]．重度の視力低下を伴う場合や，糖尿病の既往，MRIで副鼻腔炎や骨融解を認める場合は真菌感染を疑う必要がある[23]．

複合神経麻痺をきたす血管性疾患としては，出血や動脈瘤以外に内頸動脈海綿静脈洞瘻があり，拍動性の眼球突出や結膜充血，眼圧上昇などを認めるとともに，MRIで上眼静脈の拡張を認めることが特徴である．有痛性であればTolosa-Hunt症候群や肥厚性硬膜炎を疑う．

肥厚性硬膜炎では特発性のほか，感染性では結核や真菌，梅毒などが原因となり，免疫介在性では抗好中球細胞質抗体（anti-neutrophil cytoplasmic antibody：ANCA）関連血管炎やIgG4（immunoglobulin G4）関連疾患などが原因となる[28]．肥厚性硬膜炎の診断には造影MRIが必須となるため，痛みや頭痛を伴う場合はMRI検査を造影で行う．

3．治療・予後

各疾患に応じた治療を行う．腫瘍性や血管性では原疾患の治療に対応する診療科に依頼する．眼科で治療が必要となるのは主に炎症性疾患であり，Tolosa-Hunt症候群や特発性／免疫介在性肥厚性硬膜炎などではステロイドの全身投与が奏効する．このときに必ず鑑別すべきは真菌感染の可能性であり，真菌性の場合はステロイドで悪化を認め生死に関わる場合があるため，必ず事前にβ-D-グルカンの血中濃度測定や血清アスペルギルス抗原検査，カンジダ抗原検査を行い，可能であれば病変部位の生検を施行して真菌性を除外することが望ましい．

文献26

文献27
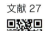

Chapter 4 眼球運動障害

　複合神経麻痺全体では，自然経過での部分的もしくは完全寛解は約 40％ と単神経麻痺に比べて低い[2]．麻痺性斜視の残存を認めた際には斜視手術を施行するが，麻痺筋が複数に及ぶため難治性である．

（飯田貴絵，後関利明）

文献

1）Akagi T et al. Cause and prognosis of neurologically isolated third, fourth, or sixth cranial nerve dysfunction in cases of oculomotor palsy. *Jpn J Ophthalmol* 2008；52：32-5.

2）Rush JA et al. Paralysis of cranial nerves III, IV, and VI. Cause and prognosis in 1,000 cases. *Arch Ophthalmol* 1981；99：76-9.

3）後関利明．外転神経麻痺．あたらしい眼科．2017；34：527-8.

4）三村　治．神経眼科学を学ぶ人のために（第 3 版）．医学書院；2021．p.371.

5）Akbari MR et al. A Review of Transposition Techniques for Treatment of Complete Abducens Nerve Palsy. *J Curr Ophthalmol* 2021；33：236-46.

6）Nishida Y et al. A Simple muscle transposition procedure for abducens palsy without tenotomy or splitting muscles. *Jpn J Ophthalmol* 2005；49：179-80.

7）Hernandez-García E et al. A comparative multicentric long-term study of un-augmented modified Nishida procedure vs augmentation in unilateral sixth nerve palsy. *Eye*（*Lond*）2023；37：170-5.

8）山上明子．眼瞼下垂と脳動脈瘤．眼科グラフィック 2022；11：167-70.

9）Fujiwara S et al. Oculomotor nerve palsy in patients with cerebral aneurysms. *Neurosurg Rev* 1989；12：123-32.

10）Wiebers DO et al. Unruptured intracranial aneurysms：natural history, clinical outcome, and risks of surgical and endovascular treatment. *Lancet* 2003；362：103-10.

11）根岸貴志．麻痺性斜視の手術治療．神経眼科．2016；33：23-6.

12）Knapp P. The surgical treatment of double-elevator paralysis. *Trans Am Ophthalmol Soc* 1969；67：304-23.

13）Maruo T et al. Results of surgery for paralytic exotropia due to oculomotor palsy. *Ophthalmologica* 1996；210：163-7.

14）Villaseñor Solares J et al. Ocular fixation to nasal periosteum with a superior oblique tendon in patients with third nerve palsy. *J Pediatr Ophthalmol Strabismus* 2000；37：260-5.

15）Goldberg RA et al. Use of apically based periosteal flaps as globe tethers in severe paretic strabismus. *Arch Ophthalmol* 2000；118：431-7.

16）Gokyigit B et al. Medial transposition of a split lateral rectus muscle for complete oculomotor nerve palsy. *J AAPOS* 2013；17：402-10.

17）Yahalom C et al. Strategies for managing strabismus from oculomotor nerve palsy. *J AAPOS* 2023；27：3-9.

18）Manchandia AM et al. Sensitivity of the three-step test in diagnosis of superior oblique palsy. *J AAPOS* 2014；18：567-71.

19）Sato M et al. Comparison of muscle volume between congenital and acquired superior oblique palsies by magnetic resonance imaging. *Jpn J Ophthalmol* 1998；42：466-70.

20）Helveston EM et al. Superior oblique tuck for superior oblique palsy. *Aust J Ophthalmol* 1983；11：215-20.

21）稲垣理佐子ほか．複視に対するプリズム適応の検討．日本視能訓練士協会誌 2006；35：93-7.

22）Goseki T. Sagging eye syndrome. *Jpn J Ophthalmol* 2021；65：448-53.

23）Bhatkar S et al. Cavernous sinus syndrome：A prospective study of 73 cases at a tertiary care centre in Northern India. *Clin Neurol Neurosurg* 2017；155：63-9.

24）Keane JR. Multiple cranial nerve palsies：Analysis of 979 cases. *Arch Neurol* 2005；62：1714-7.

25）Mehta MM et al. The Multiple Cranial Nerve Palsies：A Prospective Observational Study. *Neurol India* 2020；68：630-5.

26）Waitzman AA et al. Fungal sinusitis. *J Otolaryngol* 1994；23：244-9.

27）Sivak-Callcott JA et al. Localised invasive sino-orbital aspergillosis：characteristic features. *Br J Ophthalmol* 2004；88：681-7.

28）佐治越爾ほか．肥厚性硬膜炎．日本臨牀 2022；80：334-9.

4.3 先天性運動神経異常

2002 年，先天性運動神経異常によりおこる眼疾患として congenital cranial dysinner-vation disorder（CCDD）という概念が提唱された．これは，元来外眼筋の線維化による発症と考えられてきたいくつかの疾患が，先天的な脳神経の異常支配により発症するという新規知見に基づいて作成されたものであり，Duane（デュアン）症候群，Moebi-us（メビウス）症候群，外眼筋線維症などの眼球運動障害を引きおこすものや，Mar-cus Gunn（マーカスガン）症状，先天性顔面神経麻痺などを含む．本節では，このうち Duane 症候群，Moebius 症候群について解説する．

4.3.1 Duane 症候群

1. 特徴

Duane 症候群は，眼球の外転もしくは内転障害，内転時に眼球後退・瞼裂狭小・斜め方向への素早い upshoot（眼球上転）もしくは downshoot（眼球下転）をする疾患である．最初に Heuck らが 1879 年に報告し，その後 Sinclair（1895），Bahr（1896），Stilling と Bergmann（1887），Turk（1899）の報告の後，1905 年に Duane によってまとめられたため，Stilling-Turk-Duane 症候群とも呼ばれる．

この疾患は，先天性に外転神経核や神経が欠損もしくは低形成となっており，代わりに動眼神経が外直筋を支配している．そのため眼球が外転せず，内転時に内直筋および動眼神経の末梢枝によって支配された外直筋が同時に収縮することで眼球後退・瞼裂狭小を引きおこす．片側性が 80 % 程度だが，両眼性のものや左右非対称に症状が出現することもある．女性に多くみられ，また左眼にでやすい傾向がある．90 % は弧発性だが，10 % は遺伝性である．遺伝形式は常染色体顕性が多い．

2. 病型と症状

病型分類は，主に Huber の分類が使用されている（表 1）．Duane 症候群 I 型が最も頻度が高く，眼球の外転障害をきたす（図 1）．II 型は最も稀で，同様の機序で発症するものの外転神経が残存しており，内転時に動眼神経が内直筋を収縮させるよりも外直筋の力が強いため内転制限を引きおこすと考えられている（図 2）．III 型は 2 番目に頻度が高く，内直筋と外直筋が内外転時に同程度に働くため内転・外転障害を引きおこす．

眼球運動障害および眼球後退・瞼裂狭小以外に症状として最も多いのは斜視であり，I 型では内斜視，II 型では外斜視を認める．III 型は正位であることが多い．次いで頭位異常も多くみられる．I 型では患眼，II 型では健眼の方向へ顔回しをする．Upshoot や downshoot は内転時におこり，外直筋が眼球の上をスリップする，もしくは動眼神経の上下直筋の神経枝が異常神経支配をきたし，上下に変位すると考えられている．両眼視機能の低下もみられることがあるが，多くは頭位異常によって両眼視を維持する（図 3）．複視の訴えは少ないが，側方視で複視を訴える患者もいる．

これらの眼球運動障害以外に，3 割の確率で全身合併症を 1 つ以上持つ．合併症は主に眼，耳，神経，筋骨格系に分けられる．合併症の内容は多岐にわたる（表 2）．Gold-

Chapter 4 眼球運動障害

表1 Duane症候群の病型分類（Huberの分類）

病型	眼球運動制限方向	内転時の筋電図	外転時の筋電図
Ⅰ型	外転制限	内直筋＋／外直筋＋	内直筋−／外直筋−
Ⅱ型	内転制限	内直筋＋／外直筋＋	内直筋−／外直筋＋
Ⅲ型	外転・内転制限	内直筋＋／外直筋＋	内直筋＋／外直筋＋

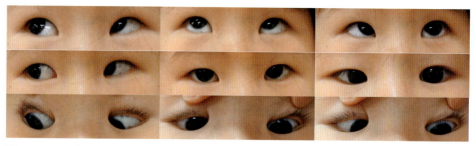

図1 Duane症候群Ⅰ型の9方向眼位画像
左眼の外転制限を認める．内転時の瞼裂狭小はあまり目立たない

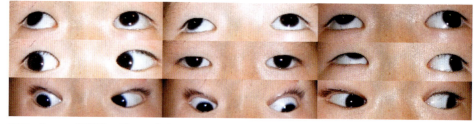

図2 Duane症候群Ⅱ型の9方向眼位画像
右眼の内転障害，および内転時のupshoot，瞼裂狭小を認める

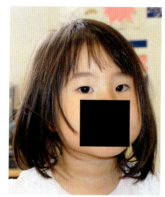

図3 Duane症候群の頭位異常
図1の症例の自然頭位．Ⅰ型は顔を患側に向け，両眼視を維持する

表2 Duane症候群の眼および全身合併症

部位	合併症
眼	ワニ涙現象，Marcus Gunn現象，虹彩実質の低形成，瞳孔異常，白内障，虹彩異色症，コロボーマ，眼振，眼球デルモイド，眼瞼下垂，視神経低形成，Horner（ホルネル）症候群，小眼球，Brown（ブラウン）症候群，小角膜，円錐角膜，朝顔症候群，有髄神経線維，ぶどう腫，第1次硝子体過形成遺残
耳	感音性聴覚障害，副耳，耳介欠損
神経	キアリ奇形Ⅰ型，潜在性二分脊椎
筋骨格系	四肢の異常，肋骨の異常，アザラシ肢症
その他	口蓋裂，顔面非対称，循環器異常，腎異形成，膀胱尿管逆流症，鎖肛，小頭症

enhar（ゴールデンハー）症候群，Klippel-Feil（クリッペル・ファイル）症候群，Holt-Oram（ホルト・オーラム）症候群，Wildervanck 症候群，先天性多発性関節拘縮症，眼皮膚白子症，胎児アルコール症候群に関連しておこることもある[1]．

文献 1

3．原因

Duane 症候群の原因となる遺伝子異常については，複数の報告がある．DURS1（Duane retraction syndrome-1）は染色体 8q13 に位置し，原因遺伝子については報告されていない．DURS2 は染色体 2q31 上の *CHN1* 遺伝子の変異により発症する．DURS3 は染色体 20q12 上の *MAFB* 遺伝子の変異により発症する．このほか，上肢の異常（橈側列形成障害）・Duane 症候群・腎異常の三徴を持つ Duane-radial ray 症候群（Okihiro 症候群）は，染色体 20q13 上の *SALL4* 遺伝子のヘテロ接合体変異によっておこることが報告されている．

4．治療

治療としては，弱視傾向がある場合には屈折矯正や遮閉訓練などの弱視治療を行う．そのうえで，斜視，異常頭位，正面位での複視がみられる場合，また upshoot や downshoot，眼球後退が目立つ場合は手術治療を行う．異常頭位がある場合両眼視機能は維持されていることが多いので，十分検査ができるようになってから手術を予定するが，異常頭位がない場合は早期手術も検討する．

術式は，患眼の麻痺筋後転が第一選択である．内斜視の場合，多くの症例は小角度（20Δ 以下）であり，医原性の外転制限の出現を避けるため後転量が 6 mm を超えないようにする必要がある[2]．斜視角が 20Δ を超える場合，瞼裂狭小の程度によって術式を選択する．

瞼裂狭小がそれほど目立たない場合，上下直筋の移動術[3]もしくは患眼の水平前後転術を行う．水平前後転術を行う場合，術後の内転障害を避けるため，外直筋短縮量は 3〜3.5 mm 以下，内直筋後転量は 5 mm 以下に制限しなければならない[4]．一方で瞼裂狭小が目立つ場合は，両眼の内直筋後転術もしくは患眼の水平筋後転術[5]を選択する．外斜視の場合，小角度であれば患眼の外直筋後転術，それ以上の場合は両眼の外直筋後転術（健眼の外直筋をより多めに後転する）を行う．瞼裂狭小が目立つ場合には患眼の水平筋後転術，外直筋の大量後転術，外直筋の骨膜固定術[6]などを行うこともある．

Upshoot や downshoot が目立つ場合は Y-split 法によって行う．手術による眼位・頭位・両眼視機能の治療予後はいずれも良好である．

文献 2

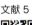
文献 3

文献 4

文献 5

文献 6

4.3.2 Moebius 症候群

1．特徴

Moebius 症候群とは，先天的に複数の脳神経の欠損もしくは麻痺をきたし，非進行性の顔面筋力低下と片眼性もしくは両眼性の外転制限をきたす疾患である（図 4）．加えて，内転制限を認めるケースもある．主に外転神経，顔面神経が侵され，ほかに三叉神経，聴神経，迷走神経，舌下神経が侵されることもある．このことにより，仮面様顔貌（表情の変化がみられない），および内転制限が軽ければ内斜視，強ければ外斜視をきたす．上下の眼球運動制限はみられない．

多くは散発性で，単一の原因遺伝子は発見されていない．また，胎児期のコカイン，

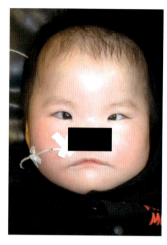

図4 Moebius症候群の眼位画像
両眼球の外転障害および仮面様顔貌を示す

ミソプロストール，サリドマイドなどの薬剤暴露，妊娠初期の一時的な虚血が発症に関与しているという説もある．

過去の報告では，88症例のMoebius症候群患者のうち，全例が眼外合併症を合併し，92％が2つ以上合併していた．頻度として最も多いのは舌の異常，次いで四肢の異常で，また半数程度に精神運動発達遅延がみられた．ほかにも，眼科周囲，耳介形状や位置の異常，難聴，筋骨格異常，神経学的異常などを認めた[7]．

文献7

2．症状

症状としては，眼位異常，弱視などが出現する．閉瞼不全により乳幼児期には眼球は乾燥しやすいが，成長するとBell現象が発達し眼球上転するため兎眼にはなりにくい．眼位異常は半数程度に出現し，8割は内斜視，2割は外斜視である．

3．治療

Moebius症候群の治療としては，乳幼児期の眼球の乾燥に対するケアおよび大角度内斜視に対する斜視手術が行われる．内斜視に対しては両眼の内直筋後転術が行われることが多いが，ケースによって効果が異なるため，手術の選択は慎重に行う．

〔吉田朋世〕

文献

1) Kekunnaya R et al. Duane retraction syndrome: causes, effects and management strategies. *Clin ophthalmol* 2017；11：1917-30.
2) Kekunnaya R et al. Surgical management of strabismus in Duane retraction syndrome. *J AAPOS* 2015；19：63-9.
3) Doyle JJ et al. Transposition procedures in Duane retraction syndrome. *J AAPOS* 2019；23：5-14.
4) Kraft SP. Lateral rectus resection strabismus surgery in unilateral duane syndrome with esotropia and limited abduction. *Binocul Vis Strabismus Q* 2010；25：149-57.
5) Sprunger DT. Recession of both horizontal rectus muscles in Duane syndrome with globe retraction in primary position. *J AAPOS* 1997；1：31-3.
6) Velez FG et al. Rectus muscle orbital wall fixation: a reversible profound weakening procedure. *J AAPOS* 2004；8：473-80.
7) MacKinnon S et al. Diagnostic distinctions and genetic analysis of patients diagnosed with moebius syndrome. *Ophthalmology* 2014；121：1461-8.

4.4 Sagging eye syndrome（SES）と強度近視性内斜視（固定内斜視）

　複視を伴って中高年で発症する後天性の斜視のうち解剖学的要因が原因の斜視には，中高年における後天性複視の原因の約30%を占め加齢性変化による眼窩プリーの位置異常によって遠見内斜視あるいは回旋上下斜視を生じる sagging eye syndrome（SES）[1]，眼球の長軸方向への伸展によって眼球後部が筋円錐から脱臼して生じる強度近視性内斜視，その重症型である固定内斜視と heavy eye syndrome[2] がある．

　SESは，眼窩プリーが加齢によって脆弱化し，外直筋－上直筋バンドの変性と外直筋プリーの下方偏位を生じることによる遠見内斜視や非共同性斜視である．一方，強度近視性内斜視や固定内斜視は，眼球の筋円錐外への脱臼と眼球による外眼筋圧迫によって眼球運動制限を生じる制限斜視である．

　この2病型は，複視発症の時期をはっきりと特定できない亜急性の発症であること，中高年で発症すること，内斜視と上下回旋斜視が多いことなど臨床所見の共通点があるが，手術治療ではそれぞれの病因に応じた術式の選択が必要となる．特に，強度近視を伴ったSESと軽症の強度近視性内斜視では，眼位，眼球運動検査などの臨床所見のみでは診断が困難なこともあり，そのような場合には，画像診断が治療方針と経過観察のため重要となってくる．

4.4.1 SES

■ SESの概要と臨床所見

　本邦におけるSES診断のガイドラインはいまだ作成されていない．したがって，SESの疾患概念を提唱したDemerらのグループによる報告[1,3-5]をもとに診断がされているのが現状である．

　前述のように，SESは複視を主訴とすることが多い中高年で発症する後天性の斜視で，眼窩プリーが加齢によって脆弱化し，外直筋－上直筋バンドの変性と外直筋プリーの下方偏位を生じることによる遠見内斜視や非共同性斜視である．典型的な症例では，眼科的検査を中心とした臨床所見のみでSESの臨床診断が可能である．診断に迷うときや，術式決定等のため正確な診断が必要な場合は画像検査を施行し，両側または片側の外直筋－上直筋バンドの変性と外直筋プリーの下方偏位，両側上斜筋萎縮がないこと（図1）を確認する．

　筆者らの施設で，臨床所見のみでSESと診断された症例のMRIを用いて直筋プリーの定量解析をしたところ，SESの特徴である外直筋プリーの下方偏位を認めない症例が散見されている．また，Kunimi & GosekiらはSES様の顔貌と称されていた，腱膜性眼瞼下垂，上眼瞼溝の深掘れ（superior sulcus deformity），下眼瞼のたるみ（baggy eyelid）の所見をスコア化して解析を行い，SESでは上眼瞼溝の深掘れのスコアが高く，年齢マッチングした間欠性外斜視では下眼瞼のたるみのスコアが高いとの報告をした[6]（図2）．このように，SESの臨床像は現在も更新されている状況である．

　現在，筆者らの施設で用いているSESの診断の参考となる所見を表1[7]に示す．これ

文献1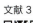

文献2

文献3

文献4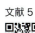

文献5

文献6

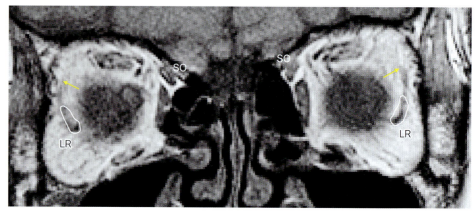

図1　SESのMRI所見
T1強調画像冠状断（true-coronal）．両側の眼球後部の脱出はない．両側の外直筋（LR）下方偏位とLR上方の耳側傾斜を認める．また，両側外直筋‐上直筋バンドの断裂（黄矢印）を認める．上斜筋（SO）は筋腹に左右差はなく，両側ともに明らかな萎縮はない．

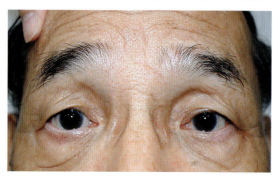

図2　SESの眼付属器
上眼瞼溝の深掘れと下眼瞼のたるみを認める

は，2022年にDemerらが原著の中で示したSESの定義[5]に準拠して作成したものである．この原著では，臨床所見とMRI所見がSES診断に使用され，SESの回旋上下斜視型では水平直筋の非対称の下方偏位が特徴であること，回旋上下斜視型の鑑別診断として重要な上斜筋麻痺では水平直筋の下方偏位を認めないこと，SESにもBielschowsky頭部傾斜試験が陽性所見を示す症例があることが新知見として報告されている．

■正常な眼窩プリーとSESのMRI所見

　眼窩プリーは，pulley sleeve, pulley array, pulley slingの3つの部位で構成される[8,9]．Pulley sleeveは，直筋を取り囲むスリーブ状の結合組織で，眼球赤道付近に位置し，幅約12mmのチューブ状の形状をした眼窩プリーの解剖学的・機能的基盤である．Pulley sleeveの中間点に位置する，結合組織密度が高く直筋の眼窩層が付着する機能的起始部を，特にpulley ringと称する．Pulley ringとpulley sleeveは滑車の役割を担い，筋の収縮力を眼球へ伝え，直筋の走行を制御・安定させる．Pulley arrayは，4直筋のpulley ring（直筋プリー），直筋プリーをつなぐ3つのバンド，上斜筋，そして下斜筋プリーで構成される．Pulley slingは，前方は前部眼窩壁と接続してサスペンションの役割を果たし，後方は後部テノン嚢と一塊となって眼球後部を包むことで，眼窩内におけるpulley arrayの位置を安定させている．直筋の強膜付着部が解剖学的起始部であるのに対し，直筋プリーは，外眼筋の走行を安定させ，眼球運動の機能的な起

4.4 Sagging eye syndrome（SES）と強度近視性内斜視（固定内斜視）

表 1　SES と強度近視性内斜視の臨床所見と MRI 所見

		SES	強度近視性内斜視
臨床所見	発症年齢，性差，症状	・中高年で発症 ・**女性に多い** ・**後天性の遠見複視（近見は両眼単一視可能）**	・成人で発症 ・**女性に多い** ・後天性の複視
	眼位，眼球運動	・遠見内斜視は近見眼位がおおむね 10△以下の内斜位または正位 ・回旋上下斜視は下斜視眼の外方回旋が上斜視眼よりも大きい ・内斜視と回旋上下斜視を合併した混合型あり ・**外転制限なし** ・**水平の衝動性眼球運動正常**	・内斜視，上下斜視の合併 ・**機械的外転制限と上転制限あり** ・軽症例は軽度の機械的外転制限と内斜視
	眼付属器	・腱膜性眼瞼下垂 ・**上眼瞼溝の深掘れ**（superior sulcus deformity） ・下眼瞼のたるみ（baggy eyelid）	
MRI 所見	眼球形状と眼球後部脱出の有無	・強度近視の有無は問わない ・**眼球後部脱出なし，筋円錐内（円弧に外直筋と上直筋の重心を含む円内）に眼球がある**	・**軸性の強度近視あり** ・後部ぶどう腫 ・**筋円錐外への眼球後部脱出**（上直筋と外直筋の間からの脱出）
	直筋プリー	・**少なくとも片眼に外直筋の下方偏位** ・下直筋プリー，内直筋プリーの下方偏位 ・外直筋上方の耳側傾斜	・**眼球の圧迫による外直筋下方偏位**と外直筋の上方耳側傾斜，**上直筋の鼻側偏位**（眼球による圧迫のため，眼球と外直筋，上直筋は接している）
	外直筋 - 上直筋バンド	・**外直筋 - 上直筋バンドの菲薄，伸展，断裂，消失**	・眼球の圧迫によって，外直筋 - 上直筋バンドは消失
	上斜筋	・**上斜筋萎縮なし**	・上斜筋萎縮なし

＊重要なものは太字で示した
（文献 7 より転載）

始部となっている．

　MRI 画像解析から明らかにされてきたプリーの特徴[3,8]は，①正常者では冠状断面の直筋プリーの位置は上下・水平方向への視線の変化に影響されず，その位置はほとんど変動しない（プリーの安定性），②直筋プリーは視線の変化によって前後方向には移動する（プリーの可動性），③輻湊時，直筋プリーの冠状断面での移動は外方回旋方向，④加齢によるプリーの変性によって，正常高齢者でも内直筋プリーと外直筋プリーが下方偏位し，外直筋 - 上直筋バンドの菲薄化，伸展，偏位，断裂が生じることがあるということである（**図 3**[7]）．先天的要因，加齢，外傷，手術，強度近視などが原因で，これらのプリーの特徴が障害（位置異常，不安定性，可動性の障害）されると，pulley disease を発症する．生体における眼窩プリーの評価に，現時点では MRI は欠くことのできないツールである．

　SES の MRI 所見の最大の特徴は，前述のように，少なくとも片眼に外直筋プリーの下方偏位と，外直筋 - 上直筋バンドの菲薄，伸展，断裂を認めることである[1,3]．直筋プリーの位置の評価は，臨床的には，眼球・視神経接合部から約 3 mm 前方の冠状断スライスの直筋断面の重心の位置を評価することで代用されることが多い（図 1，図 3d，e 参照）．

　正常若年者の内直筋プリーと外直筋プリー（冠状断における内直筋と外直筋の重心を結ぶ線）はほぼ水平であり，正常高齢者では加齢によって水平直筋プリーが下方偏位し

229

Chapter 4 眼球運動障害

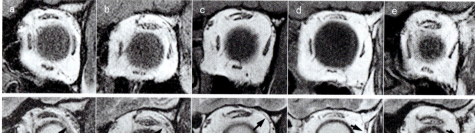
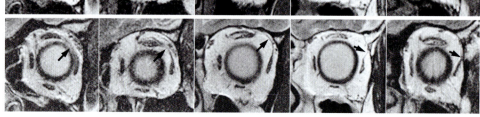

図3 眼窩MRIにおける外直筋 - 上直筋バンドの加齢性変化
上段と下段のペアa〜eは、おおむね同一面の画像。黒矢印は、T2強調画像における外直筋 - 上直筋バンド
(文献7より改変して転載)

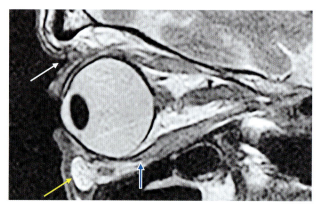

図4 SESのMRI所見
左側T2強調画像眼窩矢状断。上眼瞼溝の深掘れ(白矢印)、下直筋の下垂(青矢印)、下眼瞼のたるみ(黄矢印)を認める

ても、ほぼ水平な位置の関係は保たれる。SESでは、内直筋プリーと外直筋プリーの非対称な下垂や、左側と右側の眼窩で水平直筋プリーの位置に左右差が認められることが多い。外直筋上方の耳側傾斜角度は外直筋プリーの下方偏位と相関するので、下方偏位の判定が困難なときは、外直筋上方の耳側傾斜角度の増加の有無を参考にするとよい。(図1、図3e参照)軸位断や矢状断での直筋のたるみ、矢状断での上眼瞼溝の深掘れは、SESを支持する所見である(図4)。

■SESの治療

複視を主訴とし、斜視角が小さい場合は、プリズム眼鏡を試みる。プリズム眼鏡で両眼単一視が可能になっても、加齢とともに斜視角の増大や融像力の低下などによって複視が再発することがあるので、経過観察を行う。プリズム眼鏡治療が困難な場合は、手術適応となる。

SESの遠見内斜視型では、外直筋短縮は一般的内斜視に推奨される術量と同じだが、内直筋後転は一般的内斜視に推奨される術量の約2倍の術量が遠見眼位矯正に必要である。これらは、機能的起始部である外直筋プリーの下方偏位と、それによって生じる外直筋の下方偏位とたるみによって、解剖学的起始部である強膜付着部における眼球回転

4.4 Sagging eye syndrome (SES) と強度近視性内斜視 (固定内斜視)

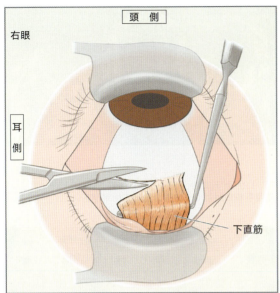

図5　段階的切腱術 (GVRT):右眼

「河野玲華:眼窩プリーの解剖と斜視,眼科医のための手術解剖 (林 篤志,三木篤也編),p.249,2024,南江堂」より許諾を得て転載.

のベクトルが,正常時と変化するためと推察される.

SESの回旋上下斜視型は上下偏位が小さいことが多く,10Δ以下では過矯正防止のため,上下直筋の段階的切腱術 (graded vertical rectus tenotomy:GVRT)(図5) を選択するとよい.初回の切腱は,過矯正を防止するため予定切腱量の60%程度の切腱とする.Chaudhuriらは,上下偏位2Δでは筋幅約40%,4Δでは60%,6Δでは80%の切腱が必要であり,8Δを超えるものは,調節糸による後転を推奨している[11].術中に遠見と近見の眼位を確認し,手術効果を評価して低矯正の場合は切腱を追加する.過矯正となった場合は,強膜付着部への部分的な再縫合を行う.切腱のみで矯正が不十分な場合は,後転に変更する.

文献11

4.4.2 強度近視性内斜視

■ 強度近視性内斜視の概要と臨床所見

強度近視を伴った内斜視の中には,外転,上転制限を認め,外直筋プリーと外直筋は下方偏位して下直筋に接近し,眼球後部は筋円錐から脱臼している斜視 (強度近視性内斜視,固定内斜視) がある[2](図6[7]).近視進行による眼軸長の伸展によって眼球後部が上直筋と外直筋の間から筋円錐外へ脱臼し,外転制限,上転制限を伴った内下斜視となり,内下転位に固定された状態が固定内斜視である (図7).これは,強度近視性内斜視の最も進行した状態であり,そこに至るまでには様々な中間型が存在する.

強度近視性内斜視は中高年女性に多い特徴がある.また,強度近視眼において,ぶどう腫があると加齢に伴って眼軸長が伸展しやすいという報告もある.高齢者,女性,ぶどう腫を伴う強度近視性斜視では,特に進行に注意して経過観察を行い,治療適応の時期を判断する.

Chapter 4 眼球運動障害

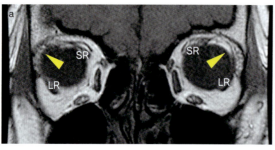
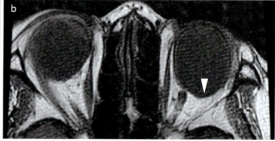

図6 強度近視性内斜視のMRI所見
T1強調画像冠状断（true-coronal）と軸位断
a. 冠状断：筋円錐の外へ眼球後部が脱臼（黄矢頭）し，外直筋（LR）と上直筋（SR）を圧迫している
b. 軸位断：眼軸の伸展と後部ぶどう腫（白矢頭）を認める．眼窩容積に対して，眼球の占める比率が高い
（文献7より改変して転載）

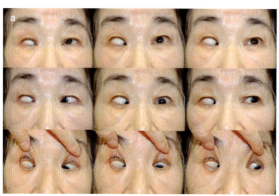
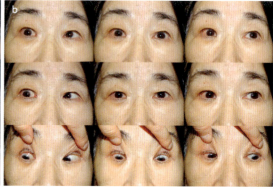

図7 固定内斜視の9方向むき眼位
70代女性　右眼固定内斜視，両眼強度近視．右眼は上直筋・外直筋縫着術および内直筋切腱を施行
a. 術前眼位：右内下斜視，斜視角は測定不能．右眼は内下転位に固定され，全方向に著しい眼球運動制限を認める
b. 術後眼位：14Δ内斜視，3Δ右下斜視．右眼の眼球運動は全方向で著明に改善

■ 強度近視性内斜視のMRI所見

　　SESでは強度近視眼は原則，除外されていない[3]．したがって，強度近視があり，外転制限の有無がはっきりしない内斜視や上下斜視では，SESと強度近視性内斜視の鑑別が問題となる（表1参照）．診断に迷う場合，特に手術予定の場合は術式に関わるので，MRI画像検査を施行し，確定診断する．強度近視性内斜視の中には，正面視では明らかな眼球後部の脱臼がなくても，内転位や内下転位で眼球後部の脱臼を認めるものがあり，このような症例は後述する，上直筋・外直筋縫着術（横山法）の適応となる．疑わしい症例では，内下転位での撮像を追加オーダーするとよい．
　　強度近視性内斜視の病態進行の評価については，MRI冠状断画像を用いて計測される．筋円錐からの眼球後部の脱臼角（上直筋重心－眼球中心－外直筋重心のなす角度）が有用な指標であり，手術時期の評価にも役立つ可能性が報告されている[2]（図8）．Yamaguchiらは，眼球・視神経接合部から9 mm前方の冠状断スライスを眼球後部の脱臼角の計測に用いている[2]．若年者と比較して外直筋プリーが下方偏位している高齢者では外直筋も下方偏位しており，眼球脱臼角は過大評価される可能性があるので注意する．ぶどう腫のある近視患者では，ぶどう腫のない近視患者や正常者より外直筋の下方偏位が大きく，外直筋－上直筋バンドの断裂頻度が高いことが報告されている．

4.4 Sagging eye syndrome (SES) と強度近視性内斜視（固定内斜視）

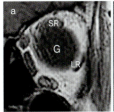
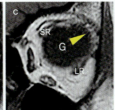
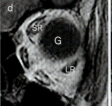
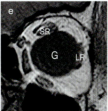

外転制限（-）　　　　正中をこえて外転　　　正中まで外転　　　　内下転で眼球固定　　　正中をこえて外転
眼軸28.7 mm　　　　眼軸29.7 mm　　　　眼軸34.0 mm　　　　眼軸30.4 mm　　　　上直筋外直筋連結術後

図8　眼窩MRIにおける強度近視の眼球後部脱臼
T1強調画像（true-coronal）．左眼窩，視神経・眼球接合部から約3mm前方のスライス．c〜eは画像を左右反転．
上直筋（SR），眼球（G），外直筋（LR）の重心を結んだ直線がなす角（眼球脱臼角）の増大に伴って，眼球運動制限が増悪（a〜d）．
a. SRの鼻側偏位とLR下方偏位を認めるが，眼球後部の脱臼はない．
b. 眼球よるLRの圧迫（黄矢印）が著明，耳上側における眼球と眼窩壁との距離が短縮．
c. SRの鼻側偏位とLRの下方偏位が進行し，筋円錐から眼球後部が脱出（黄矢頭）．
d. 筋円錐から眼球後部が脱臼して眼球が固定．SRは鼻下側へ偏位．LRは上方が耳側へ傾斜し，眼球の直下へ向けて下方偏位が進行．
e. 上直筋・外直筋縫着術と内直筋後転術施行後（cの術後13年），眼球運動障害が改善．眼球後部の脱臼が整復され，眼球脱臼角がcの眼球脱臼角よりも小さくなっている．

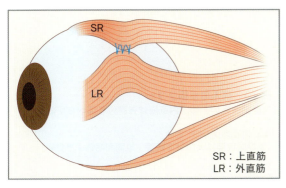

図9　上直筋・外直筋縫着術（横山法）
SR：上直筋
LR：外直筋

■ 強度近視性内斜視の治療

　上直筋と外直筋の位置異常と，脱臼した眼球後部が機械的制限の原因となっているこの病型では，内直筋後転と外直筋短縮で眼位矯正するのは困難である．上直筋腹側縁と外直筋腹側縁を縫着する手術，すなわち上直筋・外直筋縫着術（横山法）（図9）は，従来の斜視手術では不可能であった，眼球脱臼の整復と眼球に対する外眼筋の経路を正常に近づけることを同時に行うことができ，固定斜視や強度近視性斜視の矯正に非常に有効とされる（図7参照）．症例によっては，内直筋後転や内直筋腱を追加する．外直筋の短縮は，上直筋・外直筋縫着術の成功率を低下させるので，行ってはならない．

　機械的外転制限が軽度で斜視角が小さいとき，患者が手術を希望しないときなど，無治療やプリズム眼鏡で経過観察する場合は，眼球運動障害と斜視角が増大することがあるので経過観察が必要なこと，高齢者と女性に固定内斜視が多いことを説明し，手術加療の時期を逃さないよう留意する．

（河野玲華）

文献

1) Rutar T et al. "Heavy Eye" syndrome in the absence of high myopia: A connective tissue degen-

TOPICS

高齢者と若年者のプリー組織の特徴

図10に成人の直筋プリー組織を示す．高齢者のプリー組織は，加齢に伴う菲薄化のため，手術時の顕微鏡下でも同定するのは難しい．対照的に，若年者ではプリー組織が厚く密である．RobbinsとGosekiらは，Ahmed® Glaucoma Valve implant 後の斜視発生率は4％であるが，18歳未満では18％と高率になると報告した[12]．これは，若年者ではプリー組織が厚く密であるため，手術侵襲による反応性瘢痕のリスクが高く，プリーの瘢痕や拘縮が制限斜視の原因になることを示唆するものであり，小児の手術時には，特にプリーを含む結合組織の損傷に注意を払わなければならない．

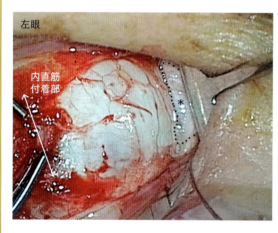

図10 成人の直筋プリー
内直筋後転のため，内直筋は強膜付着部から切除されている
＊：内直筋プリー
（国際医療福祉大学熱海病院　後関利明氏より提供）

文献 12

eration in elderly strabismic patients. *J AAPOS* 2009；3：36-44.
2) Yamaguchi M et al. Surgical procedure for correcting globe dislocation in highly myopic strabismus. *Am J Ophthalmol* 2010；149：341-6.
3) Chaudhuri Z et al. Sagging eye syndrome：connective tissue involution as a cause of horizontal and vertical strabismus in older patients. *JAMA Ophthalmol* 2013；131：619-25.
4) Goseki T et al. Prevalence of Sagging Eye Syndrome in Adults with Binocular Diplopia. *Am J Ophthalmol* 2020；209：55-61.
5) Wei Q et al. Can Binocular Alignment Distinguish Hypertropia in Sagging Eye Syndrome From Superior Oblique Palsy? *Invest Ophthalmol Vis Sci* 2022；63：13.
6) Kunimi K et al. Analysis of Facial Features of Patients with Sagging Eye Syndrome and Intermittent Exotropia Compared to Controls. *Am J Ophthalmol* 2023；246：51-7.
7) 河野玲華．眼窩MRIの撮影と読影—Sagging eye syndromeと強度近視性内斜視の画像診断．あたらしい眼科 2023；40：1415-20.
8) Demer JL. Pivotal role of orbital connective tissues in binocular alignment and strabismus：the Friedenwald lecture. *Invest Ophthalmol Vis Sci* 2004；45：729-38.
9) Kono R et al. Quantitative analysis of the structure of the human extraocular muscle pulley system. *Invest Ophthalmol Vis Sci* 2002；43：2923-32.
10) 河野玲華．眼窩プリーの解剖と斜視．林　篤志・三木篤也（編）．眼科医のための手術解剖．南江堂；2024. pp.244-9.
11) Chaudhuri Z et al. Graded vertical rectus tenotomy for small-angle cyclovertical strabismus in sagging eye syndrome. *Br J Ophthalmol* 2016；100：648-51.
12) Robbins L et al. Strabismus After Ahmed Glaucoma Valve Implantation. *Am J Ophthalmol* 2021；222：1-5.

4.5 機械的眼球運動障害

機械的眼球運動障害の分類は成書により様々であるが，Clinical Orthoptics には表1[1]にあげる疾患が機械的眼球運動障害による斜視として分類されている[1]．本節では，手術後（特に網膜剥離手術後）の機械的眼球運動障害，外眼筋線維症，また筋源性の疾患として慢性進行性外眼筋麻痺について述べる．

4.5.1 手術後の機械的眼球運動障害

眼科手術後，特に網膜剥離手術（輪状締結を含むバックリング手術）後に機械的眼球運動障害が生じる症例があることが知られている．網膜剥離手術後に機械的眼球運動障害をきたす原因については，外眼筋と結膜・強膜との癒着，バックルによる外眼筋の作用方向の変化や外眼筋への傷害，術中操作による外眼筋への傷害，過剰な冷凍凝固やジアテルミー凝固による周辺組織との癒着，外眼筋切腱後の再縫合の影響などが考えられる．

眼球運動障害に限らない網膜剥離手術後の斜視の原因としては，感覚性斜視や術前から存在した斜視の顕性化も考えられる．

Christos らは，網膜剥離手術後の斜視 47 眼を斜視手術前にバックリング除去が行われた群と行われなかった群に分類し解析している[2]．2 群間における運動面と感覚面の成功率（運動面は水平斜視角・垂直斜視角ともに 6 PD 以下，感覚面は正面視と下方視の複視消失）の統計学的有意差はみられなかった．斜視手術前にバックリング除去が行われた群と行われなかった群の，術前水平斜視角はそれぞれ 17 PD と 22 PD，垂直斜視角は 15 PD と 5 PD，forced duction test 陽性率は 43 % と 58 % だった．Christos らは網膜剥離手術後の水平斜視および小角度の垂直斜視ではバックリングは温存して良いと結論づけている（この研究におけるバックリング温存症例では，斜視手術前から垂直斜視角は小角度だった）．

文献2

牧野らは，網膜剥離手術後の斜視 12 眼に対する斜視手術の結果を報告している[3]．眼位ずれの多くは垂直方向で，正面視での垂直方向の眼位ずれの範囲は 1.5 〜 21°だった．以前から存在した間欠性外斜視が顕性化した症例に対してはバックル除去後に斜視手術を行ったが，外直筋の菲薄化と周囲組織との癒着がみられたと記載している．

Kumar らは，バックリング手術後の複視に対する斜視手術を行う際に，バックルを全て除去せずに外眼筋の下にある一部のバックルのみを切除し斜視手術を行う方法を報告している[4]．

文献4

表 1 機械的眼球運動障害による斜視
（文献 1 をもとに作成）

- デュアン症候群 ・外眼筋線維症 ・synergistic divergence（動眼神経による外直筋の異常神経支配）
- ブラウン症候群 ・癒着症候群（adherence syndrome） ・メビウス症候群 ・固定内斜視
- 甲状腺眼症 ・眼窩外傷 ・眼窩炎症 ・結膜短縮症候群（conjunctival shortening syndrome）
- 網膜剥離 ・黄斑移動術 ・白内障 ・腫瘤性病変 ・医原性

また，白内障手術を含む眼科手術におけるテノン囊下麻酔による斜視（機械的眼球運動障害による）が報告されている．麻酔薬のブピバカインには横紋筋線維に対する毒性がある[5]．

文献 5

4.5.2 外眼筋線維症

外眼筋線維症（congenital fibrosis of the extra-ocular muscles：CFEOM）は congenital cranial dysinnervation disorders（CCDD）に含まれる．CCDD は CFEOM のほかにデュアン（Duane）症候群，メビウス（Moebius）症候群，先天眼瞼下垂，hereditary congenital facial paresis を含む[6]．CCDD は先天性非進行性で，脳神経および脳神経核の発達異常による異常神経支配が原因となる．

CFEOM は 3 つのタイプに分類される[7]．

① CFEOM1

顕性遺伝で浸透率は高い．比較的対称性の両側性の眼瞼下垂と重度の眼球運動制限（通常眼球は下斜視・外斜視の眼位に固定されている）を呈する．顎上げ頭位がみられる．通常全身の異常は合併しない．

② CFEOM2

より稀であり潜性遺伝．両側の動眼神経麻痺と滑車神経麻痺を呈し，瞳孔径が小さく対光反射が遅鈍であることがある．網膜変性を伴うこともある．

③ CFEOM3

顕性遺伝だが，浸透率は症例により様々である．眼瞼下垂と眼球運動制限が片側のことや非対称性のことがある．他の神経発達障害を合併することがある．

英国のデータであるが，CFEOM は最小で 1/230,000 の出生率であると報告されている[8]．また外眼筋の病理組織学的所見としては，通常，下直筋と外直筋は線維組織とコラーゲンが多くを占めており，上直筋は菲薄化が著しく膜状となっている．

CFEOM 症例の MR 画像を図 1 に示す．両側下直筋後転により顎上げ頭位の改善がみられるが限定的である．眼瞼下垂に対しては前頭筋吊り上げ術を行うことがあるが，

文献 6

文献 7

文献 8

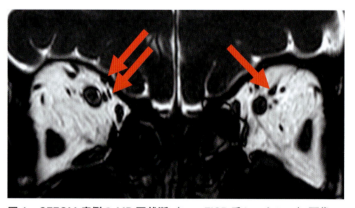

図 1　CFEOM 症例の MR 冠状断（true FISP 系シーケンス）画像
両側の上直筋・上眼瞼挙筋の高度の形成不全がみられる（矢印）．本症例では高度の両側上眼瞼の眼瞼下垂，著明な両眼上転制限が認められ，顎上げがみられた

CFEOM では Bell（ベル）現象がみられないもしくは非常に弱いため，術後の角膜障害を防ぐために低矯正にしなければならない．

4.5.3 慢性進行性外眼筋麻痺

慢性進行性外眼筋麻痺（chronic progressive external ophthalmoplegia：CPEO）はミトコンドリア病の1つで，緩徐に進行する両側性の眼瞼下垂と眼球運動障害がみられる（図2）．眼球運動障害がみられても，複視を訴える症例が少ないことが知られている（10％という報告がある）．また，骨格筋の筋力低下がみられることもある．

CPEO では筋の病理組織学的所見として赤色ぼろ線維（ragged red fiber：RRF），チトクローム c 酸化酵素活性欠損線維がみられ，採取した筋のミトコンドリア DNA 解析により，ミトコンドリア DNA の異常（欠失，点変異，重複）がみられる．点変異については少なくとも35の変異が知られている．しかし，ヘテロプラスミー[†]が組織間で異なることにより，上腕二頭筋のミトコンドリア DNA 解析ではみられなかった異常が外眼筋でみられたという報告がある[9)]．

血液検査では血清乳酸値の上昇，乳酸／ピルビン酸比の上昇がみられることがあり，MRI 検査では外眼筋の菲薄化がみられる（図3）．網膜色素変性と心伝導障害を伴う症

[†] ヘテロプラスミー：細胞内における正常ミトコンドリア DNA と異常ミトコンドリア DNA の存在の比率．

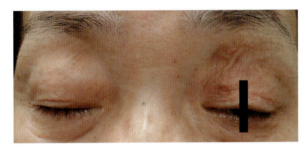

図2　CPEO 症例の顔写真
高度の両側上眼瞼の眼瞼下垂，左眼外斜視がみられる．本症例では，普段はクラッチ眼鏡を装用している．筋生検により採取した上腕二頭筋を解析したところミトコンドリア DNA の多重欠失が明らかになった．病理組織学的所見では，多数の赤色ぼろ線維がみられた

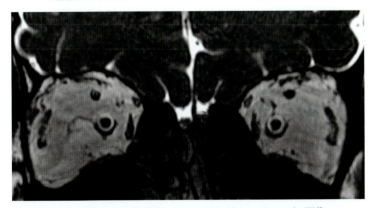

図3　CPEO 症例の MR 冠状断（true FISP 系シーケンス）画像
両側の外眼筋の著明な萎縮がみられる

Chapter 4　眼球運動障害

TOPICS

核 DNA の異常による慢性進行性外眼筋麻痺

　ミトコンドリア DNA のメンテナンスに関わる核 DNA の異常が，CPEO を引きおこすことが知られている[10]．最も多いとされている *POLG* 遺伝子異常による CPEO は常染色体顕性もしくは常染色体潜性遺伝で，眼症状のみならず末梢神経炎・運動失調，脳炎・てんかんな

どをきたす症例が存在するとされている．
　治療としては，斜視に対して斜視手術を行うことがある．眼瞼下垂に対しては上眼瞼挙筋短縮術や前頭筋吊り上げ術を行うことがあるが，CPEO では Bell 現象が弱いため術後の角膜障害を防ぐために低矯正にしなければならない．

文献 10

例は Kearns-Sayre 症候群と呼ばれる．

(植木智志)

文献

1）Rowe FJ. Mechanical paralytic strabismus. In：Ed by Rowe FJ. Clinical Orthoptics. Wiley；2012, pp.310-53.

2）Christakopoulos CE et al. A comparative study of strabismus surgery with retained or removed scleral explant after retinal detachment surgery. *Acta Ophthalmol* 2022；100：e71-6.

3）牧野伸二ほか．網膜剝離に対する強膜バックリング術後の複視．自治医科大学紀要 2007；30：59-65.

4）Kumar P et al. Partial scleral buckle removal during strabismus surgery after retinal detachment repair. *J AAPOS* 2019；23：16.e1-4.

5）Scott AB et al. Bupivacaine injection of eye muscles to trat strabismus. *Br J Ophthalmol* 2007；91：146-8.

6）Gutowski NJ et al. The congenital cranial dysinnervation disorders. *Arch Dis Child* 2015；100：678-81.

7）Vivian AJ. Congenital fibrosis of the extraocular muscles（CFEOM）and the central dysinnervation disorders. *Eye* 2020；34：251-5.

8）Reck AC et al. Phenotypic heterogeneity may occur in congenital fibrosis of the extraocular muscles. *Br J Ophthalmol* 1998；82：676-9.

9）白石　渉ほか．上腕二頭筋生検で診断に至らず，外眼筋組織で遺伝子診断に至った慢性進行性外眼筋麻痺の 1 例．臨床神経学 2022；62：946-51.

10）Hirano M et al. Progressive external ophthalmoplegia. *Handb Clin Neurol* 2023；194：9-21.

Chapter 5

眼振

Chapter 5 眼振

5.1 定義，分類

5.1.1 眼振の定義と種類

　眼振（nystagmus）とは，眼球が水平・上下・回旋方向に，それぞれの，あるいは各方向の組み合わせで，往復運動を繰り返す眼球運動のことである．

　眼振には**表1**に示すように，正常人にもみられる生理的眼振と，何らかの原因で生じる病的眼振とがあり，病的眼振には（広義の）先天眼振と後天眼振がある．

　上斜筋ミオキミアは，発作性に生じる上下および回旋性の小振幅な眼振であるが，脳幹背側部で滑車神経を血管が拍動性に圧迫されるために生じることもあり，純粋な眼振ではなく，"眼振様運動"に分類されることもある[1]ので欄外に示してある．

5.1.2 眼振の原因

　眼振は，固視点から視線がずれることにより生じる[2]．そのときのずれ方は，ゆっくりと視線がずれていき，それを急速に固視点に戻すのだが，その運動を繰り返すことで眼振が生じる．最初の固視点からの視線のずれの原因は，神経積分器自体の異常，あるいは神経積分器に入力する上位からの信号のアンバランスが関与していると考えられている[3,4]．

■神経積分器とは

　神経積分器とは，眼球や頭部の動き，すなわち視覚で感知された速度や前庭で感知された加速度信号を受けて，それを速度であれば1回，加速度であれば2回数学的な積分をすることにより位置信号に変換して，その位置に見合った位置に眼球を動かす，あるいはその位置にとどまらせる神経信号をだす中枢の神経細胞群のことである[3,5]．

　神経積分器の位置は確定されていないが，水平運動は舌下神経前位核，前庭神経内側核および小脳，上下運動はカハール間質核であろうといわれており，単一部位ではなく，いくつかの細胞群が共同でこの機能をはたしていると考えられている[5,6]．

表1　眼振の種類

生理的眼振	・終末位眼振　　・視運動性眼振　　・温度眼振　　・回転眼振	
病的眼振	先天眼振（広義）	・乳児眼振（狭義の先天眼振）　　　　　　 }乳児眼振症候群 ・先天周期交代性眼振 ・（顕性）潜伏眼振　　・眼振阻止症候群　　・点頭発作
	後天眼振	中枢性眼振 　・輻湊後退眼振　　・解離性眼振（MLF症候群）　　・Bruns眼振 　・上向き眼振　　　・下向き眼振　　　・後天周期交代性眼振 　・シーソー眼振　　・黒内障性眼振　　・点頭発作 末梢性眼振（末梢前庭眼振）
（眼振様運動）	上斜筋ミオキミア	

■ 神経積分器の異常で生じる眼振

1. 神経積分器の機能亢進（高利得不安定）

乳児眼振症候群では，電気眼振図（electronystagmogram：ENG）でみると，ゆっくりとした視線のずれ（緩徐相）は図1aのように速度増加型（increasing velocity）を示す[4,7]．これは，神経積分器自体の機能が正常より亢進していることが原因で，視標を固視している位置での眼位の固定ができず，そこから逃げるように眼球が移動していくためとされている[8]．そして，その移動した眼球を衝動性眼球運動（急速相）でもとの固視点に戻し，その繰り返しが律動眼振（jerky nystagmus）となって現れる．

緩徐相は，徐々に速度を増していくが，動き始める初期は中心窩で視標を捉えており，この時間帯を foveation time あるいは foveation period という．この時間帯が長ければ長いほど視力は良好となる[9,10]．さらに，緩徐相の後の急速相は，いわゆる saccade（サッカード，衝動性眼球運動）といわれる動きで，この saccade のときには saccadic suppression（衝動性抑制）が働いて視覚が抑制される[2]ので，このタイプの眼振の視力の決定は，全て緩徐相での foveation time の様相にかかっているといっても過言ではない．

乳児眼振では振子眼振（pendular nystagmus）を示すことがある．これも上記と同様の神経積分器の機能亢進が原因であるが，視覚障害のある症例に多くみられる．視覚障害があると固視を維持する機構（上丘吻側部，ラフェ間質核を含む）や，視覚入力と眼球運動信号を比較し微調整する機構（the oculomotor repair shop）に障害があり，ずれた眼位を補正する saccade 系を介する代償機構が働かないため[2]とされている．

文献10

2. 神経積分器の機能低下

潜伏眼振では，片眼を遮閉すると，開放眼である固視眼がゆっくり内転していき（緩徐相），その眼位をもとの位置に修正しようとして saccade（急速相）が出現し，開放眼のほうへ向かう眼振が両眼に同調してみられる．

これは，もともと両眼視をしているときには，大脳皮質の中で単一視をする部位として，図2のように両眼の中央に自己正面位（egocentric direction）という部位が仮想されており，その部位は単一眼（cyclopean eye）といわれている[11,12]．

正常人では，片眼を遮閉しても眼振は生じないが，潜伏眼振では，神経積分器の機能が低下していることにより，開放眼である固視眼をその位置にとどまらせることができなくなり，自己正面位に移動していくものと考えられている[4,8]．

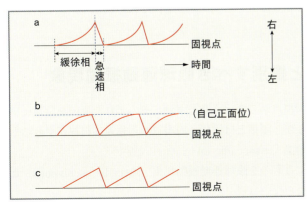

図1　電気眼振図（ENG）の眼位波形のシェーマ
a. 速度増加型．緩徐相の速度が徐々に増加し，急速相で固視点に戻る
b. 速度減弱型．緩徐相の速度が徐々に減少し，急速相で固視点に戻る
c. 速度一定型．緩徐相は等速度で直線となり，急速相で固視点に戻る

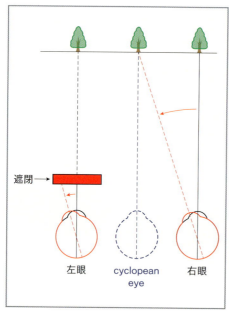

図2　自己正面位
両眼視をしているとき，大脳皮質では自己正面位にある単一眼（cyclopean eye）という仮想の部位で単一視をしている．潜伏眼振で，例えば左眼を遮閉すると，右眼が自己正面位に移動するため，緩徐相が生じるといわれている．このとき，Heringの法則に従い，同調して左眼も耳側に移動する

ENGでは，この緩徐相は図1bのように速度減弱型（decreasing velocity）を示す[4,7]が，これは，眼窩の粘性，弾性特性に従って徐々にずれていくためともいわれている[2]．

■ 神経積分器への入力信号のアンバランスで生じる眼振

神経積分器の機能が正常でも，入力する信号に異常があれば眼振が生じる．

1．末梢前庭神経の障害

片側の半規管や耳石などの末梢前庭神経障害により，左右からの信号がアンバランスになると，神経積分器に入力する（加）速度信号に左右差が生じる．神経積分器は，その左右差を積分しながら眼球の位置信号に変換するので，等速度の緩徐相が発生し，それをsaccadeでもとの位置に戻そうとして眼振が生じる．この場合，ENGでの緩徐相は速度が一定となり，図1cのように速度一定型（直線型）を示す[3]．これは，神経積分器の機能が正常であることを意味している．

2．中枢神経系の障害

延髄の前庭神経核の障害である延髄外側症候群（Wallenberg（ワレンベルグ）症候群）や垂直眼球運動の上位からの信号のアンバランスでも，それぞれ水平，垂直の速度一定型の緩徐相の眼振が生じる[3]．

5.1.3 注意点：眼振と鑑別すべき眼球運動振動現象

上述のように，眼振は視線が固視点からゆっくりとずれ，そのずれた視線を急速に固視点に戻すという往復運動であるが，眼振とは逆に，固視点から急速に視線がずれるものがあり，それを衝動性眼球運動混入（saccadic intrusions）という[2]．

その運動が律動性周期性を有するものを眼球運動振動現象（saccadic oscillations）といい，眼振とは区別しなければならない（表2）．

表2 眼振と眼球運動振動現象の特徴

眼振	眼球運動振動現象
・固視点からゆっくりと視線がずれる	・固視点から急速に視線がずれる
・ずれた視線を急速に固視点に戻す	・ずれた視線を急速に固視点に戻す

表3 眼球運動振動現象

眼球が静止する時間を持つ	眼球が静止する時間を持たない
・矩形波眼球運動（square-wave jerks）	・眼球粗動（ocular flutter）
・大矩形波眼球運動（macro square-wave jerks）	・オプソクロヌス（opsoclonus）
・衝動性眼球運動推尺異常（saccadic dysmetria）	・衝動性眼球運動律動（saccadic pulses）
・大衝動性振動（macro saccadic oscillations）	

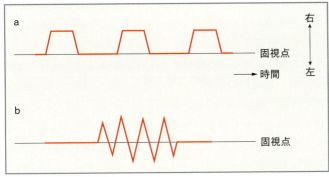

図3 眼球運動振動現象の眼位波形のシェーマ
a. 眼球が静止する時間を持つ矩形波眼球運動（square-wave jerks）．固視点から急速にずれて静止した後，急速に固視点に戻る
b. 眼球が静止する時間を持たない眼球粗動（ocular flutter）．固視点から急速にずれて急速に戻るが，固視点を超えてしまう．その振動を数回繰り返し，固視点に戻る．振動中，静止する時間を持たない

　さらに，眼球運動振動現象は表3に示すように，急速にずれた眼球が静止する時間（intersaccadic interval）を持つものと，持たないものの2種類がある[2,13,14]．図3にそのシェーマを示す．

（林　孝雄）

文献

1) 鈴木康夫．眼振・眼振様眼球運動．木村亜紀子ほか（編）．新編眼科プラクティス　10 神経眼科はじめの一歩．文光堂；2023．pp.176-81．
2) 鈴木康夫ほか．眼振（nystagmus）と振動（oscillation）はなぜ起きる？．若倉雅登ほか（編）．神経眼科をやさしく理解するための視覚と眼球運動のすべて．メジカルビュー社；2007．pp.196-203．
3) 河合一重．眼振の病態．眼科 1996；38：155-9．
4) Dell'Osso LF et al. Nystagmus and Saccadic Intrusions and Oscillations. In：Ed by Glaser JS. Neuro-ophthalmology 3rd ed；1999．pp.369-81．
5) 林　孝雄．眼振．大鹿哲郎ほか（編）．眼科学（第3版）．文光堂；2020．pp.790-6．
6) Dell'Osso LF et al. Eye Movement Characteristics and Recording Techniques. In：Ed by Glaser JS. Neuro-ophthalmology 3rd ed. 1999，pp.327-40．
7) 河合一重．眼振のメカニズム．本田孔士（編）．眼科診療プラクティス　17 眼科診療に必要な生理学．文光堂；1995．pp.234-7．
8) 河合一重．眼球運動と眼振．耳展 1998；41：276-83．
9) 目沢美佳子ほか．先天眼振の波形因子に関する研究．日本眼科学会雑誌 1987；91：1008-14．
10) Hertle RW et al. Clinical and ocular motor analysis of the infantile nystagmus syndrome in the first 6 months of life. Br J Ophthalmol 2002；86：670-5．
11) von Noorden GK et al. Fusion, Diplopia, and the Law of Sensory Correspondence. In：Ed by von Noorden GK, Campos EC. Binocular Vision and Ocular Motility 6th ed．；2002，pp.7-11．
12) 河合一重．斜視と眼振．丸尾敏夫（編）．眼科診療プラクティス　4 斜視診療の実際．文光堂；1993．pp.87-9．
13) 服部孝道．眼振類似の異常眼球運動．千葉医学 1986；62：187-90．
14) 角南貴司子ほか．異常眼球運動について．耳展 2021；64：72-6．

5.2 先天眼振，乳児眼振

5.2.1 先天眼振の定義と用語

先天眼振は，生直後あるいは生後早期からみられる眼の揺れであり，主に水平性に行き来する眼球の動きのことをいう．

その原因としては，中枢あるいは眼球自体の先天的な器質的疾患による視覚不良，またはそのような器質的疾患のないものの2つに大きく分けられる[1]．後者の眼振のことを（広義の）先天眼振といい，その種類を表1に示す．

このうち，乳児眼振は生直後からみられることはなく，生後2か月前後からみられ始めることが多いので，Reineckeは，乳児期の発症ということで，先天眼振（congenital nystagmus）というよりも乳児眼振（infantile nystagmus）と呼ぶこと，また，その中でも視覚系の器質的疾患を伴わないものを特発性乳児眼振と呼ぶことを提唱した[2]．現在では，この乳児眼振という言葉が一般的に使われるようになり，表1のように先天周期交代性眼振と合わせて乳児眼振症候群（infantile nystagmus syndrome）と呼ばれるようになった[3,4]．

文献2

文献4

5.2.2 （広義の）先天眼振の診断

（広義の）先天眼振には5種類あるが，それぞれの診断のために疾患ごとの特徴を示す．

1．乳児眼振（狭義の先天眼振）

乳児眼振の発症初期には図1aのように大きな水平の往復運動を示し，生後6か月頃から徐々に振子眼振（pendular nystagmus）（図1b）に変わり，1歳頃から律動眼振（jerky nystagmus）（図1c）がみられ始める[5,6]．

電気眼振図（electronystagmogram：ENG）では，律動波形の緩徐相は速度増加型（increasing velocity）を示すが，振子波形などが混在し，複雑な波形がみられることもある．ただし，振子眼振のまま成長していく症例もみられ，そのような症例は視力不良が多い．律動眼振になると，静止位（null point, null zone）が確立されてきて，その位置では眼振が弱くなり見やすくなるので，その位置を正面にして見ようとする．その静止位の位置が正面にない場合は，異常頭位がみられるようになる（図2）．

表1　先天眼振（広義の先天眼振）の種類

1. 乳児眼振（infantile nystagmus）（狭義の先天眼振）
2. 先天周期交代性眼振（periodic alternating nystagmus：PAN）
3. （顕性）潜伏眼振（(manifest) latent nystagmus）
4. 眼振阻止症候群（nystagmus blockage syndrome）
5. 点頭発作（spasmus nutans）

｝乳児眼振症候群（infantile nystagmus syndrome）

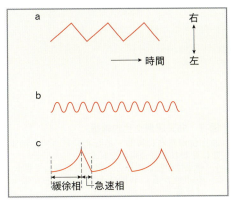

図1 ENGでの乳児眼振の眼位波形シェーマ
a. 三角波形．一定速度で振幅の大きな1〜2Hzの往復運動を示す
b. 振子波形．振幅の小さな4〜8Hzのサインカーブ様の動きを示す
c. 律動波形．緩徐相は速度増加型を示し，急速相が続き，それを繰り返す

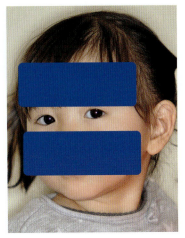

図2 乳児眼振の異常頭位
静止位が左方にあるため，見やすいように顔を右に回して見ている

また，上述のように，Reineckeの提唱する特発性乳児眼振は視覚系の器質的疾患を伴わないものをいうが，Dell'Ossoら[7]は感覚性の障害がたまたま合併している先天眼振でも，ENGの眼振波形の形状は同じであるとしている．

律動眼振を有する乳児眼振では，静止位よりも右方視をすると，急速相は右に向かう右向き眼振となり，左方視をすると逆に左向き眼振に変わる．そして，静止位から離れれば離れるほど振幅は大きくなる[8]（Alexanderの法則）．また，約80％の症例で，輻湊による眼振の振幅の減少または消失がみられる[9]．

視力と眼振の関係は密接で，静止位での揺れが弱いほど視力は良好で，静止位から視線が遠ざかれば遠ざかるほど揺れが強くなっていき，視力も不良となっていく．また振子眼振では，中心窩が視標を捉える時間（foveation time）がほとんどないので，視力は不良となる．あるいは，視力不良ゆえ振子眼振になるともいわれている[10]．

さらに興奮や緊張により眼振の揺れは強くなり，リラックスしているときよりも視力は低下する．そのため筆者は，眼振の患者には運転免許証が取得できても，なるべく緊張するような状況での運転は控えるようにアドバイスをしている．

後天眼振で自覚される動揺視（oscillopsia）は，乳児眼振ではほとんどない[7]．

2．先天周期交代性眼振

先天周期交代性眼振（periodic alternating nystagmus：PAN）は，眼振の静止位が一定の位置になく，左右に移動する．そのため，静止位の移動に合わせて顔の向きを変える（図3）．また，上述のように乳児眼振ではほとんど動揺視を自覚しないが，PANでは静止位が移動し始めるときに動揺視を自覚することがある[9]．

ENGでは律動波形を示し，静止位の移動周期は一定しないことが多く，左右どちらかに長くとどまり，時々移動するがまたすぐ戻るというような状態がみられる．

3．（顕性）潜伏眼振

潜伏眼振（latent nystagmus）は，両眼開放では眼振がみられず，片眼を遮閉すると両眼に同調してみられ始める眼振で，その原因は，5.1.2「眼振の原因」で示したように

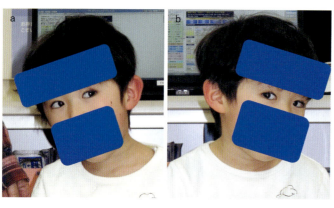

図3 先天周期交代性眼振
静止位が左右に移動するため，見やすい静止位に合わせて顔の向きを変える
a. 静止位が左にあると，顔を右に回して見る
b. 静止位が右に移動すると，顔を左に回して見る

非遮閉眼（開放眼）が自己正面位に向かうことが引き金となって誘発されるといわれている[7,11]．そのため，遮閉眼を変えると急速相の方向が逆転する．また，眼振の振幅はAlexanderの法則に従い，開放眼を内転させると小さく，外転させると大きくなる．ENGでは律動波形がみられ，その緩徐相は乳児眼振とは異なり速度減弱型（decreasing velocity）を示す．

顕性潜伏眼振は，眼振の本質は潜伏眼振と同じで，片眼遮閉しなくても，斜視や弱視があるために優先固視をしている眼の方向に向かう両眼同調の律動眼振がみられるものである．ENGでは緩徐相が速度減弱型を示す．

4．眼振阻止症候群

眼振阻止症候群（nystagmus blockage syndrome）は，片眼あるいは両眼を内転させることで眼振を減弱させ，内斜視となった状態である．内転眼を固視眼として顔を回して視標を見る，いわゆる交差固視を示す（図4）．乳児眼振の輻湊による眼振減弱と類似しているが，眼振阻止症候群では遠見の視標を内斜視の内転眼で見ているので，輻湊による縮瞳はみられない．また，ENGでは緩徐相に速度減弱型の律動波形がみられ，これも乳児眼振との鑑別になる．

5．点頭発作

点頭発作（spasmus nutans）は，生後早期から3歳頃までにみられ始める左右で同調性のない眼振で，眼位波形は振幅の小さな振子波形を示すことが多い．異常頭位と頭

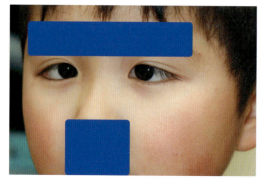

図4 眼振阻止症候群
右眼を内転させて固視し，顔は右に回して交差固視により視標を見ている

部のうなずき（head nodding）が特徴で，うなずきは眼振を打ち消すためとされている[12]．純粋な点頭発作は小児期に自然に消失するが，弱視や斜視になることが多い．また，視神経膠腫などにより後天性にみられることもあるので，このような左右同調性のない眼振をみた場合は，必ず頭部の画像検査をする必要がある．

文献 12

5.2.3 （広義の）先天眼振の経過観察

乳児眼振は，顔回しなどの頭位異常やPANへの移行（3～9歳頃[9]）の有無を見極めることが重要である．また，顔回しがあれば，成長に伴う頸部や体幹の発達の左右差などを定期的に診ていき，必要に応じて下記のような静止位移動術を行っていく．

5.2.4 （広義の）先天眼振の治療法

現在の医学では眼振を止める方法はない．乳児眼振は，静止位で見ようとする顔回しがあれば，Anderson法やKestenbaum法などの静止位移動術を行う．

PANは静止位の位置が一定していないため，筋の張力を増してしまうKestenbaum法を行うと，見やすい位置がどこにあるのかわからなくなる症例がある[9]．そのため，PANを完全否定できない場合は，まずは後転術のAnderson法を行い，顔回しが大きいからといってむやみにKestenbaum法を行わないほうがよい．

（林　孝雄）

文献

1) 林　孝雄．眼振と先天異常．臨床眼科 2023；77：1413-9.
2) Reinecke RD. Costenbader Lecture. Idiopathic infantile nystagmus：diagnosis and treatment. *J AAPOS* 1997；1：67-82.
3) CEMAS Working Group. A National Eye Institute sponsored workshop and publication on the classification of eye movement abnormalities and strabismus (CEMAS). The National Eye Institute Publications；2001（www.nei.nih.gov）. The National Institutes of Health, Bethesda, MD：The National Eye Institute, The National Institutes of Health, 2001.
4) Hertle RW. A next step in naming and classification of eye movement disorders and strabismus. *J AAPOS* 2002；6：201-2.
5) Reinecke RD et al. Waveform evolution in infantile nystagmus：an electro-oculo-graphic study of 35 cases. *Binocular Vision* 1988；3：191-202.
6) 林　孝雄．眼振．眼科 2021；63：1425-30.
7) Dell'Osso LF et al. Nystagmus and Saccadic Intrusions and Oscillations. In：Ed by Glaser JS. Neuro-ophthalmology 3rd ed. Lippincott Williams & Wilkins；1999，pp.369-81.
8) 林　孝雄．先天眼振．あたらしい眼科 2022；39：1049-55.
9) 林　孝雄ほか．先天周期性交代性眼振の病態と診断．日本眼科学会雑誌 2003；107：265-72.
10) 鈴木康夫ほか．眼振（nystagmus）と振動（oscillation）はなぜ起きる？．若倉雅登ほか（編）．神経眼科をやさしく理解するための視覚と眼球運動のすべて．メジカルビュー社；2007．pp.196-203.
11) 河合一重．眼球運動と眼振．耳展 1998；41：276-83.
12) Gottlob I et al. Head nodding is compensatory in spasmus nutans. *Ophthalmology* 1992；99：1024-31.

5.3 後天眼振

5.3.1 後天眼振とは

後天性に生じる眼振は，その波形の性質から急速相と緩徐相を持つ律動性眼振と，急速相・緩徐相の区別がない振子様眼振に分類される．律動性眼振の方向は急速相の方向で表されるが，病態としては緩徐相で固視のずれがおこった際に発生することから，緩徐相が異常の本態で，急速相はずれの補正のために生じると解釈される．

緩徐相速度が一定のタイプは，水平性の前庭入力の左右不均衡のために生じる前庭眼振で多くみられる．一方，緩徐相速度低下型は終末眼位保持の障害，すなわち神経積分器（neural integrator）の異常によって生じるとされ，後天性注視眼振の多くでみられる．緩徐相速度増加型は先天眼振でみられることが多い．

後天性に眼振を生じた患者はめまい，ふらつき，視界の揺れ（動揺視）を自覚し，受診することが多い．一般にめまいを呈する疾患には，対症療法で自然軽快するものも多い一方で，放置すれば致死的な疾患も含まれるため，正確な診断，特に脳血管障害などの中枢性疾患を効率的に鑑別することが重要となる．

5.3.2 末梢性疾患による後天眼振

文献 1

明らかな麻痺や複視を伴わず，眼振に伴うめまいのみを主訴とする患者のうち，中枢性疾患の診断となるのは1.7〜3％と報告されており[1,2]，後天性に生じる眼振の原因は末梢前庭障害であることが圧倒的に多い．末梢性疾患で念頭に置くべき疾患は良性発作性頭位めまい症（benign paroxysmal positional vertigo：BPPV）と前庭神経炎をはじめとする急性末梢前庭障害である．

1．良性発作性頭位めまい症（BPPV）

BPPVは，急性めまい症の原疾患の中で最も多く，典型的な症状は，ある特定の頭位をとったり頭部を動かしたりしたときに誘発される，持続が1分以内の回転性めまいである．

原因は，卵形嚢から脱落した耳石の一部が半規管内に迷入してしまうことと考えられている．迷入した耳石が頭位変化に伴い，重力によって半規管内を移動すると，半規管内で異常な内リンパ流動が生じてクプラが偏倚し，誤った前庭感覚情報を脳に伝えてしまうため，迷入した半規管の方向にそって頭位を動かすと，めまいが誘発される（半規管結石症）[3]．迷入した耳石がクプラに付着し，クプラが耳石の重みで重力方向に偏倚する場合もある（クプラ結石症）[4]．

文献 3

文献 4

半規管からの信号による眼球運動は，その半規管が存在する平面に垂直な軸を中心とした回転運動と決まっているため，眼振を観察すればどの半規管に耳石が迷入しているか容易に診断できる．Frenzel（フレンツェル）眼鏡を使用し，座位から右下または左下懸垂頭位にした際（頭位変換眼振検査，Dix-Hallpike test）の回旋性眼振がみられれ

ば後半規管型 BPPV であり，頭位眼振検査で右下頭位と左下頭位で方向が逆転する方向交代性眼振が認められれば外側半規管型 BPPV である（図1）．方向交代性向地性眼振であれば半規管結石症，方向交代性背地性眼振であればクプラ結石症と診断される．

治療としては，頭位変換することにより重力を利用して半規管にそって耳石を誘導し，半規管の外，すなわち卵形嚢に誘導する方法が考案されている（耳石置換法）．このうち，後半規管型に対する Epley（エプリー）法[5]と外側半規管型に対する Lempert（レンパート）法[6]は，高い有効性が証明されている．

文献 5

文献 6

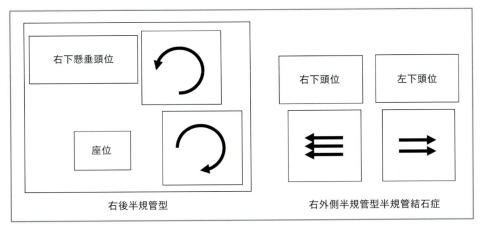

図1　良性発作性頭位めまい症（BPPV）
頭位変換眼振検査でみられる後半規管型 BPPV と，頭位眼振検査でみられる外側半規管型 BPPV（半規管結石症）の眼振所見

2. 急性末梢前庭障害

前庭神経炎のような一側の急性末梢前庭障害では，頭位によらない方向固定性水平性眼振（あるいは水平回旋混合性眼振）が特徴である．前庭神経が障害されると，外側半規管から同側の前庭神経核，反対側の外転神経核を経て，反対方向に眼球を動かす信号が低下するため，患側への眼球偏倚をきたす．したがってこれを補正するために，頭位によらない健側向き方向固定性水平性眼振が生じる（図2）．

前庭神経炎は，比較的急速に発症する蝸牛症状を伴わない末梢性めまいで，強いめまいが 2～3 日継続した後，2 週間程度で徐々に軽快する．めまいの 7～10 日前に先行感染（感冒）を経験している場合もある．通常めまい発作を繰り返すことはない．前庭神経炎の原因は，神経ないし神経節へのウイルス感染や，神経への血流障害が想定されている[7]．方向固定性水平性眼振に一側の蝸牛症状を伴う場合は Ménière 病や突発性難聴を考える．

ほとんどの末梢性前庭障害は，前述した①懸垂頭位での回旋性眼振，②右下・左下頭位での方向交代性眼振，③頭位によらない方向固定性眼振という 3 種類の眼振に注目することで診断がつく．末梢性疾患の眼振は，視標を固視することで視覚補正されて目立たなくなってしまうことが多いため，固視を抑制した状態での観察が可能となる Frenzel 眼鏡を使用して評価を行うのが理想である．

文献 7

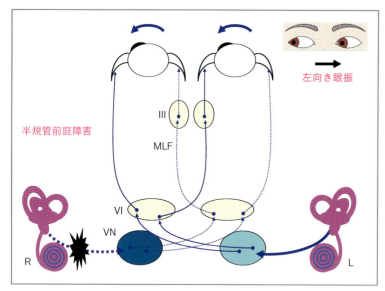

図2 前庭神経炎の病態シェーマ
右前庭神経炎により眼球は右方に偏倚し，左向き方向固定性眼振が生じる
MLF：medial longitudinal fasciculus，内側縦束，VN：vestibular nucleus，前庭神経核，III：動眼神経核，VI：外転神経核

5.3.3 中枢性疾患による後天眼振

　責任病巣は基本的に脳幹か小脳である．脳幹は解剖学的に平衡維持のための神経機構と眼球運動や四肢の運動・感覚を司る神経機構が特に近接している．したがって脳幹障害で末梢性疾患に類似する眼振を生じた場合は，多くの症例で眼振以外の神経症候も出現している．脳幹障害による眼振以外の神経症候は比較的わかりやすいものが多く，短時間の簡単な診察で十分スクリーニングできる．

　小脳障害の場合，脳幹障害と異なり，わかりやすい麻痺や感覚障害はきたさない．その代わり小脳上部が障害された場合（血管障害であれば主に上小脳動脈および前下小脳動脈領域）には，構音障害や上下肢の小脳性運動失調をきたす．一方，小脳下部が障害された場合（血管障害であれば主に後下小脳動脈領域）には，構音障害や上下肢の小脳性運動失調はみられないため，患者をベッドに寝かせたままの診察では神経症候がわかりにくい．ただし，小脳下部障害では体幹の運動失調がみられることが多いため，強い起立歩行の障害の有無を観察すれば診断可能となる[1]（表1，図3）．

1. 上眼瞼向き／下眼瞼向き眼振（upbeat/downbeat nystagmus）

　それぞれ第一眼位で上眼瞼向き，下眼瞼向きの自発眼振を認めるもので，垂直性前庭眼反射（vestibulo-ocular reflex：VOR）の中枢性不均衡，Cajal 間質核（intestitial nucleus of Cajal：INC）と前庭神経内側核（medial vestibular nucleus：MVN）およびその上行経路である内側縦束（medial longitudinal fasciculus：MLF）からなる垂直性神経積分器の障害が病態とされる（病態の詳細は 4.1「核上性眼球運動障害」を参照）．脳幹～小脳に障害の及ぶ脳梗塞・腫瘍・多発性硬化症や，脊髄小脳変性症，傍腫瘍症候群，Arnold-Chiari 奇形，Wernicke（ウェルニッケ）脳症などの疾患で報告されている[8]．

2. 後天性振子様眼振（aquired pendular nystagmus）

　急速相，緩徐相の区別のない正弦波様の眼振で，視力障害を伴う先天眼振と同様の眼振図波形であるが，後天性であるため強い動揺視と視力の低下を自覚する．多発性硬化

表1 めまい患者に伴う神経症候により想定される責任病巣

	神経症候	主な責任病巣
眼症候	運動障害 Skew deviation 眼振（注視誘発眼振） Horner（ホルネル）症候群	中脳，橋 延髄 小脳 延髄
構音障害	偽性球麻痺 球麻痺	中脳，橋 延髄
麻痺	末梢性顔面麻痺 上下肢	橋 中脳，橋，延髄
感覚障害		視床，橋，延髄
小脳性協調運動障害	肢節運動失調／構音障害	小脳（SCA・AICA領域）
小脳性平衡障害	体幹失調	小脳（PICA領域）
眼振（末梢性）	自発，頭位，頭位変換	内耳，PICA領域（稀）
半規管麻痺	Caloric test/HIT異常	内耳，AICA領域（稀）

SCA：superior cerebellar artery，上小脳動脈　AICA：anterior inferior cerebellar artery，前下小脳動脈　PICA：posterior inferior cerebellar artery，後下小脳動脈　HIT：head impulse test

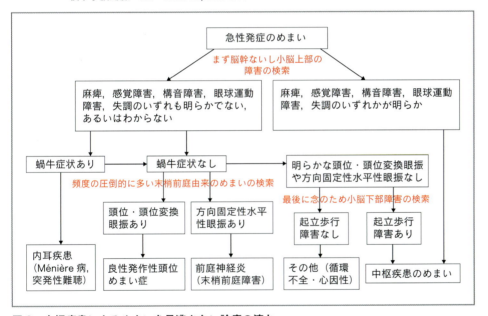

図3　中枢疾患によるめまいを見逃さない診療の流れ

症や眼球口蓋振戦（oculopalatal tremor），トルエン中毒などが原因疾患として知られている．眼位保持機構としての神経積分器の障害や，小脳歯状核，対側の中脳赤核，対側中心被蓋路，対側下オリーブ核を結ぶGuillain-Mollaretの三角（図4）に関わる病変が想定されており，眼球口蓋振戦では軟口蓋にも2～3Hzの律動的かつ反復性筋収縮が認められる[9]．

文献9

3．周期性交代性眼振（periodic alternating nystagmus：PAN）

100～240秒ごとに周期的に眼振の方向を変える自発性の水平性眼振である．眼振図記録では眼振の振幅が徐々に減衰し，ゆっくりとしたto-and-froの水平運動が数秒間

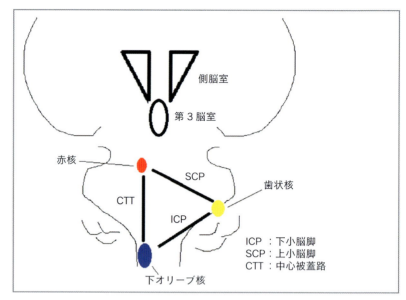

図4　Guillain-Mollaret の三角のシェーマ

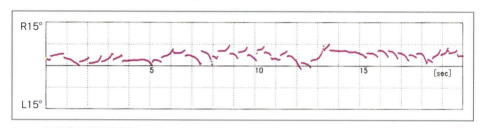

図5　周期性交代性眼振
ビデオ眼振図記録では左向き眼振の振幅が徐々に減衰し，ゆっくりとした to-and-fro の水平運動が数秒間持続し，右向きに眼振の方向が変わって徐々に振幅が増大している

持続し，眼振の方向が変わって徐々に振幅が増大していく（図5）．病態としては小脳小節部の Purkinje 細胞から前庭神経核で仲介される中枢性 GABA 作動性速度蓄積機構の脱抑制が示唆されている[8]．臨床的に後天性の PAN では前庭小脳病変が主体で，稀に中毒や自己免疫的機序で発生することもある．GABA-B 作動薬であるバクロフェン内服が有効なことがある．手術治療としては，水平4直筋大量後転術が有効な場合がある[10]．

4．シーソー眼振（seesaw nystagmus）

左右非共同性の垂直眼振と共同性律動性の回旋眼球運動からなる．実際には片眼が内方回旋しつつ上転し，反対眼が外方回旋しつつ下転する．その後，上転眼が外方回旋しつつ下転し，反対眼が内方回旋しつつ上転する．この動きが繰り返されるため，両眼がシーソーをしているようにみえる．後天性眼振として出現する場合，第三脳室に進展した巨大傍トルコ鞍腫瘍など，視床下部直上の不定帯から Cajal 間質核までの経路の障害が責任病巣と想定されている[11]．

5．反跳眼振（rebound nystagmus）

正面視では眼振が認められないが，側方視をさせるとその方向に急速相を持つ律動眼振が出現し，側方視を持続すると眼振が減衰する．その後正面視に戻すと，反対方向に

文献11

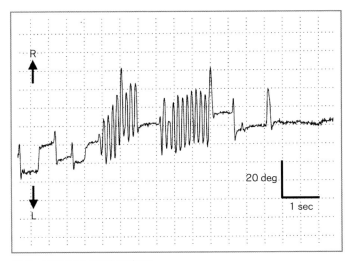

図6　眼球粗動の電気眼振図
単眼（右眼）水平性眼球運動記録．intersaccadic interval を持たない小振幅の水平性の saccade が連続している

急速相を持つ眼振が一過性に認められる．慢性経過の小脳障害や脳幹部神経積分器の異常が病因であることが多い．

6．薬剤性眼振

バルビタールや抗ヒスタミン薬，アルコールやフェニトインなど中枢神経に作用する薬剤が薬剤性眼振の原因となる．Smooth pursuit が障害され粗動となり，さらに薬剤が増量されると注視方向性眼振が生じる．

7．異常眼球運動

病態が緩徐相にある律動性眼振とは異なり，saccadic intrusions（衝動性眼球運動混入）は saccade 制御の障害が本態となる．saccadic intrusions は，連続する異常眼球運動の間に眼球が停止している時間（intersaccadic interval）があるもの（square wave oscillations）と，ないもの（sine wave oscillations）に大別される．前者には square wave jerks などが含まれ，後者には眼球粗動やオプソクローヌスが含まれる[12]．

8．眼球粗動・オプソクローヌス

眼球粗動（ocular flutter）は両眼が急速に水平に振動するようにみえる異常眼球運動で，実際には intersaccadic interval を持たない小振幅の水平性の saccade が連続する（図6）．水平方向のみならず垂直成分，回旋性分を含めて全方向に出現するとオプソクローヌス（opsoclonus）と呼ばれる[8]．患者は動揺視や視界のぼやけを自覚する．

責任病巣は脳幹もしくは小脳が推測され，その発生機序に関しては，omnipause neuron の障害，burst neuron の不安定な positive feedback loop，小脳虫部や室頂核の異常などが提唱されているが十分明らかになってはいない．原因疾患は多彩で，傍感染性脳幹脳炎や傍腫瘍症候群，代謝性疾患，脱髄疾患，血管障害などが報告されている．特発性あるいは傍腫瘍性，傍感染性に出現する場合，免疫学的機序が推定されており，ステロイドや IVIg などの免疫治療が試みられている．

（工藤洋祐）

Chapter 5 眼振

文献

1) Kerber KA et al. Stroke among patients with dizziness, vertigo, and imbalance in the emergency department : a population-based study. *Stroke* 2006 ; 37 : 2484-7.
2) 城倉　健. 脳卒中とめまい. 日本医師会雑誌 2005 ; 134 : 1485-90.
3) Hall SF et al. The mechanics of benign paroxysmal positional vertigo. *J Otolaryngol* 1979 ; 8 : 151-8.
4) Schuknecht HF. Cupulolithiasis. *Arch Otolaryngol* 1969 ; 90 : 765-78.
5) Epley JM. The canalith repositioning procedure : for treatment of benign paroxysmal positional vertigo. *Otolaryngol Head Neck Surg* 1992 ; 107 : 399-404.
6) Lempert T et al. A positional maneuver for treatment of horizontal-canal benign positional vertigo. *Laryngoscope* 1996 ; 106 : 476-8.
7) Arbusow V et al. Distribution of herpes simplex virus type 1 in human geniculate and vestibular ganglia : implications for vestibular neuritis. *Ann Neurol* 1999 ; 46 : 416-9.
8) Leigh RJ et al. Diagnosis of nystagmus and saccadic intrusions. The Neurology of Eye Movement. 5th ed. Oxford University Press 2006 ; pp.657-768.
9) Kang S et al. Acquired pendular nystagmus. *J Neurol S.* 2017 ; 375 : 8-17.
10) 三村　治. 先天性眼振の手術療法. 臨床眼科 2011 ; 65 : 415-8.
11) Barton JJ. Blink-and saccade-induced seesaw nystagmus. *Neurology* 1995 ; 45 : 831-3.
12) 吉田　寛ほか. 眼球運動. 若倉雅登ほか（編）. 神経眼科をやさしく理解するための視覚と眼球運動のすべて. メジカルレビュー社 ; 2007. pp.158-203.

Chapter 6

瞳孔異常／
眼瞼機能異常

6.1 瞳孔異常疾患

瞳孔は自律神経支配を受ける円形の孔である．環境や状況に応じてその直径を変え，光量調節と収差（球面収差，色収差）減少に寄与している．解剖学的には，虹彩内側に輪状に位置する瞳孔括約筋とその周囲を放射線状に囲む瞳孔散大筋で構成される（図1）．瞳孔括約筋が収縮すれば瞳孔は縮瞳し，瞳孔散大筋が収縮すれば瞳孔は散大する．このように，この2つの平滑筋が収縮と弛緩を繰り返すことで瞳孔は常に動き続け，我々の視機能維持に一役買っている．

瞳孔疾患ではこのような瞳孔の動きが損なわれ，縮瞳または散大が困難となる状態に陥る．つまり患眼は瞭眼と比較し常に散瞳している，または常に縮瞳している状態となるため，患者は羞明や調節麻痺，または暗所での見えにくさを自覚することが多い．また，多くの場合は片眼性であり，瞳孔不同をきたす．

瞳孔疾患には虹彩欠損（coloboma iridis）や瞳孔膜遺残，外傷性散瞳など「形態の異常」による疾患も多く存在するが，特に問題になるのは後天性の「反応の異常」をきたす疾患（図2）である．これらの瞳孔異常のいくつかは，その原因に生命を脅かし得る疾患が隠れていることがあり，単なる瞳孔不同に終わらない場合がある．そのため，羞明，ピントの合いづらさと瞳孔不同を放置することは許されず，我々眼科医は疾患を鑑別し，原因を突き止めなければならない．

瞳孔疾患の分類は，先に述べた通り，形態の異常と反応の異常，または交感神経の異常と副交感神経の異常など，分け方はそれぞれだが，本節では臨床の現場に適した分類として，散瞳疾患と縮瞳疾患に分けて瞳孔疾患を解説する．

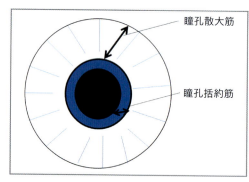

図1 瞳孔模式図

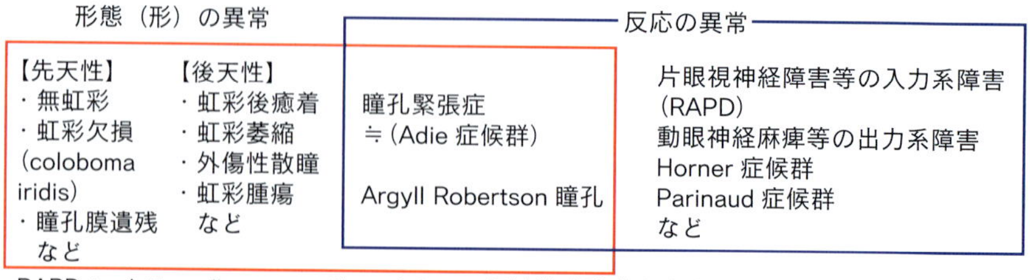

図2 瞳孔疾患の分類（形態の異常と反応の異常）

RAPD：relative afferent pupillary defect，相対的瞳孔求心路障害

6.1.1 瞳孔の自律神経支配

　瞳孔は，自律神経支配を受ける．瞳孔括約筋は副交感神経支配（コリン作動性）であり，瞳孔散大筋は交感神経支配（アドレナリン作動性）である．それぞれの神経は中枢から節前線維，節後線維と何回かニューロンを乗り換え，最終的に末梢の平滑筋に至る．これらの経路を理解することは瞳孔疾患を鑑別するうえで必須であり，これを理解できれば，病態把握にも大いに役立つ．

■ 副交感神経支配を受ける瞳孔括約筋

　副交感神経の起始部は中脳の動眼神経核に存在するEdinger-Westphal（エディンガーウェストファル）核（E-W核）にあり，くも膜下腔，内頸動脈-後交通動脈分岐部（IC-PC）の近傍，海綿静脈洞を経て眼窩内の毛様体神経節に至る（節前線維）．その後，副交感神経は短毛様体神経として97％が毛様体筋に，3％が瞳孔括約筋に至る[1]（節後線維）（図3）．

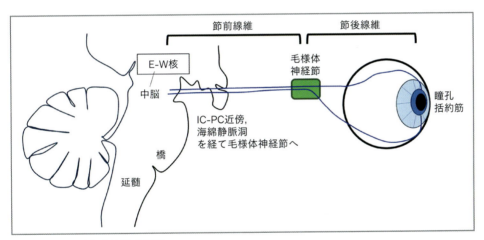

図3　瞳孔の副交感神経系経路

■ 交感神経支配を受ける瞳孔散大筋

　交感神経の経路は，副交感神経の経路に比べ非常に長い．交感神経の起始部は間脳にある視床下部である．その後，第1ニューロンは脳幹を下降し，毛様脊髄中枢でニューロンを乗り換える．第2ニューロンは下部頸髄〜上部胸髄から始まり，上頸神経節まで上行する（節前線維）．その後，第3ニューロンは総頸動脈から内頸動脈にそって上行し，海綿静脈洞を通り，毛様体神経節を経て，瞳孔散大筋に至る（節後線維）（図4）．

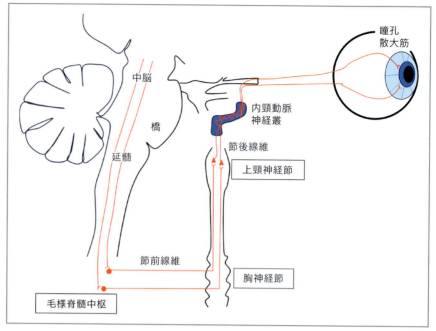

図4 瞳孔の交感神経系経路

6.1.2 散瞳疾患

■ 動眼神経麻痺

　動眼神経麻痺は患眼に散瞳をきたす瞳孔不同を認め，眼瞼下垂と外転以外の眼球運動障害を合併する（全ての所見がそろわない不全麻痺も存在する）．副交感神経は中脳に存在するE-W核から毛様体神経節まで動眼神経内を走行するため，動眼神経麻痺によって瞳孔運動線維の麻痺を合併し，瞳孔散大がおこる（瞳孔不同を生じない場合もある）．また動眼神経に支配される内直筋，上直筋，下直筋，下斜筋，上眼瞼挙筋，瞳孔括約筋，毛様体筋はいずれも麻痺の対象となり，これらの麻痺所見が合併している本症の診断は比較的容易である．

　しかし，重要な点はなぜ麻痺がおこったのかという原因を検索することにある．動眼神経麻痺は虚血性，糖尿病性，外傷性，圧迫性，感染性，炎症性など様々な要因から発症し得るが，特に生命に関わるものとして，IC-PC動脈瘤による神経圧迫の有無についての鑑別は必須である．

　解剖学的に，動眼神経は頸動脈と隣り合わせに位置する．副交感神経の瞳孔運動線維は動眼神経の表層，上内側（図5）に位置する[2]ため，IC-PC動脈瘤のような圧迫病変があると，瞳孔運動線維が障害され瞳孔は散大する．一方，糖尿病性に代表される虚血性の動眼神経麻痺は，動眼神経を栄養する微小栄養動脈の閉塞によっておこり，この場合，神経の中心が障害されるため瞳孔障害がおこることは少ない．つまり，瞳孔散大は圧迫病変の可能性が高い徴候と考えて相違なく，動脈瘤が破裂する前に早急な画像評価を行う必要がある．ただし，瞳孔散大がないからといって，圧迫性病変がないという証

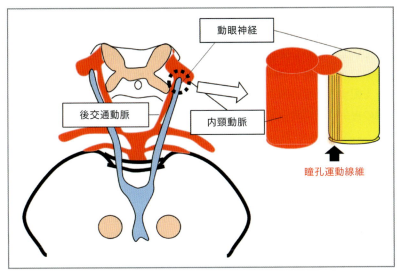

図5 動眼神経と内頸動脈の解剖学的関係

明にはならない．そのため，動眼神経麻痺を診断した際はいずれにしても早急に画像評価が必要である．

■ Adie 瞳孔

Adie 瞳孔は，瞳孔不同のうち患眼に散瞳をきたす疾患である．すなわち明室下で瞳孔が縮瞳せず瞳孔不同が明らかとなる．瞳孔の形は不正円形である．対光反射は消失またはわずかに認められ，分節状に麻痺（sectoral palsy）し，分節状に収縮（segmental contraction）するため，緩やかに縮瞳し緩やかに散瞳するという特徴があり瞳孔緊張症と呼ばれる（図6）．また大きな特徴の1つとして，輻湊反応（縮瞳）が保たれる，いわゆる対光-近見反応解離（light-near dissociation）を生ずる代表疾患である．片眼でも両眼でもおこり得るが，約8割が片眼性[3]である．疫学的には主に若い女性に多くみられ（女性は62.5％，男性は37.5％[4]），20〜40代に多い．

Adie 瞳孔の病態は，一般に毛様体神経節とその副交感神経節後線維の損傷に起因す

文献3

文献4

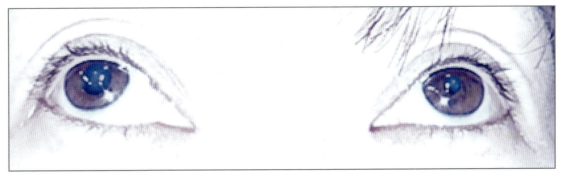

図6 Adie 瞳孔の瞳孔写真
52歳女性．右眼の瞳孔不同（右散大）が明らかである

文献5

ると考えられている[5]．眼窩内の毛様体神経節は毛様体筋と瞳孔括約筋を支配する線維が含まれており（図3参照），ここで副交感神経はニューロンを乗り換え，それぞれの筋へ向かっていく．しかし瞳孔括約筋に向かう節後線維の数は毛様体筋に向かう節後線維と比べ僅少であり，約1/30の量しかない[1]．そのため，毛様体神経節が損傷すると，毛様体筋を支配する線維の割合がさらに高くなる．その結果，毛様体神経節の中にある神経節細胞の再生過程において，もともと毛様体筋を支配していた神経線維が瞳孔の支配神経に迷入してしまい，瞳孔括約筋を支配するようになる．この異常な神経再生がおこるために，対光反射が改善しないままにもかかわらず，近方視（調節）で縮瞳がおこると考えられている．

　Adie瞳孔の診断は，「不正円形の散瞳」「分節状の瞳孔収縮」「対光 - 近見反応解離」といった臨床的特徴である程度行うことが可能だが，補助診断として薬物負荷試験を行う．Adie瞳孔では脱神経過敏が獲得されており，生理的に正常な瞳孔には薬理作用を持たない低濃度の0.1％ピロカルピン点眼薬（副交感神経作動薬）を点眼すると，患眼が縮瞳する．両眼に点眼し，60分後に患眼のみ縮瞳すれば陽性である．

　治療は基本的に羞明に対するサングラス装用など対症療法が主となるが，低濃度ピロカルピン点眼薬の点眼を行ってもよい．ただし，点眼薬は万能ではなく，患者が暗所での暗雲感や調節緊張を自覚することもあるため，処方時は十分に副作用の説明をする必要がある．

6.1.3 縮瞳疾患（Horner症候群）

　Horner（ホルネル）症候群は，交感神経の障害により患眼の縮瞳による瞳孔不同（図7），軽度の上眼瞼下垂と下眼瞼挙上に伴う瞼裂狭小，患側顔面の発汗低下をきたすことを三徴とし，そのほかに結膜充血，眼圧下降，虹彩色素異常などを認めることもある．対光反射は両眼ともに正常であり，瞳孔不同は暗所で確認しやすい．

　Horner症候群の診断は，通常病歴と臨床観察だけで行われるが，診断が不明確な場合は薬物負荷試験を行う．交感神経の節前線維の病変または節後線維の病変では，患側の瞳孔散大筋におけるノルアドレナリンへの感受性が亢進し脱神経過敏を獲得するため，生理的に正常な瞳孔には薬理作用をきたさない低濃度フェニレフリン点眼や部分$α_1$作用を持つアプラクロニジン（アイオピジン®）を点眼すると患眼が散瞳し，瞳孔不同が減弱する．また下垂していた眼瞼もやや挙上する．

図7　Horner症候群の瞳孔写真
63歳女性．右眼の瞳孔不同（右縮瞳）が明らかである

Horner 症候群は，動眼神経麻痺同様なぜおこったのかという原因検索が非常に重要である．交感神経は 3 つのニューロンを乗り換えるほどの長い経路を持ち，この経路のどこで異常がおこっても Horner 症候群は発生し得る．その中には肺尖部肺がん（Pancoast 腫瘍），縦隔部腫瘍など早期発見・早期治療が求められる疾患も含まれ，全身検索（全身 CT 検査）は必須である．

また，交感神経の第 3 ニューロンは内頸動脈にそって上行し，海綿静脈洞を通った後，三叉神経第 1 枝（眼神経）と吻合し眼窩内に入り虹彩に至るという解剖学的特徴（図 4 参照）から，激しい頭部痛，頸部痛を伴う Horner 症候群（有痛性 Horner）を認めた場合は内頸動脈解離を疑う．内頸動脈解離は，塞栓による急性期脳梗塞を合併するリスクが高いため，早急な MR angiography（MRA）または CT angiography（CTA）を含めた精査が必要である．

治療は，基本的に原疾患に対して行う．縮瞳疾患である Horner 症候群では視機能異常（暗雲感や霧視）を訴える者は稀であり，瞳孔不同への積極的な治療は不要である．

6.1.4 まとめ

主要な瞳孔疾患を散瞳疾患，縮瞳疾患に大別して解説した．自律神経支配を受ける瞳孔は環境の影響を受けやすく，年齢や生活状態，飲食物によっても動態が変わってしまう．そのため，瞳孔疾患の診察，診断に苦手意識を持つ者も多い．しかし，瞳孔診察はペンライトを 1 本用意するだけで短時間かつ肉眼でも可能であり，ひとたびその特性や支配神経の経路を理解してしまえば，決して診断は難しくはない．この小さき孔の変化が，生命の危機に直結する重篤な疾患のサインとなることもあるのである．本節が，少しでもその理解の一助となれば幸いである．

（龍井苑子，石川　均）

文献

1）中野　隆．瞳孔の自律神経支配．神経内科 2015；82：1-8.
2）石川　均ほか．瞳孔の神経眼科入門（2）．神経眼科 2010；27：189-96.
3）Adie WJ. COMPLETE AND INCOMPLETE FORMS OF THE BENIGN DISORDER CHARACTERISED BY TONIC PUPILS AND ABSENT TENDON REFLEXES. *Br J Ophthalmol* 1932；16：449-61.
4）Xu SY et al. Adie's Pupil：A Diagnostic Challenge for the Physician. *Med Sci Monit* 2022；28：e934657.
5）WARWICK R. The ocular parasympathetic nerve supply and its mesencephalic sources. *J Anet* 1954；88：71-93.

Chapter 6 瞳孔異常／眼瞼機能異常

6.2 眼瞼機能異常

6.2.1 眼瞼けいれん（blepharospasm）── 今なお誤診され続ける神経眼科疾患

　良性本態性眼瞼けいれん（benign essential blepharospasm：BEB）は，患者の強い羞明などの愁訴にもかかわらず，長い間ドライアイと誤診されたり，非器質的疾患とみなされたりして，適切な治療を受けられず漫然と治療されたり，放置されることで徐々に悪化することの多い疾患である．しかも眼科医がその問診と視診のコツさえ押さえて，A型ボツリヌス毒素（botulinum toxin type A：BTX-A，ボトックス）という保険で認可された注射薬を顔面筋，特に眼輪筋，皺鼻筋などに使用すれば，80％以上の患者が満足できる眼科医こそが治療すべき疾患でもある．

■ 機能解剖と病態

　BEBは神経精神科系薬剤の長期投与による薬剤性も含めて，発症メカニズムは今なお解明されていない疾患であるが，瞬目運動の制御過程に何らかの障害があることが推定されている．当初は大脳基底核のみの障害と考えられていたが，現在では皮質，小脳など様々な脳部位が機能的に異常であることが示されている[1]．しかし，これらの脳領域に影響を与える機能障害や構造変化がBEBの原因なのか結果なのかは，いまだ判明していない[2]．

　「眼瞼けいれん診療ガイドライン」第1版では「眼瞼周囲の筋，主として眼輪筋の間欠性あるいは持続性の過度の収縮により不随意な閉瞼が生ずる疾患で，他の神経学的，眼科学的異常が原因となっていないもの」と定義された[3]．

　BEBでは女性は男性の2～3倍みられ，好発年齢は50～60代であるが，薬剤性はかなり若年層にもみられる[3]．重症者の場合は機能的失明を生じることがあり，QOLを非常に損なう疾患である[4]．

文献1

文献2

■ 自覚的な訴えの頻度と問診のコツ

　自覚症状の主なものを表1[3]に示した．眼瞼の機能異常として，欧米では瞬目の増加

表1　自覚症状[3]

1. 瞬目増多，眼瞼の軽度痙攣
2. 開瞼困難
3. 羞明感（photophobia）
4. 眼瞼下垂
5. 目の不快感・異物感，眼痛
6. 目の乾燥感
7. 流涙
8. 頭痛，耳鳴，肩凝り，抑うつ，焦燥感

が70％前後．眼瞼の痙攣が80％近くでみられるが，我が国では瞬目の増加が30％弱である[3,4]．一方，羞明は欧米でも50％前後の頻度で訴えるが，日本人では特に強く感じられるようであり，90％以上でみられるとの報告がある[4]．具体的には「光がまぶしくて目が開けられない」，「部屋の外ではまぶしくてすぐにつぶってしまう」，「ヒトやモノによくぶつかる」，「目を閉じているほうが楽」，「外がまぶしくてでられず，家の中でもサングラスをかけている」などと訴えた場合，BEBを常に考慮する．

■ 外見の特徴と瞬目テスト・感覚トリック

　日常的，習慣的に反復して強い力の瞬目を繰り返すため，顔貌では図1のように眼輪筋，眉間皺（皺眉筋），鼻根筋などに非常に深い皺を無数に認めることが多い．また一見すると瞼裂が狭く眼瞼下垂様にみえるが，眉毛も上眼窩縁を越えて下降しており，眼瞼下垂ではなく眉毛下垂（Charcot徴候）（図2）であることがわかる．

　瞬目テストはこの瞬きを歯切れよくリズミカルに繰り返すこと（軽瞬テスト），できるだけ素早く繰り返すこと（速瞬テスト），できるだけ強く力を入れて繰り返すこと（強瞬テスト）で瞬目に強い負荷をかけることにより，異常眼瞼運動を誘発させるテストで，これにより90％以上で陽性となり診断可能となる（特に軽瞬テスト，速瞬テストが陽性にでやすい）．ただし，眼筋型重症筋無力症でも疲労現象のために偽陽性にでることがあるので，眼瞼下垂や眼球運動制限がないかも確認する必要がある．

　またジストニアに特徴的な症状である感覚トリック（sensory trick）も重要な診断根

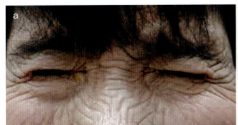 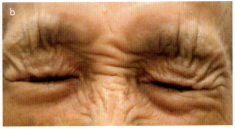

図1　眼瞼けいれんの顔写真
a，bとも眼輪筋，縦の眉間皺（皺眉筋），鼻根筋の収縮が著明である

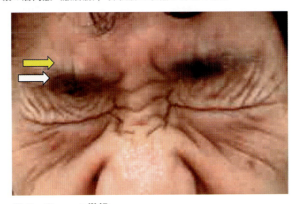

図2　Charcot徴候
本来の上眼窩縁の位置（黄矢印）より眉毛が下がっている（白矢印）のがわかる

Chapter 6 瞳孔異常／眼瞼機能異常

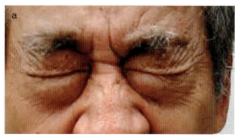
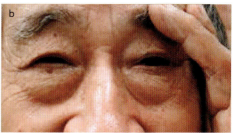

図 3 感覚トリック
通常は閉瞼しているが（a），側頭部に軽く手を添えるだけで開瞼できるようになる（b）

拠となる．感覚トリックとは，触られるという情報が基底核に作用し，身体の一部の筋収縮に変化をきたす現象であり，BEB の場合は前額や側頭部の特定の部分を軽く圧迫するだけで BEB が収まり開瞼できるようになる現象（図 3）である．

管理の基本

患者の多くは初診医では診断がつかず，多数の眼科医や内科医を受診してからようやく診断にたどりつくため，長い間心理的なストレスを抱えている．したがって，通常の眼科疾患患者以上にやさしく丁寧に接することが重要である．また，後述する BTX-A 注射は最も効果的な治療ではあるが，やはり 100％ の患者に奏功するわけではない．そのため，できる限り他の効果的と思われる対応や処置を併用するほうが心理的にも実際にも効果が得られやすい．

文献 5

具体的には，遮光レンズ眼鏡（エッシェンバッハ FL-41 レンズ[5]および HOYA レチネックス YE ならびに PY[6]）が効果的である．患者の 10％ 以上は遮光レンズ眼鏡の装用のみで BTX-A 注射は中止できた[6]．また，少し外見に難があるが，感覚トリックを利用したクラッチ眼鏡（図 4）も効果的な場合がある．

治療は唯一 BTX-A 注射

受診した BEB 患者のうち 80〜90％ が眼部周囲の BTX-A 注射を必要とする．添付文書に記載されている注射部位は，BTX-A 1.25〜2.5 単位を眼輪筋のみ片側ずつ 6 か所注射するというもの（図 5）で，軽症者を中心に患者の 60〜70％ 程度で一定の満足

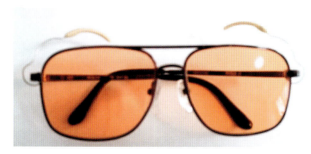

図 4 クラッチ眼鏡
柄の根元のネジにクラッチを固定し，患者自身に当てて楽になる場所を選ばせる．片方だけでも十分効果がみられる

6.2 眼瞼機能異常

TOPICS

最長持続期間が9か月のA型ボツリヌス毒素製剤をFDAが承認！

A型ボツリヌス毒素（BTX-A）製剤としては，これまでonabotulinumtoxin A（Botox®），abobotulinustoxin A（Dysport®），incobotulinumtoxin A（Xeomin®）の3種類が市販化されている．我が国の神経眼科領域ではボトックスが眼瞼けいれん，片側顔面けいれん，斜視の順に適応が認められ，今後ゼオマイン®が眼瞼けいれんへの適応拡大に向けて治験開始予定である．これらのBTX-A製剤は全て効果持続期間が最大4か月前後で，効果を連続して維持するためには3〜4か月ごとに注射を反復する必要がある．

この3種類のBTX-A製剤以外に，2022年9月に米国食品医薬品局（FDA）によって新たに承認された注射用daxibotulinumtoxin A（DAXIまたはDaxxify™）は，ヒト血清アルブミンの代わりに150 kDaのbotulinumtoxin A（RTT150）と独自の安定化賦形剤ペプチド（RTP004）を配合した最初の長期間作用持続型のBTX-A製剤である[7]．

DAXIは美容整形の中等度から重度の眉間線の治療に承認されており，これまでの治験において効果期間の中央値は6か月で，一部の患者では効果が9か月も持続する[8]．現在は合併症も長期間持続すると想定され，整容目的のみに限定されているが，DAXIは作用が長く持続するために患者満足度も高く，急速に他の領域にも適応が拡がる可能性があると考えられている．

文献7　文献8

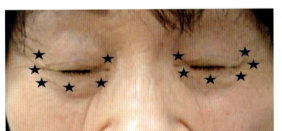

図5　眼瞼けいれん軽症者へのルーチンの眼輪筋注射部位
黒星印が注射部位（12か所）

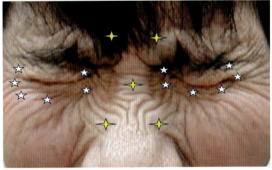

図6　眼瞼けいれん重症者への追加注射部位
黄色十字印が追加注射部位（5か所）

が得られることが多い．また，1か所2.5単位以上BTX-A注射が必要な重症例では，その12か所に加えて左右の皺眉筋に2か所，鼻根筋中央に1か所，左右の鼻筋横部に2か所増やして17か所（図6）に注射すれば満足度が上がる．

患者によっては，注射時に強い注射時疼痛を訴えるため，リドカインテープ（ペンレス®テープ18 mg），リドカイン・プロピトカイン配合クリーム（エムラ®クリーム）やリドカイン・プロピトカイン配合貼付剤（エムラ®パッチ）を使用して疼痛を緩和するのが望ましい[9]．

■眼瞼手術はどの手術も一定の効果，ただし効果は3年ほどでもと通りに

BEBでは眉毛下垂のために一見眼瞼下垂様にみえる．そのため，眼瞼けいれん患者の多くで上眼瞼挙筋縫縮術をはじめ様々な眼瞼下垂に対する手術が行われている．どのような手術を行っても，大部分で一時的には一定の手術効果が上がるが，ほとんどは永続するものではなく，2〜3年で効果が失われ再度BTX-A注射を必要とするようになる[10]．

6.2.2 片側顔面けいれん（hemifacial spasm）──やはりBTX-A注射が著効する神経眼科疾患

■顔面神経根部に対する血管等の圧迫による器質的疾患

当初は片側眼瞼周囲の眼輪筋の痙攣（左側が多い）から始まり，徐々に片側の顔面筋（大・小頬骨筋，口輪筋など）に広がり，最終的には顔の片側だけが歪む発作性の痙攣を頻発する[11,12]．40代以降の中高年女性に多いこと，また眼瞼周囲の痙攣から始まることから，初期にはBEBと誤診されることも多い疾患である．ただ原因不明のBEBとは異なり，脳底の顔面神経根部（root emerging zone：REZ）に脳底血管が圧迫・接触して発症することがわかっている．したがって，根治療法はJannetta手術（微小血管減圧術）である[13,14]．合併症として小脳損傷，聴神経損傷，平衡機能障害，髄液漏，脳幹梗塞などがあり，軽症者ではBTX-A注射を推奨する医師が多い．

文献11

文献13

文献14

■眼瞼けいれんとの鑑別は正中を越えるか否か

痙攣の症状はBEBと酷似するものの，正中を越えて対側に及ぶことはない（図7）．臨床症状が非常に酷似する顔面神経麻痺後異常連合運動は，顔面神経麻痺の既往歴および顔面筋の筋電図から鑑別する．

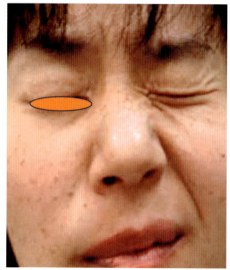

図7　典型的な左片側顔面けいれんの痙攣状態
左眼は強く閉瞼し，口角は挙上している．いくら症状が強くても正中を越えて対側に及ぶことはない

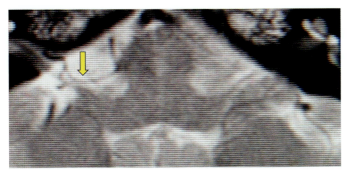

図8 CISS法で撮像したMR cisternography
右顔面神経が右前下小脳動脈とREZで接している（黄矢印）
（木村亜紀子氏提供）

■ 脳底血管を撮像するCISS法などの脳槽撮像手法で最終診断

磁気共鳴画像法（magnetic resonance imaging：MRI）診断にはCISS法やT2-SPACE法などを用いる．両画像とも3D撮像のため，短時間で高コントラストの画像が得られる．実際にCISS法で撮像した脳槽撮像手法（MR cisternography）を示す（図8）．右顔面神経が右前下小脳動脈とREZで接し，圧迫して右片側顔面けいれんを発症している．

■ 手術予後と再発

Jannetta手術直後から寛解状態になるのは症例の60〜70％で，残りの20％ほどは数か月で徐々に改善する．ただ，残りは回復しなかったり再発（約6％）したりする[14]．その場合には，やはりBTX-A注射を行う．

6.2.3 眼瞼ミオキミア（eyelid myokymia）―経過観察で自然寛解

通常疲労時に片側の下眼瞼の一部のみにみられ，比較的早い周期で反復して収縮し，左側にやや多い特徴がある．女性と冷水への曝露が危険因子であり[15]，数分から長くても断続的に数時間経過し，1週間以内に自然に消失してしまうことが多い．瞬目テストのいずれも陰性で羞明も自覚しない．

文献15

6.2.4 眼瞼チック（lid tic）

BEBが薬剤性を除いて発症年齢が50代から60代に多いのに比して，眼瞼チックは10代から発症する．通常の眼瞼チックは小児期に始まり，経過が変動し心理社会的および身体的問題を引きおこす可能性があるが，多くの場合成人期初期までに改善する発作性運動異常である．さらに眼瞼チックは，一時的に意志の力で意図的に抑制できる特徴がある．

ただし，重度のチックは皮質 - 線条体 - 視床 - 皮質回路内の変化から生じると考えられ[16]，運動チックと音声チックを伴うTourette（トゥレット）症候群は慢性発達障害

文献16

であり,患者のQOLを大きく低下させる可能性がある.Tourette症候群は複雑であるが,最新の研究によりその治療選択肢は,新しい薬物療法や薬理学的または脳深部刺激療法の増加により拡大している[17].

文献17

（三村　治）

文献

1) Defazio G et al. Blepharospasm 40 years later. *Mov Disord* 2017；32：498-509.
2) Valls-Sole J et al. Blepharospasm：Update on Epidemiology, Clinical Aspects, and Pathophysiology. *Front Neurol* 2016；7：45.
3) 日本神経眼科学会眼瞼痙攣診療ガイドライン委員会.眼瞼けいれん診療ガイドライン（第1版）.日本眼科学会雑誌 2011；115：617-28.
4) 若倉雅登ほか.眼球使用困難症候群としての眼瞼痙攣.神経眼科 2017；34：421-8.
5) Blackburn MK et al. FL-41 tint improves blink frequency, light sensitivity, and functional limitations in patients with benign essential blepharospasm. *Ophthalmology* 2009；116：997-1001.
6) 三村　治ほか.眼瞼痙攣に対する遮光レンズの効果.眼科 2021；63：465-71.
7) Li X et al. Efficacy and Safety of Botulinum Toxin Type A for Treatment of Glabellar Lines：A Network Meta-Analysis of Randomized Controlled Trials. *Aesthetic Plast Surg* 2023；47：365-77.
8) Salame N et al. DaxibotulinumtoxinA-lanm（Daxxify™）：A Comprehensive Overview. *Skin Therapy Lett* 2023；28：1-3.
9) 三好政輝ほか.本態性眼瞼痙攣に対するボツリヌス注射時における局所麻酔薬の疼痛緩和効果.神経眼科 2021；38：2-6.
10) 三村　治ほか.難治性眼瞼痙攣患者に対する上眼瞼手術の影響.神経眼科 2017；34：429-34.
11) Lefaucheur J-P et al. Diagnosis of primary hemifacial spasm. *Neurochirurgie* 2018；64：82-6.
12) 三村　治.眼科からみた眼瞼痙攣,片側顔面痙攣.三村　治（編）.眼科疾患のボツリヌス治療.診断と治療社；2009. pp.2-14.
13) Lu AY et al. Hemifacial spasm and neurovascular compression. *ScientificWorldJournal* 2014；2014：349319.
14) Menna G et al. Factors Related to Hemifacial Spasm Recurrence in Patients Undergoing Microvascular Decompression-A Systematic Review and Meta-Analysis. *Brain Sci* 2022；12：583.
15) Chardoub AAJ et al. Eyelid Myokymia. In：StatPearls［Internet］.Treasure Island（FL）：StatPearls Publishing；2023 Jan. 2023 Aug 8.
16) Singer HS. Tourette syndrome and other tic disorders. *Handb Clin Neurol* 2011；100：641-57.
17) Johnson KA et al. Tourette syndrome：clinical features, pathophysiology, and treatment. *Lancet Neurol* 2023；22：147-58.

Chapter 7
眼窩および全身疾患

7.1 甲状腺眼症

　甲状腺眼症は甲状腺自己抗体を原因とした自己免疫性炎症性疾患である．眼窩内組織の炎症により，外眼筋肥大や脂肪組織の増生がおこり，複視，眼球突出，眼瞼異常，視力低下など様々な症状を呈する．バセドウ病で多くみられ，稀に橋本病や甲状腺機能正常の眼症もある．

　眼窩内炎症のある活動期と炎症のない非活動期があり，活動期に症状が悪化するため，消炎治療を行う必要がある．活動性を表す指標として甲状腺自己抗体があり，TSAb（thyroid stimulating antibody）は眼症の活動性に相関するといわれている[1]．また，磁気共鳴画像（magnetic resonance imaging：MRI）のT2強調画像は活動性の判定に有用で[2]，治療方針の決定に必須といえる（図1）．

　活動期の眼症には，消炎と同時に免疫抑制療法としてステロイドパルス治療を行うが，ステロイド局所投与や放射線治療を行う場合もある．非活動期で後遺症がある場合には手術治療を行う．手術は，斜視手術，眼瞼手術，眼窩減圧術など多岐にわたる．

　圧迫性視神経症は最重症で，早急な消炎治療が必要であり，ステロイド治療に抵抗性の難治例では活動期でも眼窩減圧術の適応となる．

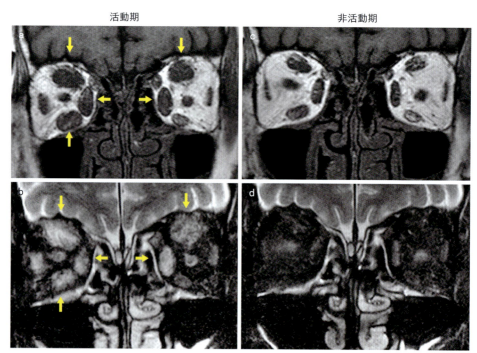

図1　活動期と非活動期のMRI冠状断
a. T1強調像．複数の外眼筋肥大を認める（矢印）
b. T2強調像．外眼筋が高信号を示し，炎症所見を認める（矢印）
c, d. ステロイド治療後には外眼筋肥大は軽減し（c），炎症所見は改善している（d）

7.1.1 甲状腺眼症の症状

■複視

　甲状腺眼症の複視は，外眼筋の炎症性肥大による進展障害によって生じる．下直筋肥大であれば上転障害，上直筋肥大であれば下転障害となり，複視は障害筋の対側にみられる（図2）．鑑別疾患である眼窩筋炎では麻痺性の眼球運動障害となるため，障害筋と同側に複視がみられ，甲状腺眼症とは異なる．

　甲状腺眼症の外眼筋肥大は下直筋が最も多く，次いで内直筋，上直筋である[3]．外直筋が単独で肥大していることは稀である．複数筋が肥大する場合は，下直筋＋内直筋が最も多く，次いで上直筋＋内直筋である．このような複数筋の肥大がある場合は，上下左右の複合型の複視となる．

　活動期で外眼筋の炎症がある場合は，ステロイドや放射線による消炎治療を行う．最近は活動期の消炎治療に加え斜視ボトックス治療を併用する場合もある[4]．非活動期で日常生活に支障のある複視の場合は，斜視手術を行う[5]．

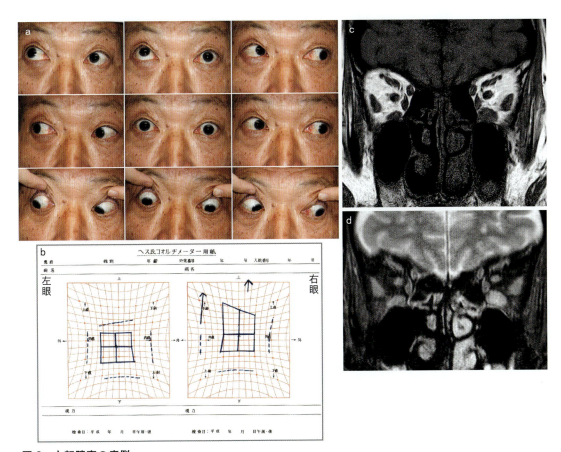

図2　上転障害の症例
9方向写真（a），Hessチャート（b）で左眼の上転障害を認める．MRI冠状断で左眼の下直筋肥大と炎症所見がみられる（c．T1強調像，d．T2強調像）

Chapter 7　眼窩および全身疾患

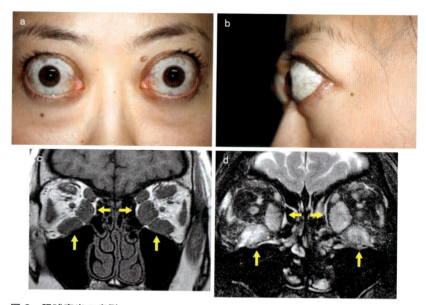

図3　眼球突出の症例
高度の眼球突出（a, b）．MRI冠状断では複数の外眼筋肥大があり，炎症所見を認める（矢印．c. T1強調像，d. T2強調像）

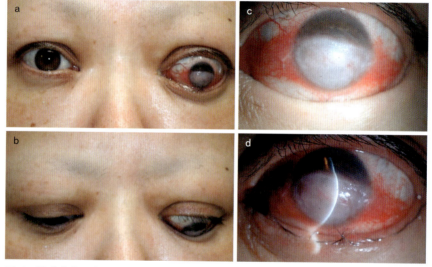

図4　眼球突出と角膜障害の症例
左眼の眼球突出（a. 正面視，b. 下方視）と，上眼瞼後退による重度の角膜障害を認める（c, d）

■ 眼球突出

　甲状腺眼症では外眼筋肥大や脂肪組織の増生により眼球突出が生じる（図3）．高度の眼球突出では閉瞼不全による角結膜上皮障害がみられ，稀に角膜潰瘍，角膜穿孔などの重症例もある（図4）．活動期であればステロイド，放射線による消炎治療を行うが，角結膜障害が強い場合は眼瞼縫合を行うこともある．非活動期で整容的な問題がある場合は，眼窩減圧術の適応となる．

7.1 甲状腺眼症

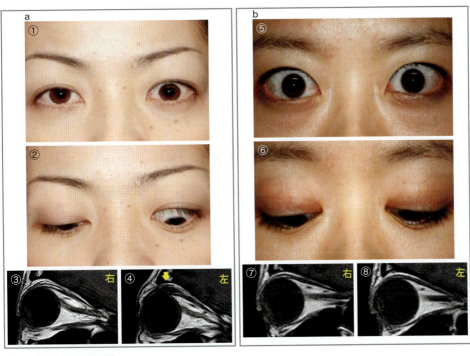

図5 眼瞼後退の症例
a. 左上眼瞼後退と眼瞼遅滞を認める（①，②）．MRI矢状断（③，④）で左上眼瞼挙筋肥大を認める（④矢印）
b. 両眼の上眼瞼後退を認めるが（⑤），眼瞼遅滞はみられない（⑥）．MRI矢状断で上眼瞼挙筋に異常はない（⑦，⑧）

■眼瞼後退

甲状腺眼症でみられる眼瞼の異常として眼瞼後退，眼瞼内反，眼瞼腫脹などがあり，特に上眼瞼後退は甲状腺眼症に特徴的である．上眼瞼挙筋の炎症性肥大により上眼瞼が後退し瞼裂が開大する．下方視では上眼瞼の進展障害により上方の強膜が露出する．上眼瞼挙筋の評価には，MRI矢状断が適している（図5）．

瞼裂開大があっても上眼瞼挙筋肥大がない場合は，甲状腺機能亢進に伴う交感神経刺激によりミュラー筋の緊張が関与している．この場合は甲状腺機能の正常化に伴い症状は改善する．

上眼瞼挙筋や周囲組織の炎症がある場合は，消炎治療の適応となる．ステロイド局所注射が良い適応である[6]．

■圧迫性視神経症

複数の高度な外眼筋肥大がある場合，その圧迫により視神経障害をおこすことがある．特に上直筋肥大が強いと発症しやすい．視神経症の重症例では，重篤な視力障害を認め，様々な型の視野障害を呈する（図6）．眼底所見では，視神経乳頭の発赤，腫脹，網膜血管の蛇行，網膜雛襞などがみられる場合もあるが，約半数では異常所見がみられない[7]．重症例では，視神経の圧迫所見が軽減しても中心暗点を残すことがある．

特に，高齢者で眼球突出が目立たない場合，視力低下の原因が甲状腺眼症と気づかれずに診断が遅れることがあり，注意が必要である（図7）．

文献7

Chapter 7 眼窩および全身疾患

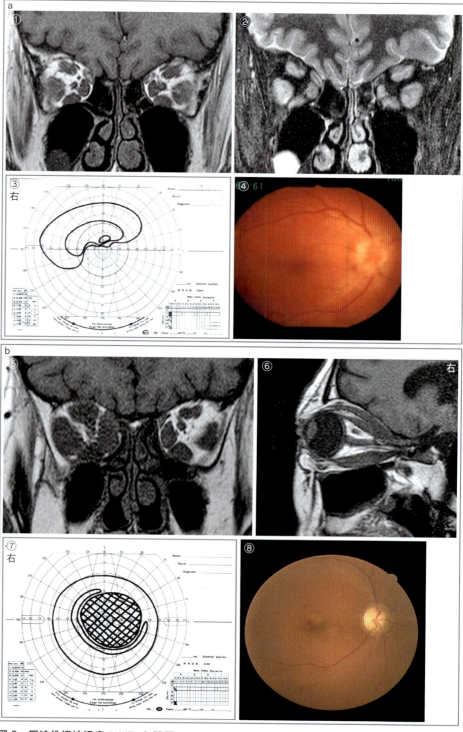

図6　圧迫性視神経症のMRIと視野

a. MRI冠状断では，両眼の4直筋肥大と炎症所見がみられる（①．T1強調像，②．T2強調像）．左眼視野は水平半盲様である（③）．眼底所見では，視神経乳頭は発赤腫脹している（④）

b. MRIでは，右眼の4直筋肥大があり，視神経の圧迫所見が強い（⑤．T1強調像冠状断，⑥．T2強調像矢状断）．右眼視野は中心暗点となっている（⑦）．眼底所見では，視神経乳頭は蒼白である（⑧）

7.1 甲状腺眼症

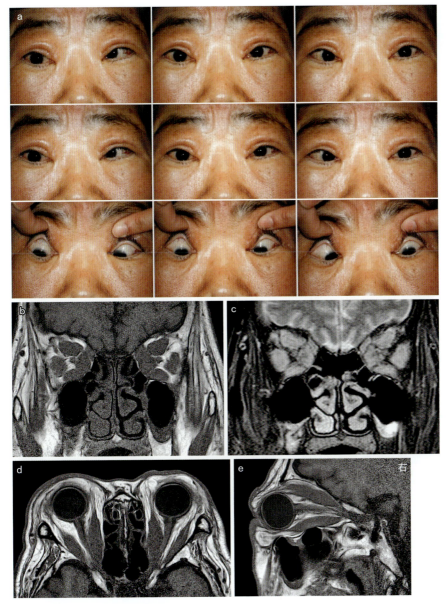

図 7　高齢者の圧迫性視神経症
9方向写真（a）．眼瞼腫脹はあるが眼球突出は目立たない．全方向への眼球運動障害があり，複視の訴えはない
MRIでは両眼4直筋肥大があり，炎症所見が強い．視神経の圧迫所見がみられる（b. T1強調像冠状断，c. T2強調像冠状断，d. 水平断，e. 矢状断）

7.1.2 甲状腺眼症の治療

　甲状腺眼症の治療は，活動期の消炎治療と非活動期の手術治療に分かれる．
　活動期の治療はステロイドパルス療法が基本となる．中等症以上は Daily 法，軽症から中等症には Weekly 法を行う．

275

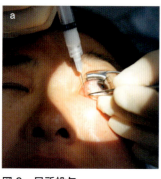 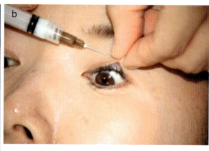 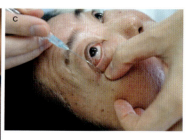

図8 局所投与
a. 内直筋へのステロイド局所注射　b. 上眼瞼へのステロイド局所注射　c. ステロイド球後注射

■ 活動期の治療

1. ステロイドパルス療法

(1) Daily 法

　メチルプレドニゾロン 500 mg/日を3日間で1クールとし，1週間ごとに合計3クール施行する．症例によっては 1,000 mg/日で行うこともある．後療法としてプレドニゾロン 20 mg/日から内服を漸減し，約3か月で終了する．

(2) Weekly 法

　メチルプレドニゾロン 500 mg/日を1週間ごとに6回，次に 250 mg/日を1週間ごとに6回で合計12回点滴する．当院では 500 mg/日で12回行う場合が多い．後療法としてのプレドニゾロン内服は原則行わない．副腎機能が低下している場合は内服する．

2. 局所投与（図8）

(1) 外眼筋へのステロイド局所注射

　単筋の肥大で複視が軽度の場合に行う．複視が進行している症例では，線維化により複視が悪化することがあるので注意が必要である．テノン嚢注射と同様に結膜切開し，障害筋の周囲へトリアムシノロンアセトニド（ケナコルト-A®）20 mg を投与する．

(2) 眼瞼へのステロイド局所注射

　上眼瞼挙筋肥大があり，挙筋周囲の炎症所見がある場合に行う．眼瞼腫脹を伴う上眼瞼後退が良い適応である．上眼瞼挙筋周囲へトリアムシノロンアセトニド（ケナコルト-A®）8〜12 mg を投与する．

(3) ステロイド球後注射

　圧迫性視神経症や眼窩内炎症の強い症例で行う．ステロイドパルス治療と併用して行うことが多い．ベタメタゾンリン酸エステルナトリウム（リノロサール®）4 mg を球後注射する．

3. 放射線治療

　1.5〜2 Gy/日を10回照射する．治療期間は施設により異なり，2週間から10週間となっている．

■ 非活動期の治療

1. 斜視手術

　日常生活に支障のある複視がある場合，斜視手術の適応となる．外眼筋の伸展障害に

7.1 甲状腺眼症

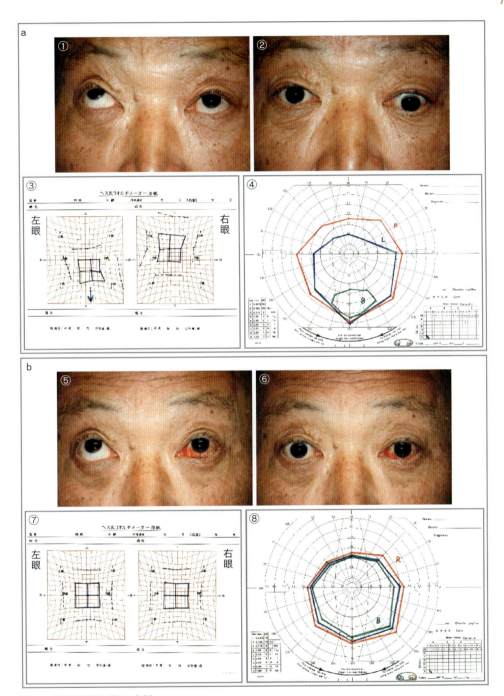

図9 下直筋後転術の症例
a. 図2の症例のステロイドパルス療法後，複視は悪化し，眼球は下方へ偏位している（①．上方視，②．正面視）．Hessチャート（③），注視野（④）で左眼の上転障害を認め，単一視野は下方のみ認める
b. 左下直筋後転術前後（⑤．上方視，⑥．正面視）．Hessチャート（⑦），注視野（⑧）は改善している

よる複視のため，後転術（調節糸法）が基本となる．甲状腺眼症では下直筋肥大が多いため，下直筋後転術が最も多い（図9）．眼位ずれの強い場合は，右下直筋後転から左上直筋後転など複数回の手術が必要となる（図10）．また，上下左右ともにずれのある

277

Chapter 7 眼窩および全身疾患

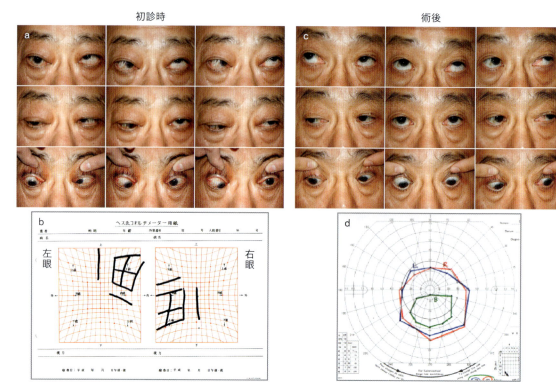

図 10 複合型複視の手術症例
初診時の 9 方向写真（a）と Hess チャート（b）．眼瞼腫脹がみられ，右眼は内下転，左眼は内上転している
術後の 9 方向写真（c）と注視野（d）．両眼の 3 筋に手術を行い，眼位は改善している．中心から下方で単一視野が得られている

混合型の複視の場合は，同時に 2 筋の手術（下直筋後転＋内直筋後転など）を行う．回旋異常の強い場合は，水平移動術も必要になる．

2．眼瞼手術

上眼瞼後退に対しては上眼瞼挙筋延長術を行う．挙筋の外側 2/3 を切開し，スペーサーとしてゴアテックス®を用いる．下眼瞼後退や内反症の場合は，シリコーンプレートで瞼板を補強する．眼瞼腫脹に対しては脂肪除去を行うが，眼球突出を伴う場合は先に眼窩減圧術を行う．角結膜上皮障害が強い場合は，ステロイドなどの消炎治療とともに眼瞼縫合を行う．

3．眼窩減圧術

難治性の圧迫性視神経症や兎眼性角結膜障害が適応となる．整容的に問題のある眼球突出に対して行う場合もある（図 11）．眼窩減圧術は内壁，外壁，下壁に行われており，圧迫性視神経症には内壁から下壁の減圧，眼球突出には外壁，内壁，下壁の減圧を程度に応じて組み合わせて行っている．

圧迫性視神経症でステロイド治療では改善しない場合，涙丘切開眼窩減圧術を行う[8,9]．涙丘切開から経結膜で眼窩内壁へアプローチし，内壁から下壁の骨を除去して篩骨洞，上顎洞を開放し眼窩内容を脱出させる（図 12）．

（井上吐州）

文献 8

文献 9

7.1 甲状腺眼症

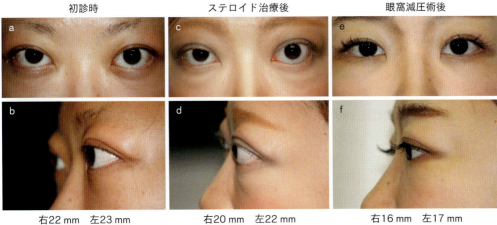

図11　眼窩減圧術の症例
a, b．初診時は眼球突出，眼瞼腫脹を認める
c, d．ステロイド治療後，眼球突出はやや改善しているが，眼瞼腫脹は残存している
e, f．下壁および内壁減圧術後，眼球突出，眼瞼腫脹は改善した

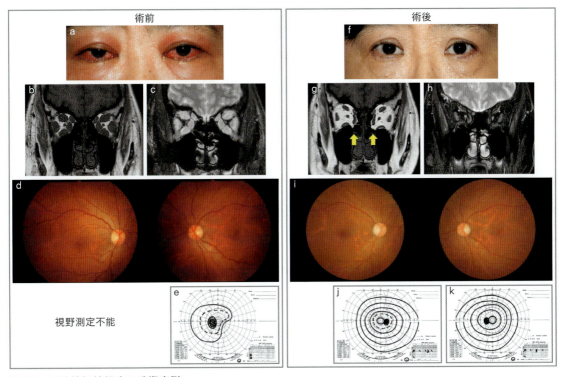

図12　圧迫性視神経症の手術症例
術前は眼球突出，眼瞼腫脹があり（a），MRI冠状断では，著明な外眼筋肥大と炎症所見がみられる（b．T1強調像，c．T2強調像）．眼底所見では網膜血管は蛇行し（d），注視野では視野障害がみられる（e）
術後は眼球突出，眼瞼腫脹は改善した（f）．MRI冠状断では，内壁および下壁が減圧されており，外眼筋肥大，炎症所見は消失している（矢印．g．T1強調像，h．T2強調像）．眼底所見（i），注視野（j, k）は改善した

文献
1）遠藤登代志．TSH受容体-情報伝達系と抗体の現代的意義．日本臨床 2006；64：2203-7.
2）尤　文彦ほか．外眼筋のT_2緩和時間による甲状腺視神経症の評価．臨床眼科 2001；55：1871-5.

TOPICS

甲状腺眼症の最新の治療について

　我が国では甲状腺眼症の活動期の治療はステロイドパルス治療が第一選択だが，近年，甲状腺眼症の免疫学的病態に関する理解が進み，新しい生物学的治療法が注目されている．特にインスリン様成長因子-1受容体（IGF-1R）を標的とするモノクローナル抗体であるテプロツムマブは，2020年1月にFDA（Food and Drug Administration，アメリカ食品医薬品局）より初の甲状腺眼症の治療薬として承認された．

　IGF-IRは甲状腺眼症の眼窩線維芽細胞で異常発現しており，また，TSH受容体とIGF-1受容体がクロスリンクして発現していることから，テプロツムマブはTSH受容体のシグナルも抑制し，眼窩線維芽細胞の活性化を抑制すると報告されている．サイトカインやヒアルロン酸産生が抑制され，脂肪組織や外眼筋の腫大が改善することで，眼球突出や眼球運動が改善した[10]との報告や，活動期の症例だけでなく，数年経過した非活動期の症例でも外眼筋や眼窩脂肪の体積が減少した[11]との報告もある．

　米国では，テプロツムマブ投与が施行されるようになり眼窩減圧術の症例が減少している．血糖上昇や聴覚障害の有害事象があり，また投与中止後の再燃例の報告もあるが，日本でもOPTIC-Jとして活動期の眼症に対して3週間ごとに8回投与する臨床試験が進行中であり，今後非活動期の症例に対する投与の臨床試験も予定されている．

　欧米の甲状腺眼症研究グループであるEUGOGO（European Group on Graves' orbitopathy）では，2ndラインの治療としてCD20に対するリツキシマブ，IL-6受容体に対するトシリズマブもあげられている．ほかには，TSH受容体の抑制型抗体であるK1-70の投与でバセドウ病と甲状腺眼症の両者が改善し，甲状腺刺激抗体（TSAb）の減少がみられた症例の報告[12]がある．胎児性Fc受容体（neonatal Fc receptor：FcRn）阻害薬はIgGのリサイクルを阻害し，TSH受容体抗体の除去が期待されることから臨床試験が企画されている．

　活動期の甲状腺眼症に対して，ステロイド以外の治療が日本でも可能になれば，ステロイド抵抗性の症例や再燃を繰り返す症例などに対する治療の選択肢が増えることで，今後甲状腺眼症の治療も大きく変わってくる可能性がある．

文献10

文献11

文献12

3）神前あい．甲状腺眼筋症．眼科 2002；44：1785-95.
4）神前あい．甲状腺眼症に伴う斜視に対するBTX-A療法．眼科 2019；61：1483-7.
5）舟木智佳ほか．複視に対し観血的治療を行った甲状腺眼症の検討．日本眼科紀要 2003；54：192-5.
6）神前あい．上眼瞼後退に対する局所薬物療法．眼科 2011；53：1819.
7）Mckeag D et al. Clinical festures of dysthyroid optic neuropathy：a European Group on Graves' Orbitopathy（EUGOGO）survey. *Br J Ophthalmol* 2007；91：455-8.
8）Liao SL et al. Transcaruncular orbital decompression：an alternate procedure for Graves ophthalmopathy with compressive optic neuropathy. *Am J Ophthalmol* 2006；141：810-8.
9）Shorr N et al. Transcaruncular approach to the medial orbit and orbital apex. *Ophthalmology* 2000；107：1459-63.
10）Douglas RS et al. Teprotumumab for the Treatment of Active Thyroid Eye Disease. *N Engl J Med* 2020；382：341-52.
11）Ugradar S et al. Teprotumumab for the treatment of chronic thyroid eye disease. *Eye（Lond）* 2022；36：1553-9.
12）Ryder M et al. Blocking the Thyrotropin Receptor with K1-70 in a Patient with Follicular Thyroid Cancer, Graves' Disease, and Graves' Ophthalmopathy. *Thyroid* 2021；31：1597-602.

7.2 神経筋接合部疾患

　重症筋無力症（myasthenia gravis：MG）は，神経筋接合部の後シナプスに存在する分子を標的とする自己免疫疾患である．神経系の自己免疫疾患としては最も頻度が高く，2018年の全国臨床疫学調査では有病率は10万人あたり23.1人，推定患者数は約3万人とされている[1]．現在では患者数は4万人を超えていると推定される．

文献1

　MGの病原性自己抗体としては，アセチルコリンレセプター（AChR）抗体，筋特異的受容体型チロシンキナーゼ（MuSK）抗体の2種類が知られている．Low-density lipoprotein receptor-related protein 4（LRP4）抗体はMGの第3の自己抗体となるポテンシャルは十分あるが，疾患特異性の低さや検査方法による陽性率の差などのために，我が国ではまだMGの疾患特異的病原性自己抗体としては認めないとされている．

　全身型MGの治療法として，1980年頃より広く行われてきたのが，胸腺摘除術と漸増漸減法による高用量経口ステロイド投与である．これによりMGの死亡率は激減したため，本法は全身型MGの基本的治療法として長く実施され続けてきた．しかし，長期にわたるステロイド投与により患者の生活の質（quality of life：QOL）が著明に低下することが次第に明らかになってきた．

　2000年からの約10年の間にカルシニューリン阻害薬タクロリムスやシクロスポリン，免疫グロブリン静注療法などが相次いで保険適用となり，2014年に発行された「重症筋無力症診療ガイドライン2014」では高用量経口ステロイド投与に警鐘を鳴らし，早期速効性治療（early fast-acting treatment：EFT）の導入を推奨した[2]．また，治療目標として「経口プレドニゾロン5mg/日以下でminimal manifestationsレベル（MM-5 mg）」を提唱した．この「重症筋無力症診療ガイドライン2014」の発行後，MM-5 mgを達成する患者の割合は次第に増加していった．

　2017年には，MGでは初の分子標的薬である補体阻害薬エクリズマブが発売された[3]．さらに2022年には胎児性Fc受容体（FcRn）阻害薬であるエフガルチギモド アルファが認可され[4]，長時間作用型補体阻害薬ラブリズマブも使用可能となった[5]．このようにMGでは複数の分子標的薬が使用可能となった．

文献3

　現在さらに多くの薬剤が治験中であり，近い将来分子標的薬が数多く登場することが予想される．そんな中，2022年5月に「重症筋無力症／ランバート・イートン筋無力症候群診療ガイドライン2022」が発行された[6]．アザチオプリンが正式な保険適用を有しないものの，保険診療上使用可能になったのも同年である．本節ではこの新しい診療ガイドラインの内容をひもときながら，MGの新しい診療について述べる．

文献4

　一方，ランバート・イートン筋無力症候群（Lambert-Eaton myasthenic syndrome：LEMS）は前シナプスに存在するP/Q型電位依存性カルシウムチャネル（voltage-gated calcium channel：VGCC）に対する自己抗体が産生される自己免疫性神経筋疾患である．2018年の全国臨床疫学調査では有病率は100万人あたり2.7人とMGの約100分の1であり，推定患者数は348人とされた[7]．MGと異なりLEMSで保険適用になっている治療法はない．実際はMGに準じて治療されているのが実情である．

文献7

7.2.1 重症筋無力症(MG)

■ MGの疫学

重症筋無力症（MG）の全国臨床疫学調査はこれまでに4回行われている．第1回は1973年[8]，第2回は1987年[9]，第3回は2006年[10]である．2006年の有病率は10万人：11.8，全国のMG患者数は15,100人と推定された．最も新しい臨床疫学調査（第4回）は2018年に吉川らによって行われた[1]．有病率は10万人：23.1であり，推定患者数は29,210人であった．第3回と第4回の間は12年あいているが，この間に有病率，推定患者数ともに約2倍に増加していることがわかる．このようにMGの患者数は明らかに増加している．その真の原因は明確ではないが，診断率の向上や，何らかの環境因子の関与が考えられる．

近年のMG臨床疫学の特徴の1つは，高齢発症MGの増加である[10-12]．これは全世界的な傾向である[13,14]．従来，MGは若年女性に多いという疫学上の特徴があったが，発症年齢の高齢化に伴ってその性比が以前ほど目立たなくなってきている．男女比は1987年の調査では1：1.9，2006年の調査では1：1.7であったが，2018年にはこれが1：1.15となっている．

我が国のMGにおけるもう1つの特徴は，幼児期発症MGが多いことである．これは我が国のみならず極東アジアにおける特徴と考えられ，白人にはみられない[15,16]．その0～5歳のピークは患者の高齢化とともにやや目立たなくなってきており，第4回の調査ではこれまでのような突出したものではなくなっている（図1）．

■ MGの症状

MGでは，日内変動や易疲労性を有する筋力低下が特徴的である．罹患筋は様々で，眼瞼下垂，眼球運動障害（複視やぼやけ），顔面筋力低下，咀嚼障害，構音障害，嚥下

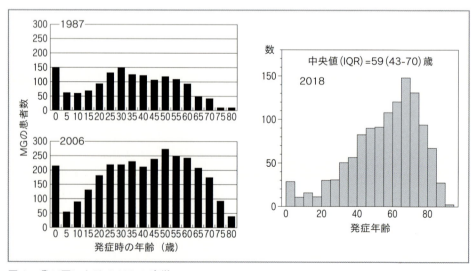

図1　我が国におけるMGの疫学

障害，頸筋筋力低下，四肢筋力低下，呼吸困難などの症状がいろいろな組み合わせでおきる．特に多いのが眼瞼下垂，眼球運動障害（複視やぼやけ）などの眼症状であり，眼症状のみを呈するものを眼筋型という．厳密には，症状が2年以上眼症状のみに限局しているものを純粋眼筋型という．眼筋以外の症状が1つでもあれば，全身型とする．

MG患者の問診で重要な点は，日内変動や易疲労性があるかどうかを見逃さないように聞きだすことである．「夕方になるとまぶたが下がってくる」「長距離運転していると中央線がぼやけてくる」「長電話をしていると次第に呂律が回らなくなってくる」「ドライヤーで髪を乾かしているとだんだん腕が疲れてくる」「洗濯物を干すのがつらくなってくる」というようなことがないか，こちらから尋ねることが重要である．

最重症の状態が呼吸不全である．自力で十分な呼吸ができなくなると，人工呼吸器管理となる．このような状態をクリーゼという．挿管せず非侵襲的陽圧換気を行う場合でもクリーゼに含める．球症状や呼吸症状のある患者がクリーゼに陥りやすい[17]．

■ MGの病態

AChR抗体陽性MGの発症機序は，以下のように考えられている[18]．おそらくはウイルス感染などを契機とし，抗原提示細胞を通じてヘルパーT細胞がAChRで感作される．胸腺内で抗原提示される場合もあろう．次にT細胞依存性にB細胞が刺激され，B細胞が成熟して形質細胞になり，この形質細胞から自己抗体が産生される．産生されたAChR抗体が神経筋接合部へ到達し，AChRへ結合する．

文献18

神経筋接合部における神経筋伝達の障害のメカニズムは大きく分けて3つある．第1はアセチルコリン（ACh）とAChRの結合阻害である．自己抗体がAChRに作用してAChとAChRの結合が阻害される．第2はAChRの崩壊促進である．自己抗体がAChRに結合して架橋を形成すると，エンドサイトーシスによるAChRの内在化がおき，分解される．第3は補体介在性の運動終板破壊である．AChRに自己抗体が結合すると古典型補体カスケードが活性化し，その最終段階で生成されるmembrane attack complex（MAC）が運動終板を破壊してこれを平坦化する[19]．AChR陽性MGではこの補体介在性のメカニズムが重要な働きを担っていると考えられている．

文献19

一方，MuSKに対する抗体を有するMuSK抗体陽性MGは全体の5％以下であるが，本症では補体介在性の運動終板破壊のメカニズムはそれほど関与していないと考えられている．すなわち，補体が活性化するか否かは自己抗体のサブクラスに依存する．IgG1が主体のAChR抗体陽性MGではこの機序が大きく寄与しているが，IgG4が大部分を占めるMuSK抗体陽性MGではこの機序が関与する割合は低い．その証拠にMuSK抗体陽性MGでは，AChR抗体陽性MGで特徴的な運動終板の平坦化はみられない[20]．

文献20

近年LDL受容体関連蛋白質4（LRP4）に対する抗体が発見され，MGにおける第三の抗体かと考える向きもある[21]．しかし，この抗体は筋萎縮性側索硬化症など他疾患でも陽性になることがあり，MGに特異的な自己抗体として確立するにはまだ知見を集積する必要がある．このため，我が国ではLRP4抗体をMGの病原性自己抗体とは扱っていない[6]．

文献21

MG患者の約15％ではこれら自己抗体が陰性であり，抗体陰性MGと呼ばれる．抗体陰性MGでは既知の抗体が測定感度を下回る濃度で含まれていたり，未知の自己抗

体が存在する可能性がある．

■MG の分類

「重症筋無力症／ランバート・イートン筋無力症候群診療ガイドライン 2022」では，MG を以下の 6 型に分けることになった．これは国際的な MG 分類とほぼ一致している[22]．ただし，我が国では LRP4 抗体陽性 MG については，現時点では抗体陰性 MG に分類する取り決めとなった．

文献 22

◎眼筋型（ocular：O）MG
　（病原性自己抗体の有無，胸腺組織型は問わない）……①
◎全身型（generalized：g）MG
　―AChR 抗体陽性の非胸腺腫全身型―
　　早期発症 MG（g-EOMG）（発症年齢＜50 歳）……②
　　後期発症 MG（g-LOMG）（発症年齢≧50 歳）……③
　―AChR 抗体陽性の胸腺腫全身型―
　　胸腺腫関連 MG（g-TAMG）……④
　―AChR 抗体以外の病原性自己抗体陽性の全身型―
　　MuSK 抗体陽性 MG（g-MuSKMG）……⑤
　―病原性自己抗体非検出の全身型―
　　抗体陰性 MG（g-SNMG）……⑥

■MG の診断

表 1 に MG 診断基準 2022 を示す．特徴的な症状を呈し，病原性自己抗体のいずれかが検出されれば MG の診断は容易である．しかし，これらの病原性自己抗体がともに陰性であると診断は難しくなる．診断基準の C 項目に記載されているいずれかの検査所見で，神経筋接合部障害を証明する必要がある．すなわち，眼瞼の易疲労性試験，アイスパック試験，エドロホニウム（テンシロン）試験，反復刺激試験，単線維筋電図の 5 種類である．

これまでの診断基準 2014 では AChR 抗体と MuSK 抗体がいずれも陰性で，なおかつ神経筋接合部障害を示唆する検査所見が得られなかった場合は MG と診断することができなかった．そこで診断基準 2022 では，血漿浄化療法により改善した病歴があれば MG のほぼ確実例（probable）と診断できるようになった．つまり治療的診断が可能になったわけである．これは，MG でありながら MG としての治療を受けることができない false negative（偽陰性）の症例をできるだけ救済しようという意図を反映したものである．

眼瞼下垂を有する MG 患者の場合，眼瞼の易疲労性試験，アイスパック試験は非常に簡便でかつ有用な診断ツールである．眼瞼の易疲労性試験では，患者に 1 分間上方視を続けさせる．これで眼瞼下垂が生じる，あるいは増悪すれば陽性である．アイスパック試験ではアイスパックを患者の眼瞼に 2 分間押し当てる．これで眼瞼下垂が改善すれば陽性である．

図 2 に自験例を示す．最初にアイスパックを押し当てたところ眼瞼下垂は消失し（アイスパック試験陽性），引き続き上方視をさせたところ再び眼瞼は下垂した（眼瞼の易

表1 MG診断基準2022

A. 症状	C. 神経筋接合部障害
(1) 眼瞼下垂 (2) 眼球運動障害 (3) 顔面筋力低下 (4) 構音障害 (5) 嚥下障害 (6) 咀嚼障害 (7) 頸部筋力低下 (8) 四肢筋力低下 (9) 呼吸障害 〈補足〉上記症状は易疲労性や日内変動を呈する	(1) 眼瞼の易疲労性試験陽性 (2) アイスパック試験陽性 (3) エドロホニウム(テンシロン)試験陽性 (4) 反復刺激試験陽性 (5) 単線維筋電図でジッターの増大
	D. 支持的診断所見
	血漿浄化療法によって改善を示した病歴がある.
	E. 判定
B. 病原性自己抗体	Definite:以下のいずれかの場合,重症筋無力症と診断する. (1) Aの1つ以上,Bのいずれかが認められる. (2) Aの1つ以上,Cのいずれかが認められ,他の疾患が鑑別できる. Probable: Aの1つ以上,Dを認め,血漿浄化療法が有効な他の疾患を除外できる.
(1) 抗アセチルコリン受容体(AChR)抗体陽性 (2) 抗筋特異的受容体型チロシンキナーゼ(MuSK)抗体陽性	

アイスパック試験

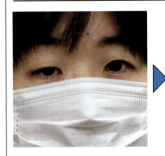 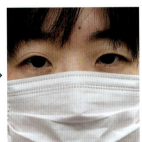 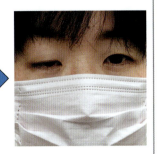

眼瞼易疲労性試験

図2 アイスパック試験と眼瞼の易疲労性試験(自験例)

疲労性試験陽性).

■MGの治療

1. 成人発症MGにおける治療上の基本的な考え方

「重症筋無力症/ランバート・イートン筋無力症候群診療ガイドライン2022」には,治療上の基本的な考え方として次のように記載されている.
- 成人発症MGの長期完全寛解は得難い.治療が多くの場合生涯にわたることを意識しQOLやメンタルヘルスを良好に保つように治療戦略を立てる.
- MG治療における最初の治療目標はMM-5 mgであり,これを早期達成するよう治療戦略を考える.
- 経口ステロイドの最高用量や中等量以上の投与期間はMM-5 mg達成に関連しない.
- 漸増漸減による高用量経口ステロイド療法は様々な副作用やQOL阻害につながりやすく,かつ完全寛解や早期MM-5 mgに関連しないため推奨されない.

このように,「重症筋無力症/ランバート・イートン筋無力症候群診療ガイドライン

2022」ではこれまで基本的治療法であった漸増漸減による高用量経口ステロイドを「推奨しない」と初めて明言した.「重症筋無力症診療ガイドライン 2014」でEFT が推奨されたものの,実臨床では現在までしばしば高用量経口ステロイド療法が行われてきた.漸増漸減による高用量経口ステロイド療法を行った場合,ステロイドに対する反応性が不良な患者の場合なかなか用量を下げることができず,患者はその後に著しいQOL の低下をきたし,生活が大きく損なわれることになる.このような患者をださないためにも,漸増漸減による高用量経口ステロイド療法は避けるべきである.

2. MGにおける早期速効性治療（EFT）

EFT の概念は「重症筋無力症診療ガイドライン 2014」で初めて示されたが,「重症筋無力症／ランバート・イートン筋無力症候群診療ガイドライン 2022」では以下のような記載となっている.

- EFT では,非経口速効性治療を積極的に行い,早期改善と経口ステロイド量抑制の両立を図る.
- 現状での非経口速効性治療とは血漿浄化療法,メチルプレドニゾロン静脈内投与療法（ステロイドパルス療法：IVMP）,免疫グロブリン静注療法（IVIg）,あるいはこれらを組み合わせた治療である.ステロイドパルス療法を上手く用いる.
- 経口ステロイドを重視する従来型治療に比し,EFT では治療到達目標 MM-5 mg の早期達成率が高い.
- EFT における経口免疫治療では,治療初期から経口ステロイドは少量にとどめ,カルシニューリン阻害薬を併用することが望ましい.
- 長期的に頻回のFT を要し続ける患者は難治性MG に相当する.

EFT を行った群のほうが,行わなかった群と比較して治療目標である MM-5 mgの達成率が有意に高いことが示されている[23].

文献 23

3. 全身型 MG における治療の流れ

図3 に MG 治療のアルゴリズムを示す.全身型 MG の場合,少量経口ステロイドおよびカルシニューリン阻害薬で治療を開始する.経口ステロイドは 10 mg を超えないようにする.対症療法として必要に応じて抗コリンエステラーゼ薬も加える.これでMM を達成できないようであれば,経口ステロイドを増量することなく速やかに EFT へと進む.

EFT とは血漿交換療法（plasma exchange therapy：PLEX）,免疫吸着療法（immunoadsorption plasmapheresis：IAPP）,メチルプレドニゾロン静脈内投与（intravenous methylprednisolone：IVMP）,免疫グロブリン静注療法（intravenous immunoglobulin：IVIg）,あるいはこれらを組み合わせた治療である.EFT で初めて IVMP を行うときは,血漿浄化療法や IVIg に引き続いて投与すると初期増悪がおきにくい.また,投与量は 250～500 mg×1～2 日にとどめておく.特に球症状や呼吸症状がある患者に不用意に大量投与すると,初期増悪からクリーゼに陥る場合がある.EFT を投与しても症状が悪化する場合は,速効性治療（fast-acting treatment：FT）を繰り返す.年に数回以上 FT を要する症例は,難治性 MG として分子標的薬の適応となる.分子標的薬については「6. 分子標的薬」を参照のこと.

4. 眼筋型 MG における治療の流れ

眼筋型 MG の場合,必要に応じて抗コリンエステラーゼ薬とナファゾリン（プリビ

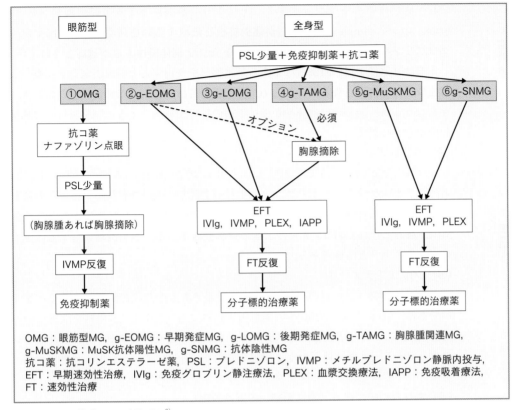

図3 MGの治療アルゴリズム[6]

ナ®) 点眼液でスタートする．その後，経口ステロイド5 mgの投与を開始し，これ以上は増量しない．症状に応じてタクロリムスを投与してもよい．症状が改善しない場合や，改善しても再増悪した際にはステロイドパルス療法を繰り返し行う．現時点で，眼筋型MGに分子標的薬は保険適用になっていない．

5. 胸腺摘除術

従来は全身型MGの治療方針として胸腺腫がなくても胸腺摘除術を行うのが定石であった．MGTX研究により非胸腺腫MGに対する胸腺摘除術の効果は証明されたが[24,25]，現在我々はEFTや分子標的薬など様々な治療手段を手中にしており，わざわざ手術侵襲を加える必然性はなくなっている．50歳未満発症のg-EOMG（早期発症MG）であればオプションとして施行してもかまわないが，必須ではない．50歳以上発症のg-LOMG（後期発症MG）では有効性が確認できていないので，行う意味はない．当然ながら胸腺腫関連MGでは胸腺摘除を行う．

6. 分子標的薬

2017年末に承認されたエクリズマブを皮切りに，全身型MGを対象疾患とする分子標的薬の承認が相次ぎ，現在では6種類にのぼっている．それぞれについて簡潔に説明を加える．

(1) エクリズマブ

エクリズマブ（ソリリス®）は補体をブロックする分子標的薬である．C5がC5aと

文献24

文献25

C5bへ開裂するのをブロックすることにより，最終産物である膜侵襲複合体（membrane attack complex：MAC）が運動終板を破壊するのを防ぐ[26]．我が国では，免疫グロブリンや血漿浄化療法で効果不十分なAChR抗体陽性MGが適応とされている．

本剤は2週に1回の点滴投与である．本薬剤を使用すると髄膜炎菌など莢膜形成菌への免疫機能が抑制される．そのため，本剤使用時にはあらかじめ髄膜炎菌ワクチンの投与を行うこと，発熱時には速やかに抗生剤の投与を行うことなど髄膜炎菌への感染に十分な注意が必要である．

（2）ラブリズマブ

ラブリズマブ（ユルトミリス®）はエクリズマブと同様，C5がC5aとC5bへ開裂するのをブロックする．エクリズマブの半減期を延長し長時間作用型に改変した薬剤である[27]．やはり免疫グロブリンや血漿浄化療法でコントロールできないAChR抗体陽性MGが適応とされており，8週に1回の点滴投与である．髄膜炎菌に対する注意点などはエクリズマブと同様である．

（3）ジルコプラン

ジルコプラン（ジルビスク®）は補体阻害薬であるが，抗体製剤ではなくペプチド製剤である．C5のC5aとC5bへの開裂阻害以外にも，C5bとC6の結合阻害という作用も持つ[28]．ステロイド薬またはステロイド薬以外の免疫抑制薬が十分に奏功しない場合に投与できる．本剤は連日の皮下注製剤であり，在宅での自己注射も可能である．髄膜炎菌に対する注意はエクリズマブやラブリズマブと同様である．

（4）エフガルチギモド（静注製剤／皮下注製剤）

エフガルチギモドは胎児性Fc受容体（FcRn）阻害薬である．IgG1のFcフラグメント製剤であるところに特徴がある．FcRnをブロックすることにより，IgGのリサイクリングを抑える作用を有する[4]．静注製剤（ウィフガート®）はエフガルチギモド アルファを含み，一方の皮下注製剤（ヒフデュラ®）はエフガルチギモド アルファとボルヒアルロニダーゼ アルファの配合剤である．ボルヒアルロニダーゼが皮下のヒアルロン酸を分解することによりエフガルチギモドが拡散・吸収されやすくなる．ステロイド薬またはステロイド薬以外の免疫抑制薬が十分に奏功しない場合に投与できる．いずれも1週ごとに4回連続で投与する．

（5）ロザノリキシズマブ

ロザノリキシズマブ（リスティーゴ®）も胎児性Fc受容体（FcRn）阻害薬である．エフガルチギモドがIgG1のFcフラグメント製剤であるのに対し，ロザノリキシズマブはIgG4を基本としたモノクローナル抗体である．ステロイド薬またはステロイド薬以外の免疫抑制薬が十分に奏功しない場合に投与できる．投与方法はシリンジポンプによる皮下注入であり，10〜15分前後で投与が完了する．1週ごとに6回連続で投与する．治験データでは，MuSK抗体陽性MGに対する効果がすぐれていることが示唆されている[29]．

（6）リツキシマブ

リツキシマブ（リツキサン®）はB細胞マーカーであるCD20をターゲットとした薬剤である．我が国では保険適用外であるため使用は限られる．特にMuSK-MGに有効であるという点については国際的にもコンセンサスが得られているが[30]，MuSK抗体陽性MG以外のタイプでも有効性はあると思われる．

7.2.2 ランバート・イートン筋無力症候群（LEMS）

■ LEMS の概要

　LEMS は神経筋接合部の前シナプスを標的とする自己免疫性神経筋疾患であるが，傍腫瘍性神経症候群としての性格が強い．患者の約 90 ％に P/Q 型 VGCC 抗体が検出され，また，50 ％以上に悪性腫瘍（主に小細胞肺がん）を合併する．神経筋接合部障害の結果として筋力低下や自律神経症状を呈する．稀に小脳失調を呈する症例もある．MG と異なり，眼症状の頻度は低い．

　前述のように 2018 年の全国臨床疫学調査[7]によると，我が国の LEMS の有病率は100 万人あたり 2.7 人であり，MG の約 1 ％である．患者数は 348 人と推定されている．

■ LEMS の診断

　表 2 に LEMS の診断基準 2022 を提示する[6]．症状，電気生理学的検査（反復刺激試験），および病原性自己抗体により診断するが，電気生理学的検査に重点を置いた診断基準となっている．高頻度刺激あるいは最大随意収縮後の漸増率のカットオフ値を60 ％とすることで特異性を保ったまま感度を上げ，偽陰性を減らす工夫をしている．LEMS における病原性自己抗体は P/Q 型 VGCC 抗体であるが，これは LEMS 以外の病態でも出現するため，本抗体が陽性であっても電気生理学的検査の異常（漸増現象）を証明することが診断に必須としている．

　臨床病型としては，小細胞肺がん（small cell lung cancer：SCLC）を合併するものとしないものがあり，SCLC を合併する割合は約 50 ％である．LEMS 全体では P/Q 型VGCC 抗体の陽性率は約 90 ％であるが，SCLC を合併する LEMS に限ればほぼ 100 ％である．SCLC 非合併 LEMS でも遅れて肺がんが見つかる場合があるので，画像のフォローが重要である．小脳失調を合併する LEMS が存在することもトピックの 1 つである．これらの症例は大部分で小細胞肺がんが合併し，P/Q 型 VGCC 抗体が検出されるので，paraneoplastic cerebellar degeneration with LEMS（PCD-LEMS）と呼ばれている．これらの症例も，電気生理学的に特徴的な所見が証明されない限り LEMS とは診断できないことに留意する必要がある．

表 2　LEMS 診断基準 2022

A. 症状	C. 病原性自己抗体
（1）四肢近位筋の筋力低下 （2）腱反射低下 （3）自律神経症状	P/Q 型電位依存性カルシウムチャネル抗体
	D. 判定
B. 反復刺激試験の異常	以下の場合，LEMS と診断する． A のうち（1）を含む 2 項目以上があり，B の 3 項目がすべて認められる． A のうち（1）を含む 2 項目以上があり，B のうち（3）を含む 2 項目以上を満たし，C が陽性．
（1）1 発目の複合筋活動電位の振幅低下 （2）低頻度刺激（2 ～ 5 Hz）で 10 ％以上の漸減現象 （3）高頻度刺激（20 ～ 50 Hz）あるいは 10 秒間の最大随意収縮後に 60 ％以上の漸増現象	

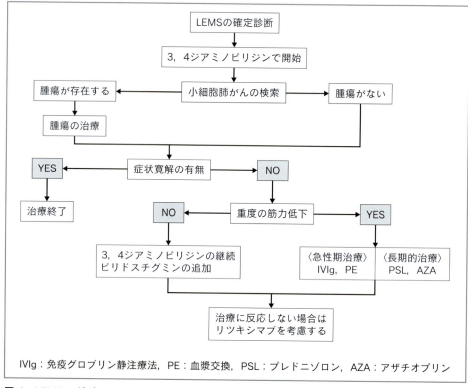

図4　LEMSの治療アルゴリズム

■LEMSの治療

図4にLEMSの治療アルゴリズムを示す[6]．このアルゴリズムでは，治療は3，4ジアミノピリジンで開始するように示されているが，本剤は我が国ではまだ保険適用になっていない．その後は小細胞肺がんの有無によって治療の経路が変わってくる．LEMSの診断後に小細胞肺がんが発見される場合もあるので，初めに腫瘍がない場合でも，診断後2年程度は頻回に胸部画像検査を行う必要がある．重症例は基本的にMGに準じた治療を行うのが通常である．

（村井弘之）

文献

1) Yoshikawa H et al. Two-step nationwide epidemiological survey of myasthenia gravis in Japan 2018. *PLoS One* 2022；17：e0274161.
2) 日本神経学会（監修）．「重症筋無力症診療ガイドライン」作成委員会（編）．重症筋無力症診療ガイドライン2014．南江堂；2014.
3) Howard JF Jr et al. Safety and efficacy of eculizumab in anti-acetylcholine receptor antibody-positive refractory generalised myasthenia gravis (REGAIN)：a phase 3, randomised, double-blind, placebo-controlled, multicentre study. *Lancet Neurol* 2017；16：976-86.
4) Howard JF Jr et al. Safety, efficacy, and tolerability of efgartigimod in patients with generalised myasthenia gravis (ADAPT)：a multicentre, randomised, placebo-controlled, phase 3 trial. *Lancet Neurol* 2021；20：526-36.
5) Vu T et al. Pharmacokinetics and Pharmacodynamics of Ravulizumab in Adults with Generalized Myasthenia Gravis：Results from the Phase 3 CHAMPION MG Study (P3-1.002). *Neurology* 2022；98：850.

6） 日本神経学会（監修）．重症筋無力症／ランバート・イートン筋無力症候群診療ガイドライン作成委員会（編）．重症筋無力症／ランバート・イートン筋無力症候群診療ガイドライン 2022．南江堂；2022.

7） Yoshikawa H et al. Nationwide survey of Lambert-Eaton myasthenic syndrome in Japan. *BMJ Neurology Open* 2022；4：e000291.

8） 平山宗広ほか．重症筋無力症の疫学的研究．昭和48年度厚生省特定疾患重症筋無力症調査研究班報告書．1974. 50-66.

9） 高守正治ほか．重症筋無力症疫学調査報告．厚生省特定疾患免疫性神経疾患調査研究班昭和62年度研究報告書．1988. 227-45.

10） Murai H et al. Characteristics of myasthenia gravis according to onset-age：Japanese nationwide survey. *J Neurol Sci* 2011；305：97-102.

11） Matsui N et al. Increasing incidence of elderly onset patients with myasthenia gravis in a local area of Japan. *J Neurol Neurosurg Psychiatry* 2009；80：1168-71.

12） Matsuda M et al. Increase in incidence of elderly-onset patients with myasthenia gravis in Nagano Prefecture, Japan. *Intern Med* 2005；44：572-7.

13） Pakzad Z et al. Increasing incidence of myasthenia gravis among elderly in British Columbia, Canada. *Neurology* 2011；76：1526-8.

14） Zivković SA et al. Characteristics of late-onset myasthenia gravis. *J Neurol* 2012；259：2167-71.

15） Zhang X et al. Clinical and serological study of myasthenia gravis in HuBei Province, China. *J Neurol Neurosurg Psychiatry* 2007；78：386-90.

16） Wong V et al. Myasthenia gravis in Hong Kong Chinese. 2. Paediatric disease. *Acta Neurol Scand* 1992；86：68-72.

17） 村井弘之．重症筋無力症クリーゼに遭遇したら．神経治療学 2019；36：384-6.

18） Uzawa A et al. Roles of cytokines and T cells in the pathogenesis of myasthenia gravis. *Clin Exp Immunol* 2021；203：366-74.

19） Conti-Fine BM et al. Myasthenia gravis：past, present, and future. *J Clin Invest* 2006；116：2843-54.

20） Shiraishi H et al. Acetylcholine receptors loss and postsynaptic damage in MuSK antibody-positive myasthenia gravis. *Ann Neurol* 2005；57：289-93.

21） Higuchi O et al. Autoantibodies to low-density lipoprotein receptor-related protein 4 in myasthenia gravis. *Ann Neurol* 2011；69：418-22.

22） Gilhus NE et al. Myasthenia gravis：subgroup classification and therapeutic strategies. *Lancet Neurol* 2015；14：1023-36.

23） Uzawa A et al. Effectiveness of early cycles of fast-acting treatment in generalised myasthenia gravis. *J Neurol Neurosurg Psychiatry* 2023；94：467-73.

24） Wolfe GI et al. Long-term effect of thymectomy plus prednisone versus prednisone alone in patients with non-thymomatous myasthenia gravis：2-year extension of the MGTX randomised trial. *Lancet Neurol* 2019；18：259-68.

25） Wolfe GI et al. Randomized Trial of Thymectomy in Myasthenia Gravis. *N Engl J Med* 2016；375：511-22.

26） Howard JF Jr et al. Safety and efficacy of eculizumab in anti-acetylcholine receptor antibody-positive refractory generalised myasthenia gravis（REGAIN）：a phase 3, randomised, double-blind, placebo-controlled, multicentre study. *Lancet Neurol* 2017；16：976-86.

27） Vu T et al. Ravulizumab pharmacokinetics and pharmacodynamics in patients with generalized myasthenia gravis. *J Neurol* 2023；270：3129-37.

28） Howard JF Jr et al. Safety and efficacy of zilucoplan in patients with generalised myasthenia gravis（RAISE）：a randomised, double-blind, placebo-controlled, phase 3 study. *Lancet Neurol* 2023；22：395-406.

29） Bril V et al. Safety and efficacy of rozanolixizumab in patients with generalised myasthenia gravis（MycarinG）：a randomised, double-blind, placebo-controlled, adaptive phase 3 study. *Lancet Neurol* 2023；22：383-94.

30） Hehir MK et al. Rituximab as treatment for anti-MuSK myasthenia gravis：Multicenter blinded prospective review. *Neurology* 2017；89：1069-77.

Chapter 7 眼窩および全身疾患

7.3 Fisher 症候群

1956 年にミラー・フィッシャーによって，急性の外眼筋麻痺，運動失調，腱反射消失を呈し，数週間で自然回復を得た 3 症例がギランバレー症候群（Guillain-Barre syndrome：GBS）の亜型と考察され報告された．先行感染を有し，髄液蛋白細胞乖離を認め，単相性の経過をたどったことから，GBS の一亜型であるとフィッシャーは考察した[1,2]．その後同様の特徴を有する症例が報告され，現在は Fisher 症候群（Fisher syndrome：FS）もしくは Miller Fisher 症候群と呼称されている[1]．

文献 1

現在でも，FS と GBS は急性・亜急性の経過，先行感染，反射消失，蛋白細胞乖離などの共通項から，FS は GBS の亜型であると考えられている．また，ビッカースタッフによって FS の三徴と脳幹脳炎を有した症例が報告され，以降 FS の症状と意識障害を有する病態はビッカースタッフ型脳幹脳炎（Bickerstaff brainstem encephalitis：BBE）と称されている．単一脳神経障害を呈する場合もあり，GBS のように四肢の筋力低下を呈することもある．GBS，FS，BBE は関連する病態であり，オーバーラップすることもある[1,3]．

文献 2

文献 3

7.3.1 疫学，症状，検査所見

GBS の発生率は年間 10 万人あたり 1 ～ 2 人と報告されており，そのうち FS の占める割合は西側諸国では 5 ～ 10 ％，東アジアではそれより高く本邦では 25 ％ と報告されている[4,5]．男性のほうが女性より多く，2：1 程度との報告がある[1]．

文献 4

単相性多発神経症であり，外眼筋麻痺，運動失調，腱反射消失を三徴候とする．三徴候の中の一部の症状のみで発症することもある．三徴以外の症状として，頻度の高い順に，眼瞼下垂（60 ％），球麻痺（40 ％），散瞳などの瞳孔異常（38 ％），顔面麻痺（36 ％）などもおこることがある[4,5]．

文献 5

■ 先行感染

FS はしばしば先行感染を伴う．84 ％ に先行感染を認め，うち 83 ％ は呼吸器疾患であり，消化器症状は数が少なく 6.9 ％ 程度であったという報告がある．同報告において感染期間の平均値は 8.4 日であり，先行感染から FS 発症の平均期間は 8.1 日であった[1]．先行感染の病原体としては，カンピロバクター・ジェジュニ菌やヘモフィルス・インフルエンザ菌が代表的である[6]．原因となる病原体を**表 1** に示す．

文献 6

表 1　原因となる病原体[6]

・カンピロバクター・ジェジュニ菌	・水痘帯状疱疹ウイルス
・ヘモフィルス・インフルエンザ菌	・ノロウイルス
・肺炎マイコプラズマ	・パスツレラ菌
・インフルエンザ A ウイルス	・ヘリコバクター・ピロリ VacA 毒素
・エプスタイン・バールウイルス	・クリプトコッカス菌

■ 検体検査，画像検査

1992 年，千葉らが FS の患者の血清からガングリオシド GQ1b 抗体を検出したことを報告した．現在，抗 GQ1b 抗体は FS の診断における重要なマーカーとなっている．抗 GQ1b 抗体は 80 〜 90 ％の症例で陽性となり，力価は経過に相関する[1]．

髄液検査で蛋白細胞乖離を示すことがある．罹患 1 週目の施行では 36 ％，第 2 週では 75 ％に認めたという報告もあり，検査のタイミングも重要であると考えられる．

FS 患者の脳 MRI は異常所見を伴わないことが多いが，脳幹や小脳，外転神経に異常を認める場合もある[1,3,7,8]．

文献 7

文献 8

■ 鑑別

FS の診断においては，先行感染を有すること，全方向性の眼球運動制限で外転制限が有意であること，失調性構音障害を伴わない四肢・体幹の運動失調を呈することがポイントとなる．

鑑別としては，急性の外眼筋麻痺，運動失調をきたす脳炎あるいは多発脳神経を障害する疾患が考えられる．表 2 に報告のある鑑別疾患を示す[1,9]．

■ 症例

自験例を供覧する．症例は 70 代男性．感冒の 1 週間後に突然の両眼性複視を自覚し受診した．診察にて内斜視と左眼の外転制限を認めた（図 1）．抗 GQ1b 抗体が陽性で

表 2　FS の鑑別診断[1,9]

・ウェルニッケ脳症	・急性散在性脳脊髄炎	・ランバート・イートン筋無力症候群
・脳幹部血管障害	・神経ベーチェット病	・ウイルス感染症
・トロサ・ハント症候群	・ボツリヌス中毒	・甲状腺眼症
・眼窩 - 海綿静脈洞病変（炎症・腫瘍）	・重症筋無力症	・中毒（フェニトインやアルコール）
・脳動脈瘤（内頸動脈 - 後交通動脈）	・脳幹腫瘍	・サルコイドーシス
・糖尿病性外眼筋麻痺	・下垂体卒中	・血管炎
・多発性硬化症	・脳血管炎	・外傷
・視神経脊髄炎	・リンパ腫	

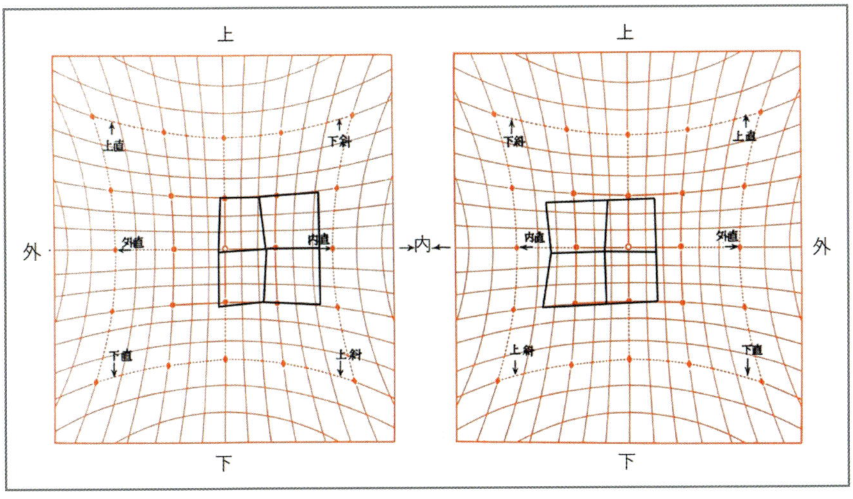

図 1　Fisher 症候群の症例の Hess 赤緑試験

あり，Fisher 症候群の診断となった．その後経過観察で自然軽快を得ることができ，発症の3か月後には正面視時の複視は消失していた．

7.3.2 治療，予後

Fisher 症候群は一般的に予後良好であり自然治癒することが多いが，加療としては血漿交換，免疫グロブリン静注療法（intravenous immunoglobulin：IVIg）が行われることがある[9]．

加療方法の選択については，罹患数が少ないこと，転帰が良好であるためランダム化試験が困難であることから，治療介入の選択の一定のコンセンサスは得られていない．本邦からの予後の報告では，無加療患者 28 例の神経症状の発症から回復までの日数の中央値は，運動失調は 32 日，外眼筋麻痺は 3 か月であり，半年後には運動失調や外眼筋麻痺はほぼ回復し，通常の生活に戻ったことが報告されている[5]．

同グループによる治療別（経過観察，血漿交換，免疫グロブリン投与）の検討では，免疫グロブリン投与は運動失調や眼球運動麻痺の改善を早める可能性はあるが，最終的な臨床症状には影響を与えないという結果であった．この結果は，自然予後が良好であるためと考察されている．この検討において加療無加療にかかわらず，96％が1年後には全ての症状の消失を得ていた[10]．

文献 10

コクランレビューでは，典型的 FS は 6 か月後時点で無加療群の 60 〜 100％，免疫グロブリン投与群の 89％，血漿交換群の 66 〜 96％で完全な臨床的回復を得たと報告されている[4]．

典型的 FS で発症した後に四肢の筋力低下が重層し，GBS に移行することもあるが，FS から GBS や BBE への進展を予防する効果についても現在はコンセンサスがない状態である[1]．

（青山祐里香，澤村裕正）

文献

1) Mori M et al. Fisher syndrome：clinical features, immunopathogenesis and management. *Expert Rev Neurother* 2012；12：39-51.
2) FISHER M. An unusual variant of acute idiopathic polyneuritis (syndrome of ophthalmoplegia, ataxia and areflexia). *New Engl J Med* 1956；255：57-65.
3) Teener JW. Miller Fisher's Syndrome. *Semin Neurol* 2012；32：512-6.
4) Overell JR et al. Treatment for Fisher syndrome, Bickerstaff's brainstem encephalitis and related disorders. *Cochrane Database Syst Rev* 2007；2007：CD004761.
5) Mori M et al. Clinical features and prognosis of Miller Fisher syndrome. *Neurology* 2001；56：1104-6.
6) Spyromitrou-Xioufi P et al. Miller Fisher Syndrome Triggered by Infections：A Review of the Literature and a Case Report. *J Child Neurol* 2021；11：883073821988428.
7) Hosoya T et al. Abducens nerve enhancement demonstrated by multiplanar reconstruction of contrast-enhanced three-dimensional MRI. *Neuroradiology* 2001；43：295-301.
8) Ito M et al. Bickerstaff's brainstem encephalitis and Fisher syndrome form a continuous spectrum. Clinical analysis of 581 cases. *J Neurol* 2008；255：674-82.
9) 日本神経学会（監修）．ギラン・バレー症候群．フィッシャー症候群診療ガイドライン 2013．南江堂；2013．pp.180-1.
10) Mori M et al. Intravenous immunoglobulin therapy for Miller Fisher syndrome. *Neurology* 2007；68：1144-6.

7.4 眼窩部炎症性疾患

　眼窩部炎症性疾患としては甲状腺眼症，眼窩蜂窩織炎，非感染性（非特異的）眼窩炎症などがあげられる．甲状腺眼症については 7.1「甲状腺眼症」，感染性眼窩内炎症については 7.9「眼窩の感染症」で解説しているので，本節では非特異的眼窩炎症（nonspecific orbital inflammation：NSOI），IgG4 関連眼疾患について述べる．

7.4.1 非特異的眼窩炎症（NSOI）

■ 概説

　NSOI は眼窩付属器に非特異的な炎症が生じるもので，特発性眼窩炎症（idiopathic orbital inflammation），眼窩炎症性偽腫瘍（orbital pseudotumor）と呼ばれていた．炎症部位は強膜（強膜炎），外眼筋（眼窩筋炎），涙腺（涙腺炎），視神経周囲，眼窩先端部，海綿静脈洞（Tolosa-Hunt 症候群）など様々であり，びまん性に複数の部位で障害が生じる場合もある．NSOI の特徴は急性発症であり，進行も急速であることが多く，疼痛を訴えることが多い（図 1）．

■ 疫学

　眼窩疾患の中で甲状腺眼症，リンパ増殖性疾患に続く 3 番目の発症頻度とされ，全体の 6 〜 8％を占める．どの年齢層にもおこり得るが中年に多く，性差はないとされる[1]．炎症性腫瘍として考えると，本邦の報告では 1,000 例の眼窩内腫瘍での疫学で 72％が良性腫瘍であり，その中で NSOI は 27％を占め最も多い原因で，IgG4 関連眼疾患は 17％であった[2]．片眼性が多く，両眼性は約 10 〜 20％とされる．再発が多く，

文献 2

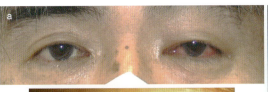

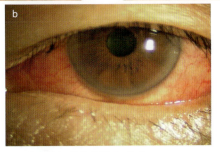

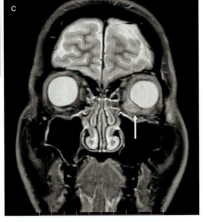

図 1　50 代男性　特発性眼窩炎症
a．顔写真　b．前眼部写真　c．MRI T2 強調画像冠状断．強い痛みを訴えて来院し，左結膜充血，眼球運動障害を認めた．画像評価では，T2 強調画像で high intensity を示す下鼻側に腫瘤性病変を認め（矢印），その周囲への炎症波及が疑われた

文献4

約40〜60％の症例で再発する[3,4]．小児では発症頻度は低いが，両眼性の割合が多くなる．

■症状

NSOIでは眼球運動障害による複視，眼痛，眼瞼腫脹，結膜充血，眼球突出，眼瞼下垂などの様々な症状を生じる．腫脹や炎症の波及に伴い視神経障害が生じると視力障害，視野障害，色覚障害を認める．急性に発症し，急激な進行を呈するものが多く，注意が必要である．

■病因

NSOIの厳密な病因は不明であるが，以前から免疫介在性の発症であると考えられている．Behçet（ベーチェット）病，サルコイドーシス，関節リウマチ，クローン病，血管炎症候群などの免疫介在性疾患の罹患歴がある症例で非特異的な眼窩内炎症をおこすことが知られており[5]，また上気道感染後の発症例などもあることから，外来抗原の構造が自己抗原と類似している場合，特異的に眼窩部組織に炎症を生じる症例が含まれる可能性も考えられている．

文献5

■診断

診断は自覚症状，発症パターンに加え，基礎疾患，画像検査，採血検査などを組み合わせて総合的に行う．炎症部位により鑑別診断も異なる．代表的な部位別鑑別疾患を表1にあげる．

1．眼瞼評価

眼瞼で最も多い所見は眼瞼腫脹であり，腫脹に伴う眼瞼下垂も認められる．甲状腺眼症との鑑別のうえで重要となるのはlid lagである．lid lagは上方視の状態から下方視を素早く施行させた際に上眼瞼の下降が遅れる所見であり，陽性の場合には甲状腺眼症を疑う．

2．眼窩評価

触診により圧痛の評価を行う．眼瞼外上方に痛みが認められれば，涙腺炎である可能性を考える．眼球突出を評価することは重要であり，Hertel（ヘルテル）眼球突出計での評価を行う．日本人の正常値は10〜15 mmとされているが，個人差によるばらつき

表1　NSOIの部位別鑑別疾患

部位・パターン	代表的鑑別疾患
前眼部炎症	眼外傷（異物），眼窩蜂窩織炎
涙腺炎	リンパ腫，IgG4-ROD，サルコイドーシス，多発血管炎性肉芽腫症
外眼筋炎	甲状腺眼症，リンパ腫，眼窩蜂窩織炎，転移性腫瘍，多発血管炎性肉芽腫症
視神経周囲炎	視神経炎，視神経鞘髄膜腫，視神経膠腫
眼窩深部（眼窩先端部）	Tolosa-Hunt症候群，リンパ腫，転移性腫瘍，多発血管炎性肉芽腫症
孤立性腫瘤	リンパ腫，転移性腫瘍

が大きいため，左右差（患側が2mm以上突出）を参考にする．また，眼窩内の腫瘍性病変を検出するために閉瞼してもらい，眼球を後方に圧迫し，抵抗があるかを評価する．両眼を評価し，抵抗に左右差があれば陽性と考え，病変の存在を疑う．

3．視神経

視力障害や視野障害を認める場合には，視神経障害を考える．視神経周囲炎もしくは近傍の炎症性腫瘍による圧迫や炎症の波及を疑う．相対的瞳孔求心路障害（relative afferent pupillary defect：RAPD），限界フリッカ値（critical flicker fusion frequency：CFF）を評価する．

4．眼球運動

外眼筋が障害されると，運動制限が生じる．眼球運動痛が存在するか，そして眼球運動痛はどの方向で増強するかを確認する．障害は単眼で，外眼筋の罹患筋は単筋であることが多く，上直筋，内直筋，外直筋が多いとする報告が多い．しかし，罹患筋割合には報告によるばらつきがあり，どの直筋にも障害はおこると考えたほうがよい．

甲状腺眼症では外直筋が罹患筋になりにくいことから，単独の外直筋の腫大をみた場合はNSOIを考える．多くの場合，急性期NSOIでは肥大筋の収縮障害となり，甲状腺眼症では伸展障害を生じる．慢性期に筋が線維化した場合には障害筋の伸展制限となり，運動障害パターンは変化するため注意しなければならない．

5．採血検査・画像評価

炎症評価のためにCRP（C-reactive protein，C反応性蛋白），血沈（赤血球沈降速度），血算（全血球計算）は必須である．外眼筋腫大の症例では，甲状腺刺激抗体（TSAb），TSHレセプター抗体（TRAb），抗甲状腺ペルオキシダーゼ抗体（抗TPO抗体），抗サイログロブリン抗体（抗TG抗体）を評価する．また，鑑別診断のうえでANCA（anti-neutrophil cytoplasmic antibody），抗核抗体，ACE，RF，SSA/SSB，IgG4や梅毒，結核などの感染性も除外する．

画像評価では，超音波，眼窩部コンピュータ断層撮影（computed tomography：CT），眼窩部磁気共鳴画像（magnetic resonance imaging：MRI）を行う．超音波は眼窩内前方の腫瘍性変化の評価を行うのには適しているが，深部の変化や詳細な評価は困難である．緊急時には，まず眼窩部CTを撮影し，さらに病変性状の評価を必要とする際に眼窩部MRIを検討する．それぞれの疾患の放射線学的特徴と眼科的所見やその後の治療反応性などを考慮し，必要があれば生検を検討する．

■治療

ステロイド治療が中心となる．ステロイド治療によく反応し，数日内に改善傾向を認める症例が多い．軽症例ではプレドニゾロン0.5mg/kgから開始し，5mg単位で2週間ごとの減量を行う．重症例ではステロイドパルス治療からの内服漸減治療や，プレドニゾロン1.0mg/kgから内服開始など症例の重症度に応じて初期投与量を決定する．視神経症を発症している場合には，早急にステロイドパルス治療を施行することが望ましい．急性期の治療が不十分であると筋が線維化し，伸展制限が残存してしまうおそれがあるため，初期治療が重要となる．また約半数例で再発を認めるため，早急な減量は控えるべきである．

ステロイド副作用による継続困難例や再発を繰り返す症例などに対しては，免疫抑制

薬やリツキシマブ，放射線治療などが考慮されるが，明確な治療プロトコールはないため十分な検討が必要となる．

7.4.2 IgG4 関連眼疾患

■概説

IgG4（immunoglobulin G4）関連疾患（IgG4-related disease：IgG4-RD）は，血清 IgG4 が上昇し全身臓器に IgG4 陽性形質細胞やリンパ球の浸潤，花筵様線維化に代表される特徴的な線維化を呈する疾患である．自己免疫性膵炎，硬化性胆管炎，間質性肺炎，間質性腎炎，炎症性大動脈瘤，後腹膜線維症などの全身障害を生じる．2020 年に IgG4 関連疾患包括診断基準（表 2）が提唱されている[6]．

IgG4 関連眼疾患（IgG4-related ophthalmic disease：IgG4-ROD）では，涙腺腫大，外眼筋腫大，三叉神経腫大の頻度が高く，眼窩内腫瘤や重症例では視神経症を認める．IgG4-ROD は臓器別診断基準に含まれており，IgG4 関連眼疾患診断基準（表 3）に基づいて診断を行う[7]．IgG4-ROD と診断されると，IgG4-RD としても確定診断群として評価される．

文献 7

■疫学

本邦における疫学では，平均年齢は，60.6 ± 13.9 歳，男女比はおおよそ 1：1 とされ，罹患部位は涙腺（86 %），外眼筋（21 %），三叉神経（20 %），眼瞼（12 %），孤立性眼窩内腫瘤（11 %），びまん性眼窩内腫瘤（8 %），視神経周囲（8 %），強膜（1 %）の順で多いと報告されている[8]．また，涙腺腫大では両側性が多い[9]．IgG4 高値，罹患期間が長いこと，両側性であると眼外臓器障害の合併率が高くなる[10]．

文献 8

文献 9

文献 10

表 2　2020 年改訂 IgG4 関連疾患包括診断基準[6]

項目 1：臨床的及び画像的診断
　単一*または複数臓器に特徴的なびまん性あるいは限局性腫大，腫瘤，結節，肥厚性病変を認める．
　（*リンパ節が単独病変の場合は除く）．

項目 2：血清学的診断
　高 IgG4 血症（135 mg/dL 以上）を認める．

項目 3：病理学的診断
　以下の 3 項目中 2 つを満たす．
　①著明なリンパ球・形質細胞の浸潤と線維化を認める．
　②IgG4 陽性形質細胞浸潤　IgG4（+）/IgG（+）細胞比が 40 % 以上かつ IgG4 陽性形質細胞が 10/HPF を超える．
　③特徴的な線維化，特に花筵様線維化あるいは閉塞性静脈炎のいずれかを認める．

- 確定診断群（definite）：項目 1 + 2 + 3
- 準確診群（probable）：項目 1 + 2
- 疑診群（possible）　：項目 1 + 3

【注釈 1】臓器別診断基準の併用
本基準で，準確診群，疑診群であっても，IgG4 関連臓器別診断基準**で確定診断されたものは，IgG4 関連疾患確定診断群と判断する．
**IgG4 関連臓器別診断基準：
①自己免疫性膵炎診断基準，②IgG4 関連ミクリッツ病診断基準，③IgG4 関連腎臓病診断基準，④IgG4 関連硬化性胆管炎臨床診断基準，⑤IgG4 関連眼疾患診断基準，⑥IgG4 関連呼吸器疾患診断基準，⑦IgG4 関連大動脈周囲炎／動脈周囲炎および後腹膜線維症診断基準

表3　IgG4関連眼疾患の診断基準[7]

1) 画像所見で涙腺腫大，三叉神経腫大，外眼筋腫大のほか，様々な眼組織に腫瘤，腫大，肥厚性病変がみられる
2) 病理組織学的に著明なリンパ球と形質細胞の浸潤がみられ，時に線維化がみられる．IgG4陽性の形質細胞がみられ，IgG4（＋）/IgG（＋）細胞比が40％以上，またはIgG4陽性細胞数が強拡大視野（×400）内に50個以上，を満たすものとする．しばしば胚中心がみられる
3) 血清学的に高IgG4血症を認める（＞135 mg/dL）

- 確定診断群（definite）：1) ＋ 2) ＋ 3)
- 準確診群（probable）：1) ＋ 2)
- 疑診群（possible）：1) ＋ 3)

鑑別疾患：Sjögren症候群，リンパ腫，サルコイドーシス，多発血管炎肉芽腫症，甲状腺眼症，特発性眼窩炎症，細菌・真菌感染による涙腺炎や眼窩蜂巣炎
注意：Mucosa-associated lymphoid tissue（MALT）リンパ腫はIgG4陽性細胞を多く含むことがあり，慎重な鑑別が必要

■ 症状・所見

基本的には亜急性から慢性の経過をたどる疾患で，月～年単位での進行を示す．顔貌の変化を評価するうえで，以前の写真と比較することは有用である．耳下腺や顎下腺の腫大を伴う場合には，IgG4関連ミクリッツ病を疑う（図2）．

症状は眼瞼腫脹や眼球突出などの顔貌の変化を認めるものが半数例で認められ，ドライアイ（22％），複視（20％），視力低下（8％），視野障害（5％）が多い．強い結膜充血や結膜浮腫，眼瞼浮腫を認めるが，痛みは生じにくい．

涙腺腫大は認めるものの，Sjögren症候群などと比較して，ドライアイ症状が軽度であることが多いのは，病理学的に涙腺線組織への障害が軽度であるためと考えられている．外眼筋腫大や外眼筋周囲の腫瘤などが原因となり，複視症状を訴える．しかし，甲状腺眼症や眼窩筋炎などと比較すると，組織学的な筋線維の破壊が伴わないことや進行が緩徐であることから複視の訴えは少ない．

視神経近傍に腫瘤性病変が形成された場合や視神経周囲炎などが生じると，視力障

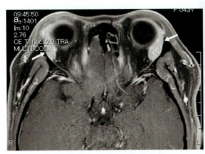 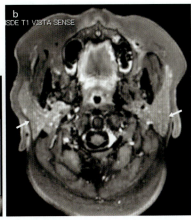

図2　40代女性　IgG4関連ミクリッツ病
a, b．MRI造影T1強調画像水平断．両側涙腺の腫大とともに，両側耳下腺の腫大を認める（矢印）

害，視野障害を認める．眼運動神経麻痺を生じる症例もあり，眼窩先端部病変や IgG4 関連肥厚性硬膜炎などを原因とする．

■ 診断

一般的な視機能検査とともに眼球運動，眼位，眼球突出度の評価を行う．視力障害，視野障害を認める際には，RAPD の評価や CFF も加える．

診断上重要となるのは眼窩部 MRI 検査であり，IgG4-ROD の病変は T1・T2 強調画像ともに灰白質と等信号で比較的辺縁がはっきりとしている病変となる（図 3）．三叉神経腫大は特異度の高い所見として知られている．造影検査は必須ではないが，冠状断での評価は必ず行うべきである．血液検査では血清 IgG4 値が 135 mg/dL 以上を認める．

診断基準に病理学的評価が含まれることから，確定診断には生検が必要となる．涙腺腫大が認められる症例では，同部位から生検をされることが多い．しかしながら，生検が困難な部位での腫脹などの場合には画像検査，採血データから総合的に診断される．リンパ腫などとの鑑別が問題となる場合も多いことから，可能であれば生検が望ましいとされる．

病理学的にはリンパ球と形質細胞の著明な浸潤がみられ，線維化を認める．IgG4 陽性の形質細胞がみられ，IgG4（＋）/IgG（＋）細胞比が 40％ 以上，または IgG4 陽性細胞数が強拡大視野（×400）内に 50 個以上を満たし，しばしば胚中心を認める．

病変のパターンにより鑑別診断は異なるが，Sjögren 症候群，甲状腺眼症，サルコイドーシス，NSOI，多発血管炎症肉芽腫症，感染性などとの鑑別を行うため血算，生化

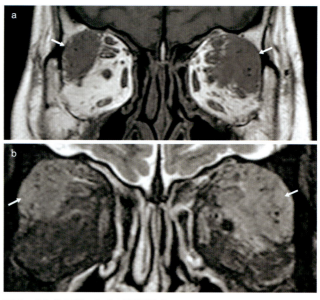

図 3　80 代男性　IgG4 関連眼症
a．MRI T1 強調画像冠状断　b．MRI T2 強調画像冠状断．数年前より続く両眼瞼腫脹の症例．T1（a），T2（b）強調画像ともに脳灰白質と等信号の涙腺部の腫大を認める（矢印）．腫大に伴い，眼球が内下方へ圧排されている

学検査，各種自己抗体，可溶性インターロイキン 2 受容体（sIL-2R）の採血などとともに，全身症状や全身所見の確認をすることが重要となる．

　診断は表 2 に基づいて行われ，採血上 IgG4 値 135 mg/dL 以下であったとしても画像所見，病理所見により疑われる際には，IgG4-ROD に準じた治療を検討する．IgG-ROD と診断した後には，他の臓器への障害が生じていないか全身検索を行う必要があり，免疫・膠原病内科との連携は必須となる．

■ 治療

　初期の治療中心はステロイド治療となり，プレドニゾロン 0.5 ～ 0.6 mg/kg から開始し，2 ～ 4 週ごとに 5 mg ずつの減量を行う．視神経症を生じている症例などでは，プレドニゾロン 1 mg/kg の内服もしくはステロイドパルス治療の検討を行う．再発を生じやすい疾患であることから，5 ～ 10 mg/日の維持内服を行う症例が多い．内服期間が長くなることで副作用の懸念が生じた場合には，免疫抑制薬も検討されるがエビデンスレベルの高いプロトコールはない．リツキシマブなどの分子標的薬が有効とする報告も多いが，本邦では保険収載はされていない現状である．

　多臓器障害がある場合は臓器ごとの治療強度が異なるため，臓器別専門科や免疫・膠原病内科との連携を行い，治療方針を決定していく必要がある．

（前久保知行）

文献

1 ）Liu GT et al. Idiopathic orbital inflammatory syndrome（orbital pseudotumor）. In Neuro-ophthalmology：Diagnosis and management-2nd ed. Elsevier；2010, pp.631-7.
2 ）Goto H et al. Clinico-epidemiological analysis of 1000 cases of orbital tumors. *Jpn J Ophthalmol* 2021；65：704-23.
3 ）山上明子ほか．特発性眼窩炎症の臨床像の検討．神経眼科 2016；33：242-8.
4 ）Swamy BN et al. Idiopathic orbital inflammatory syndrome：clinical features and treatment outcomes. *Br J Ophthalmol* 2007；91：1667-70.
5 ）Kubota T et al. Clinical heterogeneity between two subgroups of patients with idiopathic orbital inflammation. *BMJ Open Ophthalmol* 2022；7：e001005.
6 ）梅原久範ほか．2020 年改訂 IgG4 関連疾患包括診断基準 -The 2020 revised comprehensive diagnostic（RCD）criteria for IgG4-RD- 日本内科学会雑誌 2021；110：962-9.
7 ）Goto H et al. Diagnostic criteria for IgG4-related ophthalmic disease. *Jpn J Ophthalmol* 2015；59：1-7.
8 ）Goto H et al. Clinical features and symptoms of IgG4-related ophthalmic disease：a multicenter study. *Jpn J Ophthalmol* 2021；65：651-6.
9 ）Sogabe Y et al. Location and frequency of lesions in patients with IgG4-related ophthalmic diseases. *Graefes Arch Clin Exp Ophthalmol* 2014；252：531-8.
10）Park J et al. Risk factors for extraophthalmic involvement and treatment outcomes in patients with IgG4-related ophthalmic disease. *Br J Ophthalmol* 2018；102：736-41.

7.5 脳脊髄液漏出症

　脳脊髄液漏出症とは，脳脊髄腔から脳脊髄液が持続的ないし断続的に漏出することにより減少し，頭痛，頸部痛，めまい，耳鳴り，倦怠感など様々な症状を呈する疾患と定義される[1]．

　脳脊髄液が減少する病態としては，髄液漏出が検査で確認できる脳脊髄液漏出症，髄液圧の低下がみられる低髄液圧症，低髄液圧や髄液漏出症の診断基準は満たさないものの，同様の臨床症状を呈し，低髄液圧症や髄液漏出症に対する治療に反応するものを含めて脳脊髄液減少症と表現されたり，頭痛に焦点をあてた低髄液圧頭痛など様々な疾患名称があり，その病態はオーバーラップし混在しているものと考えられる．

　多くの例で髄液が漏出するような外傷，交通事故，医原性の髄液穿刺後などの発症イベントがあるが，近年はコロナワクチン接種後に発症した脳脊髄液漏出症が報告されており，脳脊髄液の産生低下が関与している可能性も示唆される（図1）[2]．臨床症状の発現が発症イベントの直後ではなく時間を経過してから出現する症例や，いくつかの小さなイベントが重なることによって症状が生じる可能性もあり，また症状も症例ごとに多彩であるためなかなか診断に至らず，しばしば心因性・原因不明と診断されていることが多い疾患である．

7.5.1 脳脊髄液漏出症の様々な症状

文献3

　脳脊髄液漏出症でみられる様々な症状を表1に示す[1,3-5]．その症状は多彩であり，いくつも合併している例が多く，症例によって症状が異なる．頭痛を自覚している症例が

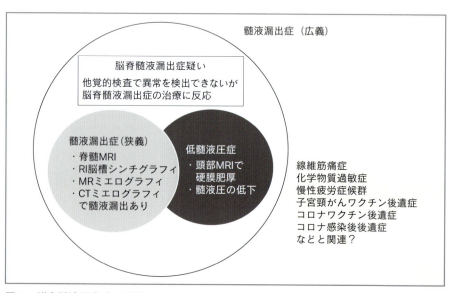

図1　脳脊髄液漏出症の病態

表1 脳脊髄液漏出症の症状

■典型的症状（頻度の多い症状）
起立性頭痛，頸部痛・こり，めまい，嘔気・嘔吐，倦怠感など

■その他の症状
目のぼやけ，眼振，複視，視野障害，光過敏，動眼神経麻痺，外転神経麻痺，聴覚過敏，耳鳴り，聴力低下，小脳失調，歩行障害，認知症，記憶障害　直腸膀胱障害，乳汁分泌，腰痛，歩行障害など

多く，頭痛は難治性で鎮痛薬の効果がないが仰臥位で軽快する例が多い．いずれの全身症状も原因不明と診断されていることが多く，その他気圧で症状が悪化したり（気圧病），水分（経口保水液）をとると症状が軽快するなどの特徴を持つ例も多い．

本症は4つの中核症状（自律神経症状，情動・認知症状，疼痛・感覚症状，免疫過敏症状）が個々の患者で重層的におこり，さらに環境ストレスに対して生体が過敏や不耐症を呈する状態との考えもあり，臨床症状が多彩であると考えられる[6]．

7.5.2 脳脊髄液漏出症と眼疾患[7]

脳脊髄液漏出症という病名からは眼科とは関連のない疾患のように感じるが，脳脊髄液が減少する病態では多くの症例で様々な視機能異常を自覚している．患者は視機能異常を自覚して眼科を受診するが，その多くは羞明やぼやけを自覚するも眼科的な一般検査では異常が検出できなかったり，視力低下や視野障害（求心性視野障害が多い）などの異常が検出されても眼内および脳内にその異常を説明できる器質的な変化がなかったりする．また脳神経麻痺を呈するも脳内に異常がなく微少循環障害と診断されたり，調節痙攣や輻湊痙攣など心因性要素が原因とされる疾患を発症しているために心因性・原因不明と診断されている．

我々が今まで心因性・原因不明と診断してきた症例の中には脳脊髄液漏出症症例が混在しており，脳脊髄液漏出症であれば適切な治療を行うことで眼症状も軽快・消失する症例がある．

■脳脊髄液漏出症症例の眼科的自覚症状および診断名

当院を受診した脳脊髄液漏出症症例および当院を受診してその後脳脊髄液漏出症と診断された症例の検討結果から，眼科的な自覚症状（表2）および眼科における診断名について表3に示す．

表2 脳脊髄液漏出症の眼科受診時の自覚症状

・眼痛（両眼または片眼もあり，痛みの場所・程度は様々，鎮痛剤は無効）
・ピントが合わない，水の中から見ているような見え方，ぼやけて見える
・単眼性複視
・両眼性複視
・視力低下
・まぶしい（眼内所見では説明できない強い羞明）
・視野障害（眼内および脳内病変では説明できない視野欠損）
・視覚陽性現象（飛蚊症様，土砂降りの雨が降っているように見えるなど）

表3 脳脊髄液漏出症の眼科診断名

・輻湊痙攣	・視野障害
・調節障害	・眼位異常
・眼瞼痙攣	・眼球運動障害
・中枢性羞明	・視覚陽性現象
・視力障害	

Chapter 7　眼窩および全身疾患

COLUMN

脳脊髄液漏出症における眼症状の機序の考察

　脳脊髄液の存在意義については諸説あるが，浮力による神経根・硬膜の緊張緩和，頭蓋脊椎への機械的刺激に対するクッション材的存在，サイトカイン・増殖因子などの運搬・拡散・交換，免疫反応防御システム，脈管産生などの脳の栄養・代謝に関与すると考えられている[8]が，まだ詳細はわかっていない．

　また，脳脊髄液漏出症の治療をすると眼症状（原因不明の視力低下や視野欠損，調節痙攣，輻湊痙攣，羞明や眼痛）が軽快する機序についても，また脳脊髄液漏出症でどうしてこのような多彩な眼所見を呈するかについても，いまだ未解明である．一部視神経周囲の脳脊髄液腔が減少していることが視機能障害の機序とする説もあり[4]，また，近年は緑内障と脳脊髄液圧の関与が示唆されている[9]．しかし脳脊髄液漏出症の眼症状をみる限り，治療で眼症状が軽快することから視神経周囲の脳脊髄液が減少している物理的な問題とは考えにくく，原因不明の視力・視野欠損は視覚認知，調節・輻湊痙攣は調節や輻湊の抑制系の異常の暴走，異常羞明は中枢性であり，脳脊髄液の産生低下や減少によって引きおこされる高次脳機能障害の様々な症状を呈していると考える．

7.5.3　脳脊髄液漏出症の診断までのアプローチ

①表2，3に示すような眼症状を説明できる器質的な疾患がないか精査する．眼内所見だけでなく，眼窩内および脳内の精査を行う．

②非器質的視覚障害や心因性が要因とされるような調節痙攣，輻湊痙攣，眼瞼痙攣や原因不明の眼痛・羞明，単眼複視などの不定愁訴と考えられる場合に脳脊髄液漏出症を疑い，問診を追加する．

③既往歴を過去にさかのぼって詳しく聴取する．
　・交通事故を含め，外傷や交通事故などの既往歴が過去にないか（過去の追突事故や転倒なども含む）．
　・腰椎穿刺などの既往歴はないか．
　・1〜2か月以内に症状を発現するワクチン接種歴はないか．

④全身症状の有無を確認する（表1に示すような全身症状）．
　・頭痛はないか．頭痛は頭痛薬に抵抗性か．症状は夕方悪化するか．
　・臥位になると症状は改善するか．
　・羞明はないか．
　・他科で治療している疾患はないか．そこでの診断は何か．

⑤輸液の急速負荷で症状が自覚的に軽快するかを確認する．
　　脳脊髄液漏出症例では，輸液を急速点滴すると様々な症状が自覚的に軽快する場合がある（点滴後視界が明るくなった，視野が広がったなどを自覚するが，検査上は視力，視野障害が改善することはない）

⑥以上より脳脊髄液漏出症が疑われる場合は，脳脊髄液漏出症の専門医に相談する．

■ 脳脊髄液漏出症の検査と診断[1]

　眼科では脳脊髄液漏出症の診断を行うことはできず，眼症状および全身症状から脳脊髄液漏出症を疑った場合は適切な専門医に相談する（紹介先は脳脊髄液漏出症学会ホームページおよび厚生労働省相互リンクを参照）．

■ 脳脊髄液漏出症の診断に必要な検査

①腰椎穿刺を必要としない検査
- ・頭部造影 MRI：低髄液圧症では硬膜の肥厚がみられる．
- ・脊髄 MRI：髄液漏出所見である "floating dural sac sign（FDSS）" がみられる．
- ・MR ミエログラフィ：脊柱管外にあふれた脳脊髄液の検出に適する．

②腰椎穿刺を必要とする検査
- ・髄液圧の測定：60 mmH$_2$O 未満が低髄液圧．
- ・CT ミエログラフィ：硬膜外腔や硬膜下腔に造影剤漏出がみられれば髄液漏出．
- ・RI（放射性同位元素，radioisotope）脳槽シンチグラフィ：髄液漏出でみられる硬膜外の RI 集積や脳脊髄液循環不全の検出．

　以上の検査により低髄液圧症の所見か髄液漏出がみられれば脳脊髄液漏出症だが，画像所見にも疑い例が存在する．

7.5.4 脳脊髄液漏出症の治療[1]と予後

　保存療法（2 週間の安静臥床，水分補給（経口摂取・補液を含め 2 L／日以上）），硬膜外自家血注入療法（ブラッドパッチ），硬膜外生理食塩水注入，硬膜外フィブリン糊注入などがある．

　外傷後早期に診断され，治療が施されると症状が消失する症例もあるが，多くの症例は原因不明で診断までに数か月〜数年要しており，治療を行って症状が軽快しても，症状が消失しない症例もある．

　眼科を受診する症例は軽症が多いのか，脳脊髄液漏出症疑い例が多い[7]と考えられ，全身の症状が軽微で眼症状を主訴に受診し，診断に至る症例もある．診断および発症機序，治療について未知の部分が多い疾患であり，今後の解明が期待される．

7.5.5 最後に

　脳脊髄液漏出症の小児例では，起立性低血圧，片頭痛，自律神経失調症，うつ病などと診断され不登校になっている例も多く報告されている[10,11]．

　また，本症は筋痛性脳脊髄炎／慢性疲労症候群，子宮頸がんワクチン後遺症，コロナ感染後慢性後遺症との類似性が注目され，それらの病像は視床下部性ストレス不耐・疲労症候群（脳室周囲器官制御破綻症候群）と考えられるとされており，まだまだ不明なことが多い[6,12]．

　特に眼科を受診する症例は，全身症状が軽微で眼症状が主体の症例が多く，脳脊髄液

Chapter 7 眼窩および全身疾患

漏出症症例の中では軽症例が多いと思われる．今まで我々が心因性，非器質的な要因と診断していた症例が本疾患と診断され，眼症状が軽快・消失していく症例を多く経験すると，原因がわからない＝心因性と診断することが躊躇される．我々眼科医には治療することはできないが，治療に向けて引き継ぐ重要性について改めて痛感する．

（山上明子）

文献

1）嘉山孝正．脳脊髄液漏出症診療指針．中外医学社；2019．
2）高橋浩一．新型コロナワクチン接種後に発症し，ブラッドパッチが有効であった学童期脳脊髄液漏出症の5症例．小児の脳神経 2023；48：65-70．
3）D'Antona L et al. Clinical Presentation, Investigation Findings, and Treatment Outcomes of Spontaneous Intracranial Hypotension Syndrome：A Systematic Review and Meta-analysis *JAMA Neurol* 2021；78：329-37．
4）篠永正道．低髄液圧症候群／脳脊髄液減少症．神経眼科 2005；22：56-60．
5）高橋浩一ほか．髄液循環からみた髄液減少症．脊椎脊髄ジャーナル 2015；28：743-9．
6）中里直美ほか．薬剤師から見た脳脊髄液減少症の感覚・免疫過敏症 -4つの中核症状に関する221例の検討 -．自律神経 2022；59：132-43．
7）山上明子ほか．脳脊髄液減少症症例の眼症状の検討．神経眼科 2021；38：162-71．
8）三浦真弘ほか．脳脊髄液に関する最新の知見 - 髄液産生，循環，吸収について - 経リンパ管吸収路を中心として．脊椎脊髄ジャーナル 2015；28：694-703．
9）辻 隆宏．脳脊髄圧（頭蓋内圧）と緑内障性視神経症発症メカニズム．神経眼科 2022；39：10-7．
10）高橋浩一．小児の頭痛の新しい考え方 - 脳脊髄液減少症．小児保健研究 2014；73：527-30．
11）Kouichi Takahashi et al. Cerebrospinal Fluid Hypovolemia in Childfood and Adolescence：Clinical Features and Outcomes．小児の脳神経 2011；36：552-9．
12）黒岩義之ほか．自律神経学からみた視床下部症候群（脳室周囲器官制御破綻症候群）の意義．自律神経 2019；26：185-202．

7.6 全身性炎症性疾患

　肥厚性硬膜炎（hypertrophic pachymeningitis：HP）は，脳や脊髄の硬膜の慢性炎症により硬膜肥厚をきたし，激しい頭痛や多発性の脳神経障害，小脳失調などの神経症状を引きおこす．眼痛や頭痛に加え視力障害や複視，眼瞼下垂もきたすことから，トロサ・ハント症候群（Tolosa-Hunt syndrome：THS）をはじめとする眼窩先端症候群や海綿静脈洞症候群などの疾患が鑑別となる[1]．

7.6.1 肥厚性硬膜炎（HP）

　1869 年に Charcot と Joffroy が脊髄病変を報告し，1893 年に Gowers が脳硬膜の病変を報告して以来，HP は稀な疾患とされてきた．しかし昨今は，肥厚した硬膜の形態を観察する磁気共鳴画像（magnetic resonance imaging：MRI）等の画像検査の発達や，原因不明であった硬膜炎の病因を調べる免疫学的血清診断法が広まったことで，原疾患の臓器障害の一部として捉えて治療する考え方が普及してきている．HP の病因診断のゴールドスタンダードは侵襲性が大きい硬膜生検であるが，進歩した血清診断法などにより役割は減少してきている．

■ 特発性 HP と続発性 HP の分類

　各種の検索を行っても原因疾患がみつからないものを特発性 HP とする．続発性 HP は，①抗好中球細胞質抗体（anti-neutrophil cytoplasmic antibody：ANCA）関連疾患や IgG4 関連疾患，サルコイドーシス，関節リウマチ，ベーチェット病，シェーグレン症候群，巨細胞性動脈炎，全身性エリテマトーデス，混合性結合組織病などの免疫介在性 HP が近年は増加している．ほかには②梅毒や結核，真菌（アスペルギルスやムコール）などの感染性疾患，③悪性リンパ腫やがん性髄膜炎，転移性，髄膜腫等の腫瘍，④脳脊髄液減少症が病因となる（**表 1**）．
　ここでの ANCA 関連疾患（ANCA-associated vasculitis：AAV）とは，その典型とされる多発血管炎性肉芽腫症（granulomatosis with polyangiitis：GPA ＝旧称 Wegener 肉芽腫症）のほか，顕微鏡的多発血管炎（microscopic polyangiitis：MPA），好酸球性多発血管炎性肉芽腫症（eosinophilic granulomatosis with polyangiitis：EGPA）＝

表 1　続発性 HP の原因疾患

免疫介在性	ANCA 関連疾患，IgG4 関連疾患，サルコイドーシス，関節リウマチ，ベーチェット病，シェーグレン症候群，巨細胞性動脈炎，全身性エリテマトーデス，混合性結合組織病，再発性多発軟骨炎，その他の免疫介在性疾患
感染性	梅毒，結核，真菌，HTLV-1，糞線虫，副鼻腔炎の合併症
腫瘍性	悪性リンパ腫，がん性髄膜炎，転移性（乳がん，肺がん，悪性黒色腫），髄膜腫
その他	脳脊髄液減少症

旧称Churg-Straus（チャーグ・ストラウス）症候群／アレルギー性肉芽腫性血管炎の3種の類縁疾患を包含している．

一方，好中球細胞質中の標的抗原には，proteinase 3（PR3）およびmyeloperoxidase（MPO）がある．これらに対応する抗体がそれぞれPR3-ANCA，MPO-ANCAである．GPA患者は主にPR3-ANCAと関連するがMPO-ANCA陽性者もみられ，MPA患者は主にMPO-ANCAと関連する．

1．特発性HPとその症状

特発性HPは，診断的治療としてステロイド投与など免疫抑制療法が有効であることから，多くは免疫血清学的診断が偽陰性の免疫介在性HPの可能性が示唆されている．

主な臨床症状として，Kupersmithらの特発性HP患者12例の報告では，頭痛が11例92％と最も多くみられ，ほとんどの患者が激しい頭痛を訴えていた[2]．続いて視力障害が8例67％と頻度が高く，片眼または両眼視力0.7程度から失明まで様々であった．さらに眼筋麻痺4例，中枢神経症状3例（歩行障害2例，てんかん1例），うっ血乳頭2例であった．

2．続発性HPで最も多いAAVほかの免疫介在性

以前は梅毒などの感染性が多かったが，近年は免疫介在性が増えており，その中でAAVが最多で次にIgG4関連が多く，近年は増加している．

ANCA関連HPのうちMPO-ANCA陽性HPの特徴として，①高齢女性に多い，②硬膜や上気道の炎症から中耳炎や副鼻腔炎をきたすが，多くは限局的で全身波及は少ない，③ステロイドとシクロホスファミドの併用療法が有効などがあげられる[3]．これに対して，PR3-ANCA陽性HPは全身波及が多く重症となりやすい．また，一部のIgG4関連疾患患者でANCA陽性の併発例が報告されている[4]．

Yokosekiらの報告によると，免疫介在性HPおよび特発性HPを発症した日本人患者36人では，MPO-ANCA関連HPが17例（47％），原因不明の特発性HPが9例（25％），PR3-ANCA関連HPが4例（11％），その他の免疫介在性HP（IgG4関連疾患，サルコイドーシス，関節リウマチ，抗セントロメア抗体陽性疾患）が6例（17％）となり[3]，AAVが合わせて58％と最も多くを占めていた．近年はmyelin-oligodendrocyte glycoprotein（MOG）抗体関連疾患や抗N-methyl-D-aspartate（NMDA）受容体抗体脳炎のHP合併例の報告もある[5]．

逆にAAV患者663人（初発患者558例，再発患者105例）のShimojimaらによる本邦多施設研究結果では，30例（4.52％）にHPが認められた[6]．初発AAVのHP発症者はPR3-ANCA陽性率が高く，GPA患者がHP発症者に多かった．また，ImafukuらはAAV患者93例を調べた結果では，4年間の経過観察中のHP発症は6例（6.5％）で，MPA患者（1例）に比べてGPA患者（5例）で有意に罹患率が高かった[7]．さらに中耳炎（近年はANCA関連血管炎性中耳炎と呼称）と副鼻腔炎の合併が，HP発症の危険因子である可能性を指摘した．

■HPの疫学と原因頻度

Yonekawaらの2005年～2009年の本邦全国調査では，HP患者は159人，有病率は10万人のうち約0.95人で，平均年齢は58.3歳であった[8]．その内訳は，ANCA関連HPは計54例（34.0％），IgG4/multifocal fibrosclerosis（MFS）関連HPが14例

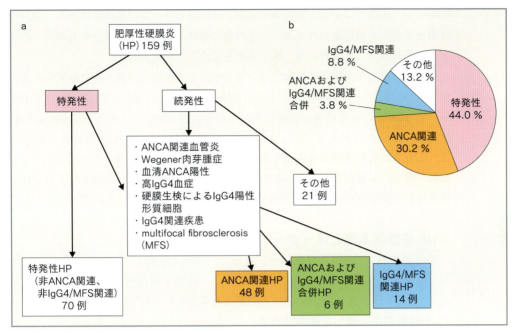

図1 HPの本邦全国調査結果の分類と頻度
a. HP159例の分類．70例がANCA関連疾患およびIgG4/MFS関連疾患が否定された特発性HPであった．68例が免疫介在性の続発性HPで，そのうちANCA関連HPが48例，IgG4/MFS関連HPが14例，ANCAおよびIgG4/MFS関連合併HPが6例であった
b. 特発性HPおよび主な続発性HPの頻度．特発性HPは44.0％であった．続発性HPはANCA関連HPが30.2％，IgG4/MFS関連HPが8.8％であったが，合併例3.8％を両者に含めると，それぞれANCA関連HPが34.0％，IgG4/MFS関連HPが12.6％に増えた
（文献8をもとに作成）

(8.8％)，特発性HP 70例（44.0％），その他21例（13.2％）に分類された（図1)[8]．なお，MFSはIgG4関連疾患の範疇に属すると考えられている．

■ 硬膜生検におけるHPの病理

髄膜の炎症としては髄膜炎がよく知られているが，髄膜炎の本質はleptomeningitis（髄膜の硬膜，くも膜，軟膜の3層のうち，内層の軟膜と中層のくも膜を合わせた柔膜の炎症）である．それに対して，HPは外層の硬膜が炎症の首座である．硬膜生検による病理所見が確定診断となり，肥厚した硬膜に膠原線維の増生やリンパ球・形質細胞の浸潤を認める．さらに続発性HPでは原因疾患に特徴的な病理所見を認める[1,9]．

■ HPを疑うべき臨床症状と鑑別のポイント

肥厚した硬膜による圧迫や循環障害，炎症細胞の浸潤，頭蓋内圧亢進により，HPの初発症状は激しい頭痛と脳神経障害を示す．植田らの66症例の検討では，頭痛72％，脳神経障害61％で，脳神経障害の内訳は視神経障害43％，動眼・滑車・外転神経麻痺40％であった[10]．したがって，第Ⅱ～第Ⅵの脳神経障害の組み合わせの多発性脳神経障害がHPを疑うきっかけとなる．

視神経障害は中頭蓋窩の硬膜炎が前方に波及し，視神経鞘に炎症が達して視神経周囲炎を引きおこし，さらに軸索まで炎症が及ぶことで発症するとされる[11]．患者は視力障

害や複視，眼瞼下垂を訴えて受診するが，オンセットは急性発症ではなく，亜急性または数か月程度の緩徐進行性である．その他の症状として，聴力低下や耳鳴り，めまいなどの耳鼻科症状，三叉神経痛，嚥下障害を認めることもある．

第Ⅱ～第Ⅵの多発性脳神経障害は，解剖構造から眼窩先端部～海綿静脈洞の障害が想定される（図2）[12]．臨床症状として，眼運動神経（Ⅲ，Ⅳ，Ⅵ）麻痺と三叉神経第1枝（V_1眼神経）障害は各症候群に共通するが，視神経（Ⅱ）障害が加われば眼窩先端症候群，三叉神経第2枝（V_2：上顎神経）障害が加われば海綿静脈洞症候群と呼ばれる．これらは局在診断には有用であるが，臨床的には区別し難いこともある[12]．炎症や感染，腫瘍，血管病変など様々な疾患が原因となり，この中には後述する特発性肉芽腫性炎症が原因のTHSも鑑別にあがる（図3）[13]．

文献13

■ HPの診断基準とオーダーすべき検査

2018年の特発性HPの診断基準によると，頭痛や脳神経症状などの臨床症状がみられ，続発性の鑑別疾患が除外されたうえで，画像と病理所見の両者がそろえばdefinite，どちらか一方ならprobableの診断となる[14]．

1．HPの診断に適した画像検査法

CTでは，硬膜に隣接する骨のために描出が困難である．硬膜は血液脳関門を持たず造影効果が強くでるため，MRIガドリニウム造影T1強調画像が有用で，軸位断だけでなく冠状断が評価に適している．硬膜炎（pachymeningitis）ではdura-arachnoid patternといい，硬膜や硬膜下腔，くも膜が増強の首座となり，脳溝や脳底槽には造影剤を認めない．それに対し，髄膜炎などのleptomeningitisでは脳溝や脳底槽は造影剤で満たされる．HPが局所性の場合は，大脳鎌や小脳テント，頭蓋底に多く，眼窩先端部や海綿静脈洞硬膜にも波及することがある．

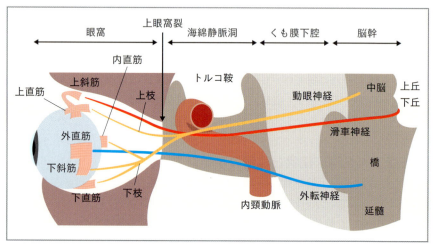

図2　眼窩から脳幹に至る解剖のシェーマ
上方から動眼神経，滑車神経および外転神経，さらに三叉神経第1枝（眼神経）がある．上眼窩裂は海綿静脈洞に交通している．そのほかに眼窩先端部には視神経も通り，海綿静脈洞には三叉神経第2枝（上顎神経）も加わる
（文献12をもとに作成）

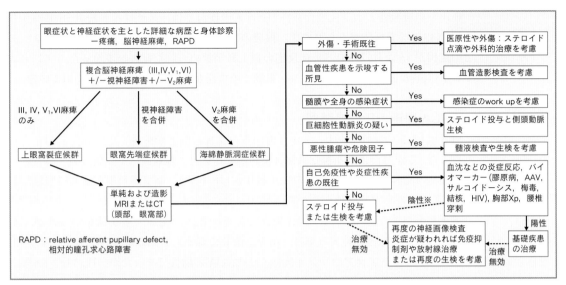

図3　眼窩先端症候群～海綿静脈洞症候群をみた場合の評価・管理のアルゴリズム
脳神経障害で病巣推定後，まず眼窩部MRI（脂肪抑制および造影）を行う．血管病変が疑われればMRI血管撮影やCT血管撮影，必要なら脳血管写も行う．さらに各種の血液検査，また胸部レントゲンや髄液検査を行う．原因不明の場合（※）は，特発性HPやTHSが含まれる．管理や治療については，内科や脳神経内科，脳神経外科，耳鼻科，放射線科との連携が重要となる
（文献13をもとに作成）

2. 必要な血液・髄液検査

　赤血球沈降速度や血算（全血球計算），C反応性蛋白（C-reactive protein：CRP）で炎症所見を調べる．さらに続発性HPの鑑別には，膠原病診断に用いる抗核抗体やP(MPO)-ANCA，C(PR3)-ANCA，IgG4，リウマチ因子，抗SS-AおよびB抗体，アンギオテンシン変換酵素，リゾチームや，感染症関連としてβ-D-グルカンや真菌検査などが必要になる．髄液検査では正常なこともあるが，髄液圧や細胞数，蛋白を調べる．感染性HPでは硬膜生検で起因菌が検出されても，髄液培養で陰性の場合もあることに注意する．

■ 再発も多いHPの治療

　治療では，脳神経内科や脳神経外科など他科との連携が重要となる．続発性HPではまず原因疾患の治療が優先される．特発性HPや，続発性のうち免疫介在性HPではステロイド治療が原則だが，再発のため免疫抑制剤が投与されることもある．ANCA関連HPの治療については，「ANCA関連血管炎診療ガイドライン2017」が参考になる[15]．免疫抑制剤として，メソトレキセートやアザチオプリン（イムラン®）などが使われる．近年は難治なANCA関連HPやIgG4関連HPに対して，分子標的薬であるリツキシマブ（リツキサン®）の有効性を示す報告もあり，今後の使用が期待される[5]．

　下記の自験例でも，ステロイドが奏功したが減量中に症状が再発し，長期投与が必要となった．前出のKupermithらによる特発性HP患者12人の報告では，ステロイド投与により頭痛のあった11例中10例で改善し，視力障害の8例中7例で改善した[2]．しかし7例ではステロイドの減量中に再発し，さらに4例ではその後に免疫抑制剤のメソトレキセートやアザチオプリンが使われた．

植田らの特発性および免疫介在性 HP66 人の検討では，ステロイド使用 58 例のうち 25 例（43 %）で再発がみられた[10]．再発の時期は治療開始から平均約 9 か月，ほとんどの症例が 15 か月以内で，炎症反応の再上昇が認められた症例が多かった．プレドニゾロン（prednisolone：PSL）20 mg 未満での再発が多く，緩徐な漸減を勧めている．

■ ANCA 関連 HP の自験例

患者は 68 歳の女性であり，2 か月前からの左視力低下が主訴で当院眼科に紹介受診となった．1 か月前より左視覚異常（視界がセピア色，飛蚊症）や頭痛（眼・歯・耳の奥の突然の痛み，頭頂〜後頭部のピリピリとした痛み），嘔気，複視が徐々に増悪してきた．1 年前から右耳難聴も訴えていた．

矯正視力は右 1.2，左 0.01，眼底検査で視神経乳頭の発赤・腫脹はなかったが，左 RAPD と両側眼球運動障害（第Ⅲ，第Ⅳ，第Ⅵの麻痺）を認めた．CRP は 6.15 mg/dL と上昇しており，アクアポリン 4 抗体・C-ANCA は陰性であったが，HbA1c：8.5 %，P-ANCA：14.5 U/mL，IgG4：164 mg/dL といずれも上昇していた．受診から 1 週間後に，右矯正視力も 0.4 まで低下した．

頭部造影 MRI では肥厚した硬膜がガドリニウムで強く造影され，HP が疑われた（図 4）．両側の眼窩先端部付近にも異常増強効果を認めた．硬膜肥厚部位より硬膜生検を実施して線維性の肥厚を認めたが，免疫組織学的に IgG4 陽性形質細胞浸潤やリンパ球浸潤は認めなかった．

AAV または IgG4 関連疾患に伴う続発性 HP として，メチルプレドニゾロン（methylprednisolone：mPSL）パルス療法を 3 クール実施し，後療法として PSL50 mg および免疫抑制剤のタクロリムスも開始した．右矯正視力は 1.2 に回復したが，左は光覚弁まで低下した．入院中に耳閉感を訴え，耳鼻科で HP に伴う ANCA 関連血管炎性中耳炎の疑いと診断され，ANCA 関連 HP が支持された．治療後も造影 MRI では硬膜肥厚の改善はみられず，PSL 漸減に伴い CRP 上昇を認め，頭痛も持続していた．このため院内臨床倫理委員会の承認を得てシクロホスファミドパルス療法を実施し，免疫抑制剤をアザチオプリンに変更した．その後，PSL15 mg へ減量時に右矯正視力が 0.6 まで低下し，両側の視神経乳頭浮腫も出現したため，再度 mPSL パルス療法を実施した．その後も PSL を継続したまま現在に至っている．

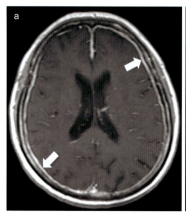 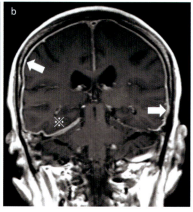

図 4 提示症例のガドリニウム造影頭部 MRI T1 強調画像
a．軸位断 b．冠状断．矢印で示すように硬膜肥厚がみられ，特に右脳底部（※印）に著明である

7.6.2 トロサ・ハント症候群（THS）と有痛性眼筋麻痺

　THSは，1954年にTolosaが左眼窩部痛に加え，同側の進行性の視力障害，全眼筋麻痺と三叉神経第1枝領域の知覚鈍麻の1例を報告し，病理解剖で海綿静脈洞部の内頚動脈および海綿静脈洞に肉芽腫性炎症病変を確認したことに始まる[16]．1961年Huntらの症例追加に続き，1966年SmithやTaxdalらによりTHSと呼称されるようになった．

　THSは海綿静脈洞～上眼窩裂における（図2参照），非特異的肉芽腫性炎症が原因でおきる稀な疾患である．実際は他の種々の炎症性疾患や血管病変，腫瘍などが原因で同様な症状がみられることが多いため，広義には「有痛性眼筋麻痺」と呼ばれる．THSは痛みや眼球運動障害などの症状はHPと共通するが，HPと異なり海綿静脈洞付近の病巣症状以外の他の神経症状は伴わない．

文献16

■ 極めて稀なTHSの疫学

　有病率については，THSが稀な疾患であるため正確には算出が困難とされる[17]．Rushらによる眼運動神経麻痺1,000人の多数例報告では，そのうち複合神経麻痺は119例で，THSはその中でわずか4例（複合神経麻痺の3.4％）と稀であった[18]．

文献17

文献18

■ 眼痛と第Ⅱ～第Ⅵ脳神経麻痺がTHSの主症状

　眼症状はHPと同様に強い眼窩深部痛が必発であり，海綿静脈洞症候群や上眼窩裂症候群をきたす（図3参照）．眼筋麻痺は動眼，滑車，外転の各単独神経麻痺やその複合神経麻痺がみられ，複合神経麻痺が最も多いといわれる．三叉神経第1枝の知覚低下は臨床的にほとんどの症例にみられるが，瞳孔障害や視神経障害は少ない．

　KlineによるTHS146人のまとめでは，動眼，滑車，外転の各神経麻痺がそれぞれ125例，42例，102例，三叉神経第1枝領域の知覚低下が43例であった[19]．瞳孔障害は動眼神経麻痺125例のうち27例と少なく，散瞳や対光および近見反射の遅鈍がみられた．視神経障害も，146例中29例と比較的少なかった．

文献19

■ TSH・有痛性眼筋麻痺の鑑別診断と治療

　特発性炎症が原因のTHSの診断基準は，国際頭痛分類に掲載されている[20]．2004年の第2版に記載の「痛みおよび不全麻痺は副腎皮質ホルモンにより適切に治療すれば，72時間以内に消失する」に代わり，第3版では，コメントとして「コルチコステロイドにより適切に治療されれば寛解する」となった．実際のTHSの診断は症状に基づいた臨床診断が重要で（図3参照），画像検査ではMRIで海綿静脈洞付近の造影効果がみられるが，必ずしも異常がみつからないこともある．

　THS自体が稀な疾患であるため，有痛性眼筋麻痺の鑑別診断で原因疾患が除外されれば（表2），特発性炎症によるTSHを疑う．鑑別として海綿静脈洞症候群や眼窩先端症候群をきたす脳動脈瘤や頚動脈海綿静脈洞瘻，海綿静脈洞血栓症などの血管障害や，HPやANCA関連疾患，サルコイドーシスなどの炎症性疾患，および腫瘍などがあげられる．必要な検査と治療もそれに応じる．

　THSは数か月間で自然寛解もあり得るが，ステロイド治療が第1選択となり，その

Chapter 7 眼窩および全身疾患

表2 THS と鑑別すべき有痛性眼筋麻痺の原因疾患

外傷	眼窩骨折など
血管疾患	内頸動脈海綿静脈洞瘻，内頸動脈瘤，海綿静脈洞血栓症，巨細胞性動脈炎など
腫瘍	髄膜腫や頭蓋咽頭腫などの頭蓋内原発腫瘍，鼻咽頭がんや悪性リンパ腫などの転移性腫瘍
炎症	副鼻腔炎，帯状疱疹など
自己免疫疾患	IgG4 関連疾患，ANCA 関連疾患，サルコイドーシス，全身性エリテマトーデスなど
頭痛	片頭痛，三叉神経痛など
神経筋接合部疾患，筋疾患	重症筋無力症など

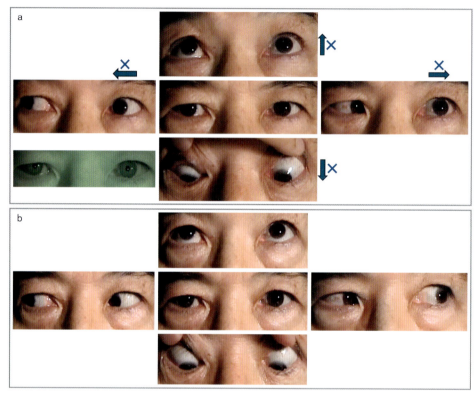

図5 60代男性 左 THS の眼球運動および瞳孔赤外線写真
a. 治療前．左眼の全方向の眼球運動障害（×印）がみられたが，左下図赤外線写真（薄い緑色）のように瞳孔不同はない．
b. 治療後．ステロイド開始 3 週間後には眼球運動障害は消失した

投与方法にはまだ基準がない[17]．痛みは従来から 72 時間以内に消失といわれるように短期間に改善するが，眼筋麻痺などの神経症状は回復に数週間から数か月かかる（図 5，6）．再発は数か月から数年後に 50 ％程度みられるという．

（三須恵太，鈴木利根）

文献

1) 鈴木利根．肥厚性硬膜炎．眼科 2018；60：127-31.
2) Kupersmith MJ et al. Idiopathic hypertrophic pachymeningitis. *Neurology* 2004；62：686-94.
3) Yokoseki A et al. Hypertrophic pachymeningitis：significance of myeloperoxidase anti-neutrophil cytoplasmic antibody. *Brain* 2014；137：520-36.

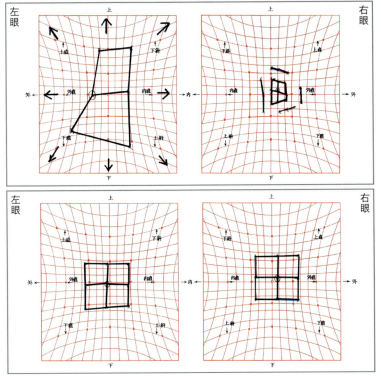

図6 70代男性　右有痛性眼筋麻痺のHess眼球運動検査結果
初診時の臨床診断はTHSであったが，諸検査の結果ANCA関連疾患の有痛性眼筋麻痺の診断となった．上段がステロイド治療前で，右眼の全方向の運動制限がみられ，下段は治療後で，ほぼ回復している

4) Della-Torre E et al. Antineutrophil cytoplasmic antibody positivity in IgG4-related disease: A case report and review of the literature. *Medicine (Baltimore)* 2016; 95: e4633.
5) 小堺有史．肥厚性硬膜炎．サルコイドーシス．鈴木則宏（総監修）．脳神経内科学レビュー2022〜'23．総合医学社；2022．pp.209-15.
6) Shimojima Y et al. Hypertrophic pachymeningitis in ANCA-associated vasculitis: a cross-sectional and multi-institutional study in Japan (J-CANVAS). *Arthritis Res Ther* 2022; 24: 204.
7) Imafuku A et al. Incidence and risk factors of new-onset hypertrophic pachymeningitis in patients with anti-neutrophil antibody-associated vasculitis: using logistic regression and classification tree analysis. *Clin Rheumatol* 2019; 38: 1039-46.
8) Yonekawa T et al. A nationwide survey of hypertrophic pachymeningitis in Japan. *J Neurol Neurosurg Psychiatry* 2014; 85: 732-9.
9) 河内　泉ほか．肥厚性硬膜炎．三村　治ほか（編）．知っておきたい神経眼科診療．医学書院；2016．pp.303-13.
10) 植田晃広ほか．肥厚性硬膜炎の臨床像とステロイド治療法に関する1考察：自験3症例と文献例66症例からの検討．臨床神経学 2011；51：243-7.
11) 橋本雅人．造影MRI，CT検査．日本の眼科 2022；93：508-14.
12) 石川　弘．神経眼科診療のてびき（第2版）－病歴と診察から導く鑑別疾患．金原出版；2018．pp.241-2.
13) Yeh S et al. Orbital apex syndrome. *Curr Opin Ophthalmol* 2004; 15: 490-8.
14) 勇　亜衣子ほか．肥厚性硬膜炎の歴史と概念：新たな診断基準．脳神経内科 2019；91：340-51.
15) 有村義宏ほか．診療ガイドライン at a glance ANCA関連血管炎診療ガイドライン2017．日本内科学会雑誌 2018；107：741-5.
16) TOLOSA E. Periarteritic lesions of the carotid siphon with the clinical features of a carotid infraclinoid aneurysm. *J Neurol Neurosurg Psychiatry* 1954; 17: 300-2.
17) Kmeid M et al. Review of Tolosa-Hunt syndrome, Recent Updates. *Curr Pain Headache Rep* 2023; 27: 843-9.
18) Rush JA et al. Paralysis of cranial nerves III, IV, and VI. Cause and prognosis in 1,000 cases. *Arch Ophthalmol* 1981; 99: 76-9.
19) Kline LB. The Tolosa-Hunt syndrome. *Surv Ophthalmol* 1982; 27: 79-95.
20) 日本頭痛学会・国際頭痛分類委員会．国際頭痛分類（第3版）日本語版．医学書院；2018．p.180.

7.7 内頸動脈海綿静脈洞瘻

7.7.1 概要

文献1

動静脈瘻（arteriovenous fistula：AVF）とは動脈と静脈の異常交通により，通常の血行動態が妨げられる状態であり，発症部位によって様々な臨床症状をきたす[1]．脳や脊椎にみられる場合が多いが，ここでは眼科領域でみられる内頸動脈海綿静脈洞瘻（carotid-cavernous fistula：CCF）に焦点を置く[1]．

CCFとは，内頸動脈または外頸動脈と海綿静脈洞間の動静脈瘻である[2]．CCFでは動脈血が毛細血管網を介さずに直接海綿静脈洞に流入するため，静脈圧および血管抵抗が上昇し，静脈からのドレナージが阻害されてうっ血がおこり，様々な眼症状をきたす[2]．また，海綿静脈洞には血管のほかにも動眼神経，滑車神経，三叉神経第2枝，外転神経などの脳神経が存在するため，静脈圧の上昇により多彩な脳神経症状をきたす（図1）[3,4]．

文献2

7.7.2 CCFの原因と疫学

文献3

CCFの原因には外傷性と非外傷性があり，外傷性がその70〜90％を占めている[2]．外傷性の原因としては，頭蓋底骨折などの頭部外傷に加え，開頭手術や内視鏡手術，副鼻腔手術中などにおこる医原性のものがある[5]．外傷性のCCFの病態としては，外的衝撃による内頸動脈壁の破損によって生じることが多く，血流量も多い[4,6]．

文献4

文献5

文献6

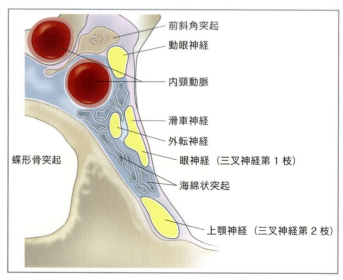

図1 海綿静脈洞の解剖
（文献4をもとに作成）

一方，非外傷性のCCFは全体のおよそ30％程度を占めており，50〜60代の女性に生じることが多い[7]．非外傷性では，内頸動脈や外頸動脈から分岐する硬膜動脈などからの交通が多く，一般的に血流量も少ない[8]．非外傷性の原因としては，先天性のほかに，Ehlers-Danlos（エーラス・ダンロス）症候群，弾性線維性仮性黄色腫，骨形成不全症，線維筋形成不全などの結合組織疾患，副鼻腔炎や感染性髄膜炎などの感染症による炎症反応，動脈瘤，動脈解離，高血圧および動脈硬化などがある[2,9,10]．

臨床の現場でCCFに遭遇することは稀であり，外傷性CCFの場合，頭部外傷後の患者のうちわずか0.2％で発症し，中でも頭蓋底骨折の既往のある患者のうち3.8％程度でみられる[2]．CCFはそのほとんどが片側性であるが，両側性のCCFも報告されており，外傷性CCFのおよそ1％に値する[11]．

文献7

文献8

文献9

文献10

文献11

7.7.3 CCFの分類

CCFは，関連する血管に基づいて**表1**のように分類される[8]．

臨床ではType Aが最も多く，外傷性のCCFに伴うことが多い．Type Aは内頸動脈と海綿静脈洞の直接的な交通によっておきるため，血流量が最も多く，海綿静脈洞圧の上昇に伴い，海綿静脈洞から上眼静脈へと逆行性血流を引きおこし，上眼静脈の拡張・蛇行をきたす．一方，Type B，C，Dは内頸および外頸動脈の分枝との交通であり，Type Aと比較すると血流量は少なく，非外傷性の原因であることが多いが，その病態はいまだに解明されていない[8]．

7.7.4 CCFの臨床所見

CCFでは海綿静脈洞圧の上昇に伴い初期から眼症状が出現することが多く，特にType Aでは急性に進行するが，その他のTypeでは慢性的に進行することが多い[8]．

CCFの三大眼症状として，①拍動性の眼球突出，②眼窩の血管雑音，③結膜充血がある（**図2**）[2,12]．そのほかにも，複視，視力低下，眼圧上昇，眼瞼腫脹・発赤，眼瞼下垂，眼底出血（図2参照），視神経乳頭浮腫，網膜中心静脈閉塞症，脈絡膜剥離，眼部痛，拍動性耳鳴，頭痛などがある[2,3,12]．症状は通常片側性であることが多いが，AVFの程度や範囲によっては両側性に出現することもある[11]．

また，海綿静脈洞には動眼神経（III），滑車神経（IV），三叉神経第2枝（V1とV2），外転神経（VII）が存在するため，海綿静脈洞圧の亢進による脳神経障害を生じる[3]．CCF患者の約63％に外眼筋麻痺が報告されており，ほとんどの場合は非共同性斜視をきたす[12,13]．また，V1とV2の圧排による片顔性の顔面痛や感覚低下をしばし

文献13

表1　Barrow分類

分類	
Type A	内頸動脈本幹と海綿静脈洞の間に動静脈短絡を形成する直接型
Type B	内頸動脈の硬膜枝と海綿静脈洞の間に動静脈短絡を形成する間接型
Type C	外頸動脈の硬膜枝と海綿静脈洞の間に動静脈短絡を形成する間接型
Type D	内・外頸動脈両方の硬膜枝と海綿静脈洞の間に動静脈短絡を形成する間接型

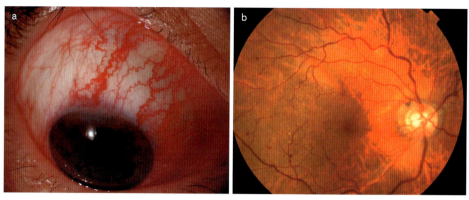

図2　CCF症例
a. 前眼部写真．球結膜の充血と静脈の蛇行が著明にみられる
b. 眼底写真．網膜の点状・斑状出血および網膜静脈の蛇行・拡張がみられる

文献14

きたす[14]．一方，稀ではあるが，中にはうっ血性変化を伴わずに，神経症状のみきたす報告もある[13]．

　Type B，C，Dの間接型CCFではこれらの典型的な臨床症状が乏しく，初期症状として結膜充血のみをきたし，結膜炎と診断されてしまう症例も少なくない[2]．したがって，臨床では特に外傷歴や手術歴などを含めた問診が診断に最も重要である．

7.7.5　CCFの診断

　CCFはほとんどの場合，眼症状を訴えるためまず眼科を受診することが多く，初期の症状や所見を見逃さずに正しく診断に導くことが大切である．

■眼科的診断

　眼科的診察では，外傷歴および手術歴を含めた問診が重要である．そのうえで，前述した前眼部および眼底所見の有無，複視や眼球運動障害の有無などを確認する．血管雑音の確認は聴診器を用いて閉瞼した上眼瞼の上から聴診を行う．眼窩部のドップラー超音波検査にて，拡張した上眼静脈および動脈血の流入を確認できる．また，血流量の増加に伴い外眼筋の腫脹も観察できる[2,12]．

■画像診断

　眼科的診察でCCFを疑った場合は，画像検査を行う．画像検査は，一般的にまず低侵襲的な磁気共鳴画像（magnetic resonance imaging：MRI）および磁気共鳴血管画像（MR angiography：MRA）を行う．MRIでは，T1およびT2強調画像にて海綿静脈洞と上眼静脈の拡張および血流亢進（flow void）がみられ，拡張した外眼筋の観察にも有用である．造影MRIでは，患側の海綿静脈洞の高信号を認める（図3）[12,15]．外傷を疑う場合は，非造影のコンピュータ断層撮影（computed tomography：CT）で頭蓋底骨折の有無などを確認する[2]．

文献15

　これらの画像検査でCCFが疑われた場合は，血管造影検査（digital subtraction an-

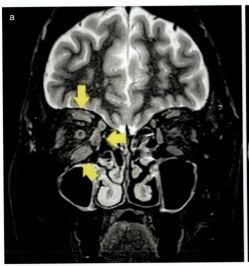
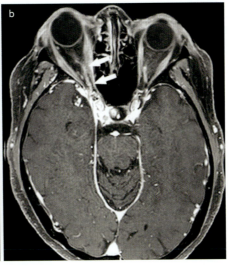

図3 画像診断の例
a. 造影 MRI 画像．上眼静脈の拡張を認める（黄矢印）
b. MRI STIR 画像（脂肪抑制 T2 強調画像の一種）．右眼の外眼筋腫大，下直筋，内直筋，上直筋の高信号を認める（矢印）

giography：DSA）を行い，確定診断をつけるとともに，後述する血管内塞栓術のアプローチ方法の検討に必要な情報（供給動脈および瘻孔の位置，流量，流出静脈の同定など）を得る[16]．

文献 16

7.7.6 CCF の治療

　CCF の治療方針は，その臨床所見と DSA 検査の結果を用いて総合的に決定する．Type B，C，D で臨床所見が軽度の場合は，観血的治療は行わずに視力，眼圧，眼底検査などをフォローアップしていくこともあり，中には DSA を行った後に瘻孔が自然閉鎖した症例も報告されている[12, 17]．一方，Type A などの high flow タイプでは自然閉鎖は期待できず，積極的な治療を要する場合が多い[17]．

文献 17

　CCF 治療の第一選択は血管内塞栓術による瘻孔の閉鎖である[2]．一般的には Type A の high flow CCF に対しては金属コイルなどが用いられ，Type B，C，D の low flow CCF に対してはコイルのほかにエチレンビニールアルコールなどの塞栓剤を使用する場合がある[17]．治療の合併症として脳神経障害，脳梗塞や脳出血などがある[17]．

7.7.7 CCF の予後

　予後は一般的に良好であり，塞栓術を行うことによって速やかに静脈圧の低下と血管雑音の消失がみられ，直接型および間接型 CCF の両方において，9割以上の症例で根治に至る[16]．眼球突出や結膜充血，外眼筋腫脹などの眼症状も治療後数週間以内に改善に向かうことが期待される．その一方で，未治療で放置した場合や，治療前にすでに網膜および視神経に非可逆的な虚血性変化を生じた場合の視機能予後は不良である[16]．

Chapter 7 眼窩および全身疾患

7.7.8 CCF の鑑別診断

　海綿静脈洞血栓症，上眼窩裂症候群，眼窩先端部症候群，甲状腺眼症，Tolosa-Hunt（トロサ・ハント）症候群，球後出血などとの鑑別が必要である[2]．

（周　翰鵬，澤村裕正）

文献

1) Al-Shahi Salman R et al.Outcome after conservative management or intervention for unruptured brain arteriovenous malformations. *JAMA* 2014；311：1661-9.
2) Jozef Č. Carotid-cavernous fistula from the perspective of an ophthalmologist A Review. *Cesk Slov Oftalmol* 2020；1：1-8.
3) Rhoton AL Jr A. The cavernous sinus, the cavernous venous plexus, and the carotid collar. *Neurosurgery* 2002；51（4suppl）：S375-410.
4) Ellis JA et al. Carotid-cavernous fistulas. *Neurosurg Focus* 2012；32：E9.
5) Ono K et al. Direct carotid-cavernous fistulas occurring during neurointerventional procedures. *Interv Neuroradiol* 2016；22：91-6.
6) Keizer R. Carotid-cavernous and orbital arteriovenous fistulas：ocular features, diagnostic and hemodynamic considerations in relation to visual impairment and morbidity. *Orbit* 2003；22：121-42.
7) Rwiza HT et al. Bilateral spontaneous carotid-cavernous fistulas, associated with systemic hypertension and generalised arteriosclerosis：a case report. *J Neuro Neurosurg Psychiatry* 1998；51：1003-5.
8) Barrow DL et al. Classification and treatment of spontaneous carotid-cavernous sinus fistulas. *J Neurosurg* 1985；62：248-56.
9) Chuman H et al. Spontaneous direct carotid-cavernous fistula in Ehlers-Danlos syndrome type IV：two case reports and a review of the literature. *J Neuroophthalmol* 2002；22：75-81.
10) Rios-Montenegro EN. Pseudoxanthoma elasticum. Association with bilateral carotid rete mirabile and unilateral carotid-cavernous sinus fistula. *Arch Neurol* 1972；26：151-5.
11) Luo CB et al. Bilateral traumatic carotid-cavernous fistulae：Strategies for endovascular treatment. *Acta Neurochir*（*Wein*）2007；149：675-80.
12) 三好由希子ほか．MRI，MRA にて描出されず脳血管造影で診断がついた海綿静脈洞部硬膜動静脈瘻の一例．神経眼科 2022；39：46-52.
13) Holmes JD et al. Carotid-cavernous fistula after partial maxillectomy：case report. *J Oral Maxillofac Surg* 2001；59：102-5.
14) Lewis AI et al. Management of 100 consecutive direct carotid-cavernous fistulas：results of treatment with detachable balloons. *Neurosurgery* 1995；36：239-44.
15) Henderson AD et al. Carotid-cavernous fistula：current concepts in aetiology, investigation, and management. *Eye*（*Lond*）2018；32：164-72.
16) Meyers PM et al. Dural carotid cavernous fistula：definitive endovascular management and long-term follow-up. *Am J Ophthalmol* 2002；134：85-92.
17) Gemmete JJ et al. Treatment of carotid cavernous fistulas. *Curr Treat Options Neurol* 2010；12：43-53.

7.8 眼窩のリンパ腫，腫瘍

　眼窩内に生じる腫瘍は，良性か悪性かにかかわらず，様々な種類があり得る．よくみられる腫瘍には，悪性リンパ腫やIgG4関連眼疾患などのリンパ増殖性疾患があり，ほかに海綿状血管奇形（血管腫），多形腺腫，腺様嚢胞がん，髄膜腫，嚢胞，皮様嚢腫／類皮嚢腫，孤立性線維性腫瘍なども存在する（表1）[1]．最終的な診断は，多くの場合組織診断によるが，安易に生検ができないことも多く，腫瘍の種類や性質を推定するためには，臨床所見（例えば眼球突出，眼球運動障害，複視，眼球偏位，眼瞼下垂，視機能障害，疼痛など）や画像検査の結果（表2）を活用して治療方針を決定することが重要である．

文献1

7.8.1 悪性眼窩腫瘍

　眼窩内の悪性腫瘍には，腺様嚢胞がんや導管がんなどがあり，これらは生命予後が悪いことが多い．しかし，眼窩悪性腫瘍の大半は，MALT（mucosa associated lymphoid

表1　東京医科大学病院における眼窩腫瘍1,000例の内訳

眼窩腫瘍	症例数	眼窩腫瘍	症例数
特発性眼窩炎症	200 (20.0 %)	嚢胞	20 (2.0 %)
悪性リンパ腫	196 (19.6 %)	孤立性線維性腫瘍	14 (1.4 %)
IgG4関連眼疾患	124 (12.4 %)	静脈瘤	12 (1.2 %)
海綿状血管腫	90 (9.0 %)	毛細血管腫	10 (1.0 %)
多形腺腫	66 (6.6 %)	腺がん	8 (0.8 %)
皮様嚢腫／類皮嚢腫	45 (4.5 %)	涙腺導管嚢胞	7 (0.7 %)
反応性リンパ組織過形成	32 (3.2 %)	導管がん	6 (0.6 %)
リンパ管奇形	31 (3.1 %)	神経線維腫症	6 (0.6 %)
神経鞘腫	31 (3.1 %)	木村氏病	5 (0.5 %)
腺様嚢胞がん	21 (2.1 %)	脂腺がん	5 (0.5 %)
髄膜腫	21 (2.1 %)	横紋筋肉腫	5 (0.5 %)

表2　代表的な眼窩腫瘍と画像所見の特徴

疾患名	T1強調画像	T2強調画像	ガドリニウム（Gd）造影	その他
眼窩リンパ腫	低信号	等～高信号	均一に増強	
IgG4関連眼疾患	低信号	等～軽度高信号	均一に増強	眼窩下神経腫大
反応性リンパ組織過形成	低信号	等～高信号	均一に増強	
海綿状血管奇形(血管腫)	低信号	比較的高信号	経時的に増強され最終的には均一	
多形腺腫	低信号	等～高信号	被膜が増強	CTで非破壊性圧排変形
嚢胞	低信号	高信号	増強されない	
神経鞘腫	低～等信号	高信号	増強	tramtrack sign?
腺様嚢胞がん	低～等信号	等～高信号	不均一に増強	
孤立性線維性腫瘍	等信号	不均一で低～高信号	不均一あるいは均一に増強	

Chapter 7 眼窩および全身疾患

tissue）リンパ腫（粘膜関連リンパ組織の辺縁帯 B 細胞リンパ腫）のような低悪性度のリンパ腫である．また，孤立性線維性腫瘍のように，悪性腫瘍ではないが，長期間経過した後に転移する可能性もある．

■ MALT リンパ腫

眼窩悪性腫瘍で最も多く，悪性リンパ腫の中で占める割合が 7 〜 8 ％とされており，眼窩を発生母地とする悪性リンパ腫の中では最も頻度が高い．片側性の涙腺腫大（図 1）や血清の可溶性 IL-2 受容体の上昇が認められ，血清 IgG4 の上昇がない場合，まず MALT リンパ腫を疑う．

病理組織学的には，リンパ腫細胞がびまん性に増殖するパターンと，二次濾胞が散在し異型リンパ球が増殖するパターンの 2 つに分けられる．リンパ腫細胞の大部分は CD20 陽性の B 細胞であるが，CD3 陽性の T 細胞の浸潤もみられる（図 2）．

MALT リンパ腫は節外性の B 細胞リンパ腫であり，比較的小型の胚中心細胞様細胞と中型の明るい胞体を示す単球様細胞により構成される．眼付属器悪性リンパ腫の大部分も B 細胞由来であり，腫瘍性病変に特有の単クローン性を示すかどうかの判断には，免疫グロブリン遺伝子再構成の検索と，フローサイトメトリーにより B 細胞の単クローン性増殖を証明する（図 3）．

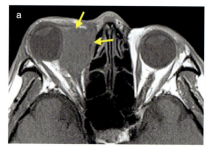 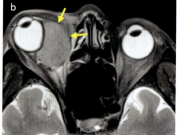 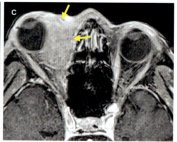

図 1 眼窩 MALT リンパ腫
右眼窩内鼻側にみられた眼窩 MALT リンパ腫．磁気共鳴画像（magnetic resonance imaging：MRI）では，T1 強調画像（a）で均一な低信号，T2 強調画像（b）で低信号から軽度高信号を呈している．ガドリニウム（Gd）造影後の T1 強調画像（c）では均一に増強される

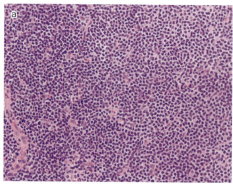 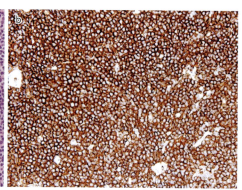

図 2 眼窩 MALT リンパ腫の病理写真
a．HE（ヘマトキシリン・エオジン）染色　b．抗 CD20 抗体による免疫染色．異型性の少ない小型〜中型のリンパ腫細胞がびまん性に増殖している．免疫染色（b）より，浸潤するリンパ腫細胞のほとんどが B 細胞（CD20 陽性細胞）であることがわかる

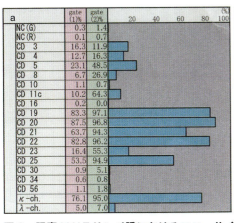
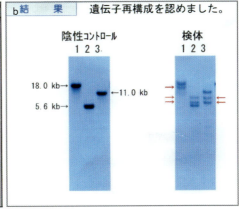

図3 眼窩 MALT リンパ腫におけるフローサイトメトリーによる細胞表面抗原解析とサザンブロット法による免疫グロブリン遺伝子 H 鎖 JH の再構成
a. この症例の腫瘍検体は，細胞表面抗原解析の結果から CD19 と CD20 陽性細胞がほとんどを占め，κ 鎖に隔たりがあることがわかる
b. 摘出した検体から，B 細胞の腫瘍性増殖によるバンド（赤矢印）がみられる

治療法には，眼窩に限局している場合は放射線治療，眼窩以外にも他臓器病変がある場合は化学療法を行う．これらの効果は高く，多くの場合で治癒が期待できる．

■ 横紋筋肉腫

横紋筋肉腫は珍しい疾患とされるが，小児における眼窩で発生する悪性腫瘍の中で最も一般的である（図4）．この病気は迅速に進行し，局所的に広がると同時に遠隔地への転移も引きおこす可能性がある．そのため，小児の眼窩に腫瘍がみられた場合，横紋筋肉腫を常に考慮に入れることが重要である．

■ 腺様囊胞がん

成人の眼窩悪性腫瘍として，悪性リンパ腫に次いで多い疾患である（図5）．腺様囊

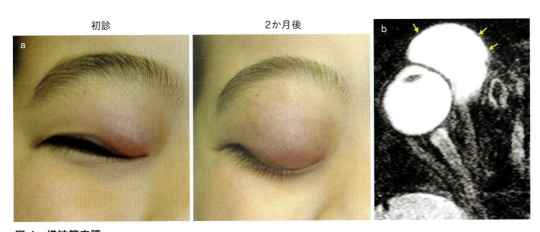

図4 横紋筋肉腫
a. 初診から2か月で急速に増大している　b. 眼窩 MRI では，T2 強調画像で上眼瞼内側から一部眼窩内壁にかけて等信号の腫瘍がみられる

Chapter 7 眼窩および全身疾患

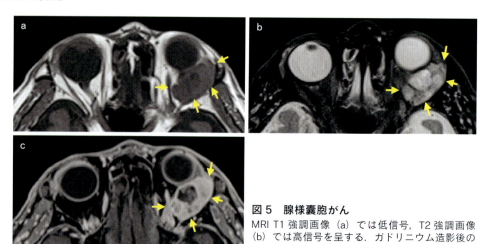

図5 腺様嚢胞がん
MRI T1強調画像 (a) では低信号, T2強調画像 (b) では高信号を呈する. ガドリニウム造影後のT1強調画像 (c) では, 腫瘍内が不規則に造影される

胞がんは幅広い年齢層で罹患し, 涙腺に発生する代表的な上皮性悪性腫瘍である. 浸潤性により神経周囲や外眼筋に広がるため, 疼痛, 複視, 眼瞼下垂などの症状が発症早期から現れることがあり, これらの症状は短期間に悪化することが多い. 眼窩CTでは, しばしば骨破壊の像がみられ, MRIでは典型的な画像所見はないが, 短期間で腫瘍が増大する. 疼痛を訴える場合, まずは鑑別診断に含めるべきである.

7.8.2 良性眼窩腫瘍

眼窩に発生する良性腫瘍のうち頻度の高いものは, 特発性眼窩炎症, IgG4関連眼疾患, 海綿状血管奇形 (血管腫), 多形腺腫, 皮様嚢腫／類皮嚢腫, 反応性リンパ組織過形成である.

眼窩リンパ増殖性疾患

眼窩に生じる腫瘍の多くは, 特発性眼窩炎症, 悪性リンパ腫, IgG4関連眼疾患, 反応性リンパ組織過形成, サルコイドーシス, 木村氏病などのリンパ増殖性疾患のため, 眼窩MRIが重要なことが多いが, 多形腺腫では腫瘍内に石灰化や眼窩骨の菲薄化, 腺様嚢胞がんでは骨破壊像がみられることがあるためCT検査も有用である.

特発性眼窩炎症

眼窩腫瘍の中で最も多いのは特発性眼窩炎症であるが, かつては炎症性偽腫瘍と呼ばれた疾患であり, 眼窩内に原因不明の炎症がおこる病態の総称である. 炎症の主座により, 眼窩内のびまん性型, 涙腺炎型, 外眼筋炎型, 視神経周囲炎型, テノン嚢／強膜炎型, 眼窩先端部型に分類される. 急性に発症し, 片側性が多い. 多彩な画像所見を呈し, 時に生検によってMALTリンパ腫やIgG4関連眼疾患, 反応性リンパ組織過形成などとの鑑別を要する. 治療は, 感染性でなければステロイド全身投与に反応することが多い.

■IgG4 関連眼疾患

リンパ増殖性疾患の中でも，IgG4 関連眼疾患（図 6）を眼科で見逃さないことが重要である．また眼科のみならずすい臓，胆管，唾液腺，甲状腺，肺，乳腺，後腹膜などで発生する IgG4 関連疾患の検索を行う必要がある．

涙腺が両側に対称的に腫大することが多く，眼窩 MRI では眼窩下神経腫大（infraorbital nerve enlargement：IONE）がみられることが特徴的である[2]．病理組織学的にはリンパ球や IgG4 に染まる形質細胞の浸潤が顕著で，間質には線維化がみられる．好酸球の浸潤も多く，これは木村氏病や好酸球性血管リンパ球増殖症との鑑別が重要である．免疫染色では IgG4 陽性形質細胞が多くみられ，CD20 陽性 B 細胞が多い一方で，CD3 陽性 T 細胞も比較的多く存在する．血清 IgG4 値と IgE 値の上昇が治療や再発のバイオマーカーとして重要である．鑑別診断には MALT リンパ腫や反応性リンパ組織過形成があるが，血清 IgG4 値，免疫グロブリン遺伝子再構成，フローサイトメトリーによって鑑別する．

治療は副腎皮質ステロイド薬の全身投与であり，治療にもよく反応するが，再発が多いことが問題となる．再発が繰り返されると，副腎皮質ステロイド薬の長期使用による副作用が問題となるため，免疫抑制薬やリツキシマブ（リツキサン®）の併用，トリアムシノロンアセトニド（ケナコルト）の局所投与が行われることもある．

IgG4 関連リンパ増殖性疾患に基づいて悪性リンパ腫が発生する例や，IgG4 陽性細胞がリンパ腫になるケースも報告されている．他臓器病変の合併も考慮し，全身管理が必要となる．注意深い経過観察が求められる病気であり，2015 年からは厚生労働省の指定難病になっている．

文献 2

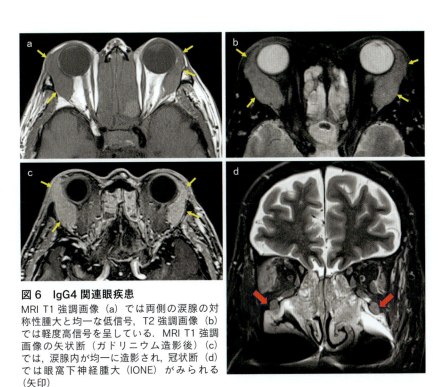

図 6　IgG4 関連眼疾患
MRI T1 強調画像（a）では両側の涙腺の対称性腫大と均一な低信号，T2 強調画像（b）では軽度高信号を呈している．MRI T1 強調画像の矢状断（ガドリニウム造影後）（c）では，涙腺内が均一に造影され，冠状断（d）では眼窩下神経腫大（IONE）がみられる（矢印）．

■ 海綿状血管奇形（血管腫）

眼窩におけるリンパ増殖性疾患の次に多い疾患として海綿状血管奇形がある．以前は海綿状血管腫と呼ばれていたが，筋円錐内に好発する．女性に多く，無痛性の眼球突出や眼球偏位で発見されることがあるが，検診などで偶然に発見されることも少なくない．眼窩 MRI におけるガドリニウム造影後の T1 強調画像では，特徴的な腫瘍内が部分的に増強を示し，後に均一に造影される（図7）．また，CT では時に石灰化（静脈石）がみられることも特徴的である．

■ 多形腺腫

基本的には眼窩骨の菲薄化はみられるが骨破壊の徴候がなく，MRI や CT などの画像検査では境界がはっきりとした腫瘤として映しだされる（図8）．この腫瘍が小さい場合，偶然に画像検査で発見されることもあれば，片側の眼瞼下垂の症状として気づかれることもある．涙腺に原発するため，腫瘍が大きくなると眼球が内側や下方に移動することが多い．時には前方に移動して眼球突出を引きおこすこともある．

涙腺腫瘍において，疼痛や圧迫感を感じることは一般に少ないが，大きくなった多形腺腫や腺様嚢胞がんでは，自覚症状がでることもある．疼痛がある場合，まず腺様嚢胞

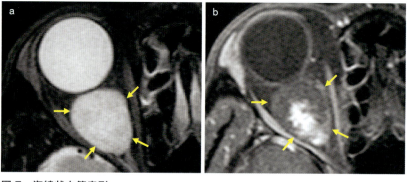

図7 海綿状血管奇形
眼窩 MRI では，筋円錐内に T2 強調画像で内部がやや不均一な高信号（a）を示し，腫瘍の辺縁から不均一に造影効果を呈する腫瘤（b）がみられる

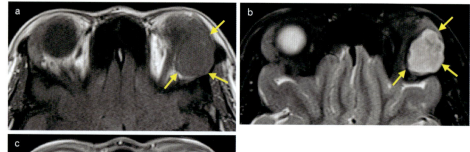

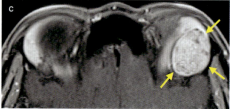

図8 多形腺腫
MRI T1 強調画像（a）では低信号，T2 強調画像（b）では比較的均一な高信号を呈する．ガドリニウム造影後の T1 強調画像（c）では，腫瘍内が不規則に造影され，造影された被膜に包まれていることがわかる．このような多形腺腫では生検は行ってはならない

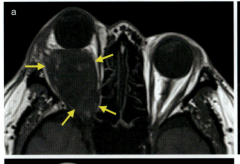
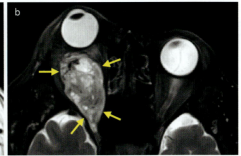
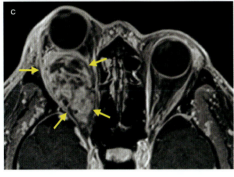

図9　眼窩円錐内の神経鞘腫
MRI T1強調画像（a）では低信号，T2強調画像（b）では不規則に高信号を呈する．ガドリニウム造影後のT1強調画像（c）では，腫瘍内が不規則に造影される

がんを疑うが，様々な検査を用いても，これらの腫瘍の鑑別診断はしばしば難しいことがある．また，多型腺腫と皮様囊腫／類皮囊腫における生検は禁忌である．

■ 神経鞘腫

海綿状血管奇形や多型腺腫と同様に無痛性であり，検診で偶然発見されることや眼球突出で発見されることが多い．眼窩MRIでは，造影MRIで通常均一に増強されるが，内部に囊胞や出血があった場合は不均一に造影される（図9）．均一に増強された場合（水の成分が多い）は，海綿状血管奇形やリンパ管奇形との鑑別を要する．

7.8.3 まとめ

人口の高齢化とIgG4関連疾患の認知度の向上に伴い，眼窩腫瘍の罹患者数が増加している．CTやMRIの普及により，偶発的に発見される眼窩腫瘍の数も増えており，全身疾患の一症状として眼窩腫瘍に遭遇する機会も増加している．この状況は，眼科医に限らず他の医師にも影響を与えているため，本節がこれらの医師の助けになることを願う．

（臼井嘉彦）

文献

1) Goto H et al. Clinico-epidemiological analysis of 1000 cases of orbital tumors. *Jpn J Ophthalmol* 2021；65：704-23.
2) Ohshima K et al. The usefulness of infraorbital nerve enlargement on MRI imaging in clinical diagnosis of IgG4-related orbital disease. *Jpn J Ophthalmol* 2012；56：380-2.

7.9 眼窩の感染症

7.9.1 眼窩の真菌感染

眼窩への真菌感染の経路は，隣接する鼻腔，副鼻腔に生じた真菌症からの直接浸潤である．副鼻腔真菌症には浸潤性と非浸潤性（寄生型，アレルギー性）があり，前者では局所感染した真菌が副鼻腔粘膜内に浸潤し，時に血管内浸潤，血栓形成を伴う血管侵襲により周辺臓器の壊死性感染を引きおこす[1,2]．

浸潤性副鼻腔真菌症（invasive fungal rhinosinusitis：IFRS）は鼻腔，副鼻腔から眼窩，海綿静脈洞，頭蓋内へ浸潤し，致死的経過をたどる[1-11]．発症からの経過（4週間以内かそれ以上か）により急性と慢性に分けられてきたが，単に経過期間の違いではなく，異なる病態であると考えられる[2]．原因真菌はアスペルギルス属が多く，次がムーコル目である[1-11]．

文献 5

文献 6

文献 7

文献 8

文献 9

文献 10

文献 11

■臨床像
1. 急性 IFRS

電撃型アスペルギローシスや鼻脳型ムーコル症と呼ばれる病態で，多くは急性白血病など血液疾患の治療中や，臓器移植後など強い免疫抑制状態にある患者に発症し，数時間から数日の経過で急激に増悪して，頭蓋内へ浸潤し致死的経過をたどる[1,2,5]．

頭痛や発熱とともに顔面や眼瞼の腫脹，眼球突出をきたし，時に眼窩蜂巣炎様の臨床像を示すこともある．感染病巣は急速に拡大し，口蓋や鼻粘膜の壊死を引きおこし，眼窩へ浸潤すると視神経や外眼筋を障害する．また海綿静脈洞浸潤は，眼球運動神経や三叉神経を視障害する．眼窩への進展は12〜66％，海綿静脈洞へは7〜29％，死亡率は20〜88％とされる[5-8]．

2. 慢性 IFRS

病理組織学的には急性型と同じく真菌の粘膜，血管への浸潤がみられるが，血管閉塞や組織壊死の傾向は軽く，週〜月単位の緩徐な経過を示す．副鼻腔病変の部位に応じた眼窩合併症の臨床像を示し，上顎洞から上方へ進展すれば眼球突出や眼球偏位をきたす．また，後部篩骨洞や蝶形骨洞の病変が眼窩先端部へ進展すると，視神経や眼球運動神経を障害する[1-4,9,10]．さらに海綿静脈洞に浸潤した場合は，複数の脳神経障害を生じるほか，内頸動脈壁への浸潤が脳梗塞や脳動脈瘤形成によるくも膜下出血の原因となって，致死的経過をとり得る．コントロール不良な糖尿病やステロイドの長期使用などがリスクとされるが，必ずしも免疫抑制が背景にあるとは限らない[2,3]．

一般眼科医が遭遇するのは，慢性 IFRS の眼窩合併症であろう．初期症状として眼深部痛や頭痛で始まることも多いが，外眼部に強い炎症所見を示すことは病初期にはまずない．進行性の視神経障害や眼球運動神経麻痺，両方が合併した眼窩先端部症候群の原因として慢性 IFRS は非常に重要である[10,11]．しかし診断に難渋して治療が遅れ，あるいはステロイドに一時的に反応し，減量とともに再燃して難治となり，頭蓋内に浸潤し

3. 疫学

比較的稀な疾患であるため，既報は review や case series にとどまる．慢性 IFRS に限定した報告はさらに少ない[9]．真菌暴露や治療法選択には地域差があるため，海外からの報告は本邦の現状とはやや異なる可能性がある．2019 年の成尾ら[4]の 37 例（内容から慢性 IFRS と推定）が対象の review による「平均年齢 72.9（41〜87）歳，男女比は 26：11，死亡率は 18.9％，眼窩浸潤（複視，視力障害）は 28 例 75.7％で，その原因病変部位は蝶形骨洞，後篩骨洞」は，本邦の最近の状況を表していると考えられる．

■ 検査と診断

1. 既往歴

血液疾患，悪性腫瘍の治療歴，ステロイドや免疫抑制剤の長期使用歴，糖尿病の有無を問診で確認するが，高齢者では特に基礎疾患がないこともある[2]．

2. 検査

（1）眼科検査

①視神経乳頭所見は初期には正常，眼窩全体に浸潤した状態では乳頭腫脹や前部虚血性視神経症様の所見もある．

②眼窩内壁，下壁浸潤時には外眼筋性の運動制限，眼窩先端部に浸潤した場合は神経麻痺性の眼球運動障害を呈する．

（2）画像検査

画像検査が極めて重要である．CT 検査では，副鼻腔内に石灰化や濃淡像を伴う軟部陰影を認め，骨破壊像や周辺臓器への浸潤所見がみられる[1-4]（図 1）．慢性 IFRS では，

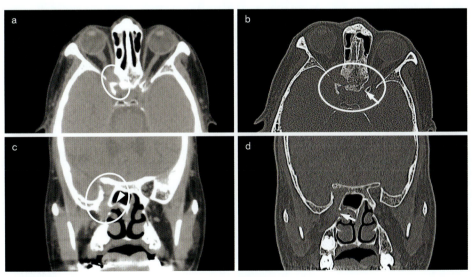

図 1　単純 CT
a. 腹部条件軸位断．右眼窩先端部に異常軟部陰影がみられる（円内）
b. a と同部位骨条件．円内の正常な右視神経管（矢印）と比べ，左視神経管壁が破壊されている
c. 腹部条件冠状断．下眼窩裂を通じて眼窩内に広がる異常軟部陰影（円内）と，蝶形骨洞下壁の骨溶解像（矢頭）
d. c と同部位の骨条件．鼻腔内から蝶口蓋孔（矢印）を経て，翼口蓋窩へ病変が広がっている

視神経管や上眼窩裂に接する蝶形骨洞や後部篩骨洞のわずかな粘膜肥厚や骨破壊像を見逃さないよう thin slice で確認する．蝶形骨洞から翼口蓋窩，下眼窩裂を経ての眼窩浸潤もしばしばみられるパターンである[3,4,6,8]．

MRI では，T2 強調画像で病変部が無〜低信号を示すとされる[1]が，小さな病変は捉えづらい．造影脂肪抑制 T1 強調画像では壊死組織は造影されず，造影効果のある領域を活動性病変の範囲として捉えられるため，病巣の広がりの評価に有用である（図2）．頭蓋内進展のうち肥厚性硬膜炎の形をとった場合，造影 MRI でないと肥厚硬膜は検出しにくい．

(3) 血液学的検査

① β-D-グルカン：急性 IFRS では上昇することが多いが，細胞壁に β-D-グルカンを含有しないムーコルの感染では上昇しない．慢性 IFRS では，真菌の浸潤が局所にとどまる時期には上昇しないことも多い[2-4]．成尾ら[4]の報告では，β-D-グルカン陽性率は

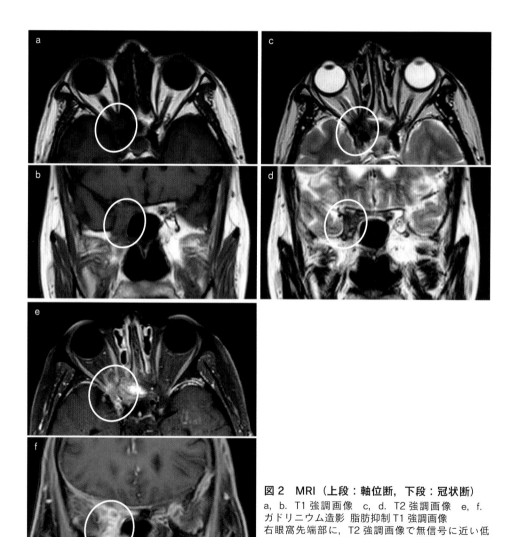

図2　MRI（上段：軸位断，下段：冠状断）
a, b. T1 強調画像　c, d. T2 強調画像　e, f. ガドリニウム造影 脂肪抑制 T1 強調画像
右眼窩先端部に，T2 強調画像で無信号に近い低信号の異常陰影があり（c, d の円内），強く造影される（e, f の円内）．冠状断で眼窩から翼口蓋窩に病変が存在する（b, d, f の円内）

43％にすぎなかった．

　また深在性真菌症のカットオフ値は，測定キットによって20 pg/mL あるいは11 pg/mL と異なることに注意が必要である[1]．あくまで補助診断として扱うべきであるが，同一症例における測定値の変化は病勢や治療効果を反映するとされる[1,2]．

②血中アスペルギルス抗原：①と同様補助診断である．
③血液像：好中球絶対数の低下は真菌浸潤の強いリスクである[1]．
④ヘモグロビン A1c：糖尿病は，急性・慢性にかかわらずリスクとなる．

3．確定診断

　手術によって得られた非壊死部副鼻腔粘膜内への菌糸の浸潤と，その同定によってなされる．培養は手術検体をもってしても陽性率は高くないが，手術時病理組織標本の Grocott（グロコット）染色（図3），PAS（periodic acid schiff）染色等による菌糸の形態の違いから，アスペルギルスとムーコルの鑑別は典型例であれば可能とされる[1]．

4．鑑別診断

　特発性眼窩炎症，多発血管炎性肉芽腫症，IgG4 関連疾患，リンパ腫，サルコイドーシス，悪性腫瘍転移などと鑑別する．

■ 治療

　CT ガイド下の内視鏡下鼻副鼻腔手術（endoscopic sinus surgery：ESS）による病巣の開放，徹底的な洗浄と十分な抗真菌剤の全身投与である．第一選択は，頻度の高いアスペルギルスを念頭にボリコナゾール（ブイフェンド®）である．ムーコルは，アムホテリシン B リポソーム（アムビゾーム®）が第一選択である．

■ 予後

　治療前に光覚弁が残存していれば，視機能の回復が期待できるとされる[4]．適切な治療がなされなければ，眼窩内どころか海綿静脈洞から頭蓋内へと浸潤し，生命予後も不良である．眼窩内容除去術は生命予後を改善しないという研究が多い．

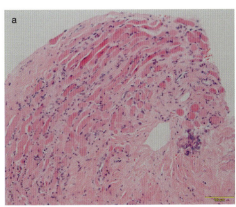 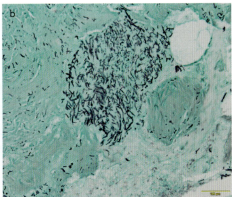

scale bar：100 μm

図3　病理組織所見
a．HE 染色．筋と粘膜組織内に炎症細胞浸潤がみられる
b．Grocott 染色．Y 字型に分岐した真菌塊と，粘膜内に菌糸がみられる

■ 症例提示：IFRS

　67歳男性．2か月前から右眼深部痛，1か月前から右動眼・外転神経麻痺による複視あり．他院にてステロイドパルス療法により改善するも，減量に伴って再燃．2度目のパルス2週間後に視神経障害も発症し，当科紹介．右眼視力0.06，完全外転神経麻痺，耐えがたい眼痛を訴えた．単純CT（図1参照），造影MRI（図2参照）を示す．

　1週間後大学耳鼻科にてESSおよびボリコナゾール全身投与が行われたが　光覚消失，眼痛のコントロールに難渋した．治療前のβ-D-グルカンは15.7 pg/dL（正常20未満）であった．手術時検体の病理組織診断により，アスペルギルスによるIFRSと診断された（図3参照）．

■ まとめ

　視神経障害に遭遇したとき，「高齢男性」「MRIで視神経炎の所見がない」は極めて危険なポイントである．診断的治療と称して「とりあえずステロイドパルス」は絶対にしてはならない．視神経管付近のCTを確認し（視神経炎疑いはMRIを優先しがちであるが，眼窩先端部の病変は読影が難しいうえ，副鼻腔粘膜や骨壁の微細な異常はむしろわかりにくい），早急に耳鼻科と連携すべきである．

　ESSの進歩，アスペルギルスに有効性の高い抗真菌剤の開発により，死亡率は下がってきている．視神経障害や眼球運動神経麻痺に対する眼科医の迅速な判断が，予後を分ける疾患である．

7.9.2 蜂巣炎

　眼窩軟部組織の細菌感染による急性化膿性炎症[12, 13]が，稀に真菌（前述の急性IFRSに伴う）や結核菌によることがある．眼窩隔膜より前方（眼窩周囲蜂巣炎）と，後方の眼窩に生じるものの2つに分けられるが，重要な組織が存在する後部のほうが重篤で緊急性が高い．

　発症機序としては，①眼窩に隣接する臓器，特に副鼻腔（解剖学的構造上，篩骨洞炎が多い[14]）からが多いが，涙腺や涙囊，眼瞼の化膿性炎症，歯性感染症が直接または血行性に波及，②全身の感染病巣（肝臓・肺膿瘍，心内膜炎など）から血行性に炎症波及，③外傷，特に眼窩内異物や眼科手術後に生じる外因性の3つがある[12, 13]．

文献14

■ 臨床像

　眼部，眼周囲の疼痛を伴い，眼瞼の浮腫性発赤と腫脹（上眼瞼溝の消失），結膜充血浮腫がみられる（図4）．通常数日の経過で悪化し，発熱や倦怠感，食欲不振などの全身症状を伴うことがある．病期が進行すると開瞼困難，眼球突出がみられ，眼球運動障害や視神経障害も生じる．時に眼窩内圧の上昇に伴い，眼圧上昇，網膜静脈閉塞，網膜動脈閉塞もおこり得る．

　分類としては，感染波及のgrade分類，原型は副鼻腔炎による眼窩蜂巣炎のstage分類であるChandler分類[14]が，現在は原因によらず広く使われる．

[Chandler分類]

　Stage1：眼瞼の腫脹のみ

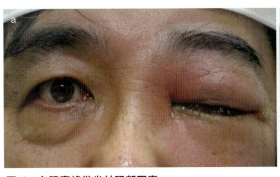
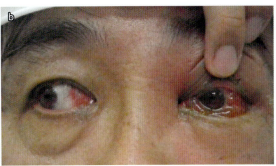

図4 左眼窩蜂巣炎外眼部写真
a. 眼瞼の発赤と腫脹，開瞼困難　b. 結膜の充血浮腫と内転不良

Stage2：眼窩全体のびまん性浮腫（蜂巣炎）により，眼球運動障害や視力低下が生じている状態
Stage3：眼窩骨膜下膿瘍
Stage4：眼窩内膿瘍
Stage5：海綿静脈洞血栓症

■ 検査

1. 血液検査

白血球増多（左方偏位を伴う好中球増多）やC反応性蛋白（C-reactive protein：CRP）上昇，プロカルシトニン上昇がみられる．必要に応じて，インターフェロン-γ遊離試験（T-スポット® 等），β-D-グルカンの検査を行う．
CRPについては，Nishikawaら[15]が特発性眼窩炎症（idiopathic orbital inflammation：IOI）との鑑別におけるcut-off値を0.43 mg/dL（感度82％，特異度73％）と報告している．

文献15

2. 細菌培養

眼脂，穿刺排膿できた場合は膿，血液で実施する．

3. 画像検査（図5）

単純CTでは眼窩脂肪の濃度上昇や眼球突出，時にtentingと呼ばれる視神経に接する眼球後部の鋭角化，外傷では異物の存在に注意する[13]．

■ 鑑別診断

IOI，甲状腺眼症，眼窩悪性腫瘍などと鑑別する．典型的なIOIは突然発症し経過中悪化がないこと，血液検査で白血球増多やCRP上昇の程度が軽い[15]ことなどが異なる（7.4「眼窩部炎症性疾患」参照）．

■ 起炎菌

同定できないことが多いが，黄色ブドウ球菌（*Staphylococcus aureus*），肺炎球菌（*Streptococcus pneumoniae*），化膿連鎖球菌あるいはA群β溶血性レンサ球菌（*Streptococcus pyogenes*），インフルエンザ菌（*Haemophilus influenzae*）が多いとされる[12]．

Chapter 7 眼窩および全身疾患

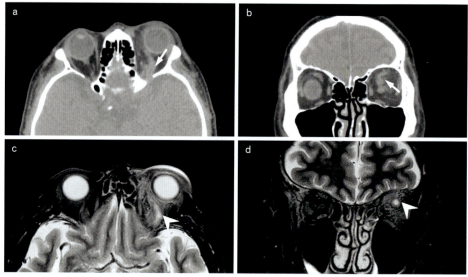

図5　画像所見
a, b.) 単純CTの水平断（a）と冠状断（b）．左側の眼球突出，眼窩脂肪組織の濃度上昇とともに上眼静脈の拡張（矢印）がみられる
c, d.) 眼窩MRI脂肪抑制T2強調画像の水平断（c）と冠状断（d）．眼窩内，眼瞼はびまん性に高信号を呈し，拡張した上眼静脈内部（矢頭）は高信号で血栓化を示す

■治療

早急に広域スペクトラム抗菌薬の点滴静注を開始し，培養で起炎菌が同定されれば感受性薬剤の投与を行う[12]．

[処方例] メロペネム（メロペン®）：1回1gを1日3回
　　　　　セフォタキシム（セフォタックス®）：1回1〜2gを1日2回
　　　　　セフトリアキソン（ロセフィン®）：2gを1日1回

涙嚢炎由来など嫌気性菌の可能性がある場合はクリンダマイシン（ダラシン®）900mg分3/日内服を追加する[11]．高齢入院患者などで緑膿菌などGram（グラム）陰性桿菌関与が疑われる場合は，タゾバクタム・ピペラシリン（タゾピペ®）1回4.5gを1日3回行う．ペニシリンアレルギーなど抗菌薬アレルギーがある場合，バンコマイシンを使用することも推奨される．

薬物治療開始後2〜3日経っても，眼瞼腫脹や発赤，疼痛に改善がなければ抗菌薬の変更を検討する．眼瞼腫脹のために確認しづらい眼球運動や視力の評価を忘れてはならない．敗血症に移行することもあり，発熱，脈拍等全身症状にも注意を払う．

Chandler分類[14]のStage3以上では，外科的ドレナージが必要とされる．外傷を契機としている場合は眼窩内異物に注意し，残存があれば外科的摘出が必須である[13]．

文献16

■症例提示：感染性海綿静脈洞血栓症[16]

50代男性．左眼瞼腫脹（図4参照）と疼痛を主訴に受診．白血球10,780/μL（好中球76.5％），CRP 3.55mg/dL，プロカルシトニン0.75pg/mL（正常＜0.05）．副鼻腔炎はなかったが，多数の齲歯があり，菌性感染症から血行性に海綿静脈洞に感染性血栓を形成，眼窩に波及したと考えられた（図5参照）．血液培養は陰性．ヘパリン併用メロペ

ン®，バンコマイシンの2剤投与にて，後遺症を残さず治癒した.

（曽我部由香）

文献

1）深在性真菌症ガイドライン作成委員会．病理組織学的診断，血清診断，画像診断，血液疾患領域，耳鼻咽喉科領域．深在性真菌症の診断・治療ガイドライン2014．協和企画；2014．pp78-82，88-90，97-9，121-3，211-4．

2）秋山貢佐．浸潤性副鼻腔真菌症．MB ENT 2022；276：111-5．

3）秋山貢佐ほか．明らかな基礎疾患を有さない慢性浸潤性副鼻腔真菌症の3例．日本鼻科学会会誌 2018；57：17-23．

4）成尾一彦ほか．良好な経過を辿った浸潤型副鼻腔真菌症例．日本鼻科学会会誌 2019；58：209-19．

5）Turner JH et al. Survival outcomes in acute invasive fungal sinusitis：a systematic review and quantitative synthesis of published evidence. *Laryngoscope* 2013；123：1112-8．

6）Wandell GM et al. A multi-institutional review of outcomes in biopsy-proven acute invasive fungal sinusitis. *Int Forum Allergy Rhinol* 2018；8：1459-68．

7）Chiang PT et al. A Multi-Institutional Database Review of Orbital Complications and Survival Outcomes in Adult Patients with Invasive or Non-Invasive Fungal Rhinosinusitis. *J Fungi*（Basel）2022；8：1239．

8）Hirabayashi KE et al. Invasive Fungal Sinusitis：Risk Factors for Visual Acuity Outcomes and Mortality. *Ophthalmic Plast Reconstr Surg* 2019；35：535-42．

9）Humphreys IM et al. A multi-institutional review of outcomes in biopsy-proven chronic invasive fungal sinusitis. *Int Forum Allergy Rhinol* 2020；10：738-47．

10）Kawakami H et al. Seven cases of localized invasive sino-orbital aspergillosis. *Jpn J Ophthalmol* 2017；61：179-88．

11）Yuan M et al. Orbital Apex Syndrome Secondary to Invasive Aspergillus Infection：A Case Series and Literature Review. *Neuroophthalmol* 2021；41：e631-8．

12）JAID/JSC 感染症治療ガイド・ガイドライン作成委員会．眼窩周囲蜂巣炎，眼窩蜂巣炎．JAID/JSC 感染症治療ガイド 2023．日本感染症学会・日本化学療法学会；2023．pp345-7．

13）山中亜規子ほか．眼窩蜂巣炎の対処法．あたらしい眼科 2018；35：1641-5．

14）Chandler JR et al. The pathogenesis of orbital complications in acute sinusitis. *Laryngoscope* 1970；80：1414-28．

15）Nishikawa Y et al. C-reactive protein may be useful to differentiate idiopathic orbital inflammation and orbital cellulitis in cases with acute eyelid erythema and edema. *Clin Ophthalmol* 2018；12：1149-53．

16）Fujikawa T et al. Septic cavernous sinus thrombosis：potentially fatal conjunctival hyperemia. *Intensive Care Med* 2019；45：692-3．

7.10 眼窩の手術療法

後天性の眼窩疾患は，外傷，腫瘍，感染，炎症の4つのカテゴリーに分けられ，多様な疾患を鑑別して治療方針を決定していく必要がある．このような多彩な疾患群を診療するにあたって，神経眼科的な診断アプローチを用いる必要があるが，その中でも外科的な治療が必要な場合においては，眼形成再建外科手技が必要となることが少なくない．さらに，眼窩と隣接する頭蓋内および副鼻腔に影響が及ぶ，もしくは逆に影響されている場合も考える必要があるため，脳外科や耳鼻科的な知識もある程度必要となってくる．

本節では，このような眼科の中でもやや特殊な，眼窩外科治療について述べる．

7.10.1 解剖・アプローチ

漏斗状の形を呈する眼窩腔は，上壁を前頭骨，外壁を蝶形骨と頬骨，下壁を頬骨と上顎骨，内壁を篩骨，涙骨，口蓋骨で構成され，その容積は21～24 cc，奥行きは内壁部で約42 mmとされる（図1）．

この眼窩腔内に還納されている軟部組織には，眼球運動と眼瞼運動を司る4直筋＋上下斜筋および眼瞼挙筋とMuller筋，そして視機能を発揮するための多くの脳神経，視

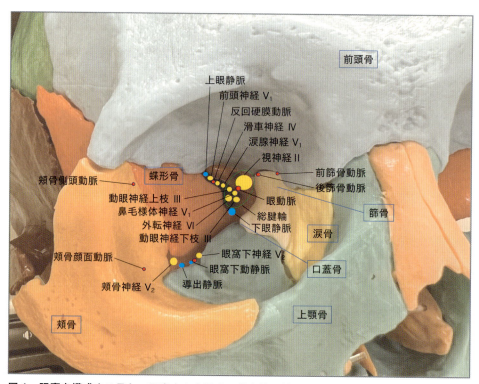

図1 眼窩を構成する骨と，眼窩内を交通する代表的な神経と脈管

神経，動眼神経，滑車神経，三叉神経，外転神経が分布している．

　血管は，上下眼窩裂を通る眼動脈，上下眼静脈および眼窩下動静脈，さらには鼻腔とアーケードを形成する前後篩骨動静脈，そして外頸動脈系と眼窩前方でアーケードを形成する顔面動静脈や頬骨動静脈などがあり，血流も豊富である．

　これらの筋，神経，脈管の本幹のほとんどは，connective tissue septa と呼ばれる眼窩内に張りめぐらされた結合組織内を走行している．テノン嚢，Whitnall 靭帯，Lockwood 靭帯，外直筋間を連絡する pully system はこの一部である．そして，connective tissue septa の間隙を埋め，衝撃を吸収するとともに，眼球運動がスムーズに行われるように眼窩脂肪が充填されている．

　このように，多彩な組織が非常に狭い眼窩腔に詰め込まれているため，疾患の主座がどこにあるのかを臨床所見や画像診断で見極めることが重要である．外科治療時には，この主座をめがけて，眼球を避けながら球後へどのようにアプローチするのかを熟慮する必要がある．そのためには，眼窩を上下内外の 4 セクションに分けてアプローチを考えるが，眼窩上半分は重瞼からのアプローチ，下半分は下眼瞼結膜〜涙丘切開からのアプローチが現在の世界標準である（図 2）．その他，眼窩深部の巨大腫瘍摘出時など，大きな術野を必要とするときには，外眥靭帯を一時的に切開して眼瞼裂を拡大する swinging eyelid approach（図 3）や，硬性鼻内視鏡を使用した副鼻腔から眼窩内側へ

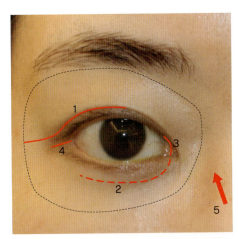

図 2　眼窩内へのアプローチ方法
1. 重瞼切開　2. 下眼瞼結膜切開　3. 涙丘切開
4. 外眥切開（swinging eyelid）　5. 経鼻腔

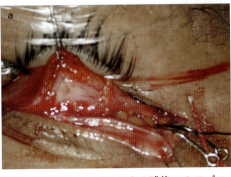
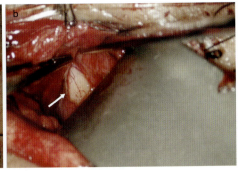

図 3　Swinging eyelid による球後へのアプローチ
a. 左外眥切開および下眼瞼結膜を切開し，下眼瞼結膜と下眼瞼瞼板耳側断端を牽引している
b. 脳ベラを使用して術野を展開すると，視神経が視認できる（矢印）

Chapter 7 眼窩および全身疾患

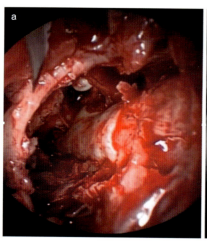
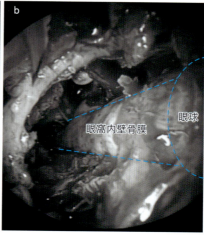

図4 左眼窩への経鼻的アプローチ
硬性鼻鏡下に篩骨を切除し，眼窩面を除去したところ．眼窩内壁の骨膜を露出している

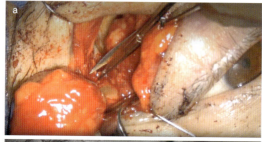
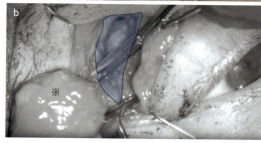

図5 クレーンライン手術による右眼窩腫瘍摘出
前頭骨頬骨突起の一部，涙腺窩腹側部分を一時的に切除（青い部分）し，巨大な涙腺腫瘍（※印）を摘出している

のアプローチ（図4），そしてクレーンライン（Kroenlein）手術（図5）を駆使し，限られた眼窩内腔での操作を可能にする．

以下，代表疾患に対する外科手術について解説する．

7.10.2 眼窩吹き抜け骨折

眼窩吹き抜け骨折は，強い外力が眼窩部にかかることで，眼窩内圧が一時的に上昇して発生する．ほとんどの場合，眼窩内壁もしくは下壁，またはその両方の骨が損傷し，骨膜が破損して眼窩内軟部組織が副鼻腔内へ脱出する．最も重要な臨床症状は，眼窩軟部組織が骨折部より脱出することにより生ずる眼球運動制限であるが，外眼筋のみならず connective tissue septa が脱出した場合にも，この結合組織を介して間接的に外眼筋の運動制限がおこる．したがって，眼球運動障害がある場合は，外眼筋が眼窩外に脱出していなくても，脱出した軟部組織を還納して骨折を整復する必要がある．

7.10 眼窩の手術療法

眼窩吹き抜け骨折には，骨折部が開放したままの開放型骨折と，若年者におこりやすい閉鎖型骨折（trap door 型骨折[†]）があるが，後者の場合は挟まった軟部組織の虚血がおこるため，緊急で嵌頓した軟部組織の開放が必要である（図6）．

手術は全身麻酔下に下眼瞼結膜〜涙丘切開を行い，眼窩縁へ到達した後，骨膜を切開して骨膜下へ入る（図7）．骨折線を全て同定したのち，脱出した眼窩軟部組織を愛護的に眼窩内へ返納し，必要に応じて骨欠損部を補填するために，人工骨を未骨折の骨膜下へ挿入して固定する．

[†]閉鎖型骨折（trap door 型骨折：骨偏位を認めない不全骨折

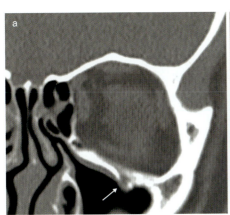
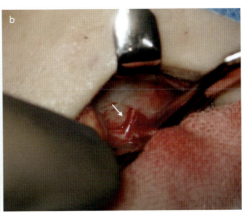

図6　左閉鎖型眼窩下壁吹き抜け骨折
a. CT では骨偏位を認めないが，眼窩下溝から脂肪が上顎洞内に脱出している（矢印）
b. 頭側が下となる surgeon's view．経下眼瞼結膜切開で眼窩下溝を観察すると，不全骨折部に軟部組織が絞扼されているのがわかる（矢印）

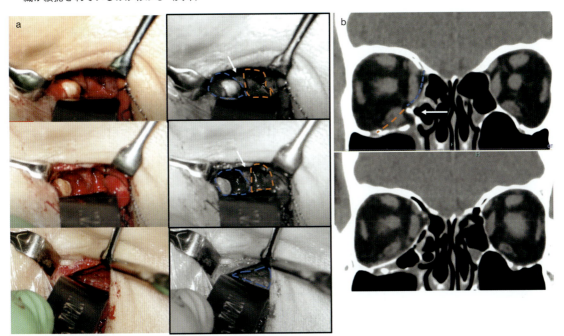

図7　右開放型眼窩内壁・下壁陳旧性骨折（受傷後2か月）
a. 骨折部から軟部組織を還納した状態を示す（頭側が下となる surgeon's view）．経下眼瞼結膜〜涙丘切開を行い，眼窩下壁骨折部（オレンジ点線）と眼窩内壁骨折部（青点線）の骨欠損部を示す．矢印は鉤状突起
b. 術前（上）で認められる眼窩下壁骨折部（オレンジ点線）と眼窩内壁骨折部（青点線）は，術後（下）人工骨によって閉鎖されている．矢印は鉤状突起

下壁骨折の場合は，三叉神経第2枝が走行する眼窩下溝が骨折線となる場合が多いため，軟部組織の処理時には同神経を損傷しないように注意が必要である．また，内壁骨折の場合は，前頭骨－篩骨縫合部を前後篩骨動脈が副鼻腔へ向かって貫通しているため（図1参照），術中出血に十分注意する必要がある．

骨欠損部の補填にチタンなどの金属性のものを使用すると，眼窩脂肪が癒着し眼球運動障害が残存するため，現在では生分解性の人工骨を使用するのが一般的である．生分解性人工骨は数年かけて分解されるが，分解された後には，人工骨周囲に形成された線維性被膜が骨膜の代わりとなり，形態は維持される．

7.10.3 眼窩腫瘍

眼窩原発腫瘍は，炎症系，囊胞系，リンパ増殖系，血管系，間葉系，神経原性，涙腺に分類される．これらの腫瘍は磁気共鳴画像（magnetic resonance imaging：MRI）やコンピュータ断層撮影（computed tomography：CT）などの画像診断である程度は鑑別できるが，基本的には生検を行い，病理検査による確認が必須である．

一方，境界明瞭な腫瘍の場合は全摘が基本となる．特に涙腺良性腫瘍である多形腺腫は，取り残しがあると悪性化することが知られているため，一塊として全摘が必須となる．涙腺部へのアプローチは，腫瘍が極端に大きくない場合は経重瞼的に行うことが可能であるが，腫瘍が大きい場合や眼窩深部にある場合は，大きな術野が必要となるため，クレーンライン手術を選択する（図5参照）．

涙腺部腫瘍を摘出する場合は，涙腺が眼窩部と眼瞼部に分かれ，その間に眼瞼挙筋があることを念頭に置かなければならない（図8）．術中に眼瞼挙筋を損傷すると麻痺性眼瞼下垂がおこるので注意が必要である．また涙腺の背部には涙腺動脈があり，涙腺摘出時には十分注意しなければ，術中に大きな出血に見舞われることになる．

その他の腫瘍では，囊胞性疾患の代表格である類表皮囊胞，血管原性腫瘍の代表格である海綿状血管腫や静脈瘤，神経原性の髄膜腫，神経膠腫などが多い．周囲組織との境界が明瞭な場合は一塊として摘出できるが，悪性リンパ腫，IgG4関連疾患，転移性悪

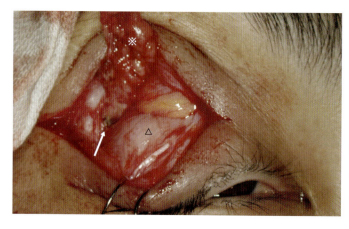

図8　右経重瞼アプローチによる涙腺摘出
涙腺眼窩部（※印）を切除している．摘出時に涙腺動脈（矢印）をしっかり凝固処理することが必要である．また，眼瞼挙筋腱膜（△印）の裏に涙腺眼瞼部があるため，病変がどこまであるのかを術前に把握する必要がある

性腫瘍などは，外眼筋など複数の組織を巻き込んでいる場合があり，全切除は困難なことも多い．

特に悪性疾患の場合，眼窩という狭い空間である性質上，安全マージンをとって完全切除を行うことが困難な場合がほとんどであり，浸潤性が強い場合は，可能な限り摘出後に化学療法＋放射線療法などの後療法を追加するか，最悪の場合は眼窩内容除去が適応される．

7.10.4 甲状腺眼症

甲状腺眼症は，眼窩線維芽細胞の活性化を介して外眼筋および眼窩脂肪が肥大し，眼窩内圧が上昇して眼球突出をきたす，自己免疫疾患である．球後組織の肥大が重篤な場合は，圧迫性視神経症や重症兎眼をきたし，その結果，最悪の場合は失明に至る．

このような病態に対しては眼窩減圧術が適応となるが，手術方法として2つのコンセプトが考えられる．1つは眼窩骨を切削して眼窩内容積を拡大する方法（骨減圧），もう1つは眼窩軟部組織を減量する方法（脂肪減圧）である．前者の場合は，頰骨を切除する外壁減圧，蝶形骨大翼部を切除する深部外壁減圧，篩骨を切除する内壁減圧，上顎骨眼窩面を切除する下壁減圧がある（図9）．

この骨減圧術は，眼球突出度に応じて切除部位を組み合わせて選択していく．全ての骨を切除すると，約10 mmの眼球突出改善効果が得られると報告されており[1]，大きな減圧効果が得られるが，副鼻腔へ軟部組織が脱出するため，術後複視の発生率が高くなる．この複視発生率は，手術方法や年齢，甲状腺眼症の程度などに左右されるが，最大で半数以上が新規複視をきたすとの報告もある[2]．

一方で後者は，眼窩脂肪を切除して眼窩内軟部組織を減量する方法で，脂肪1 ccあたり約1 mmの眼球突出改善が得られる[3]（図10）．眼窩脂肪の量に大きく依存するが，眼窩下部からは3～6 cc，眼窩上部からは1～3 cc切除することができるため，場合によっては眼球突出改善効果は骨減圧に迫る．また，眼球突出改善を脂肪切除量で微調整することができるのが脂肪減圧の大きな利点であり，眼球突出度の左右差がある場合には特に有用である．加えて，術後新規複視発生率が1％以下と，骨減圧より低いことも特徴である．

文献1

文献2

文献3

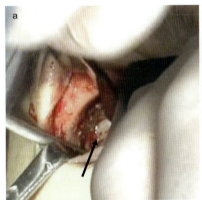
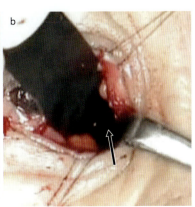

図9　右眼窩減圧術（骨減圧）
a. 経重瞼切開で，深部外壁（蝶形骨大翼部：矢印）を切削している
b. 経涙丘切開で，眼窩内壁を切除したところ．篩骨洞がみえる（矢印）

Chapter 7 眼窩および全身疾患

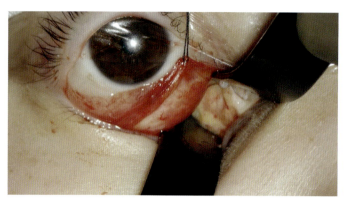

図10 右眼窩減圧術（脂肪減圧）
経下眼瞼結膜切開で，下直筋 - 内直筋間の深部眼窩脂肪を観察している

TOPICS

内視鏡アシスト下での低侵襲眼窩手術と術中ナビゲーションシステム

近年，内視鏡アシスト下での眼窩手術が盛んである．眼窩は狭く，眼球および眼瞼によって眼窩深部への視野が遮られるゆえに，術野が非常に限られる．工業技術が発展し，内視鏡の小型化および画像解像度の改善が進んだこともあり，経眼窩縁および経鼻的な内視鏡アシストを頼りにした，低侵襲眼窩手術が考案されている（図4参照）．

また，術中ナビゲーションも注目を集めて久しい．術前に撮影したCTやMRI画像をもとに，術中リアルタイムで術野の座標を確認することができる（図11）．これにより，眼窩先端部や筋円錐内腫瘍などの視認性が悪く，難易度の高い手術を行う場合に心強いサポートとなると同時に，術者以外への情報共有および手術教育の観点からも，非常に役に立つ．

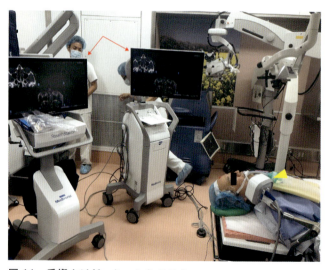

図11 手術ナビゲーションシステム
術前に撮影したCTおよびMRIを本体（矢印）に読み込んでおき，エミッター（矢頭）を介して患者の位置と対応させておく．これにより術野の座標が本体画面上にリアルタイム表示され，操作位置や病変との距離などを術中に把握することができる

7.10 眼窩の手術療法

ADVICE

神経眼科と眼窩手術

　眼窩内組織は複雑で，少しの障害で大きな視機能異常をきたす可能性が高い．神経眼科は複雑な眼窩機能を診断し，繊細なアセスメントを行うことで，より効果的な治療方針を立てることができる．一方で，ここで述べたような眼窩手術治療は，一般的には眼形成再建外科が担うことが多いため，神経眼科と眼形成再建外科の協力体制があって初めて，複雑な眼窩疾患に対して，よりハイレベルに対応することができる．

7.10.5 注意点・合併症

　眼窩手術の重篤な合併症としては，失明や視野障害といった視神経に関連するもの，脳神経障害や外眼筋損傷による眼球運動障害があげられる．眼窩手術による失明リスクは0.84％とされており，その多くは術後球後出血や虚血などの視神経障害によるとされる[4]．眼窩は視機能を司る多くの神経や脈管が詰まっているため，これらの合併症を予防するためにも，組織愛護的な手術を心掛ける必要がある．

　一方で，眼窩上壁骨折や甲状腺眼症に対する眼窩深部外壁減圧時におこる髄液漏出，副鼻腔から波及する術後感染など，眼窩周辺組織と関連した合併症も考えられる．眼窩内への漏出の場合は基本的にコントロール可能であるが，副鼻腔内と交通して漏出する場合は漏出が持続することがあり，注意が必要である．

文献 4

（三村真士）

文献

1）Kikkawa DO et al. Graded orbital decompression based on severity of proptosis. *Ophthalmology* 2002；109：1219-24.

2）Nair AA et al. Predictive Modeling of New-Onset Postoperative Diplopia Following Orbital Decompression for Thyroid Eye Disease. *Ophthal Plast Reconstr Surg* 2022；38：551-7.

3）Cheng AM et al. Long-term outcomes of orbital fat decompression in Graves' orbitopathy. *Br J Opthalmol* 2018；102：69-73.

4）Jacobs SM et al. Incidence, Risk Factors, and Management of Blindness after Orbital Surgery. *Ophthalmology*. 2018；125：1100-8.

Chapter 7 眼窩および全身疾患

7.11 詐病

　「詐病（mailingering）」とは，病気ではないことを明らかに自覚していながら，病気があるかのごとく偽ることをいう．多くの場合は明確な目的があり，疾病を装うことによる利得（疾病利得）がある．同様に病気ではないのに病気のふりをすることを「仮病（feigned illness）」というが，仮病の場合はその場しのぎで嘘をつくのに対して，詐病の場合は金銭等の何らかの経済的，社会的な利益を目的に偽る点で区別されているようである．

　病気を意図的に捏造する精神疾患として「作為症・虚偽性障害」がある．ミュンヒハウゼン症候群，代理ミュンヒハウゼン症候群といわれるが，これらは周囲の関心や同情を得ることを目的に，自傷行為などで病気を装ったり捏造したりする精神疾患として詐病とは区別される．

　器質的な病態が認められない点において，心因性疾患との鑑別が重要である．詐病では，本人が病気ではないことを自覚しているのに対して，心因性疾患では心的なストレスなどにより機能的障害をきたしている状態で，詐病とは明確に区別される病態である．

7.11.1 眼科領域における詐病（詐盲）

　詐病において，視力障害や視野障害などの視機能障害を装うものを「詐盲」という．実際の診療において，交通事故や視覚障害者認定などの補償に関連して視力障害や視野障害の診断書を求められるようなケースで，詐盲が問題となることがある．

　詐盲では，視機能障害を説明できる器質的な疾患を認めない場合と，視機能障害と関連する可能性のある器質的眼疾患を有しながら，実際の視機能障害よりも，より重症であるかのごとく装う場合がある．

　前者の場合には，光干渉断層計（optical coherence tomograph：OCT），網膜電図（electroretinogram：ERG），視覚誘発電位（visual evoked potential：VEP）などの他覚的検査所見は正常範囲となり，視力・視野障害を説明できるような異常は認めない．しかしながら，後者の場合にはその判断は慎重に行わなければならない．

　視機能障害と関連すると思われる器質的眼疾患を有する場合には，視機能障害の程度と，有する器質的眼疾患との間において，明らかな乖離が証明できないようであれば，仮に詐盲が疑われても診断書の作成を拒むことが困難である場合もある．

7.11.2 詐盲を疑った場合の検査

■自覚的な検査
1．視力検査
　視力検査を行う場合は，再現性や整合性に注意を払って行う．例えば詐盲の場合は，視力表までの距離を変えて視力検査を行っても，いつも同じ視標で読めなくなるといっ

たことがある.

　片眼が良好な視力である場合には，特殊な視力測定用の機器が必要となるが，偏光視標を用いた両眼開放下における視力検査を行う方法も有効である．偏光視標を用いた視力検査機器を用いると，両眼開放下で被験者に左右どちらの目の視力を測定しているのかわからない状態で，片眼の視力測定が可能である（機器によっては，視標にどちらの目を測定しているか表示されているものもあるので注意が必要）.

2．両眼視機能検査

　チトマスステレオテストなどを用いた立体視機能検査を試みる．詐盲では，視力検査を受けているという意識がないため，意外と立体視ができてしまうことがある．立体視が可能であれば，ある程度の視力が期待できる.

3．視野検査

　視野障害では，時間をおいて数回施行して再現性の確認をする．詐盲の場合には，毎回同じように再現して結果を作ることは容易ではない．動的視野検査を行う場合，提示する視標のサイズや刺激強度の順番を変えて測定してみても良い.

　中心の感度がある程度保たれている場合には，動的視野検査と静的視野検査を測定して両者の結果に乖離がないかを確認する.

　片眼が正常でもう片眼が測定困難であるような場合，両眼開放下で同時に視野測定を行うと，詐盲の場合には，マリオット盲点が検出されずに消失する.

　最近の視野計にはヘッドマウントディスプレイを利用して，両眼開放下で左右眼別々に視標を提示して，被験者には左右どちらの目を測定されているのかわからない状態で左右の視野を測定できるものもある（アイモ®）.

　以上は，自覚的な検査における検査上の矛盾を検出する手段の1つではあるが，あくまでも自覚的な検査であることから，詐盲を証明する十分な手段にはならない.

▣ 他覚的な検査

1．瞳孔反射

　対光反応は，器質的な視機能障害の有無を検出する手段として有効である．特に視機能に左右差を認める場合には，相対的瞳孔求心路障害（relative afferent pupillary defect：RAPD，Marcus Gunn 瞳孔）があれば器質的疾患を示す有力なサインとなる．詐盲者の場合，散瞳剤を使用してごまかす事例もあるので，対光反応のみで判断するのではなく，他の所見と総合的に判断をする.

2．OKN 検査（視運動性眼振の有無）

　眼前に，一定の方向に一定の速度で移動する縦縞模様を提示すると，縞模様の動きを追従するような眼振が誘発される．これを視運動性眼振（optokinetic nystagmus：OKN）という．提示する縦縞の幅を細かくすることで，大雑把ではあるが視力との相関が認められる.

　視力障害が高度な場合には OKN は誘発されなくなるため，OKN の有無は参考になる.

3．電気生理学的検査

　検眼鏡的に異常が認められなくても，網膜や視神経の機能異常を示す器質的な疾患もあるため，詐盲を疑った場合には，電気生理学的な検査を確認することは重要である.

Chapter 7 眼窩および全身疾患

詐盲では，基本的に ERG も VEP も正常を示す．VEP にはフラッシュ VEP とパターン VEP があり，矯正視力が 0.1 以下の高度な視力低下の場合には，フラッシュ VEP から測定するのが一般的であるが，心因性や詐病を疑うケースでは，視力低下の程度にかかわらず初めからパターン VEP を測定すると良い．パターン VEP は視力との相関が認められることから，VEP の結果は有力な判断材料となる．しかしながら，VEP の結果が正常範囲であったとしても，心因性視覚障害と詐盲の鑑別は困難である．

7.11.3 心因性視覚障害との鑑別

† 転換性（視覚）障害：身体症状症および関連症群の中の変換症／転換性障害．

心因性視覚障害は，心理的なストレスが誘因となり視力低下や視野狭窄などの視機能障害をきたす疾患である．心因性視覚障害は，眼心身症と転換性（視覚）障害†があるが，原則として原因となる器質的な疾患は認めない．しかしながら，自らの視機能障害において身体的不安や苦痛を感じている点において詐盲とは異なる．

診断を進めるうえで，視機能障害を説明できる器質的な疾患を有さない点において心因性視覚障害との鑑別は重要であるが，客観的な検査所見から両者の鑑別を行うことは困難である．しかしながら，検査と診察を進めていくと，両者には診察や検査に対する態度に違いが認められることがある．

心因性視覚障害では見えるようになりたいという気持ちが強く，検査に協力的であるのに対し，詐盲の場合は逆で，検査にはあまり協力的ではない．固視が定まらなかったり，検査中に落ち着きがなかったりする．検査結果の再現性においても，心因性視覚障害では比較的良好なのに対して，詐盲の場合には再現性が悪く不安定である．

診察室での態度も，入室時からオーバーアクションで，椅子や診察台を手探りで探したりするが，黙って検査結果表などを差しだすと自然に受け取ったりする．詐盲の場合は演技であるから決められたパターンがあるわけではないが，その行動が視力に見合ったものであるかどうかは我々眼科医のほうがわかっているので，詐盲の疑いがあるときは静かに相手の行動を観察すると良い．行動の矛盾を指摘することは，相手に学習させることになるのでまずは黙って観察をする．

問診上，眼心身症では，視力低下を自覚せず「健診などで指摘された」ということも多いが，詐盲の場合は「殴られてから見えない」「交通事故後から見えない」など，病識や病歴がはっきりしていることが多い．しかしながら，転換型の心因性視覚障害では事故などをきっかけに発症することがあり，詐盲との鑑別が難しいこともある．

VEP などによる他覚的検査所見と，視力などの自覚的検査所見が一致しないことを説明すると，詐盲では次に再検したときに刺激を見ようとしないなど，つじつま合わせの行動をとることがある．逆に心因性視覚障害ではそのようなことはなく，VEP などの検査の再現性は良い．さらには，詐病の場合は侵襲性のある検査や治療は希望せず，拒否されることが多い．

詐盲が疑われた症例で，診察後，病院の外にでるまでの行動を観察するようにスタッフにお願いをしたところ，それまで白杖を突いてたどたどしく行動していたのが，病院をでたとたんに杖も使わずにスムースに行動するなど，つじつまの合わない行動からわかることもある．これは，医者の見ていないところでは演技をする必要がないと考えるからだと思われる．

7.11.4 その他の鑑別を要する疾患

作為症・虚偽性障害（factitious disorder）は，身体症状や精神症状があるふりをしたり，それらの症状や病気を作りだす状態である．病気を演じることで周囲や医療者から注意を引こうとするが，金銭や社会的な利得を目的としていない点で詐病とは異なる．

作為症・虚偽性障害には，自傷行為などを行う「自らに負わせる作為症（ミュンヒハウゼン症候群）」と，自分自身ではなく子供や親などの他者に病気を捏造する「他者に負わせる作為症（代理ミュンヒハウゼン症候群）」とがある．

7.11.5 利得の有無と診断書の記載

詐盲の場合，社会的保障や金銭的保障などを目的としていることから，診療の過程において何らかの形で診断書などを求められることがある．

例えば保険金や慰謝料が目的であったり，身障者の認定のための診断書が目的であったりする．そのため多くの場合，比較的早い時期に診断書などを要求してくる．極端な場合は自覚症状を伝える前に，主訴で「診断書が欲しい」と要求してくる場合もある．

視覚障害者認定書類，障害年金書類，傷病手当金書類，労災認定書類，損害賠償保険書類ならびに意見書，裁判所による意見書，一般の診断書などがそれにあたる．

7.11.6 各種診断書（書類）に対する対応について

■ 視覚障害者認定書類

視覚障害者の認定は，都道府県知事が身体障害者福祉法第 15 条第 1 項に基づいて指定した医師が行う．視覚障害には視力障害と視野障害があり，障害の程度に応じて 1 級から 6 級まである．障害の認定にあたっては「永続する」障害と規定されていることから，認定される障害が将来とも回復する可能性が極めて少ないことが求められている．

このため，視覚障害を説明できる器質的な疾患が証明できず，将来にわたって回復の見込みが困難であるかどうかの判断ができない場合は安易に診断書を書くべきではないが，何の理由もなく拒否することはできない．そこでこのような場合，視力・視野などの自覚的所見と OCT，ERG，VEP などの他覚的所見が一致しないことを説明し，症状の固定が判断できないこと，回復の見込みがあるため少なくとも 3 か月〜半年は経過をみないと診断書は書けないことを説明をする．それでも診断書を要求された場合は，自覚的な症状と他覚的な検査所見が一致しないことを明記し，因果関係の有無や予後については言及せずに"不明"とする．

■ 障害年金書類

障害年金の認定書類の記載にあたっては，指定医などはなく医師ないしは歯科医師の診断書となっている．傷病により日常生活能力や労働能力が制限されるような障害の状態となり，その障害が長期にわたって持続する場合に給付される．障害基礎年金，障害

Chapter 7 眼窩および全身疾患

厚生年金，障害手当金がある．

障害の原因となる傷病の初診日より起算して，1年6か月を経過した時点において障害の程度を認定する．障害の程度には1級から3級まである．1級は視覚障害の2級相当，2級は視覚障害の3級相当，3級は視覚障害の4級相当が該当する．

■ 傷病手当金書類

業務と関連のないケガや疾病のために4日以上仕事を休まなければならないときに支給される．支給される期間は最長1年6か月．傷病手当金の申請は1か月ごとであり，その間に就業できないという医師の意見が必要なため，最低でも月に1回は通院する必要がある．詐病を装って支給を受けるメリットは低いと思われる．

■ 労災認定書類

労災の認定書類において詐病が問題となるのは，後遺障害認定の診断書が多いと思われる．労働災害における傷病の治療の結果，「これ以上治療しても症状が良くならない」と判断された時期を「症状固定」すなわち治癒とし，治療費などの給付を終了する．症状固定の判断を下した時期に残存する障害に対しては「後遺障害認定」を行う．後遺障害の等級には1級から14級まであるが，1級から7級までが毎年継続的に年金として支払われ，8級以上は一時金として1回だけ支払われる．

眼に関連する障害は，眼球の障害として視力障害，調節障害，眼球運動障害，視野障害があり，まぶたの障害として欠損障害と運動障害がある．詐盲の場合は，7級以下の障害を装うことが多いと思われるが，7級以下は全て視力障害であり，7級は「1眼が失明し，他眼の視力が0.6以下となったもの」となっている．

■ 損害賠償保険書類

交通事故などの第三者行為による損害賠償保険の後遺障害の等級は，労災の基準に準じて行われる．

これらの診断書の作成には，ある程度長期にわたる経過観察のうえで症状固定の判断が必要だが，器質的な疾患を認めず，症状固定の判断が難しい場合は，安易に診断書を記載するべきではないと考える．

詐盲者は，診断書の話を持ちだすまでは熱心に受診していても，いざ書いてもらえそうもないと知ると，途端に受診しなくなる．診断書が手に入らなければ時間と金のむだであることを一番よく知っているのは，ほかならぬ本人だからである．

（大出尚郎）

7.12 高次視覚情報処理機構の障害

　我々は外界からの光信号を取り入れ，視覚情報として利用している．その過程において，中枢で適切な視覚情報処理が行われる必要がある．眼球に異常が認められなくとも，視路あるいは視覚中枢に障害が生じた場合には，光刺激への過敏性を含む視機能障害を呈する場合がある．それゆえ，眼球以降の視覚情報処理機構についての知識があると疾患を理解しやすい．

　外界から眼球に入力した光情報は視神経を経由した後，その大部分が外側膝状体を経由して大脳皮質後頭葉の一次視覚野に到達，その後大脳皮質連合野で段階的階層的情報処理を受け，視覚情報として知覚される．

　大脳皮質における視覚情報処理機構は，主に頭頂葉が関与する背側経路（視覚対象物の動き，空間視，奥行知覚，動作への視覚的誘導など）と，側頭葉が関与する腹側経路（色覚，形態覚，記憶と照らし合わせての視覚対象物の認知など）とからなる大きな枠組みが提唱されている（図1）[1]．

　本節では，主に中枢での情報処理過程の不具合により生じる視覚障害として，抗 N-methyl-D-aspartate（NMDA）受容体脳炎，羞明，visual snow 症候群，不思議の国のアリス症候群を取り上げる．

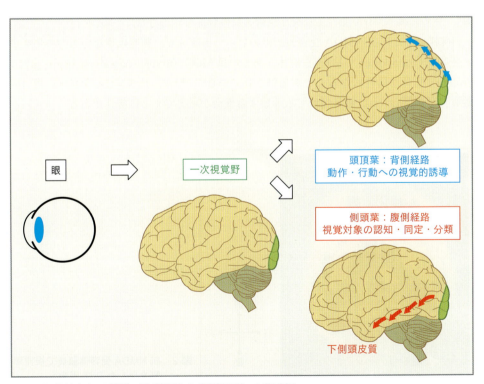

図1　視覚情報処理機構（腹側経路と背側経路）の簡略図

7.12.1 抗 NMDA 受容体脳炎

　当初は卵巣奇形腫に合併した傍腫瘍性脳炎として報告され，2007年にDalmauらによってその自己抗体が見いだされた比較的新しい疾患概念である．若年女性（中央値21歳，8割が女性）に多く認められるものの，男性や小児から高齢者まで幅広い報告がある[2]．

　臨床経過としては，亜急性に精神症状や痙攣，不随意運動，意識障害，中枢性低換気などを呈する．加療としては，腫瘍を認めた場合には早期の外科的切除に加えてステロイドパルス療法，免疫グロブリン大量静注療法の併用や，リツキシマブ（リツキサン®）やシクロホスファミド（エンドキサン®）を用いた免疫療法が行われる．眼科で診断・加療を行うことはないものの，経過中に視機能低下を生じることがあり，眼科医が診察する機会もある．

　抗NMDA受容体脳炎に合併した視機能低下として，色覚異常，立体視機能異常および失認の報告がされている．この報告では眼球内に器質的異常を認めず，陽電子放出断層撮影（positron emission tomography：PET）にて後頭葉に代謝の低下が認められたこと（図2）[3]，失認まで含んだ高次視機能障害を呈したことから，背側経路・腹側経路を中心とした中枢性視覚情報処理機能低下がその原因として述べられている[3]．

　その他，眼球に形態的な異常は指摘されないものの，軽度の視力低下およびコントラスト感度の低下を生じるとの報告もある[4]．また，網膜電図（electroretinogram：ERG）で異常を認めたという報告もあり，NMDA受容体が網膜レベルで発現していることから，抗NMDA受容体脳炎では網膜の機能的異常を生じ得ることが示唆されている[5]．さらに抗NMDA受容体脳炎と視神経炎の合併も報告されている．

　興味深いことに抗NMDA受容体脳炎のコホート研究で，頻度は少ないもののアクアポリン4（aquaporin4：AQP4）抗体，あるいはMOG（myelin oligodendrocyte glycoprotein）抗体が陽性になることが報告されている[6]．今後，抗NMDA受容体脳炎の病態解明が進むにつれ，眼科領域でも診察する機会が増えてくる可能性がある．

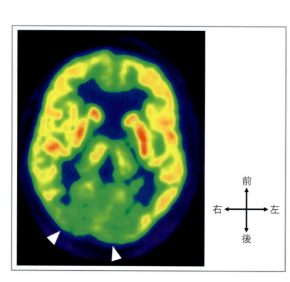

図2　抗NMDA受容体脳炎で視覚障害を呈したPET画像[3]
後頭葉に代謝の低下を認める（矢頭）

7.12.2 羞明

羞明は photophobia とも記載される．ギリシア語を語源とし，文字通りに fear（phobia）of light（photo），光への恐怖を持つ状態であり，光刺激に対して感受性があがることで不快，眼痛，頭痛などの症状が生じる[7]．眼科領域では，ドライアイや眼瞼けいれんなどで認められることがよく知られており，そのほかに片頭痛や外傷性脳損傷後に認められることが知られている[8]．眼および眼周囲の不快感，痛みがある場合，眼科を受診する場合が多い．

眼科用表面麻酔剤を点眼しても痛みが消失せず，疼痛薬などの内服加療などを試しても持続的な痛みを訴える場合があり，対処に難渋することもある．羞明の病態生理を知っておくことで患者への説明にも説得力が増し，信頼関係を築くことができる．

羞明の病態生理として，中枢での機序が示唆されている（図3）[7,8]．ある種の網膜神経節細胞（intrinsic photosensitive retinal ganglion cell：ipRGC，内因性光感受性網膜神経節細胞あるいはメラノプシン含有網膜神経節細胞ともいわれる）に光刺激が到達し，ここから信号が投射され，①視蓋前域オリーブ核，上唾液核，翼口蓋神経節を経由し眼球の血管拡張を生じさせ，これにより生成された侵害性刺激が三叉神経節，三叉神経脊髄路核尾側亜核から視床を経由して大脳皮質へ到達する経路（図3①）と，②後部視床に存在する視床枕（pulvinar nuclei）から大脳皮質へ到達する経路（図3②）が推定されている．そのほかに，③虹彩上あるいは角膜上のメラノプシン含有細胞が三叉神経求心性線維と結合する経路が推測されてはいるが，いまだ不明な点が多い．

分子生物学的機序としては，カルシトニン遺伝子関連ペプチド（calcitonin gene-related peptide：CGRP）の関与が指摘されている．CGRP は多機能を持つ神経ペプチド

文献 7

文献 8

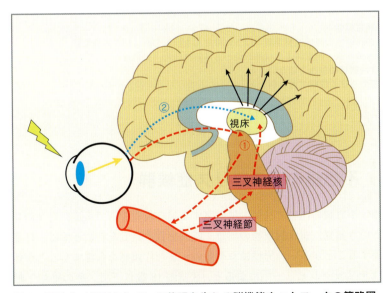

図3 現時点で提案されている羞明を生じる脳機能ネットワークの簡略図

† 神経可塑性：外界からの刺激に対して神経系が構造的あるいは，機能的に変化する性質．

で，三叉神経節に多く発現している．上記の機序に加え，光刺激，痛み刺激に対して感受性が上昇するメカニズムとして神経可塑性†の関与が指摘されている．

眼科領域への羞明の対応として，ipRGCが特定の波長（479 nm）によく応答することが知られており，この付近の波長をカットする遮光眼鏡を試してみることは有益である．その他，ドライアイ，眼瞼けいれんなど原疾患がある場合には，原疾患に応じた対応が必要になる．片頭痛の治療などにはCGRPをターゲットとした製品が発売されてきており，今後眼科領域でも発展が期待できる．

7.12.3 visual snow 症候群（降雪視症候群）

別名視界砂嵐症候群とも呼ばれ，視野全体にテレビのノイズあるいは砂嵐のような小さい点がちらつく自覚症状から名付けられた．2014年という比較的近年に，視覚前兆を伴う片頭痛とは別の疾患概念として提言されている[9]．2018年に新たな診断基準が提言されている（表1）[10]．具体的な参考となる図がこの文献に掲載されているので，興味のある方はぜひご覧いただきたい．

もともと片頭痛患者の視覚陽性症状としてこの症候群が報告されたこともあり，片頭痛の合併も多い．性差はほとんどなく，若年者に多い疾患である．visual snow 症候群の原因は解明されていないが，日本人での21人の報告[11]やシステマティックレビューによると，中枢での視覚情報処理機構障害の関与が示唆されている．また，ERGで異常を認めたという報告もある[12]．確立した治療法はいまだないものの，遮光眼鏡の処方にて自覚症状が緩和されることがある．

文献 9

文献 10

文献 11

文献 12

表1　2018年に提案された visual snow 症候群の診断基準[10]

1. 3か月以上持続する視野全体にわたる動的で持続性のある小さい点が認められること
2. 下記4つのカテゴリーから2つ以上の視覚症状が出現すること
   ①視覚保続または反復視（動く視覚対象物が残像を呈するあるいは尾を引いているようにみえる）
   ②羞明
   ③夜間の視機能低下
   ④その他の持続性の陽性視覚現象（以下に限定しないものの，以下を含む）
   　内視現象の亢進，開眼時または閉眼時の万華鏡様色彩，光視症
3. 典型的な片頭痛の前兆ではないこと
4. 他の疾患でうまく説明できないこと

7.12.4 不思議の国のアリス症候群

文学作品「不思議の国のアリス」に由来する稀な視覚障害である．自身の身体像の奇妙な変形という錯覚，視覚対象物の誤認，時間感覚の錯覚を特徴とする．自覚症状は短期間で消退することが多い．男性にやや多い．また片頭痛を合併することが多い．

システマティックレビュー[13]によると，8割が18歳以下で，その平均年齢は9歳と若年者によく認められる疾患ではあるが，19歳以上の2割を占めるグループでは，平

文献 13

均年齢が40歳であり大人でも認められる．18歳以下のグループでは脳炎（Epstein-Barr ウイルスを原因とする脳炎が約68％）の関与が2割以上を占めており，19歳以上のグループでは中枢神経系病変の関与が2割弱に認められている．

　中枢神経が関与する疾患との鑑別が重要で，陽性所見を認める確率は低いものの，その関与が疑われる場合には採血，脳波，脳MRIの施行が推奨される．病態は不明であるが，大脳皮質視覚野の関連が示唆されている．自然軽快傾向が強い疾患ではあるが，原疾患が明らかな場合にはその治療を，また片頭痛やてんかんを有する場合には再発が多いため，その加療が必要である．

（澤村裕正）

文献

1 ）Kandel ER ほか．日本語版（監修）．宮下保司．カンデル神経科学（第2版）．メディカル・サイエンス・インターナショナル；2022.
2 ）Dalmau J et al. An update on anti-NMDA receptor encephalitis for neurologists and psychiatrists：mechanisms and models. *Lancet Neurol* 2019；18：1045-57.
3 ）Sawamura H et al. Anti-NMDA receptor encephalitis associated with transient cerebral dyschromatopsia, prosopagnosia, and lack of stereopsis. *J Neuroophthalmol* 2014；34：144-8.
4 ）Brandt AU et al. Visual dysfunction, but not retinal thinning, following anti-NMDA receptor encephalitis. *Neurol Neuroimmunol Neuroinflamm* 2016；3：e198.
5 ）Hung WC et al. Ocular Electrophysiologic Studies in a Patient With Anti-NMDA Receptor Encephalitis and Visual Dysfunction：A Case Report. *J Neuroophthalmol* 2024. doi；10.1097.
6 ）Titulaer MJ et al. Overlapping demyelinating syndromes and anti-N-methyl-D-aspartate receptor encephalitis. *Ann Neurol* 2014；75：411-28.
7 ）Digre KB et al. Shedding light on photophobia. *J Neuroophthalmol* 2012；32：68-81.
8 ）Diel RJ et al. Photophobia：shared pathophysiology underlying dry eye disease, migraine and traumatic brain injury leading to central neuroplasticity of the trigeminothalamic pathway. *Br J Ophthalmol* 2021；105：751-60.
9 ）Schankin CJ et al. 'Visual snow' – a disorder distinct from persistent migraine aura. *Brain* 2014；137（Pt5）：1419-28.
10）Metzler AI et al. Visual Snow Syndrome：Proposed Criteria, Clinical Implications, and Pathophysiology. *Curr Neurol Neurosci Rep* 2018；18：52.
11）Klein A et al. Visual Snow Syndrome as a Network Disorder：A Systematic Review. *Front Neurol* 2021；12：724072.
12）Zaroban NJ et al. Analysis of Retinal Structure and Electrophysiologicl Function in Visual Snow Syndrome：An Exploratory Case Series. *J Neuroophthalmol* 2023；43：227-31.
13）Blom JD. Alice in Wonderland syndrome：A systematic review. *Neurol Clin Pract* 2016；6：259-70.

索　引

あ行

アーチファクト	70, 71
アイオビジン®	260
アイカルディ症候群	97, 185
アイスパック試験	284, 285
アイモ®	60, 345
亜鉛	178
赤色ぼろ線維	237
アクアポリン4	110, 123, 350
アクアポリン4抗体陽性視神経炎	58, 91
悪性眼窩腫瘍	321
悪性腫瘍	146
悪性リンパ腫	307, 321, 340
アクテムラ®	157
朝顔症候群	97, 183, 185, 189
アザチオプリン	126, 138, 281, 311, 312
アザニン®	126, 138
アシデミア	175
アストロサイト	123
アスピリン	155
アスペルギルス	331
アスペルギルス症	146
アスペルギルス属	328
アセチルコリンレセプター	281
アダリムマブ	191, 193
圧迫（性）視神経症	136, 171, 173, 193, 270, 273, 341
アドレナリン作動性	257
アノマロスコープ	48
アプラクロニジン	260
アマクリン細胞	190
アミオダロン	175, 192, 193
アムスラーチャート	191
アムビゾーム®	331
アムホテリシンBリポソーム	331
アメリカ食品医薬品局	280
アルコール依存症	193
アルコール摂取	178
アルコール中毒	178
アレルギー性肉芽腫性血管炎	146, 308
アンカロン®	193
鞍結節髄膜腫	194
アントン症候群	195
医原性Brown症候群	220
意識障害	103, 176
石原式（色覚検査表）	47
慰謝料	347
異常眼球運動	253
異常頭位	246
イスコチン®	193
胃全摘	178
イソニアジド	175, 193
イソプタ	52

一次視覚野	16, 18, 190, 195, 349
一次ニューロン	190
一過性黒内障	191
一過性黒内障発作	155
イデベノン	164, 167
遺伝子治療	165
遺伝子パネル解析	95
遺伝性視神経症	162, 193
遺伝性・中毒性視神経症	105
イネビリズマブ	128
易疲労性	115
イムセラ®	117
イムラン®	126, 138, 311
色鉛筆セット	48
色混同軸	48, 49
色収差	256
色の三属性と色立体	48
飲酒	178, 179
インスタント食品	178
インスリン様成長因子-1受容体	280
インターフェロン製剤	191
インターフェロンα製剤	192
インターフェロンβ	117
インターフェロン-γ遊離試験	333
インフリキシマブ	175, 191
インフルエンザ	333
ウィフガート®	288
ウイルス感染後	118
ウイルス性視交叉炎	194
上向き眼振	240
ウェルニッケ脳症	33, 41, 178, 250
宇宙飛行士にみられる乳頭腫脹	108
うっ血乳頭	87, 93, 102, 136, 158, 172, 213
うっ血乳頭の病期分類	103
うつ病	305
運動失調	178, 292
運動チック	267
栄養欠乏性視神経症	178
栄養障害性視神経症	94, 193
エーラス・ダンロス症候群	317
エクリズマブ	127, 281, 287
エサンブトール®	193
エタンブトール	175, 193
エタンブトール視神経症	176
エチレンビニールアルコール	319
エッシェンバッハFL-41レンズ	264
エディンガーウェストファル核	257
エドロホニウム試験	284
エフガルチギモド	288
エフガルチギモド　アルファ	281
エプリー法	249
エムラ®クリーム	265
エムラ®パッチ	265
エリスロマイシン	175
遠見内斜視	227
遠視眼	107

縁上回	20
炎症性大動脈瘤	298
炎症性腸疾患	146
遠心性コピー	19
延髄	19, 208, 257, 258, 310
延髄外側症候群	242
延髄病変	210
エンスプリング®	128
エンドキサン®	350
嘔気	303
黄色ブドウ球菌	333
嘔吐	102, 303
黄斑回避	14, 191
黄斑回避を伴う同名半盲	57
黄斑部神経節細胞-内網状層	123
黄斑部網膜内層厚の意義と読影	68
黄斑部網膜内層菲薄化	57
横紋筋肉腫	323
オカルト黄斑ジストロフィ	197
遅い眼球運動	16
オプソクローヌス	253
オムニポーズ細胞	22
オリーブ核	21
オリゴクローナルバンド	116, 141, 192
オンコビン®	193
音声チック	267
温度眼振	240

か行

外眼筋	202, 203, 212, 228
外眼筋運動神経核	16
外眼筋炎	296
外眼筋炎症性肥大	271
外眼筋腫大	298
外眼筋線維症	235, 236
外眼筋の作用	44
外眼筋菲薄化	237
開瞼困難	262, 333
開瞼失行症	37
開散	16, 17
外眥切開	337
外斜視	223, 226
外傷	195, 304
外傷性散瞳	256
外傷性視神経症	169, 193
回旋斜視	219
回旋上下斜視	227
回旋性眼振	249
回旋複視	219
回旋偏倚	207, 208
外側後脈絡叢動脈	7, 9
外側膝状体	5, 7, 16, 85, 190, 194, 349
外側膝状体以降の障害	56
外側膝状体外視覚路	18
外側膝状体経路	18

索 引

外側膝状体半盲	86
外側膝状体病変	56
外側半規管型 BPPV	249
外側半規管型半規管結石症	249
介達性傷害	169
外直筋	45, 213, 310
外直筋 - 上直筋バンド	227, 229
外直筋 - 上直筋バンドの加齢性変化	230
外直筋プリー	227, 229
回転眼振	240
外転神経	17, 212, 213, 225, 310, 316, 317, 337
外転神経核	17, 203, 205, 212, 223
外転神経麻痺	33, 103, 212, 213, 219, 303
開放型骨折	339
海綿状血管奇形（血管腫）	321, 326
海綿状血管腫	171, 321, 340
海綿状突起	316
海綿静脈洞	257, 310
海綿静脈洞血栓症	320, 333
海綿静脈洞症候群	173, 221, 311
海綿静脈洞病変	220
解離性眼振	240
化学物質過敏症	302
下眼瞼結膜切開	337
下眼瞼のたるみ	227, 229
下眼瞼向き眼振	210, 250
下眼瞼向き偏倚	210
可逆性後白質脳症症候群	15
可逆性白質脳症	195
下丘	310
核 DNA の異常	238
角回	20
核下性眼球運動障害	203, 212
核間眼筋麻痺	114
核間神経	21
核間神経麻痺	24
核間性眼球運動障害	202, 203
核間ニューロン	202
角結膜上皮障害	272
拡散強調画像	203
核上性眼球運動障害	202, 203, 211
核上性眼球運動中枢	16
核上性進行性麻痺	37
核性眼球運動障害	202, 203, 212
顎跛行	156, 157
角膜潰瘍	272
角膜障害	272
角膜穿孔	272
過蛍光	65
下斜筋	45, 213, 215, 310
下斜筋減弱術	220
下斜筋後転術	220
下垂体腫瘍	55, 171, 173, 194
下垂体腺腫	84, 220
下垂体卒中	5, 31
ガスタンボナーデ	186
仮性同色表	49
画像検査	61

画像診断	227
画像評価	297
家族性滲出性硝子体網膜症	187
家族歴	30, 191
肩凝り	262
蝸牛症状	251
下直筋	45, 213, 215, 310
滑車神経	213, 217, 310, 317, 337
滑車神経核	17, 217
滑車神経麻痺	35, 217, 218, 219, 220
滑動性眼球運動視覚刺激	77
滑動性追跡眼球運動	17
下転作用	44
ガドリニウム造影	125
ガドリニウム造影 MRI	133, 147, 148, 149
ガドリニウム造影 T1 強調画像	310, 312, 326
化膿連鎖球菌	333
カハール間質核	240
下壁骨折	340
仮面様顔貌	225
可溶性 IL-2 レセプター	113, 301
カラー眼底	61
カルシトニン遺伝子関連ペプチド	351
カルシニューリン阻害薬	281, 286
加齢性斜視	220
加齢性変化	227
眼圧上昇	145
眼位・眼球運動検査	44, 112
眼位波形	241
眼運動神経の走行	213
眼運動神経麻痺の鑑別	219
眼窩	310
眼窩 MRI	233, 327
眼外合併症	226
眼外症状	145
眼窩炎症性偽腫瘍	295
眼窩感染症	328
眼窩筋炎	271
眼窩腔	336
感覚性斜視	189
感覚トリック	263, 264
眼窩血管雑音	317
眼窩減圧術	172, 270, 272, 278, 341, 342
眼窩骨折	169
眼窩下神経腫大	325
眼窩脂肪	337, 341
眼窩周囲蜂巣炎	332
眼窩手術	336, 343
眼窩腫瘍	41, 321, 340
眼窩上壁骨折	343
眼窩真菌感染	328
眼窩浸潤	330
眼窩先端部	220
眼窩先端（部）症候群	99, 173, 221, 311, 320, 328
眼窩先端部病変	300
眼窩底骨折	220
眼窩内血管腫	172

眼窩内視神経	3, 81
眼窩内へのアプローチ方法	337
眼窩内容除去	341
眼窩部 CT	297
眼窩部 MRI	133, 300
眼窩部炎症性疾患	295
眼窩吹き抜け骨折	338
眼窩部ドップラー超音波検査	318
眼窩プリー	227, 228
眼窩蜂窩織炎	173, 174, 295
眼窩蜂巣炎	34
眼窩リンパ腫	321
眼窩リンパ増殖性疾患	324
眼球運動開始指令	17
眼球運動障害	146, 221, 283
眼球運動障害の分類	203
眼球運動神経核	202, 203
眼球運動振動現象	242
眼球運動振動現象の眼位波形	243
眼球運動中枢の機能障害	19
眼球運動痛	31, 192
眼球運動の可動範囲	44, 45
眼球運動の機能解剖	16
眼球運動の 9 方向むき眼位	45
眼球運動の種類と目的	16
眼球運動の神経機構とその障害	203
眼球運動の信号経路	16
眼球運動の分類	17
眼球下転	223
眼球陥凹	41
眼球乾燥	226
眼球共同偏倚	204
眼球口蓋振戦	251
眼球後退	223
眼球後部脱臼	232, 233
眼球上転	223
眼球粗動	253
眼球電図	76
眼球頭部傾斜反応	35, 64
眼球突出	41, 146, 173, 221, 272, 296
眼球偏倚	205
眼球麻痺	178
眼筋型重症筋無力症（眼筋型 MG）	99, 263, 283, 284, 286, 287
環境ストレス	303
環境ノイズ	73
ガングリオシド GQ1b 抗体	293
眼形成再建外科	343
眼瞼異常	37
眼瞼易疲労性試験	284
眼瞼下垂	37, 146, 173, 216, 262, 263, 283, 284, 292, 296
眼瞼機能異常	262
眼瞼狭縮症	184
眼瞼挙筋	336
眼瞼挙筋損傷	340
眼瞼軽度痙攣	262
眼瞼けいれん（痙攣）	37, 303, 351
眼瞼けいれん診療ガイドライン	262
眼瞼後退	273
眼瞼手術	266, 278

355

眼瞼腫脹	174, 273, 296, 332, 333	気圧病	303	強度近視の眼球後部脱臼	233
眼瞼チック	267	偽陰性	284	橋被蓋網様核	20
眼瞼内反	273	偽うっ血乳頭	102, 106	橋病変	209
眼瞼皮膚弛緩症	37	起炎菌	333	強膜内視神経	2
眼瞼浮腫性発赤	332	既往歴	30	虚偽性障害	344, 347
眼瞼ミオキミア	267	機械的眼球運動障害	235	局在診断	52
カンジダ抗原検査	221	機械的眼球運動障害による斜視	235	局所障害	18
間質性腎炎	298	偽蛍光	65	虚血性眼球運動神経麻痺	31
間質性肺炎	298	ギ酸	175, 178	虚血性視神経症	
緩徐相	202, 241	偽性眼瞼下垂	37		93, 105, 136, 151, 152, 180, 192
眼振	114, 188, 202, 204, 240, 303	偽性球麻痺	251	虚血性視神経症の分類	152
眼振（末梢性）	251	喫煙	114, 178, 179, 193	巨細胞（性）動脈炎	
眼神経	310, 316	拮抗筋	47		33, 93, 155, 192, 307
眼心身症	346	キニーネ	175	巨赤芽球性貧血	178
眼振阻止症候群	240, 244, 246	機能的磁気共鳴画像	78	巨大乳頭	188
眼振の原因	240	機能的失明	262	ギランバレー症候群	292
眼振の定義と種類	240	キノホルム	175	起立性頭痛	303
眼振様運動	240	逆行性変性	183	起立性低血圧	305
がん性髄膜炎	307	急激な視力低下	123	起立歩行障害	250
眼精疲労	34	球後視神経	81	筋萎縮性側索硬化症	283
間接拮抗筋	47	球後視神経炎	110, 144	筋円錐内海綿状血管腫	41
関節リウマチ	296, 307	球後出血	320	筋特異的受容体型チロシンキナーゼ	
感染性海綿静脈洞血栓症	334	球後痛	31		281
感染性髄膜炎	317	球後へのアプローチ	337	筋ミオパチー	39
感染性副鼻腔炎	174	吸収不良症候群	178	筋ジストロフィー	39
完全同名半盲	9	弓状暗点	187	金属コイル	319
患側高位健側低位の斜偏倚	209	弓状線維束	3	緊張型頭痛	34
患側向き回旋性眼振	208, 210	急性 IFRS	328	筋痛性脳脊髄炎	305
患側向き回旋偏倚	210	急性外眼筋麻痺	292	筋力低下	282
患側向き眼振	205	急性期 MOGAD の OCT 所見	134	空間分解能	73, 78
杆体	27, 50	急性期 MOGAD の眼窩 MRI 所見	136	クプラ結石症	248, 249
眼痛	33, 144, 173, 192, 221,	急性期 MOGAD の視神経乳頭所見	133	くも膜	81
	262, 296, 303, 304, 313	急性散在性脳脊髄炎	98, 140, 192	くも膜下腔	102, 151, 212, 215, 310
眼痛の発症様式・年齢による鑑別疾患		急性視力低下	131	くも膜下出血	216, 328
	34	急性浸潤性副鼻腔真菌症	220	グラセプター®	193
眼底カメラ型	64	急性帯状潜在性網膜外層症		クラッチ眼鏡	264
眼底カメラ活用法	63		31, 65, 112, 196	グリア細胞	179
眼底カメラ検査のコツ	61	急性中毒	177	クリーゼ	283
眼底観察のポイント	62	急性動眼神経麻痺	87	グリセオール®	171
眼底自発蛍光	61, 66, 107, 196	急性播種性脳脊髄炎	116, 118, 131	クリッペル・ファイル症候群	225
眼底写真による回旋評価	64	急性発症のめまい	251	クリンダマイシン	334
眼底正常な錐体ジストロフィ	199	急性末梢前庭障害	249	クレーンライン手術	338, 340
眼底正常な網膜ジストロフィ	197	急性無痛性，片眼性視力低下	179	クローン病	192, 296
眼底透光不可能な症例	73	急速相	202, 241	グロコット染色	331
眼動脈	151	急速な視力低下と中心視野欠損	162	クロラムフェニコール	175
眼杯	182	球麻痺	251, 292	経口ステロイド治療	148
眼皮膚白子症	225	球面収差	256	形質細胞浸潤	300
カンピロバクター・ジェジュニ		橋	19, 257, 258, 310	傾斜乳頭	105, 106
	41, 292	橋外髄鞘崩壊症	86	傾斜乳頭症候群	187
眼部帯状疱疹	146	狭義の先天眼振	240, 244	経重瞼アプローチ	340
眼部帯状疱疹による視神経周囲炎	148	頬骨	336	軽瞬テスト	263
顔貌確認	218	強瞬テスト	263	経頭蓋磁気刺激	18
顔貌変化	299	共焦点走査レーザー検眼鏡	61	頸動脈海綿静脈洞瘻	87
顔面筋力低下	225	胸神経節	258	経鼻腔	337
顔面神経	212, 225	胸腺腫関連 MG	284, 287	経鼻的アプローチ	338
顔面神経核	212	胸腺摘除術	281, 287	頸部痛	302, 303
顔面神経根部	266	共通意志決定	129	外科的切除	350
顔面神経麻痺後異常連合運動	266	共同性眼球運動障害	202	血液・髄液検査	116, 118, 311
顔面の非対称性	218	共同偏視	20	血液検査	112, 141, 330, 333
顔面麻痺	292	強度近視性内斜視	227, 229, 231	血液浄化療法	126
眼輪筋	264	強度近視性内斜視の MRI 所見	232	血液透析	177

索 引

結核	137, 146, 307
血管炎症候群	296
血管炎症候群診療ガイドライン	156
血管炎に伴う全身症状	157
血管雑音	318
血管造影検査	318
血管内皮細胞	179
血管内皮細胞増殖因子	155, 180
血算	297, 300, 311
血漿交換	145, 294
血漿交換療法	137, 286
血漿浄化療法	117, 120, 284, 286
楔状性同名半盲	194
血清アスペルギルス抗原検査	221
血清学的検査	92
血清ビタミンD濃度	114
血中アスペルギルス抗原	331
血沈	297
結膜充血	296, 317
結膜充血浮腫	332, 333
結膜短縮症候群	235
ケナコルト-A®	276
仮病	344
牽引乳頭	187
原因不明	302, 303
限界フリッカ値	49, 111, 297
限界フリッカ値低下	141, 146, 169
言語障害	114
原始上皮性乳頭	182
顕性遺伝性視神経萎縮	94
顕性潜伏眼振	240, 245, 246
健側向き回旋性眼振	208, 210
健側向き回旋偏倚	210
健側向き眼振	205
倦怠感	302, 303
腱反射消失	292
顕微鏡的多発血管炎	307
現病歴	29
腱膜伸展性眼瞼下垂	40
腱膜性眼瞼下垂	227, 229
瞼裂開大	40, 273
瞼裂狭小	223, 225
ゴアテックス®	278
抗AChR抗体	99
抗GQ1b IgG抗体	100
抗GQ1b抗体	293
高IgG4血症	98
抗MuSK抗体	99
抗NMDA受容体脳炎	350
抗N-methyl-D-aspartate	308
抗SS-A/SS-B抗体	113
抗TG抗体	297
抗TPO抗体	297
抗アセチルコリン受容体抗体	99
広域スペクトラム抗菌薬	334
構音障害	176, 250, 251
口蓋骨	336
光覚	183, 188
広角眼底撮影	62
抗核抗体	297
光覚弁	132

膠芽腫	193
硬化性胆管炎	298
交感神経支配	257
広義の先天眼振	244
後期発症MG	284, 287
抗筋特異的受容体チロシンキナーゼ抗体	99
高血圧	152, 317
高血圧（性）網膜症	105, 158
高抗結核薬	176
膠原病	137
抗甲状腺ペルオキシダーゼ抗体	297
抗好中球細胞質抗体	99, 146, 221
抗好中球細胞質抗体関連血管炎	192
抗好中球細胞質抗体関連疾患	307
後交通動脈	259
交互点滅対光反射試験	26, 112
抗コリンエステラーゼ薬	286
高コレステロール血症	152
虹彩萎縮	256
虹彩欠損	256
虹彩後癒着	256
虹彩腫瘍	256
虹彩小結節	97
抗サイログロブリン抗体	297
交叉性1/4盲	14
好酸球性多発血管炎性肉芽腫症	307
高次視覚情報処理機構障害	349
高次視覚野	16
高次脳機能障害	304
抗腫瘍薬	192
甲状腺眼症	33, 40, 69, 98, 171, 220, 270, 295, 320, 341
甲状腺刺激抗体	280, 297
甲状腺自己抗体	270
硬性白斑	180
降雪視症候群	352
高速グラジエントエコー法	89
酵素結合免疫吸着測定法	91
抗体陰性MG	283, 284, 287
後大脳動脈	7, 9, 195
向地性偏倚	205
好中球絶対数低下	331
後天眼球運動失行	20
後天眼振	240, 248
後天周期交代性眼振	240
後天性色覚異常	47, 179
後天性振子様眼振	250
後頭部外傷	217, 219
後頭葉	19
後頭葉梗塞	88
後頭葉性同名半盲	14
後半規管型BPPV	249
後部強膜	81
後部強膜炎	147
後部虚血性視神経症	152, 160
後腹膜線維症	298
後部篩骨洞	328, 330
抗不整脈薬	192
興奮性バースト細胞	22
硬膜炎	310

硬膜外自家血注入療法	305
硬膜外生理食塩水注入	305
硬膜外フィブリン糊注入	305
硬膜動脈	317
硬膜生検	309
高用量経口ステロイド投与	281
高用量経口ステロイド療法	285, 286
高利得不安定	241
高齢者	273
高齢者の圧迫性視神経症	275
高齢男性	332
高齢発症MG	282
抗レトロウイルス薬	175
コエンザイムQ10	165
ゴールデンハー症候群	184, 223
ゴールドマン視野計	52
コカイン	225
呼吸不全	283
国際式10/20法	73
国際臨床視覚電気生理学会	73
黒質	215
黒内障性眼振	240
固視点	241, 242
誤診	262
骨形成不全症	317
骨減圧	341
骨シンチグラフィー	149
骨髄異形成症候群	146
骨粗鬆症	178
骨膜下膿瘍	41
固定内斜視	227, 231
固定内斜視の9方向むき眼位	232
固有感覚障害	178
こり	303
孤立性線維性腫瘍	321
コリン作動性	257
コルチコステロイド	313
コロナ感染後後遺症	302, 305
コロナワクチン後遺症	302
コロボーマ	189
混合性結合組織病	307
コントラスト閾値	49
コントラスト感度	116
コントラスト感度低下	176

さ行

サーカディアンリズム	27
座位	210, 211
細菌培養	333
採血検査	297
最終共通経路	16
再発	311, 312, 314, 353
細胞毒性	176
ザイボックス®	193
逆立ち位	210, 211
作為症	344, 347
柵状神経終末	21
撮影のコツ（OCT）	66
サッカード	16, 19, 20, 36, 241
サトラリズマブ	128

357

詐病	58, 73, 344
詐盲	58, 344
左右一致性同名半盲	190
サリドマイド	226
サルコイドーシス	
	61, 113, 137, 192, 296, 307
サングラス装用	260
酸血症	175
三叉神経	213, 225, 337
三叉神経刺激症状	173
三叉神経腫大	298
三叉神経脊髄路核尾側亜核	351
三叉神経節	351
三叉神経第 1 枝	310, 316
三叉神経第 2 枝	310, 316, 317
三色覚	49
三次元撮影	70
三次ニューロン	190
散大	256
三大バリアント	193
散瞳	216
散瞳眼	25
散瞳疾患	258
ジアフェニルスルホン	175
ジアミノピリジン	290
シアリス®	192
シーソー眼振	240, 252
視運動性眼振	5, 17, 18, 240, 345
視運動性眼反射	202, 203
視運動性後眼振	18
シェーグレン症候群	137, 307
視界砂嵐症候群	352
視覚支援センター	188
視覚障害者認定書類	347
自覚症状	262
視覚情報処理機構	349
視覚性運動失調	20
視覚前野	13
視覚対象物誤認	352
視覚野	13
視覚野栄養血管	12
視覚誘発電位	73, 112
視覚陽性現象	303
視覚路の障害部位と視野欠損	171
時間感覚錯覚	352
時間周波数特性	50
時間分解能	49, 73
色覚異常	47, 176, 180, 350
色覚検査	47, 112
色覚障害	192
磁気共鳴画像	270, 318
磁気共鳴機能画像	18
磁気共鳴血管画像	85, 318
色相配列検査	49
色素輪	62
視脚	9
子宮頸がんワクチン後遺症	302, 305
軸索流停滞	102, 160
シクロスポリン	281
シクロホスファミド	312, 350
視交叉	3, 4, 83, 125, 144, 190, 194

視交叉圧迫病変	53
視交叉くも膜炎	194
視交叉病変	69, 84
視交叉部視神経炎	83
視交叉部腫瘍	84
嗜好歴	30
自己運動感覚	18
自己正面位	241, 242
篩骨	336
自己免疫疾患	341
自己免疫性／炎症性視神経障害	180
自己免疫性膵炎	298
視索	5, 144, 190, 194
視索核	18
視索病変	54
四肢麻痺	114
四重分画盲	8, 194
視床下部性ストレス不耐・疲労症候群	
	305
視床枕	351
篩状板	81, 102, 151, 160
視診	35, 262
視神経	81, 190, 191, 336
視神経（眼窩内）	3, 81
視神経萎縮	82, 159, 170
視神経炎	31, 47, 82, 105, 146, 192
視神経炎の色覚異常	49
視神経炎の定義	132
視神経管	81
視神経陥凹	188
視神経管骨折	87, 169
視神経膠芽腫	193
視神経膠腫	97
視神経鞘	81, 146
視神経鞘減圧術	108
視神経鞘髄膜腫	97, 147, 149, 160
視神経鞘の解剖	147
視神経軸索流	102
視神経疾患との鑑別を要する網膜疾患	
	196
視神経疾患の眼底所見	63
視神経疾患の発症様式と経過	32
視神経周囲炎	146, 192, 296, 297
視神経周囲毛細血管拡張・蛇行	162
視神経腫瘍	31, 82, 83, 193
視神経症疑い例	73
視神経鞘腫	193
視神経髄膜腫	159, 193
視神経脊髄炎	118, 193
視神経脊髄炎スペクトラム障害	
	31, 71, 91, 113, 123, 140
視神経脊髄型 MS	193
視神経線維	90
視神経先天異常	97, 182
視神経断裂	169
視神経低形成	182, 184
視神経乳頭	2, 151
視神経乳頭炎	110
視神経乳頭近傍の動脈支配	151
視神経乳頭コロボーマ	185, 189
視神経乳頭耳側部蒼白化	177, 179

視神経乳頭充血	162
視神経乳頭腫脹	102, 132, 146
視神経乳頭蒼白化	170
視神経乳頭菲薄化	177
視神経乳頭部発赤腫脹	157
視神経乳頭発赤	177
視神経乳頭離断	169
視神経の血管支配	151
視神経の発生	182
視神経浮腫	169
視神経・脈絡膜コロボーマ	185
視神経無形成	188
視神経網膜炎	92, 105, 157, 158
ジストニア	263
耳石	248
耳石器眼反射	206, 207
耳石器系	205
耳石器前庭系	206
耳石置換法	249
次世代シークエンサー	95
自然回復	219
自然寛解	267, 313
自然治癒	294
耳側狭窄	154
耳側半月	191
耳側半月症候群	14
耳側半盲	111
耳側縫線	3, 6, 67
下打ち眼振	23
下向き眼振	240
視中枢	89
失調性歩行	41
失認	350
失明	173, 343
自動視野計	52
視反応	188
脂肪減圧	341, 342
視放線	9, 190, 194
視放線以降の病変	56
脂肪抑制 T1 強調ガドリニウム造影像	
	160
脂肪抑制画像	133
死亡率	221, 328
耳鳴	262
視野異常	141
社会保険診療報酬支払基金	126
弱視	189
弱視訓練	189
弱視の視機能評価	73
斜頸	35
視野欠損	303, 304
視野欠損形	171
視野検査	52, 345
遮光眼鏡	352
遮光レンズ眼鏡	264
斜視	189, 223
斜視手術	235, 276
斜視ボトックス治療	271
視野障害	52, 192, 303
斜台	213
視野投射コラム	8

斜偏位（斜偏倚）　35, 209, 220
シャント手術　108
就学前健診　189
縦隔部腫瘍　261
重瞼切開　337
周期性交代性眼振　251
周期期発症　160
重症筋無力症　30, 33, 39, 99, 281, 282
重症筋無力症診療ガイドライン 2014　281
重症筋無力症／ランバート・イートン筋無力症候群診療ガイドライン 2022　281, 284, 285
周辺視野障害　192
周辺視野投射系　4, 6, 10
終末位眼振　240
羞明　199, 256, 260, 262, 263, 303, 304, 351
羞明感　262
縮瞳　256, 259
縮瞳眼　25
縮瞳疾患　260
手術後の機械的眼球運動障害　235
手術ナビゲーションシステム　342
手術歴　30
主訴　29
術後感染　343
術後球後出血　343
術中ナビゲーションシステム　342
瞬目運動　262
瞬目増多　262
瞬目テスト　263
上咽頭がん　220
漿液性網膜剥離　185, 187
障害側単眼内転障害　202
障害年金書類　347
消化管疾患　178
上顎骨　336
上顎神経　310, 316
小角膜　188
上下直筋後転術　220
上下直筋段階的切腱術　231
上眼窩裂　213, 220, 310
上眼窩裂症候群　221, 320
小眼球　188
上眼瞼挙筋　213, 215
上眼瞼挙筋延長術　278
上眼瞼挙筋縫縮術　266
上眼瞼溝消失　332
上眼瞼後退　273
上眼瞼溝の深掘れ　227, 229
上眼瞼向き眼振　210, 211, 250
上眼瞼向き偏倚　210
上丘　20, 23, 310
上丘尾側部　20
上丘吻側部　20
上頸神経節　258
上下斜視　217, 220
上下斜視の鑑別　220
上下半盲　123

小細胞肺がん　289, 290
硝子体血管系遺残　186
硝子体手術　186
上斜筋　44, 45, 213, 310
上斜筋強化術　220
上斜筋ミオキミア　240
上斜視　219
掌蹠膿疱症　149
常染色体顕性視神経萎縮　94
常染色体優性視神経萎縮　165
常染色体劣性 LHON　164
焦燥感　262
上直筋　44, 45, 213, 215, 310
上直筋・外直筋縫着術　232, 233
上直筋肥大　273
上転作用　44
衝動性眼球運動　17, 202, 203, 241
衝動性眼球運動混入　242
衝動性眼球運動視覚刺激　77
衝動性頭部運動　36
衝動性抑制　241
上頭頂小葉　19
小児 ADEM　118
小児 ADEM 診断基準（IPMSSG）　120
小児 MS 症　142
小児視神経炎　140
小児視神経炎診断チャート　142
小児視神経炎の原因になる全身疾患　140
小児視神経炎の予後　145
小児の視神経炎症状を診たときの考え方　145
小乳頭　62, 105, 106
小脳　19, 205, 250
小脳橋角部腫瘍　33
小脳性運動失調　176, 250
小脳性協調運動障害　251
小脳性平衡障害　251
小脳の役割と機能局在　20
傷病手当金書類　348
静脈石　326
触放線　9
自律神経失調症　305
自律神経支配　261
視力検査　344
視力低下　31, 141, 303, 304
視力低下（急激な）　123
視力低下の経過パターン・年齢による鑑別疾患　32
視力低下の発症様式・年齢による鑑別疾患　31
視力低下・視野障害を呈する患者の初期対応　191
視力と CFF の関係　51
ジルコプラン　288
シルデナフィル　192
シルビスク®　288
視路　52, 190
視路解剖　81
視路画像検査　81
視路疾患　81

視路疾患の OCT 所見　67
視路疾患の OCTA 所見　71
視路神経膠腫　97
視路の機能解剖　2
視路病変疾患　190
心因性　302, 303, 306
心因性視覚障害　58, 59, 73, 346
新型コロナウイルス感染　132
腎奇形　185
真菌　307
真菌感染　146, 221, 328
真菌浸潤　331
真菌性副鼻腔炎　173
神経可塑性　352
神経眼科疾患における眼底観察ポイント　62
神経筋接合部　283
神経筋接合部疾患　281
神経筋接合部障害　284
神経筋伝達障害　283
神経膠腫　194
神経鞘腫　193, 220, 321, 327
神経性食不振症　193
神経積分器　22, 240, 248
神経積分器の機能亢進　241
神経積分器の機能低下　241
神経節細胞　2, 190
神経節細胞層　68
神経線維束　90
神経線維ヘルニア　107
神経叢　258
神経毒性　175
神経ベーチェット病　194
神経放射線検査　81
進行経過（発症後の）　29
腎コロボーマ症候群　97
深在性真菌症　331
人種差　155
浸潤性視神経症　105
浸潤性副鼻腔真菌症　220, 328
新生血管緑内障　180
診断書　347
浸透圧性利尿薬　171
シンナー中毒　175
真の眼瞼下垂　38
心理的ストレス　264
随意性眼球運動　16
随意性眼球運動消失　20
髄液検査　118, 141, 293, 311
髄液漏出　343
髄液漏出症　302
髄鞘　146
髄鞘崩壊　86
髄鞘融解症　9
錐体　27, 50
錐体外路病変　37
錐体ジストロフィ　199
錐体束　212
垂直／回旋方向の saccadic system　206, 208

垂直／回旋方向の vestibular system	208, 209	生命予後	173
垂直眼球運動障害	24	生理的眼振	240
垂直性眼球偏倚と眼振	210	ゼオマイン®	265
垂直性注視麻痺	206	赤核	215
垂直半盲	52	脊髄 MRI	302, 305
垂直方向の saccadic system	206	脊髄小脳変性	77
水頭症	108	脊髄小脳変性症	250
随伴症状	30, 33	責任病巣	251
水平回旋混合性眼振	249	責任病巣と鑑別すべき疾患	191
水平区画半盲	194	セグメンテーションエラー	69, 71
水平サッカード障害	24	舌炎	178
水平性追従性眼球運動	206	舌下神経	225
水平のむき眼位と上下の直筋と斜筋の作用	44	舌下神経前位核	20, 240
水平半盲	52, 57, 110, 123, 124	赤血球沈降速度	113, 156, 297, 311
水平方向の saccadic system の障害	202	接合部暗点	190
水平方向の vestibular system の障害	204	セフォタキシム	334
髄膜炎	309	セフォタックス®	334
髄膜刺激症状	173	セフトリアキソン	334
髄膜腫	171, 193, 307	線維筋形成不全	317
睡眠時無呼吸症候群	153	線維筋痛症	302
頭蓋咽頭腫	194	前眼部炎症	296
頭蓋内圧亢進	93, 102, 219	全血球計算	297, 311
頭蓋内圧亢進症	89, 159	先行感染	292
頭蓋内腔減少	104	全視野 ERG	199
頭蓋内血管形成不全	186	前斜角突起	316
頭蓋内視神経	83	全視野欠損	110, 123
頭蓋内腫瘍	171	前視野視交叉症	2
頭蓋内浸潤	328, 331	線状出血	153
頭蓋内占拠性病変	104	全身 CT 検査	261
スクリーニング	182	全身型 MG	283, 284
頭痛	102, 221, 262, 302	全身型 MG における治療の流れ	286
頭痛のない IIH	106	全身合併症	189, 223
ステロイド球後注射	276	全身検索	261, 301
ステロイド局所注射	276	全身疾患	146, 150
ステロイド局所投与	270	全身性エリテマトーデス	137, 307
ステロイド全身投与	196, 221	全身性炎症性疾患	307
ステロイド治療	297, 313	全身性血管炎	155
ステロイドパルス治療	270, 301	全身バイオマーカー検査	91
ステロイドパルス療法	113, 117, 120, 126, 137, 144, 148, 156, 276, 286, 350	前大脳動脈 - 前交通動脈分岐部動脈瘤	85
ストレプトマイシン	175	前庭眼振	24
砂時計萎縮	3	前庭眼反射	202, 203
スラミンナトリウム	175	前庭眼反射経路	204
生化学検査	300	前庭座標再現性	2
生活習慣	30	前庭神経	17
生活歴	191	前庭神経炎	249, 251
生検	300, 340	前庭神経核	17, 203, 204, 205, 208, 212
制限斜視	227	前庭神経内側核	240, 250
正常色覚	49	前庭信号	18
精神状態の変化	178	前庭動眼反射	17
精神神経症状	114	先天眼球運動失行症	36
精神性注視麻痺	20	先天眼瞼下垂	236
精神発達遅滞	184	先天眼振	35, 240, 244
静的視野測定法	52	先天周期交代性眼振	240, 244, 245, 246
生物製剤	127, 129	先天上斜筋麻痺	64
生分解性人工骨	340	先天性運動神経異常	223
		先天性顔面神経麻痺	223
		先天性多発性関節拘縮症	225
		先天性乳頭上膜	186

先天網膜動脈奇形	184
前頭眼野	16, 19, 20, 203
前頭骨	336
前部虚血性視神経症	57, 152, 157
潜伏眼振	241, 245
全方向性眼球運動制限	293
前脈絡叢動脈症候群	9, 12, 194
腺様嚢胞がん	321, 323, 326
造影 CT	87
造影 MRI	83, 87, 116, 332
造影 T1 強調画像	113
造影脂肪抑制 T1 強調画像	111, 330
造影増強効果	92
早期速効性治療	281
早期発症 MG	284, 287
双極細胞	190
早産児	188
早産児における視神経乳頭異常	187
相対的瞳孔求心路障害	4, 26, 54, 112, 123, 146, 190, 297
蒼白浮腫	155, 157
速瞬テスト	263
塞栓剤	319
塞栓術	319
速度一定型	241, 242
側頭動脈炎	155
側頭動脈生検	155
側頭部痛	156, 157
側頭葉	349
速度減弱型	241, 242, 246
速度増加型	241, 248
続発性 HP	307, 308
続発性 HP の原因疾患	307
側副三角	12
速効性治療	286
ソリリス®	127, 287
ソル・メドロール®	126
損害賠償保険書類	348

た行

第 1 眼位	45
第一次視覚野	73
第 1 偏位	46
ダイエット	178
対光 - 近見反応解離	259, 260
対光反射	112, 141, 259
対光反射経路	25, 26
対光反射の色特性	27
タイサブリ®	117
第 3 眼位	45
第三色覚異常	165
胎児アルコール症候群	225
胎児性 Fc 受容体	280, 281
胎児性 Fc 受容体阻害薬	288
代謝性アシドーシス	177
帯状萎縮	54, 68
代償不全型斜視	33
帯状疱疹	136
胎生裂	182
対側性接合部暗点	3

対側同名半盲	19, 56, 190	中枢疾患によるめまい	251	等感度曲線	52
第2眼位	45	中枢神経系障害	242	銅欠乏症	178
第2偏位	47	中枢性眼振	240	瞳孔異常	292
大脳脚	215	中枢性視覚情報処理機能低下	350	瞳孔異常疾患	256
大脳視皮質	13	中枢性疾患	250	瞳孔運動線維	259
大脳の機能局在	18	中枢性羞明	303	瞳孔遠心路	25, 26
大脳半球障害	20	中大脳動脈	195	瞳孔括約筋	25, 215, 256, 257
大脳皮質における色情報処理の障害	49	中毒性視神経症	30, 175, 179, 193	瞳孔求心路	25, 26
大脳誘発電位	73	中毒性視神経症の原因薬剤	175	瞳孔緊張症	256, 259
第四脳室	212	中脳	19, 257, 258, 310	瞳孔形態異常	256
代理ミュンヒハウゼン症候群	344, 347	中脳水道	215, 217	瞳孔散大	258
大量免疫グロブリン療法	127	中脳背側症候群	19, 24	瞳孔散大筋	25, 256, 257
ダウン症候群	188	聴覚過敏	303	瞳孔疾患の分類	256
多局所網膜電図	196, 198	長期間作用持続型BTX-A製剤	265	瞳孔の機能解剖	25
タクロリムス	193, 281, 287, 312	鳥距溝	10, 14, 195	瞳孔の自律神経支配	257
多形腺腫	321, 326, 340	鳥距動脈	195	瞳孔反射	345
多巣性斑状病変	116	蝶形骨	336	瞳孔反応異常	256
多臓器障害	301	蝶形骨洞	328, 330	瞳孔不同	216, 256, 259, 260
タゾバクタム・ピペラシリン	334	蝶形骨突起	316	瞳孔膜遺残	256
タゾピペ®	334	長時間作用型補体阻害薬	281	同時失認	20
タダラフィル	192	聴神経	225	動静脈瘻	316
脱髄	73	調節糸法	277	同側性接合部暗点	3
タバコ・アルコール弱視	179	調節痙攣	304	頭頂眼野	19, 20
タバコ・アルコール性視神経症	179	調節麻痺	256	頭頂小葉	20
多発血管炎性肉芽腫症	146, 307	蝶ネクタイ型視神経萎縮	7	頭頂葉	349
多発消失性白点症候群	65, 112	蝶ネクタイ状萎縮	54, 68	頭頂連合野	16, 19
多発性硬化症		聴力低下	303	頭頂連合野片側障害両側障害	20
	30, 98, 110, 114, 140, 213, 250	直達性傷害	169	動的視野測定法	52
多発性硬化症・視神経脊髄炎スペクトラ		直筋プリー	228, 234	糖尿病	152, 331
ム障害診療ガイドライン	127, 131	直交座標変換	7	糖尿病性網膜症	180
多発性硬化症重症度スコア	116	ちらつき	176	糖尿病乳頭症	105
ダプソン	175	追従性眼球運動	202, 203, 204	頭部CT	89
タモキシフェン	193	低酸素脳症	195	頭部造影MRI	305
ダラシン®	334	低侵襲眼窩手術	342	動脈炎性前部虚血性視神経症	151, 155
単一眼	241	低髄液圧症	302	動脈解離	317
段階的切腱術	231	低髄液圧頭痛	302	動脈硬化	317
単眼性複視	303	テノン嚢下麻酔による斜視	236	動脈瘤	85, 171, 213, 317
短後毛様（体）動脈	57, 102, 151, 155	テプロツムマブ	280	動脈瘤破裂	216, 258
炭酸脱水酵素阻害剤	108	デュアン症候群	184, 223, 235, 236	動脈瘤破裂のサイン	216
単純CT	329, 332, 333, 334	転移性悪性腫瘍	340	同名1/4盲	57
単純ヘルペス	136, 146	てんかん	353	同名四重分画盲	56
弾性線維性仮性黄色腫	317	転換性（視覚）障害	346	同名水平楔状半盲	56
単線維筋電図	284	電気眼振図	76, 241, 244, 253	同名水平扇形盲	8, 9
小さな視交叉	5	電気生理学的検査	73, 345	同名側黄斑萎縮	7
チトクロームc酸化酵素活性欠損線維		典型的視神経炎	140	同名半盲	9, 54, 172
	237	電撃型アスペルギルス症	328	同名半盲性萎縮	57
チャーグ・ストラウス症候群	308	テンシロン試験	39, 284	同名半盲性中心暗点	14
チャージ症候群	97	テンソール画像	90	同名半盲性傍中心暗点	53, 54, 57
中隔視神経異形成症	184	点滴	304	同名半盲パターン	67, 68
中隔視神経形成異常症	97	点頭発作	240, 244, 246	動揺視	245
注視麻痺	24	テント上病変	204	トゥレット症候群	267
注射時疼痛	265	銅	178	ドーナツサイン	147, 148, 150
注視誘発眼振	251	頭位異常	35, 223, 224	兎眼	341
中心暗点	58, 110, 123, 141, 190, 273	頭位変換眼振検査	248	兎眼性角結膜障害	278
中心窩	3	動眼神経		特発性HP	307, 308
中心窩断層像（B-scan画像）の特徴と			213, 215, 259, 310, 316, 317, 337	特発性眼窩炎症	
読影	67	動眼神経核	17, 205, 215		99, 171, 295, 321, 324, 333
中心視野投射系	4, 6, 10	動眼神経下枝麻痺	216	特発性視神経炎	110, 143, 192
中心視力-中心CFF解離	112	動眼神経尾側中心核	215	特発性頭蓋内圧亢進症	104
中心フリッカ検査	49	動眼神経麻痺		トシリズマブ	157, 280
中心フリッカ値	132		32, 39, 215, 219, 258, 303	突発性難聴	249, 251

361

ともむき筋	45
ドモルシア症候群	97
ドライアイ	299, 351
とりあえずステロイドパルス	332
トリアムシノロンアセトニド	276, 325
トルエン	175
トルエン中毒	251
トルコ鞍	310
トルコ鞍近傍腫瘍	84
トルコ鞍近傍病変	54
トロサ・ハント症候群	221, 313, 320

な行

内因性光感受性網膜神経節細胞	351
内頸動脈	258, 259, 310, 316
内頸動脈海綿静脈洞瘻	34, 213, 221, 316
内頸動脈解離	261
内頸動脈 - 眼動脈分岐部動脈瘤	85
内頸動脈 - 後交通動脈分岐部	216, 257
内視鏡下鼻副鼻腔手術	331
内耳疾患	251
内斜視	213, 219, 223, 226, 246
内側縦束	17, 19, 22, 202, 205, 212, 250
内側縦束症候群	45, 77
内側縦束吻側間質核	22, 203, 206
内側毛帯	212
内直筋	45, 215, 310
内直筋プリー	229, 234
内分泌障害	184
内方回旋作用	44
内方回旋斜視	219
内網状層	2, 68
ナタリズマブ	117
ナファゾリン	286
難治性視神経炎	113, 123
軟性白斑	158
難病指定	129
軟膜	81
軟膜動脈	151, 160
二系統血行支配	9
西田法	214
二次ニューロン	190
二重輪徴候	182
日光照射低減	114
乳酸アシドーシス	195
乳児眼振	240, 241, 244
乳児眼振症候群	240, 241, 244
乳児眼振の異常頭位	245
乳児眼振の眼位波形	245
乳頭炎型視神経炎	158
乳頭黄斑距離／乳頭径比	63, 182
乳頭黄斑線維束	3, 4
乳頭陥凹	152
乳頭血管炎	158
乳頭コロボーマ	184
乳頭周囲出血	180
乳頭周囲ぶどう腫	183, 186, 189
乳頭周囲網膜神経線維厚厚	106

乳頭周囲網膜神経線維層	5, 57, 65, 123, 132
乳頭周囲網膜神経線維層厚菲薄化	55
乳頭腫脹	105, 153
乳頭小窩	187, 189
乳頭静脈炎	158
乳頭ドルーゼン	65, 105, 106, 107
乳頭浮腫	170, 180
乳頭部腫脹	157
乳頭部腫脹をきたす疾患	158
乳頭部胎生血管系遺残	186
乳頭辺縁部蒼白化	63
乳頭発赤	180
乳幼児の視機能評価	73
乳幼児の白内障	90, 191
認知症	164, 178, 303
認知障害	178
猫ひっかき病	157
脳炎	353
脳幹	250, 310
脳幹脳炎	292
脳幹部眼球運動中枢	16
脳幹部眼球運動中枢障害	24
脳幹部の機能局在	22
濃グリセリン・果糖	171
脳血管障害	73
脳梗塞	173, 194, 195, 328
脳硬膜	81
脳室周囲器官制御破綻症候群	305
脳室周囲白質軟化症	12, 187
脳出血	103, 194, 195
脳腫瘍	73, 94, 103
脳症	120
脳静脈洞血栓症	104
脳静脈流出障害	104
脳神経核	212
脳神経障害	173
脳神経麻痺	313
脳脊髄液検査	105
脳脊髄液減少症	302, 307
脳脊髄液産生増加	104
脳脊髄液排出減少	104
脳脊髄液漏出症	302
脳脊髄液漏出症疑い	302, 305
脳脊髄液漏出症学会	305
脳脊髄液漏出症と眼疾患	303
脳脊髄液漏出症の診断アプローチ	304
脳槽	212
脳槽撮像手法	267
脳卒中様エピソード	195
脳底血管	267
脳動脈瘤	85, 219
脳波用皿電極	74
脳ヘルニア	204
囊胞	321
ノルバデックス®	193

は行

パーキンソン病	37
バイアグラ®	192

肺炎球菌	333
バイオマーカー	91, 211
背外側前頭前野	20
背外側橋核	19
肺尖部肺がん	261
背側経路	349
背側虫部	20
背側皮質視覚路	19
背地性偏倚	205
梅毒	137, 146, 192, 307
ハイブリダイゼーションキャプチャー法	95
白質病変	116
拍動性眼球突出	317
白内障	145, 189
白内障手術	236
白皮症	184
パシュート	16, 19, 20
パシュート維持指令	21
パシュート開始指令	21
パターン onset / offset 刺激	75
パターン VEP	346
パターン反転刺激	74
パターン反転刺激 VEP	76
バックリング手術	235
白血球増多	333
発症様式	29
発症様式・年齢による鑑別疾患	33
鼻の奥の痛み	173
花筵様線維化	298
パネル D-15 テスト	48
速い眼球運動	16
原田病	105
半規管眼反射	205, 206
半規管系	205
半規管結石症	248, 249
半規管前庭系	206
半規管麻痺	251
半球急性期	19
半球慢性期	19
汎血球減少症	178
バンコマイシン	334
反射性眼球運動	17
半側空間無視	194
反跳眼振	252
反応性瘢痕	234
反応性リンパ組織過形成	321
反復刺激試験	284
ハンフリー視野計	52
半盲	52
半盲性瞳孔強直	25
半盲様視野欠損	132
ビールショウスキー頭部傾斜試験	35
ビガバトリン	97
光過敏	303
光干渉断層計	61
光干渉断層血管撮影	61
ひき運動	45, 46
ひき運動での制限（遅動）の記載法	45
非器質的視覚障害	58, 304
非共同性眼球運動	16

非共同性眼球運動障害	202	不要サッカード抑制機構	21	放射線治療	270, 276
非共同性眼球運動指令	20	ブラウン症候群	235	傍腫瘍症候群	250
非共同性斜視	45, 227	ブラックアウト	102	傍腫瘍性神経症候群	289
肥厚性硬膜炎		フラッシュ VEP	346	傍正中橋網様体	22, 202, 203, 212
	34, 99, 146, 147, 221, 307, 309	フラッシュ光刺激	74	傍正中橋網様体障害	77
肥厚性硬膜炎に合併した視神経周囲炎		フラッシュ光刺激 VEP	75	蜂巣炎	332
	149	ブラッドパッチ	305	傍中心暗点	124, 132
皮質盲	14, 31, 73, 195	プリー組織の特徴	234	保険金	347
微小血管減圧術	266	プリーの安定性	229	保険適用	126, 141, 281
微小嚢胞様黄斑浮腫	67, 116	プリーの可動性	229	歩行異常	41
鼻性視神経症	30, 172, 193	プリーの特徴	229	歩行障害	176
鼻側半盲	111	振子眼振	241, 244	補足眼野	20
鼻側放射状線維束	3	振子様眼振	248	補体阻害薬	281
ビタミン B₁	178, 179	プリズム眼鏡	230	勃起不全治療薬	192
ビタミン B₁ 欠乏	41	プリズム眼鏡処方	214	ボツリヌス毒素療法	214
ビタミン B₁₂	178	プリビナ®	286	ボトックス	262, 265
ビタミン B₁₂a	179	ブルッフ膜	108	ぼやけ	282, 303
ビタミン B₁₂ 製剤	214	ブルッフ膜挙上	106	ボリコナゾール	331
ビタミン B 群欠乏症	193	プレドニゾロン		ホルト・オーラム症候群	225
ビッカースタッフ型脳幹脳炎	292		156, 276, 297, 301, 312	ホルネル症候群	38, 260
非定型的コロボーマ	188	フレンツェル眼鏡	248	ホルムアルデヒド	175
非動脈炎性虚血性視神経症	151, 152	フローサイトメトリー	322, 323, 325		
非動脈炎性前部虚血性視神経症	62	ブロードマン分野 17	190	**ま行**	
非特異的眼窩炎症	295	プロカルシトニン	333, 334	マーカスガン症状	223
鼻内視鏡	337	プログラフ®	193	マイヤー係蹄（マイヤーループ）	10, 87
鼻脳型ムーコル症	328	分子標的薬	281, 287	膜侵襲複合体	288
ヒフデュラ®	288	分節状瞳孔収縮	260	末梢神経	202, 203
飛蚊症	303	分節性乳頭腫脹	62	末梢神経障害	178
眉毛下垂	38, 263	閉鎖型骨折	339	末梢性眼振	240
ヒュミラ®	191, 193	ベーチェット病	146, 192, 307	末梢性顔面麻痺	251
病態失認	195	ヘス赤緑試験	44	末梢性疾患	248
病的眼振	240	ベタフェロン®	117	末梢性めまい	249
ピロカルピン	260	ベタメタゾンリン酸エステルナトリウム		末梢前庭眼振	240
ビンクリスチン	193		276	末梢前庭器	204, 208
フィッシャー症候群	30, 100, 292	ヘテロプラスミー	237	末梢前庭障害	248, 251
不一致性同名半盲	190	ベバシズマブ	181	末梢前庭神経障害	242
ブイフェンド®	331	ヘモグロビン A1c	331	麻痺	251
フィンゴリモド	117	ヘモフィルス・インフルエンザ菌	292	麻痺性斜視	45
フェニレフリン	260	ヘリングの法則	44	マリオット盲点	345
副交感神経支配	257	ベルグマイスター乳頭遺残	186	マリオット盲点拡大	
複合神経麻痺	220	ベル現象	237		102, 103, 149, 159, 174
複視	31, 216, 227, 271, 282,	ヘルテル眼球突出計	296	マルチプレックスリアルタイム PCR 法	
	296, 299, 303	片眼性うっ血乳頭	106		92
複視の性状による鑑別疾患	32	片眼発症	141	慢性 IFRS	328
複視の発症様式・年齢による鑑別疾患		偏食	193	慢性期 MOGAD の OCT 所見	135
	32	片側外眼筋障害	77	慢性再発性炎症性視神経炎	113
輻湊	16, 17	片側顔面けいれん	266	慢性進行性外眼筋麻痺	100, 237, 238
輻湊眼位	45	片頭痛	305, 352	慢性浸潤性副鼻腔真菌症	221
輻湊痙攣	303, 304	片頭痛患者の視覚陽性症状	352	慢性疲労症候群	302, 305
輻湊後退眼振	240	ペンライト	261	ミエリン塩基性蛋白	98, 116
輻湊反応	259	ペンレス® テープ	265	ミエリンオリゴデンドロサイト糖蛋白	
腹側経路	349	傍感染性眼球運動障害	30		110, 140
副鼻腔炎	172, 174, 317	方向交代性眼振	249	ミエリンオリゴデンドロサイト糖蛋白抗	
副鼻腔腫瘍	172, 180	方向交代性向地性眼振	205, 206	体関連視神経炎	91
副鼻腔嚢胞	173	方向交代性背地性眼振	205, 206	ミエリンオリゴデンドロサイト糖蛋白抗	
不思議の国のアリス症候群	352	方向固定性眼振	249	体関連疾患	146
不正円形の散瞳	260	方向固定性水平性眼振	249	ミエリンオリゴデンドロサイト糖蛋白質	
不定愁訴	304	膀胱直腸障害	114	抗体陽性視神経炎	58
ぶどう腫	231, 232	膀胱尿管逆流	185	眉間皺	263
ぶどう膜炎関連視神経症	61	放射状乳頭周囲毛細血管	70	ミコフェノール酸モフェチル	138
ブピバカイン	236	放射線視神経症	179, 180		

363

未熟児網膜症	187	網膜電図	191, 350	リドカイン・プロビトカイン配合貼付剤	
ミソプロストール	226	網膜内層菲薄化	69, 71, 153		265
ミトコンドリア DNA	95, 100	網膜剥離	189	リネゾリド	175, 193
ミトコンドリア遺伝子	162	網膜剥離手術	235	リノロサール®	276
ミトコンドリア機能障害	178	網膜光凝固術	181	リポフスチン	64
ミトコンドリア電子伝達系障害	176	網膜部位再現	9, 78	流涙	262
ミトコンドリア脳筋症	39, 195	網膜部位再現性	2, 13	両眼視機能検査	345
耳鳴り	103, 262, 302, 303	網膜浮腫	180	両眼視神経炎	143
脈絡膜ひだ	172	網脈絡膜コロボーマ	185	両眼性核間眼筋麻痺	115
ミュラー筋	39	毛様細胞性星細胞腫	84	両眼性滑車神経麻痺	219
ミュンヒハウゼン症候群	344, 347	毛様脊髄中枢	258	両眼性複視	293, 303
ムーコル	331	毛様体神経節	257, 259	両眼発症	132, 133, 141
ムーコル目	328	毛様体筋	215	両眼ランダム測定	60
むき運動	46	モノクローナル抗体	145	両耳側半盲	53, 55, 172, 190
むき運動での過動の記載法	45	もやもや病	185, 186	両耳側半盲パターン	67, 68
無菌性髄膜炎	146	問診	29, 111, 179	良性眼窩腫瘍	324
無虹彩	256	問診のコツ	262	良性発作性頭位めまい症	248, 251
無虹彩症	184			良性本態性眼瞼けいれん	262
霧視	176	**や行**		両側上斜筋萎縮	227
迷走神経	225			両側性視神経乳頭異常	188
メソトレキセート	311	夜間低血圧	153	両側前頭葉障害	20
メタノール	193	薬剤関連ミトコンドリア視神経症	176	緑内障性視神経症	57
メチルアルコール中毒	175	薬剤性眼振	253	臨界融合周波数	49
メチルプレドニゾロン	156, 276, 312	薬剤性網膜症	191	リンパ球浸潤	298
メチルプレドニゾロンコハク酸エステル		薬物負荷試験	260	リンパ球性下垂体炎	83
ナトリウム	126	優性遺伝性視神経萎縮	30	涙丘切開	337
メチルプレドニゾロン静脈内投与	286	有線外皮質	13	涙丘切開眼窩減圧術	278
目の乾燥感	262	有線皮質	13	涙骨	336
目の不快感・異物感	262	有痛性 Horner	261	涙腺炎	296
目のぼやけ	303	有痛性眼筋麻痺	313, 314	涙腺腫大	298
メビウス症候群	223, 235, 236	有痛性強直性攣縮	114	涙腺摘出	340
めまい	114, 248, 251, 302, 303	輸液	304	涙腺部腫瘍	340
めまい症	251	癒着症候群	235	類表皮囊胞	340
メラノプシン含有網膜神経節細胞		ユプリズナ®	128	冷水への曝露	267
	27, 351	ユルトミリス®	127, 288	レーベル病	193
メロペネム	334	葉酸	178	レーベル遺伝性視神経症	62, 162
メロペン®	334	幼児期発症 MG	282	レミケード®	191
免疫介在性 HP	307, 311	腰椎穿刺	304, 305	連合暗点	190
免疫吸着療法	286	陽電子放出断層撮影	350	レンパート法	249
免疫グロブリン G	116	抑うつ	262	労災認定書類	348
免疫グロブリン遺伝子	322, 323, 325	抑制性バースト細胞	23	ロービジョン	188
免疫グロブリン静注療法		横山法	232, 233	ロービジョンケア	182
	281, 286, 294			ロザノリキシズマブ	288
免疫グロブリン大量静注療法		**ら行**		ロセフィン®	334
	117, 137, 350				
免疫チェックポイント阻害薬	30	ラトケ囊胞	85	**わ行**	
免疫抑制剤	145, 311	ラフェ間質核	22		
免疫療法	350	ラブリズマブ	127, 281, 288	ワクチン接種	118, 127
網膜	190, 191	ランバート・イートン筋無力症候群		ワレンベルグ症候群	242
網膜虚血	180		99, 281, 289		
網膜色素上皮	64	リウマチ性多発筋痛症	146, 156, 157	**数字**	
網膜疾患	196	リスティーゴ®	288		
網膜出血	158	リツキサン®		1/4 盲	12
網膜神経節細胞	2, 61, 169, 351		128, 138, 288, 311, 325, 350	3, 4 ジアミノピリジン	290
網膜神経節細胞複合体	68	リツキシマブ		3 歳児健診	189
網膜神経線維層	2		128, 138, 280, 288, 311, 325, 350	9 方向眼位画像	224
網膜神経線維層菲薄化	12, 26	立体視機能異常	350	9 方向むき眼位	44
網膜中心静脈閉塞	157, 158	律動（性）眼振	241, 244, 248		
網膜中心静脈閉塞症	180	リドカインテープ	265	**ギリシャ文字**	
網膜中心動静脈	102	リドカイン・プロビトカイン配合クリーム			
網膜中心動脈	151, 160	ム	265	β -D-グルカン	173, 221, 330, 333

索　引

A

A1	74
A2	74
aAION	151, 152, 155, 158
AAV	307
Abbie 症候群	194
abobotulinustoxin A	265
AChR 抗体	281
AChR 抗体陽性 MG	283
acquired ocular motor apraxia	20
acute disseminated encephalomyelitis	
	98, 116, 131, 140
acute zonal occult outer retinopathy	
	65, 112, 196
ADEM	98, 116, 118, 131, 140, 142
adherence syndrome	235
Adie 症候群	256
Adie 瞳孔	259, 260
ADOA	165
ADOA plus	167
ADOA の視神経乳頭所見	166
Aicardi 症候群	97, 185
AION	57, 152
Alexander の法則	245, 246
ANCA	99, 146, 221, 297, 307
ANCA-associated vasculitis	307
ANCA 関連 HP	312
ANCA 関連血管炎	146, 309
ANCA 関連血管炎診療ガイドライン	
2017	311
ANCA 関連疾患	137, 307
Anderson 法	247
anterior ischemic optic neuropathy	152
anti-neutrophil cytoplasmic antibody	
	99, 146, 221, 297, 307
Anton 症候群	195
AQP	110
AQP4	91, 123
AQP4 抗体	91, 192, 350
AQP4 抗体関連疾患	123
AQP4 抗体検査	157
AQP4 抗体陽性	110, 193
AQP4 抗体陽性 NMOSD	123
AQP4 抗体陽性視神経炎	
	91, 123, 144, 157
AQP4 抗体陽性視神経炎の OCT 像	124
AQP4 抗体陽性視神経炎の眼底像	124
AQP4 抗体陽性視神経炎の再発寛解時治	
療	127
aquaporin4	91, 110, 123, 350
aquired pendular nystagmus	250
Argyll Robertson 瞳孔	256
arLHON	164
Arnold-Chiari 奇形	250
arteriovenous fistula	316
arteritic AION	152
autosomal dominant optic atrophy	165
autosomal-recessively inherited LHON	
	164

AVF	316
AZOOR	31, 65, 112, 196
A 型ボツリヌス毒素	262
A 型ボツリヌス毒素製剤	265
A 群 β 溶血性レンサ球菌	333

B

BA17	18
BA18	18
BA19	19
baggy eyelid	227, 229
Balint 症候群	19, 20
band atrophy	68
Barrow 分類	317
Bartonella henselae 感染	157
BBE	292
BEB	262, 263
Behçet 病	61, 113, 117, 296
Bell 現象	237, 238
benign essential blepharospasm	262
benign paroxysmal positional vertigo	
	248
Bergmeister 乳頭	182
BHTT	217, 218
Bickerstaff brainstem encephalitis	292
Bielschowsky head tilt test	
	35, 217, 218, 228
blepharospasm	262
blue-on-yellow 視野検査	165, 167
Botox®	265
botulinum toxin type A	262
bow-tie atrophy	68
BPPV	248
Brodmann's area	18
Bruns 眼振	240
B-scan	68, 70
BTX-A	262, 264
B 型肝炎	127, 137
B モードエコー	107

C

C-ANCA	312
C/D 比	152
C-reactive protein	113, 156, 297, 311
Cajal 間質核	250
calcitonin gene-related peptide	351
Campylobacter jejuni	41
carotid-cavernous fistula	213, 316
CBA	91, 126, 133, 141
CCDD	223, 236
CCF	213, 316
CCF の分類	317
CD3 陽性 T 細胞	325
CD4 陽性 T 細胞	155
CD20 陽性 B 細胞	325
cell-based assay	91, 126, 133, 141
central bundle	57
central retinal vein occlusion	157, 158
central vein sign	116

CFEOM	236
CFF	49, 112, 169, 297
CFF 低下	171
CGRP	351
Chandler 分類	332, 334
Charcot 徴候	263
CHARGE 症候群	97, 185
CHD7 遺伝子	97
CHD7 変異	185
chiasmal optic neuritis	83
CHN1 遺伝子	225
chronic progressive external	
ophthalmoplegia	100, 237
chronic relapsing inflammatory optic	
neuritis	113
Churg-Straus 症候群	308
circumpapillary retinal nerve fiber layer	
	65, 133
CIS	140, 142, 192
CISS 法	267
clinically isolated syndrome	142
coloboma iridis	256
confocal scanning laser ophthalmoscope	
	61
congenital cranial dysinnervation	
disorder	223, 236
congenital epipapillary membrane	186
congenital fibrosis of the extra-ocular	
muscles	236
congenital nystagmus	244
conjunctival shortening syndrome	235
connective tissue septa	337, 338
contralateral antagonist	47
CPEO	100, 237, 238
cpRNFL	57, 65, 133
cpRNFL 厚の意義と読影	67
cpRNFL の萎縮	133
cpRNFL の菲薄化	65
CRION	113
critical flicker fusion frequency	
	49, 111, 297
crowded disk	152
CRP	113, 156, 297, 311, 312, 333
CRP 増加	157
CRVO	157, 158
cSC	20, 23
CSLO	61, 64
CSM/FF 法	2
CT	87, 105, 297, 318, 340
CT angiography	261
CTA	261
CT 検査	329
CT ミエログラフィ	302, 305
cup-disk ratio	152
cyclopean eye	241
C 型肝炎	137
C 反応性蛋白	113, 156, 297, 311, 333

D

D. Vermis	20

365

Daily 法	276
Dawson's finger	116
DAXI	265
daxibotulinumtoxin A	265
Daxxify™	265
De Morsier 症候群	97
decreasing velocity	242, 246
depression	44
Devic 病	123, 193
digital subtraction angiography	318
disc (disk) at risk	62, 152
disc-to-macula distance/disc diameter ratio	63
Dix-Hallpike test	248
DLPFC	20
DLPN	19
DM/DD 比	63, 182, 188
DNAJC30 遺伝子	163
dorsal bundle	57
dorsolateral pontine nucleus	19
double ring sign	62, 182
doughnut sign	192
Down 症候群	188
downshoot	223
dragged disc	187
DRMON	176
drug-related mitochondrial optic neuropathy	176
DSA	319
Duane-radial ray 症候群	225
Duane 症候群	184, 223
Duane 症候群の眼および全身合併症	224
Duane 症候群の病型分類	224
dura-arachnoid pattern	310
DURS1	225
DURS2	225
DWI	203
Dysport®	265
D-マンニトール	171

E

early fast-acting treatment	281
EB	176
EBN	22
Edinger-Westphal 核	25, 190, 215, 257
EDSS	120
EFT	281, 286
egocentric direction	241
EGPA	307
Ehlers-Danlos 症候群	317
electronystagmogram	241, 244
electronystagmography	76
electro-oculogram	76
electroretinogram	350
elevation	44
ELISA	91, 126, 135, 141
ellipsoid zone	67, 112, 196
en face	68, 69

endoscopic sinus surgery	331
ENG	76, 241, 244
enhanced ptosis	39
enzyme-linked immunosorbent assay	91, 126, 141
EOG	76
eosinophilic granulomatosis with polyangiitis	307
Epley 法	249
Epstein-Barr ウイルス	114, 353
ERG	188, 344, 350
erythrocyte sedimentation rate（ESR）	156
ESR 亢進	156, 157
ESS	331
ethambutol	176
European Group on Graves' orbitopathy（EUGOGO）	280
EW 核	25, 215, 257
excitatory burst neuron	22
eyelid myokymia	267
EZ	67, 112, 196, 198

F

face turn	35
factitious disorder	347
FAF	61, 64, 66, 107, 196
false negative	284
familial exudative vitreoretinopathy	187
fasciculus	17
fast-acting treatment	286
FcRn	288
FcRn 阻害薬	280, 281, 288
FDA	265, 280
FDG グルコース PET	157
FDSS	305
FEF	20
feigned illness	344
FEVR	187
final common pathway	202
Fisher syndrome	30, 33, 41, 100, 292
Fixed CBA 法	91, 92
FLAIR	86, 116, 119
floating dural sac sign	305
fluid attenuated inversion recovery	86, 116
fMRI	18, 78
fMRI 計測による視覚野マップ	79
FN	20
folinic acid, fluorouracil, oxaliplatin（FOLFOX）	192
foveation period	241
foveation time	241, 245
Frenzel 眼鏡	248, 249
FS	292
FS の鑑別診断	293
FT	286
functional magnetic resonance imaging	18, 78
functional MRI	78

fundus autofluorescence	61, 107

G

GBS	292, 294
GCC	68
GCC 菲薄化	170, 176, 177
GCL	68
Goldenhar 症候群	184, 185, 223
Goldmann 視野計	52
GPA	307
GQ1b 抗体	41
graded vertical rectus tenotomy	231
granulomatosis with polyangiitis	307
green-light FAF	65
Grocott 染色	331
Guillain-Barre syndrome	292
Guillain-Mollaret の三角	251, 252
GVRT	231

H

Haemophilus influenzae	333
head nodding	247
head thrust	36
head tilt	35
heavy eye syndrome	227
hemifacial spasm	266
hereditary congenital facial paresis	236
Hering の法則	44, 46
Hertel 眼球突出計	296
Hess 赤緑試験	44, 46, 213, 278, 293
Hess チャート	271
HESX1	97
HE 染色	331
Holt-Oram 症候群	225
Horner 症候群	251, 256, 260
HOYA レチネックス YEPY	264
HP	307
Huber の分類	223, 224
Hummelsheim 法	214
Humphrey 視野計	52
hypertrophic pachymeningitis	307

I

IAPP	286
IBN	23
IC-PC	257
IC-PC 近傍	257
IC-PC 動脈瘤	258
idebenone	164
idiopathic intracranial hypertension	104
idiopathic optic neuritis	110
idiopathic orbital inflammation	295, 333
IFRS	328, 332
IGF-1R	280
IgG	116

索　引

IgG1	283
IgG4	99, 221, 283
IgG4/multifocal fibrosclerosis	308
IgG4-related disease（IgG4-RD）	298
IgG4-related ophthalmic disease	
（IgG4-ROD）	298
IgG4 関連眼疾患	98, 298, 321, 325
IgG4 関連眼疾患診断基準	298, 299
IgG4 関連眼症	300
IgG4 関連疾患	146, 298, 307, 340
IgG4 関連疾患包括診断基準	298
IgG4 関連肥厚性硬膜炎	300
IgG4 関連ミクリッツ病	299
IgG4 陽性形質細胞	298, 300
IgG 抗体	100
IIH	104, 106
IL-6 受容体阻害薬	157
immunoadsorption plasmapheresis	286
immunoglobulin G	116
immunoglobulin G4	221, 298
incobotulinumtoxin A	265
incycloduction	44
infantile nystagmus	244
infantile nystagmus syndrome	244
infraorbital nerve enlargement	325
infusion reaction	128
inhibitory burst neuron	23
interdigitation zone	66, 112, 196
international pediatric MS study group	
	120
international society for clinical	
electrophysiology of vision	73
intravenous immunoglobulin	
	117, 286, 294
intravenous methylprednisolone	286
intrinsic photosensitive retinal ganglion	
cell	351
invasive fungal rhinosinusitis	328
IO	21, 45
IOI	333
ION	152
IONE	325
IPL	20, 68
IPMSSG	120
ipRGC	351
IR	45
ISCEV	73
ISCEV standard guidelines for VEP	73
ischemic optic neuropathy	152
IVIg	117, 120, 127, 145, 286, 294
IVMP	286
IZ	66, 112, 196, 198

J

Jannetta 手術	266, 267
Jensen 法	214
jerky nystagmus	241, 244
Joubert 症候群	36

K

Kearns-Sayre 症候群	100, 238
Kestenbaum 法	247
Klippel-Feil 症候群	225
Knapp 法	216
Kroenlein 手術	338
K 細胞	8

L

Lambert-Eaton myasthenic syndrome	
	99, 281
latent nystagmus	245
LDL 受容体関連蛋白質 4	283
Leber hereditary optic neuropathy	
	51, 58, 62, 95, 136, 162, 177, 179
Leber 病	30, 193
Lempert 法	249
LEMS	99, 281, 289
LEMS 診断基準 2022	289
LEMS 治療アルゴリズム	290
Lhermitte 徴候	114
LHON	51, 62, 71, 162
LHON plus	164
LHON 認定基準	165
lid lag サイン	40
lid tic	267
lid twitch サイン	39
light-near dissociation	259
Lisch nodule	97
Listing の法則	22
Live CBA 法	92, 135
LO	73
Low-density lipoprotein receptor-	
related protein 4	281
LR	45
LRP4	283
LRP4 抗体	281
LRP4 抗体陽性 MG	284
LT	74
L 錐体	49

M

m.3460 G ＞ A	95, 163
m.11696 G ＞ A	163
m.11778 G ＞ A	95, 96, 163, 164
m.12811 T ＞ C	163
m.14484 T ＞ C	95, 163, 164
MAC	283, 288
macular ganglion cell-inner plexiform	
layer	123
MAFB 遺伝子	225
magnetic resonance imaging	318
mailingering	344
MALT（mucosa associated lymphoid	
tissue）リンパ腫	321, 322
Marcus Gunn 瞳孔	345
MBP	98, 116, 140, 142

McDonald 診断基準 2017	117
MDEM	120
medial longitudinal fasciculus	
	17, 22, 45, 77, 202, 212
melanopsin-containing retinal ganglion	
cell	27
MELAS	15
membrane attack complex	283, 288
Ménière 病	249, 251
methylprednisolone	312
MEWDS	65, 112
Meyer's loop	10, 57
MFS	41, 308
MG	99, 281, 282
MG 診断基準 2022	284, 285
MG における早期速効性治療	286
MG の治療アルゴリズム	287
MG 分類	284
mGCIPL	2, 5, 123
microcystic macular edema	67, 116
microscopic polyangiiti	307
Miller Fisher 症候群	292
Millis らの半盲の基準	53
MLF	17, 22, 45, 77, 202,
	212, 215, 217, 250
MLF 障害	24
MLF 症候群	240
MM-5 mg	281, 285, 286
MME	67, 116
mNTR	3
MO	73
Moebius 症候群	225
MOG	110, 131, 140, 308
MOG antibody-associated disease	
（MOGAD）	118, 131, 132, 140, 142,
	143, 146, 192, 193
MOGAD 治療のフローチャート	138
MOG 抗体	119, 126, 192, 350
MOG 抗体関連疾患	91, 118, 131, 140
MOG 抗体検査	157
MOG 抗体測定	91
MOG 抗体陽性	62, 110, 118
MOG 抗体陽性視神経炎	
	131, 140, 141, 144, 157
Monakow 症候群	194
morning glory syndrome	185
motion contrast	70
MPA	307
MPO	308
MPO-ANCA	99, 308
mPSL	312
MR	45
MR angiography	85, 261, 318
MR cisternography	267
MR venography	87
MRA	85, 87, 105, 261, 318
m-RGC	27
MRI	105, 113, 116, 119, 141,
	270, 297, 318, 340
MRI 脂肪抑制造影 T1 強調画像	157
MRI で視神経炎の所見がない	332

367

MRV	87, 89, 105	O		papilledema	102, 158
MR ミエログラフィ	302, 305			papillophlebitis	158
MS	98, 110, 113, 114,	OB	140, 142	papillorenal syndrome	97, 185
	140, 192, 193, 194	OCB	116	paramagnetic rim lesion	116
MS severity score（MSSS）	116	occult macular dystrophy	196	paramedian pontine reticular formation
MST	5, 19	OCT	61, 65, 66, 106, 141, 191, 344		22, 77, 202, 203, 212
MT	5, 19	OCT 撮影のコツ	66	paraneoplastic cerebellar degeneration
mtDNA-encoded LHON	163	OCT angiography（OCTA）	61, 69	with LEMS	289
mtLHON	164	Octopus 視野計	52	Parinaud 症候群	256
Muller 筋	336	ocular flutter	253	Parks 3 Step Test（Parks 3ST）	217
multiphasic disseminated		ocular tilt reaction	35, 64, 220	PAS 染色	331
encephalomyelitis	120	oculopalatal tremor	251	PAX2 遺伝子	97
multiple evanescent white dot syndrome		ODD	65	PAX2 遺伝子変異	185
	65, 112	OKAN	18	PCD-LEMS	289
multiple sclerosis	98, 110	Okihiro 症候群	225	PEF	20
MuSK 抗体	281	OKN	5, 17, 18, 19	pendular nystagmus	241, 244
MuSK 抗体陽性 MG	283, 284, 287	OKN 検査	345	periodic alternating nystagmus
MVN	250	OKN 障害	13		245, 251
myasthenia gravis	99, 281	OKN の神経機構	18	peripalillary staphyloma	186
myelin basic protein	116	OKR	202, 203	peripapillary hyperreflective ovoid mass-
myelin oligodendrocyte glycoprotein		oligoclonal band	116, 136	like structures	106
	91, 110, 131, 140, 350	OMD	197, 198	peripapillary retinal nerve fiber layer
myelin-oligodendrocyte glycoprotein 抗		omunipause neuron	22		123
体関連疾患	308	onabotulinumtoxin A	265	periventricular leukomalacia	12, 187
myelin sheath	146	one-and-a-half 症候群	19	persistence of Bergmeister's papilla
myelinolysis	86	ONMRG	110, 114		186
myeloperoxidase	308	ONTT	114	persistence of fetal vasculature	186
M 細胞	8	OPA1 遺伝子	94, 167	persistent fetal vasculature at the optic
M 錐体	49	OPN	22	disc	186
		opsoclonus	253	PET	350
		optic disc coloboma	184	PFV	186, 187, 188
N		optic disc drusen	65	PHACES 症候群	185, 186
		optic nerve aplasia	188	pheniprazine	175
NAION	62, 71, 151, 152, 158	optic nerve hypoplasia	182	PHOMS	106, 107
NAION と aAION の比較	156	optic nerve sheath	146	photophobia	262, 351
neonatal Fc receptor	280	optic neuritis	146, 158	Pie in the Sky	10, 13, 57, 194
neural integrator	22, 248	Optic Neuritis Treatment Trial	114	Pie on the Floor	13
neuromyelitis optica	118, 193	Optic Neuritis Treatment Trial		pilocytic astrocytoma	84
neuromyelitis optica spectrum disorder		Multicenter Cooperative Research		PION	152, 160
	91, 113, 123	Group	110	plasma exchange therapy	286
neuroretinitis	158	optic perineuritis	146	PLEX	286
next generation sequencing	95	optic pits	187	PMT	21
NF1 遺伝子	97	optical coherence tomograph	61	POLG 遺伝子異常	238
NGS	95, 96	OPTIC-J	280	positron emission tomography	350
NI	22	optokinetic after nystagmus	18	posterior ischemic optic neuropathy
NI 障害性眼振	24	optokinetic nystagmus	5, 17, 345		152
NMDA 受容体抗体脳炎	308	optokinetic reflex	202, 203	posterior reversible encephalopathy
NMO	118, 193	orbital pseudotumor	295	syndrome	15
NMOSD	31, 91, 113, 116, 123,	oscillopsia	245	PPRF	22, 77, 202, 203, 212
	140, 144, 192, 193	OTR	35, 64, 220	PR3	308
NMOSD の国際診断基準	125	ovoid lesion	116, 136	PR3-ANCA	99, 308
NMOSD の再発寛解時治療	127			prednisolone	312
non-arteritic anterior ischemic optic				PRES	15
neuropathy（non-arteritic AION）		P		primary visual cortex	73
	62, 151			PRL	116
nonspecific orbital inflammation	295	P/Q 型 VGCC 抗体	289	pRNFL	5, 123
NPH	20	P/Q 型電位依存性カルシウムチャンネル		proteinase 3	308
NRTP	20		281	PSL	312
NSOI	295	pachymeningitis	310	pulley array	228
null zone	35	PAN	245, 247, 251	pulley disease	229
nystagmus	240	Pancoast 腫瘍	261	pulley ring	228
nystagmus blockage syndrome	246				

索 引

pulley sleeve	228
pulley sling	228
pully system	337
pulvinar nuclei	351
pursuit	16
pursuit eye movement	202
PVL	12, 187
P 細胞	8

Q

quality of life（QOL）
262, 268, 281, 286

R

radial peripapillary capillary　70
ragged red fiber　237
RAPD　4, 26, 54, 123, 132, 141, 146, 162, 169, 256, 297
RAPD 陽性　27, 56, 112, 190
rebound nystagmus　252
relative afferent pupillary defect
4, 26, 54, 123, 190, 297
retinal ganglion cell　2, 61, 169
retinal pigment epithelium　64
Retinotopy　2
REZ　266
RGC　2, 61, 169
RGC 軸索傷害　178
rim　63
rim の蒼白化　54
riMLF　22, 203, 206
RI 脳槽シンチグラフィ　302, 305
RNFL 菲薄化　170, 176
RO　74
root emerging zone　266
rostral interstitial nucleus of medial longitudinal fasciculus　22, 203, 206
RP1L1 遺伝子　198
RPC　70
RPC の構造変化　71
RPE　64
RRF　237
rSC　20
RT　74

S

saccade　16, 203, 241
saccadic eye movement　202
saccadic intrusions　242, 253
saccadic oscillations　242
saccadic suppression　241
saccadic system　202, 203
sagging eye syndrome　32, 220, 227
SALL4 遺伝子　225
Sanger 法　96
SANS　108
SAPHO 症候群　149
SC　20

SCLC　289
SDM　129
seesaw nystagmus　252
SEF　20
sensory trick　263
septo-optic dysplasia　184
SES　33, 220, 227, 229
SES の MRI 所見　228, 230
SES の眼付属器　228
SES 様顔貌　227
setting sun サイン　40
shared decision making　129
short TI inversion recovery　82, 113
sIL-2R　113, 301
Sjögren 症候群　126, 299
skew deviation　35
slab　70
small cell lung cancer　289
smooth pursuit　203, 253
SO　45
SOD　184
SOX2　97
space flight-associated neuro-ocular syndrome　108
spasmus nutans　246
SPL　19
SPP 標準色覚検査表　47
SR　45
SS-A 抗体　126, 137
SS-B 抗体　137
Staphylococcus aureus　333
steady state VEP　74, 75
Stilling-Turk-Duane 症候群　223
STIR　82, 113, 133, 141
Streptococcus pneumoniae　333
Streptococcus pyogenes　333
superior sulcus deformity　227, 229
swinging eyelid　337
swinging eyelid approach　337
swinging flashlight test　26, 112, 141
synergistic divergence　235
S 錐体　49

T

T1-black hole　116
T1 強調画像　119
T1 強調脂肪抑制ガドリニウム造影　141
T2-SPACE 法　267
T2 強調画像　116, 119, 270
T2 強調脂肪抑制法　141
telangiectasia　162
temporal raphe　67
temporal raphe sign　68
tenting　333
the circle of Zinn-Haller　151
THS　34, 313, 314
THS の診断基準　313
thyroid stimulating antibody　270
tilted disc syndrome　187
TNF-α　191

Tobacco-alcohol optic neuropathy　179
Tolosa-Hunt 症候群　34, 221, 295, 320
Tourette 症候群　267, 268
TRAb　98, 297
tram-track sign
82, 92, 97, 147, 148, 150, 192
transient VEP　74, 75
trap door 型骨折　339
Traquair　3, 5
TSAb　98, 270, 280, 297
TSH レセプター抗体　297
T-スポット®　333

U

Uhthoff 現象　115
upbeat/downbeat nystagmus　250
upshoot　223

V

V1　13, 18, 73, 190, 317
V2　18, 317
V3 複合体　19
vascular endothelial growth factor
155, 180
VE〈C〉P　73
VEGF　155, 181
VEP　73, 188, 344
vestibular nucleus　17
vestibular system　202, 203
vestibulo-ocular reflex
17, 202, 203, 250
VGCC　281
visual evoked 〈cortical〉 potential　73
visual field projection columns　8
visual snow 症候群　352
visual snow 症候群の診断基準　352
visual suppression　204
visuomotor system　2
VN　17
voltage-gated calcium channel　281
volume scan　70
von Wilbrand の膝　190
VOR　17, 19, 202, 203, 209, 250
V 型斜視　219

W

Wallenberg 症候群　19, 24, 242
Weekly 法　276
Wegener 肉芽腫症　307, 309
Wernicke 脳症　33, 41, 250
Wildervanck 症候群　225
wrong-way deviation　204

X

Xeomin®　265

369

Y

yoke muscles	45
Y-split 法	216, 225

Z

Zinn-Haller 動脈輪	151

中山書店の出版物に関する情報を,小社サポートページを
御覧ください.
https://www.nakayamashoten.jp/support.html

 本書へのご意見をお聞かせください.
https://www.nakayamashoten.jp/questionnaire.html

眼科診療エクレール　5
最新 神経眼科エッセンスマスター

2024年9月6日　初版第1刷発行

シリーズ監修━━━相原　一(あいはら まこと)

編集━━━━━━澤村　裕正(さわむら ひろまさ)・相原　一(あいはら まこと)

発行者━━━━━平田　直

発行所━━━━━株式会社　中山書店
　　　　　　　〒112-0006　東京都文京区小日向4-2-6
　　　　　　　TEL 03-3813-1100（代表）
　　　　　　　https://www.nakayamashoten.jp/

印刷・製本━━━藤原印刷株式会社

Published by Nakayama Shoten Co., Ltd.　　　　　Printed in Japan
ISBN 978-4-521-75055-2
落丁・乱丁の場合はお取り替えいたします.

・本書の複製権・上映権・譲渡権・公衆送信権（送信可能化権を含む）は株式
　会社中山書店が保有します.
・JCOPY ＜出版者著作権管理機構　委託出版物＞
　本書の無断複写は著作権法上での例外を除き禁じられています．複写される
　場合は,そのつど事前に,出版者著作権管理機構（電話 03-5244-5088, FAX
　03-5244-5089, e-mail: info@jcopy.or.jp）の許諾を得てください.

本書をスキャン・デジタルデータ化するなどの複製を無許諾で行う行為は,
著作権法上での限られた例外（「私的使用のための複製」など）を除き著作権
法違反となります．なお,大学・病院・企業などにおいて,内部的に業務上
使用する目的で上記の行為を行うことは,私的使用には該当せず違法です．
また私的使用のためであっても,代行業者等の第三者に依頼して使用する本
人以外の者が上記の行為を行うことは違法です．

大好評のロングセラーが10年ぶりの大改訂で内容を増補・刷新！

連続写真と動画で学ぶ **改訂増補版**

白内障手術
パーフェクトマスター
基本から難症例への対処法まで

編著
谷口重雄（昭和大学名誉教授）

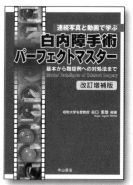

- ●「できるだけ多くの手術症例を網羅して術式を解説する」ことを主眼とし，初版の動画に100本余りを加えた約270本の動画（約7時間）を収載．
- ●「基本から難症例への対処法まで」という初版のコンセプトを踏襲しつつ，内容を大幅に刷新．初級医はもとより，中級～上級医にも役に立つ．
- ●新たに20名の執筆者を加え，最新の手技やホットなトピックスを収載．
- ●手術手順を示す図（連続写真）には，初版と同様に要所の輪郭を強調してコメントを加えており，視覚的に非常にわかりやすい．
- ●動画はweb閲覧とし，本文中のQRコードから動画に直接アクセスできる．
- ●本文中の文献もQRコードからWEB上で閲覧できるようにした．

ISBN 978-4-521-74987-7

B5判／上製392頁／4色刷
定価25,300円（本体23,000円＋税）

複雑難解をここまでシンプルに！

「神経眼科は難しい」と思っているすべての眼科医におくる!!

フローチャートでみる
神経眼科診断

著
中馬秀樹
（宮崎大学医学部感覚運動医学分野眼科学）

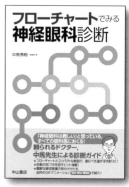

神経眼科の主要な所見ごとに，診断手順をフローチャート形式に凝縮．フローチャートのステップごとに，症例写真とポイントを絞った解説を加えてクリアカットにまとめた一冊．

【CONTENTS】
- ■神経眼科診察の基本
- ■神経眼科にかかわる所見の診かた
- ・複視の患者の診かた
- ・外転神経麻痺の診かた
- ・動眼神経麻痺の診かた
- ・滑車神経麻痺の診かた
- ・細隙灯顕微鏡，眼底所見で説明できない霧視，視力低下の患者の診かた
- ・視神経疾患が疑わしい患者の診かた
- ・視神経乳頭腫脹の診かた
- ・瞳孔不同の診かた
- ・初めて診る眼球運動異常のパターンをもつ患者の診かた
- ・眼球振盪の診かた
- ・一過性視覚喪失の患者の診かた
- ・初めて診る視覚異常のパターンをもつ患者の診かた
- ・眼瞼に異常のある患者の診かた
- ・眼痛，眼周囲痛の主訴のある患者の診かた
- ・小児の視神経疾患の診かた
- ・小児の眼球運動異常の診かた
- ■イラストでわかる神経眼科学の基礎
- ・反射・反応と神経支配
- ・視神経・視路障害と視野
- ・神経眼科疾患理解のための解剖

ISBN 978-4-521-74920-4

B5判／並製／200頁／4色刷
定価9,680円（本体8,800円＋税）

中山書店 〒112-0006 東京都文京区小日向4-2-6 TEL 03-3813-1100 FAX 03-3816-1015
https://www.nakayamashoten.jp

眼科診療ビジュアルラーニング

"ビジュアル"からの刺激で理解する誌面構成!
多忙な眼科医のために基礎から臨床までをサポート

シリーズ総編集◉**大鹿哲郎**(筑波大学),**大橋裕一**(愛媛大学)

B5判／並製／4色刷

小社より好評既刊の「専門医のための眼科診療クオリファイ」(全30巻)などを中心に,写真,イラストをテーマに沿って収集し掲載.
"ビジュアル"な誌面構成がシリーズのこだわり.

正常所見,解剖・生理などの基礎知見から代表的な所見・症状,さらに外来でよく遭遇するコモンな疾患の診療モデルまでを一冊に.

"Chapter1 基礎編","Chapter2 診断編"では,編集者による"Editor's note"を随所に付記.臨床上,重要な解剖知識,診断・鑑別でのポイントなど,〈編集者目線の豆知識〉を開陳.

"Chapter3 診療編"は眼科医がよく診る疾患に絞った診療モデル.患者を前にした練達の臨床家が,手と頭をどう使うのかを綴った臨場感あふれるケースレポート.

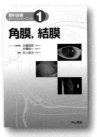
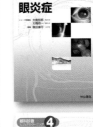
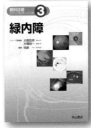
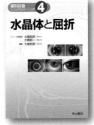
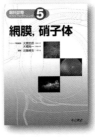
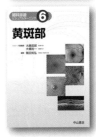

シリーズの構成と各巻の編集

1	角膜, 結膜	井上幸次(鳥取大学)	定価11,000円(本体10,000円+税)
2	眼炎症	園田康平(九州大学)	定価11,000円(本体10,000円+税)
3	緑内障	相原 一(東京大学)	定価13,200円(本体12,000円+税)
4	水晶体と屈折	大鹿哲郎(筑波大学)	定価11,000円(本体10,000円+税)
5	網膜, 硝子体	近藤峰生(三重大学)	定価12,100円(本体11,000円+税)
6	黄斑部	飯田知弘(東京女子医科大学)	定価12,100円(本体11,000円+税)

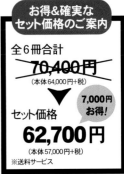

お得&確実なセット価格のご案内
全6冊合計 ~~70,400円~~ (本体64,000円+税)
▼
セット価格 **62,700円** (本体57,000円+税)
7,000円お得!
※送料サービス

中山書店 〒112-0006 東京都文京区小日向4-2-6 TEL 03-3813-1100 FAX 03-3816-1015
https://www.nakayamashoten.jp

眼科診療エクレール
Ophthalmic Examination and Treatment

【シリーズ監修】 相原　一（東京大学教授）
【シリーズ編集】 園田康平（九州大学教授）
辻川明孝（京都大学教授）
堀　裕一（東邦大学教授）

B5判／並製／4色刷／平均350頁／予価15,000円

眼科日常臨床の現場を強力にサポート!

- エビデンスに基づく具体的な知識と技術の最新情報を提供
- カラー写真やイラストを多用し,視覚的に理解できる
- 実際の症例を呈示して,わかりやすく解説
- エキスパートからの珠玉のアドバイスを満載
- Topics, Advice などの興味深いコラムによって,本文の内容を立体的に補完
- オープンアクセス可能な文献は,二次元コードから直ちに参照できる

シリーズ構成と担当編集

① 最新 緑内障診療パーフェクトガイド ―患者教育から最新の手術治療まで―	相原　一	定価 16,500 円 (本体15,000円+税)
② 最新 眼科画像診断パワーアップ ―検査の基本から最新機器の撮影法まで―	辻川明孝	定価 16,500 円 (本体15,000円+税)
③ 最新 ドライアイと涙道疾患ナビゲート ―「涙」の問題はこの1冊で解決―	堀　裕一	定価 16,500 円 (本体15,000円+税)
④ 最新 弱視・斜視診療エキスパートガイド ―解剖生理・検査法から手術治療まで―	佐藤美保・園田康平	定価 16,500 円 (本体15,000円+税)
⑤ 最新 神経眼科エッセンスマスター　**最新刊** ―診察の基本と疾患別の診療の実際―	澤村裕正・相原　一	定価 16,500 円 (本体15,000円+税)
⑥ 網膜血管障害のすべて	辻川明孝	本体予価15,000円
⑦ 屈折異常と視力矯正	堀　裕一	本体予価15,000円
⑧ 眼科トラブルシューティング	園田康平	本体予価15,000円
⑨ 眼科低侵襲手術	相原　一	本体予価15,000円
⑩ 子どもの眼と疾患	辻川明孝	本体予価15,000円
⑪ 角膜疾患・コンタクトレンズマニュアル	堀　裕一	本体予価15,000円
⑫ 結膜炎・ぶどう膜炎のすべて	園田康平	本体予価15,000円

※配本順, タイトルなど諸事情により変更する場合がございます.

セットでお買い求めいただくと お得! 19,800円off!

シリーズ全12冊 予価合計 198,000円（本体180,000円+税） ➡ **セット価格 178,200円**（本体162,000円+税） ※送料サービス

さらにセット注文の特典として **非売品**【別巻】眼科診療クイックガイド(仮)（主訴・部位別所見・疾患・治療薬の早見表等） **をシリーズ完結時にプレゼント!**

中山書店
〒112-0006 東京都文京区小日向4-2-6　TEL 03-3813-1100　FAX 03-3816-1015
https://www.nakayamashoten.jp/